„Hamburg hatte aber auch seine guten Seiten"

„Hamburg hatte aber auch seine guten Seiten“

Rudolf Otto Neumann und das Hygienische Institut Hamburg

Romy Steinmeier

Edition Temmen

Die Deutsche Bibliothek verzeichnet diese Publikation in der Deutschen Nationalbibliografie,
detaillierte bibliografische Daten sind im Internet unter http://dnb.ddb.de abrufbar.

Edition Temmen
Band 3 der Schriftenreihe des Instituts für Hygiene und Umwelt, Hamburg

http://www.hu.hamburg.de

Redaktion: Prof. Dr. Jochen Bockemühl, Felix Brahm, Hans-Joachim Breetz, Janne Klöpper, Dr. Thomas Kühn,
Michael Schulz, Romy Steinmeier

Konzept, Texte und Bildauswahl: Romy Steinmeier, Hamburg

Gestaltung und Satz: typografik, Michael Schulz, Hamburg

Titelbilder: Institutsbarkasse R. O. Neumann, um 1960 – Institutsgebäude Jungiusstraße, um 1925 –
R. O. Neumann, 1912

Gesamtherstellung: Edition Temmen, www.edition-temmen.de

ISBN: 3-86108-083-4

Inhalt

Vorwort

Das vorliegende Buch basiert auf den Tagebüchern des Geheimen Medizinalrats Prof. Dr. Rudolf Otto Neumann aus den Jahren 1922 bis 1951. Die Herausgeber wollen mit der Veröffentlichung dreierlei erreichen: Zunächst sollen 30 Jahre hamburgische Geschichte aus einem bisher unbekannten Blickwinkel dokumentiert werden. Außerdem besteht das Interesse, tiefe Einblicke in einen weithin unentdeckten Teil der Geschichte des ehemaligen „Hygienischen Staatsinstituts" in Hamburg zu gewähren. Und schließlich soll das erfolgreiche Wirken R. O. Neumanns als Direktor des Hygienischen Instituts in den zwanziger und dreißiger Jahren des vergangenen Jahrhunderts gewürdigt werden.

Den Grundstein für das Erscheinen dieses Buches hat Neumann selbst gelegt. Auf mehr als 1.000 eng beschriebenen Tagebuchseiten hat er seine beruflichen, politischen und sozialen Erlebnisse und Eindrücke in Hamburg anschaulich geschildert. Dabei nehmen Auseinandersetzungen innerhalb seines beruflichen Wirkungskreises ebenso breiten Raum ein wie zum Beispiel Beschreibungen und Kommentare zu den Auswirkungen des Nationalsozialismus auf die Lebensverhältnisse in Hamburg. Neumann macht deutlich, wie schwierig es für die Hamburger während des Zweiten Weltkrieges war, ihr Leben zu gestalten, welche Mühe es ihm machte, ein großes Institut gegen die mannigfachen bürokratischen und administrativen Hemmnisse auf Kurs zu halten und welchen aufreibenden institutsinternen Kampf es bedeutete, sich als Mediziner gegen die Chemiker durchzusetzen. Wer die Problematik kennt, könnte meinen, dass zumindest der letztgenannte Konflikt zumindest im Ansatz deutliche Parallelen zum heutigen akademischen Geschehen aufweist.

Wenngleich Neumann durch seine Tagebuchaufzeichnungen die Anregung für dieses Buch gegeben hat – zum Entstehen des Werkes bedurfte es dann doch noch einiger Anstrengungen. Neben der Transkription der Tagebücher mussten zu den Zitaten Neumanns viele erklärende Hinweise und Einordnungen erfolgen. So ergab sich das gestalterische Prinzip, auf der einen Buchseite die Auszüge aus den Neumannschen Tagebucheintragungen zu dokumentieren und auf der gegenüberliegenden Seite die notwendigen Erklärungen und Kommentierungen dazu anzuführen. Lebendig wurde das Ganze durch zahlreiche Fotos und Abbildungen, teils aus dem Fundus des Instituts für Hygiene und Umwelt, zu einem großen Teil aber auch aus dem Bildarchiv der Kulturbehörde.

Noch ein Wort zu Rudolf Otto Neumann: Er war unbestritten der bedeutendste Direktor des seit 1892 bestehenden Hygienischen Instituts – heute Institut für Hygiene und Umwelt. Neumann war es, der dieses Institut Mitte der 1920er Jahre zum größten seiner Art in Deutschland machte und er war es auch, der scheinbar unermüdlich für das Institut arbeitete, eine 15.000 Objekte umfassende Lehrsammlung der Hygiene aufbaute und diese schließlich zusammen mit seinen historisch bedeutsamen Tagebüchern dem Institut hinterließ.

Das Institut hat diese wertvolle Hinterlassenschaft lange Zeit nicht beachtet, geschweige denn gepflegt. Viele Kostbarkeiten gingen in den Wirren des Zweiten Weltkrieges verloren oder wurden zerstört. Erst im Jahr 1999 wurden wir uns der lange Zeit vergessenen Dinge bewusst, die da in dunklen Kellern und tiefen Bibliotheks-Schubladen verborgen waren. Schnell reifte der Entschluss, die Geschichte des Instituts in seinen verschiedenen Facetten aufzuarbeiten und damit auch R. O. Neumann, Geheimer Medizinalrat, Professor Dr. med. et phil. und Träger der bronzenen Ehrenmedaille der Stadt Hamburg, posthum zu ehren.

Seitdem wurden zwei Ausstellungen organisiert, zwei Multimedia-Präsentationen entwickelt und eine Buchreihe mit inzwischen drei Veröffentlichungen herausgegeben. Für die Realisation dieses Buches kam schnell ein Team zusammen. Mit Professor Dr. Jochen Bockemühl, Janne Klöpper, Dr. Thomas Kühn und dem Verfasser dieses Vorwortes sind die Initiatoren aus dem Institut für Hygiene und Umwelt genannt, die trotz turbulenter und arbeitsreicher Zeiten bereit waren, dem Institutsalltag zu entfliehen, um sich dem „historischen Kürprogramm" zu widmen. Zu dieser Vierergruppe gesellten sich die Verfasserin der vorliegenden Schrift, die Kulturhistorikerin und Publizistin Romy Steinmeier, der Historiker Felix Brahm und der Grafiker Michael Schulz hinzu. Darüber hinaus sind Dr. Christoph Schottes und Horst Temmen vom Bremer Verlagshaus Edition Temmen zu erwähnen, die im Hintergrund als engagierte Berater zur Verfügung standen. Allen sei herzlich für die stets sehr gute, vertrauensvolle und anregende Zusammenarbeit gedankt. Die Zusammenkünfte waren stets eine willkommene, bunte Abwechslung in diesen sehr stark durch Organisationsveränderungen und Haushaltskonsolidierungen geprägten Zeiten. Uns allen wurde durch das Buchprojekt der Blick auf die historischen Wurzeln des Instituts und deren Einbettung in die Geschichte Hamburgs weiter geschärft. Möge es anderen nach Lektüre des Buches auch so gehen.

Hans-Joachim Breetz
Hamburg, im August 2005

Aus der Katastrophe geboren – Die Entstehung des Hygienischen Instituts

Am 15. August 1892 starb ein Arbeiter, der im Hamburger Hafen die Sielauslässe kontrolliert hatte. Schon seit dem Vortag hatte er an Durchfall und Erbrechen gelitten, vermutlich ausgelöst durch den Genuss von Elbwasser – damals unter Seeleuten und Hafenarbeitern allgemein üblich, denn das Elbwasser besaß einen durchaus guten Ruf. Einige Tage später gab es weitere Tote und Erkrankte mit denselben Symptomen. *„Leichte Cholerine-Fälle, wie sie jedes Jahr vorkommen"*, urteilte beschwichtigend die Presse, weiter nichts als eine Magen-Darm-Erkrankung, bedauerlich, aber nicht besorgniserregend. Der mittlerweile von einigen Ärzten geäußerte Verdacht, es könne sich um die tödliche „Cholera asiatica" handeln, wurde nicht ernstgenommen und innerhalb der streng hierarchisch strukturierten Ärzteschaft zunächst nicht einmal an den zuständigen Senator weitergeleitet. Unvermögen und Untätigkeit, genährt von der Furcht vor den möglichen Folgen einer solchen Diagnose, kennzeichneten das Verhalten der Verantwortlichen in der Hamburger Gesundheitspflege.

Eine Woche später waren bereits Tausende erkrankt und mehr als 200 Menschen tot. Die Gerüchte wurden zur Gewissheit: Die Cholera war in der Stadt, und sie breitete sich mit rasender Geschwindigkeit aus. Die Hamburger begannen in Panik aus der Stadt zu fliehen.

Bald erhärtete sich der Verdacht, dass die Seuche durch Auswanderer eingeschleppt worden war, die zu Tausenden in den Baracken am Amerikakai auf ihre Ausschiffung in die „Neue Welt" warteten. Sie hatten sich vermutlich auf ihrem Weg von Russland mit

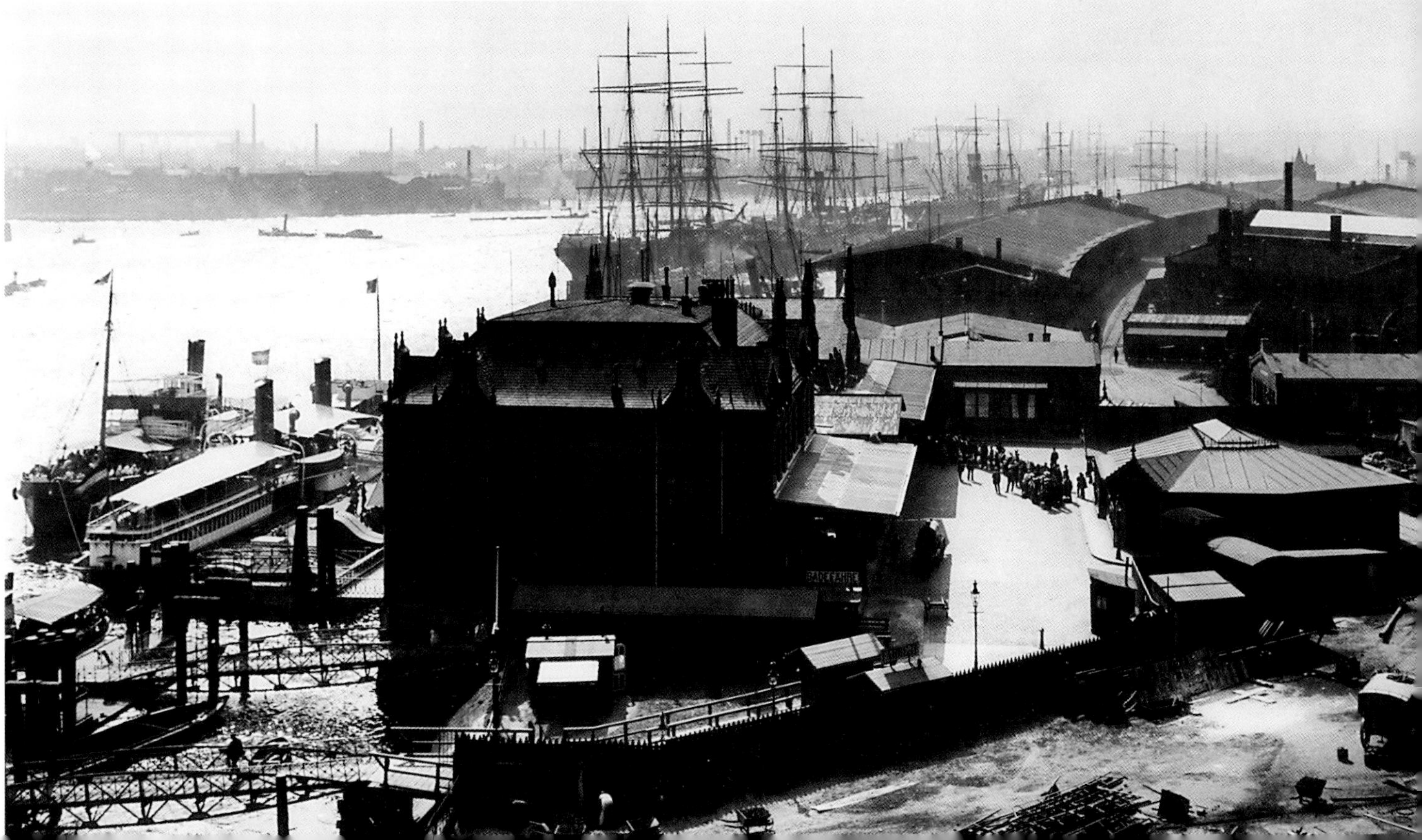

Passagierhallen auf dem Großen Grasbrook, um 1895. Untersuchungs- und Einschiffungsort für Auswanderer

der Cholera infiziert, wo die Seuche gerade grassierte. Die ungeklärten Abwässer ihrer Gemeinschaftstoiletten sowie die verunreinigten Strohschütten, die als provisorische Betten dienten, wurden direkt in die Elbe eingeleitet, wo sich die tödlichen Keime hatten verbreiten können.

Das Cholera-Bakterium (Vibrio cholerae) – den nach seiner Form so genannten „Komma-Bazillus" – hatte Robert Koch kurz zuvor, im Jahr 1884, entdeckt. Und er wusste auch, dass sich Cholera-Bakterien am leichtesten über das Wasser übertragen und sich besonders in warmer, feuchter Umgebung wohlfühlen. Die Wassertemperatur der Elbe, die in jenem heißen Spätsommer bei 22° lag, war also optimal für das Überleben und die Vermehrung der Erreger. Um eine Ansteckung hervorzurufen, müssen die Bakterien in den Verdauungstrakt des Menschen gelangen. Dies geschieht in erster Linie über verseuchtes Trinkwasser, aber die Cholera-Bakterien überdauern auch auf Lebensmitteln, die mit verseuchtem Wasser gewaschen wurden.

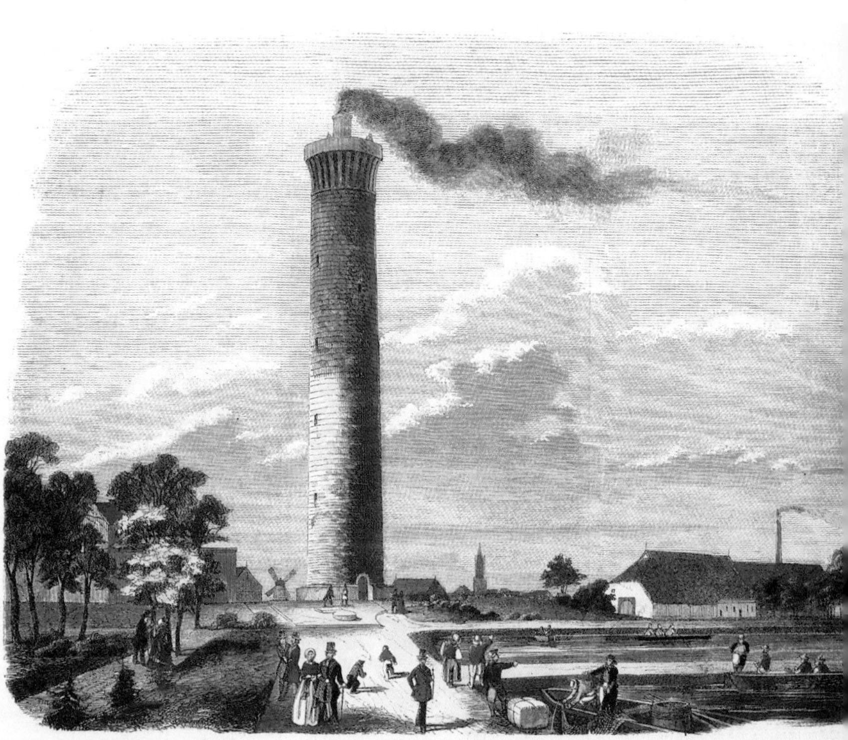

Absetzbecken der Stadtwasserkunst in Rothenburgsort, vor 1892. Nach einer Lithografie von Peter Suhr

Was aber hatte das Elbwasser mit der Verbreitung der Seuche zu tun?

Sicher, in die Elbe wurden sämtliche Abwässer der Stadt eingeleitet, aber Hamburg hatte zu jener Zeit längst eine so genannte Stadtwasserkunst, die das aus der Elbe entnommene Trinkwasser aufbereitete. Auch sonst war die Stadt durchaus fortschrittlich: Nahezu jedes Haus verfügte, zumindest auf dem Hof, über einen Wasseranschluss.

Das städtische Wasserwerk in Rothenburgsort lag direkt an der Elbe. Hier befand sich auch die zentrale Trinkwasserentnahmestelle, von der aus das Wasser in drei große Klärbecken geleitet wurde, in denen es sich absetzen konnte. Befreit von Schweb- und Trübstoffen gelangte es dann in die städtischen Wasserleitungen. „Sauber" war das Wasser jedoch nur auf den ersten Blick – längst hätte die Stadt eine wesentlich wirkungsvollere Sandfiltrationsanlage benötigt, wie sie das benachbarte, zu Preußen gehörende Altona schon seit Jahrzehnten besaß. Denn durch die zusätzliche Sandfiltration

Klosettschuppen im Hof „Langer Jammer" im Brauerknechtgraben, Neustadt, um 1890

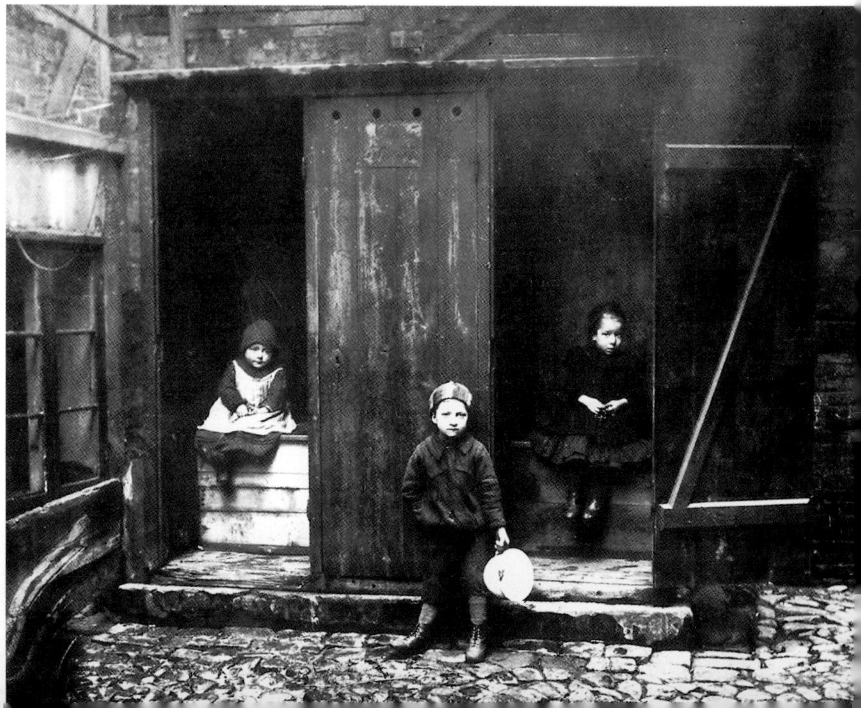

konnten auch gefährliche Keime – wie zum Beispiel die Cholera-Bakterien – wirksam ausgesondert werden. So aber gelangte das verseuchte Elbwasser mit der auflaufenden Flut von den Auswandererbaracken zu der nur vier Kilometer entfernten Stadtwasserkunst und von dort nahezu ungefiltert in die Hamburger Haushalte. Für viele Einwohner wurde der Schluck Leitungswasser zum tödlichen Cocktail …

Der Leiter des Kaiserlichen Gesundheitsamtes in Berlin, Robert Koch, der nach den alarmierenden Meldungen im Auftrag des preußischen Gesundheitsministers am 24. August in Hamburg eintraf, vermutete als einer der Ersten das städtische Trinkwassernetz als Übertragungsquelle. Bestärkt wurde sein Verdacht noch dadurch, dass im preußischen Altona nahezu überhaupt keine Cholerafälle aufgetreten waren. Der renommierte Mediziner zeigte sich nach einer ersten Ortsbegehung fassungslos angesichts der hygienischen Zustände in der Stadt, speziell in den Armenvierteln am Hafen, wo die Arbeiterfamilien auf engstem Raum in dunklen, schlecht belüfteten, elenden Hinterhäusern hausten und sich bis zu fünfzig Personen einen einzigen Abtritt teilen mussten: *„Ich habe noch nie solche ungesunden Wohnungen, Pesthöhlen und Brutstätten für jeden Ansteckungskeim angetroffen wie in den sogenannten Gängevierteln, die man mir gezeigt hat, am Hafen, an der Steinstraße, in der Spitalerstraße oder an der Niedernstraße."* Auch wurde dort nach wie vor das Brauchwasser vielfach noch aus den nahegelegenen Fleeten geholt, die seit jeher als Abladeplatz für Müll und Unrat benutzt wurden, obwohl es längst verboten war, *„todte Hunde, Steine, Kehricht, Mist"* in die Fleete zu werfen.

Niedernstraße Hof 22, Altstadt, um 1890

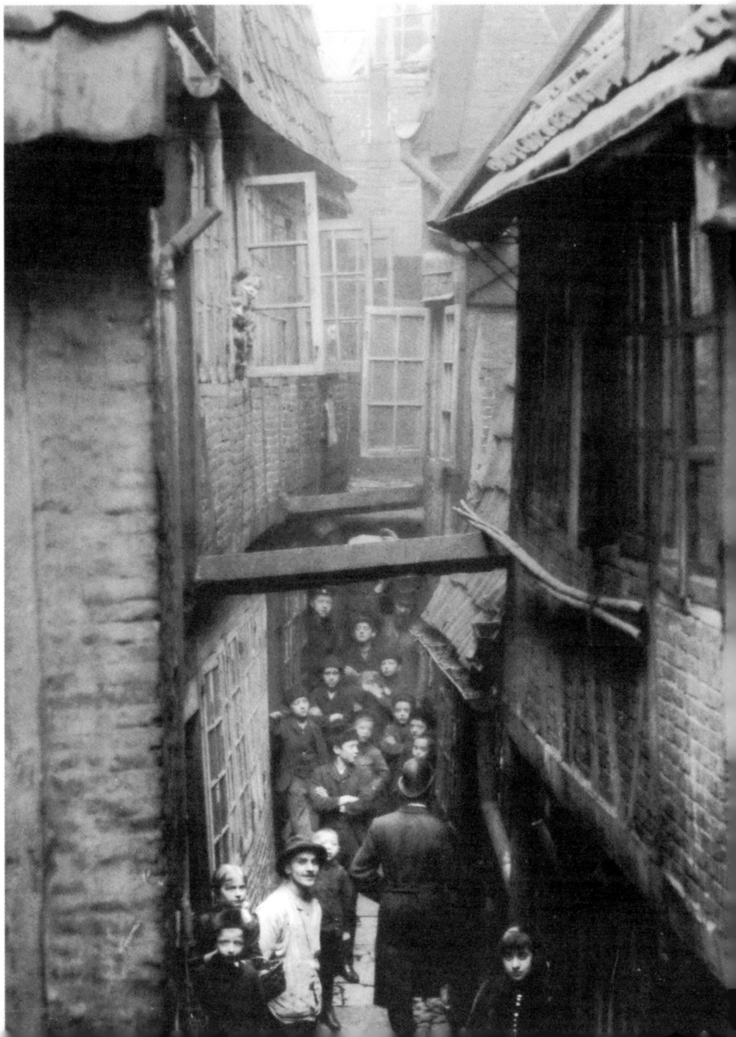

Dass sich unter solchen Umständen eine Seuche in Windeseile ausbreiten würde, konnte kaum jemanden wirklich in Erstaunen versetzen. Durch die Überbelegung der Wohnungen war die Gefahr einer Ansteckung durch direkten Körperkontakt oder über Lebensmittel und Haushaltsgegenstände, die von Erkrankten kontaminiert worden waren, um ein vielfaches höher; einen idealen Ansteckungsherd bildeten zudem die verdreckten Gemeinschaftstoiletten.

Robert Koch ordnete Kraft seines Amtes und gegen den Widerstand des Hamburger Senates, der noch immer aus Angst vor einer Quarantäne und den mit einer Handelsblockade verbundenen finanziellen Einbußen die Gefahr durch die Seuche herunterzuspielen versuchte, umgehend einschneidende Maßnahmen an: Zehn Tage nach Ausbruch der Epidemie fuhren Fasswagen durch die Stadt und verteilten kostenlos abgekochtes Wasser, mit dem auch Obst und Gemüse gewaschen werden sollte; auf Plakaten und Flugblättern wurde eindringlich vor dem Genuss ungekochten Leitungswassers gewarnt und Häuser, in denen Cholerafälle aufgetreten waren, wurden einer Desinfektion unterzogen. Denn die einzige Chance, sich vor einer Ansteckung zu schützen, bestand in strikter Hygiene. Unverzichtbar war vor allem das Abkochen allen Trink- und Brauchwassers, weil die Bakterien in erhitzten Flüssigkeiten und Lebensmitteln nicht überleben können. Wo aber die Seuche bereits ausgebrochen war galt es, die infizierten Wohnungen, Möbel und das Bettzeug zu desinfizieren, denn die Cholera-Erreger stellten natürlich auch über den direkten Kontakt mit Exkrementen und verschmutzter Wäsche der Erkrankten eine Infektionsquelle dar. Da es aber in Hamburg noch keine brauchbare Desinfektionseinrichtung gab, musste improvisiert werden und man errichtete, vornehmlich in Schulturnhallen, provisorische Desinfektions-Stationen, die – mangels Fachkenntnissen oft mehr schlecht als recht – von hastig angeworbenen Arbeitern betrieben wurden. Die von diesen Kolonnen behandelten Möbel und Wohnungseinrichtungen waren anschließend zwar keimfrei, dafür aber meist nicht mehr zu gebrauchen, was nicht gerade zur Akzeptanz dieser Maßnahme beitrug.

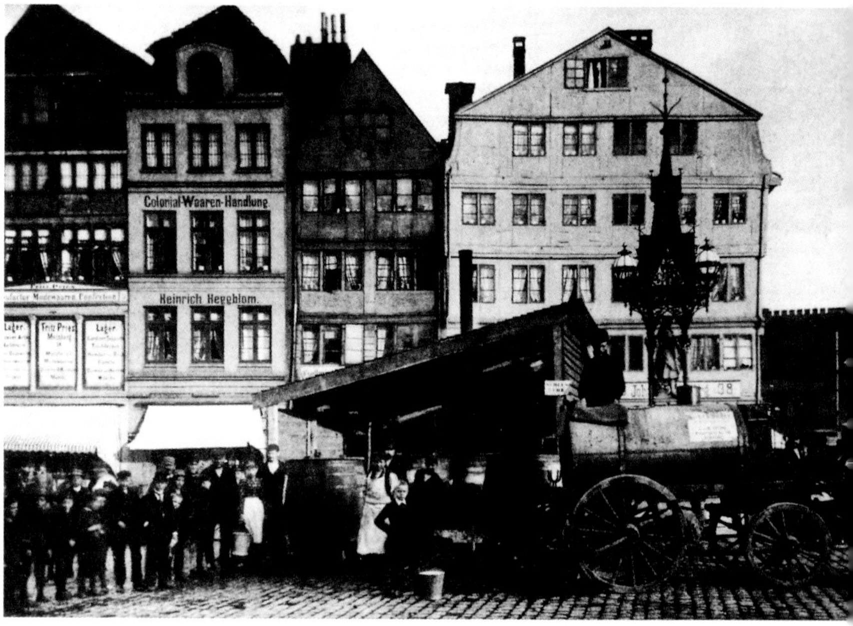

Schuppen zur Herstellung und Verteilung von abgekochtem Wasser auf dem Messberg, 1892

Der Widerstand des Senates, der erst am Tage des Eintreffens von Robert Koch – zehn Tage nach dem ersten Cholera-Opfer – offiziell die Epidemie eingestand, begründete sich indes nicht nur in der „Einmischung" in die eigenen städtischen Belange und in der Angst vor wirtschaftlichen Verlusten. Es herrschte auch allgemein eine große Skepsis, ja Ablehnung den noch neuen wissenschaftlichen Erkenntnissen Robert Kochs gegenüber. Durchaus wurden noch nicht überall seine Schlussfolgerungen aus der Entdeckung des

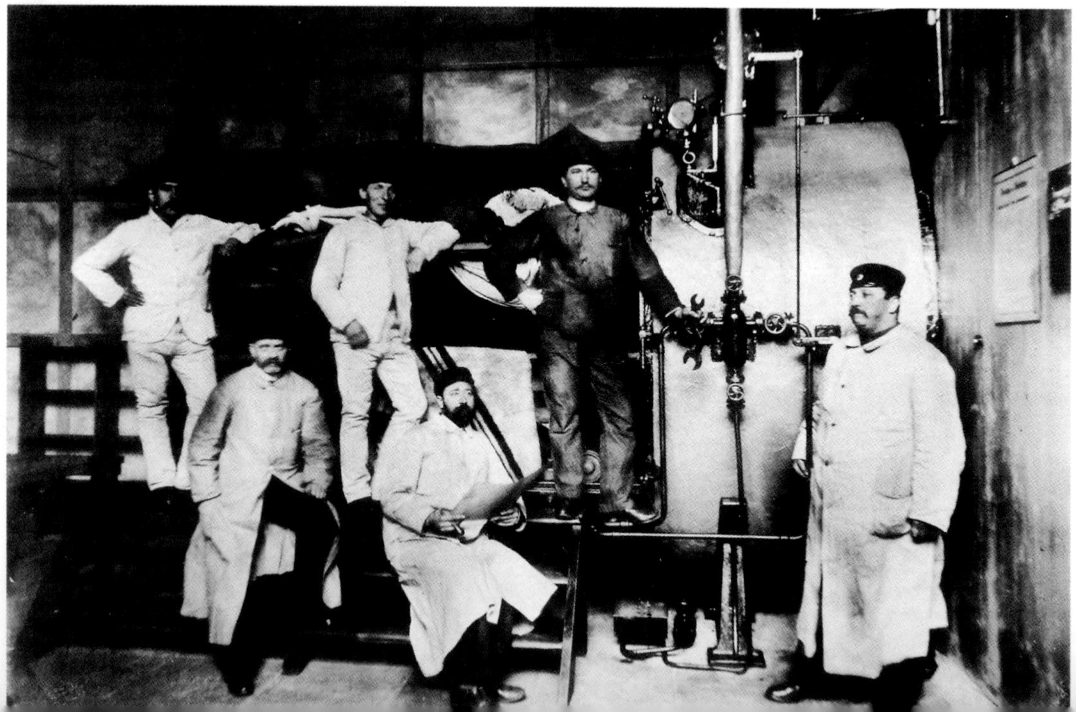
Arbeiter mit Desinfektionsapparat, 1892. Zu jeder Desinfektionsstation gehörte ein großer Kessel, in dem Wasser gekocht und so Dampf erzeugt wurde. August Schacht beschreibt in seinem Rückblick auf die Cholera-Epidemie von 1892 das Verfahren: „Ein Dampfrohr ist ... in das Gebäude geführt und geht dort bis auf den Grund einiger großer Fässer. Die zu desinfizierenden Betten und Kleider werden durch die Sanitäts-Kolonnen herbeigebracht, in diese Fässer gelegt, zugedeckt und dann während zweier Stunden von dem Wasserdampf durchströmt. Dieser Prozeß ist ebenso einfach wie wirksam ..."

Komma-Bazillus anerkannt, die gerade erst acht Jahre zurücklag. Die Übertragungswege der Krankheit und die erforderlichen Schutzmaßnahmen waren gewissermaßen Glaubensfragen.

Koch hatte zahlreiche Kritiker, die nach wie vor der weit verbreiteten Miasma-Lehre des Münchener Hygienikers Max von Pettenkofer anhingen, der von einer Übertragung der Seuche über den Boden ausging: von Keimen, die unter bestimmten Voraussetzungen im Boden reiften und dann über die Luft übertragen werden konnten. Auch der Hamburger Stadtphysikus Johann Julius Reincke folgte Pettenkofers Anschauung, und er wusste sich in guter und einflussreicher Gesellschaft unter seinen Ärztekollegen und politischen Freunden in der Stadt. So verwundert es kaum, dass weite Teile der Ärzteschaft nicht an eine Verbreitung der Cholera über das Trinkwasser – so wie sie Koch propagierte – glauben konnten. Und es erklärt auch die zögerliche und reservierte Haltung des Senates den von Koch angeordneten Maßnahmen gegenüber: Quarantäne, Isolierung, Desinfektion und Abkochen des Trinkwassers.

In der Bevölkerung spielten diese ideologischen Streitereien jedoch keine Rolle, im Gegenteil befolgten insbesondere die großbürgerlichen Kreise die Vorschriften penibel. Es gab genügend Dienstboten, die den ganzen Tag mit dem Abkochen von Wasser und dem Desinfizieren von Wäsche und Sanitärräumen beschäftigt werden konnten. In den Armenvierteln jedoch war ein solcher Aufwand nicht durchführbar und scheiterte mitunter schon am Mangel von Heizmaterial. In diesen Gebieten – vor allem in den Gängevierteln am Hafen – war die Zahl der Opfer daher auch besonders hoch: Etwa 90% aller Cholera-Toten stammten von dort. In den Vierteln an der Außenalster jedoch, in Rotherbaum, Harvestehude oder Hohenfelde, wo die Bevölkerung mit dem höchsten Pro-Kopf-Einkommen lebte, lag die Cholerasterblichkeit bei unter 1%.

Die Gesamtzahl allein der registrierten Cholerafälle belief sich auf rund 17.000, mehr als die Hälfte davon nahmen einen tödlichen Verlauf: In Hamburg verloren während der Epidemie rund 8.600 Menschen ihr Leben.

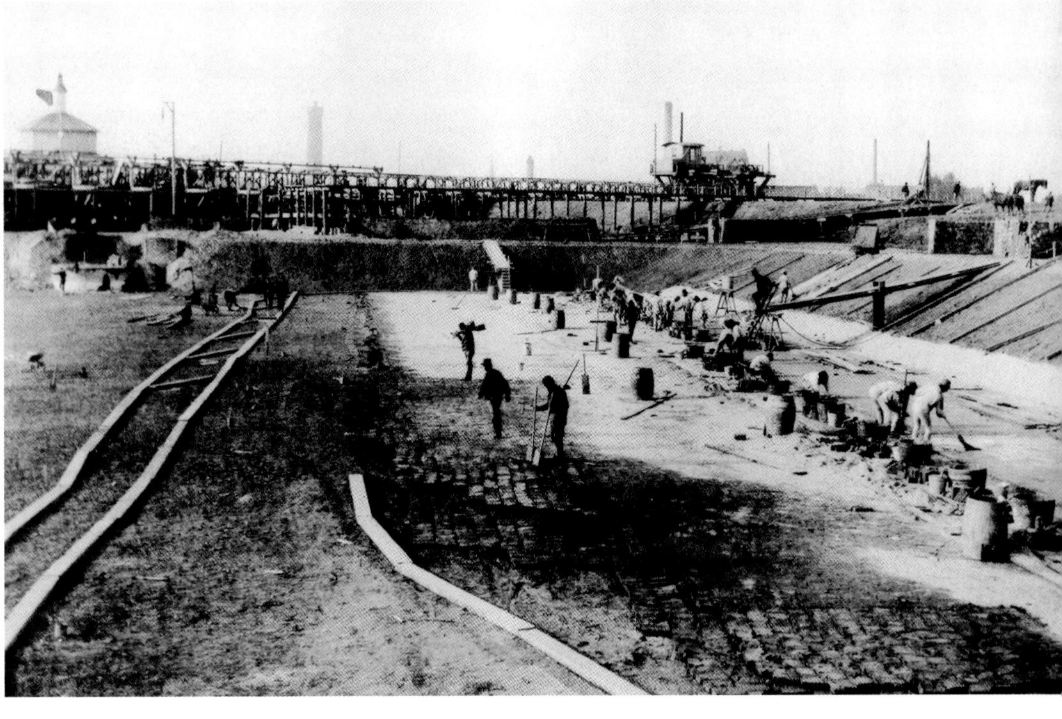

Bau der Sandfiltrationsanlage auf der Elbinsel Kaltehofe in Rothenburgsort, um 1892. Im Frühjahr 1893 wurde die Anlage fertiggestellt

Im Oktober 1892 galt die Cholera-Epidemie als erloschen, es kamen aber noch bis zum Februar 1893 vereinzelte Erkrankungen und auch Todesfälle vor. Hätte die Stadt die Ausgaben für

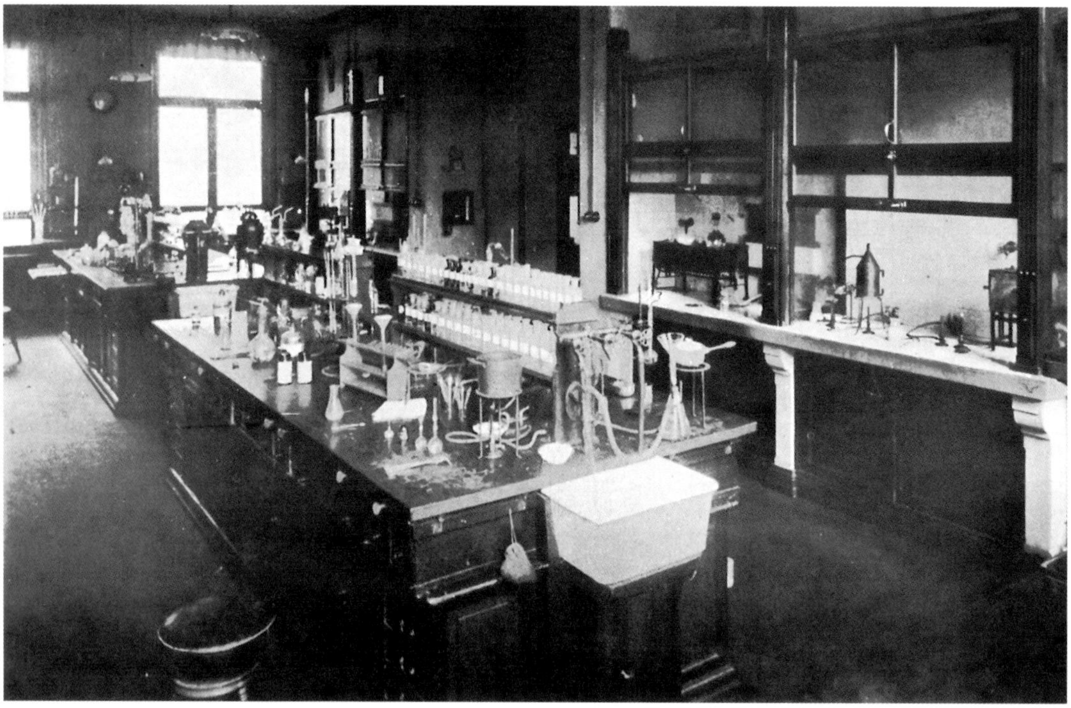

Hauptlabor der polizeilichen Station zur Untersuchung von Nahrungsmitteln am Hygienischen Institut in der Jungiusstraße, um 1900

die rechtzeitige Fertigstellung der neuen Sandfiltrationsanlage in Höhe von rund 22 Millionen Mark nicht gescheut, wären ihr wirtschaftliche Verluste in der fast zwanzigfachen Höhe erspart geblieben – ganz abgesehen von den Todesopfern und dem menschlichen Leid. Doch Investitionen in die Seuchenprävention waren weder damals noch heutzutage sonderlich populär.

Die grauenvolle Epidemie führte im Hamburger Senat noch im Winter des Jahres 1892 zu weitreichenden Konsequenzen. Eine Katastrophe schien nötig gewesen zu sein, um die Gesundheitsvorsorge und die hygienischen Verhältnisse in der Stadt endlich tiefgreifend zu reformieren. Die bereits seit Jahren im Bau befindliche Sandfiltrationsanlage der Stadtwasserwerke wurde nun in aller Eile fertiggestellt und im Frühjahr 1893 in Betrieb genommen. Endlich endete auch das Wirrwarr der Zuständigkeiten in der Hamburger Gesundheitspflege. Eine zentrale Anstalt wurde ins Leben gerufen, die sich fortan um das Trink- und Abwasser, Seuchenprävention, Lebensmittelqualität und die hygienischen Zustände in der Stadt kümmern sollte: Am 28. Dezember 1892 wurde das Hamburger Hygienische Institut gegründet.

Der Gründung vorausgegangen war eine Phase hektischer Betriebsamkeit unter dem Eindruck der noch immer grassierenden Cholera. Im September 1892 hatte der Senat den Robert-Koch-Schüler Georg Gaffky zu seinem hygienischen Berater berufen. Gaffky veranlasste die Einrichtung eines Laboratoriums, dessen eilig angemietete Räume sich in einem Büro- und Geschäftshaus an der Stadthausbrücke 15 befanden; bereits am 23. September 1892 konnte hier die Arbeit aufgenommen werden. Auf Gaffkys Empfehlung hin wurde die Leitung des Labors seinem kaum dreißigjährigen Assistenten William Phillipps Dunbar übertragen. Die fünf dort beschäftigten Mitarbeiter untersuchten das von Krankenhäusern und Ärzten angelieferte Material auf Krankheitserreger, gleichzeitig analysierten sie Proben aus den städtischen Trinkwasserleitungen, überwachten das Elbwasser und die Abwässer.

Die Erfolge von Gaffky und seiner Truppe führten nach nur drei Monaten zu der längst überfälligen gesetzlichen Institutionalisierung einer umfassenden gesundheitlichen Kontrollinstanz.

Bis dahin hatte es in Hamburg keine zentrale Einrichtung der Gesundheitsfürsorge gegeben. Standen zum Beispiel aufgrund des Gesetzes gegen Nahrungsmittelverfälschungen aus dem Jahr 1879 Untersuchungen von Lebensmittelproben an, wurde meist das Chemische Staatslaboratorium in der Domstraße beauftragt, das auch verdächtiges Material von Ärzten und aus Krankenhäusern auf mögliche Krankheitserreger hin analysierte. Daneben gab es noch die Anatomie in der Brennerstraße, und bisweilen wurden auch die gut ausgerüsteten bakteriologischen Laboratorien des Eppendorfer Krankenhauses und des Krankenhauses St. Georg für diese Untersuchungen herangezogen.

Oberstes Gremium zur Koordinierung des Hamburger Medizinalwesens war seit 1870 das Medizinalkollegium. Es bestand aus vier Ärzten, jedoch keinerlei wissenschaftlichem Hilfspersonal. Im Katastrophenfall hatte sich dieses durch lange und umständliche Wege behinderte Gremium als äußerst schwerfällig herausgestellt und nicht bewähren können.

Das neue Hygienische Institut vergrößerte sich rasch. Schon am 24. März 1893, nur wenige Monate nach seiner Gründung, wurde ihm offiziell auch die Untersuchung von

Abrissfläche des Gängeviertels mit dem neu entstehenden Kontorhausviertel, Luftaufnahme, ca. 1930. Links das Chilehaus

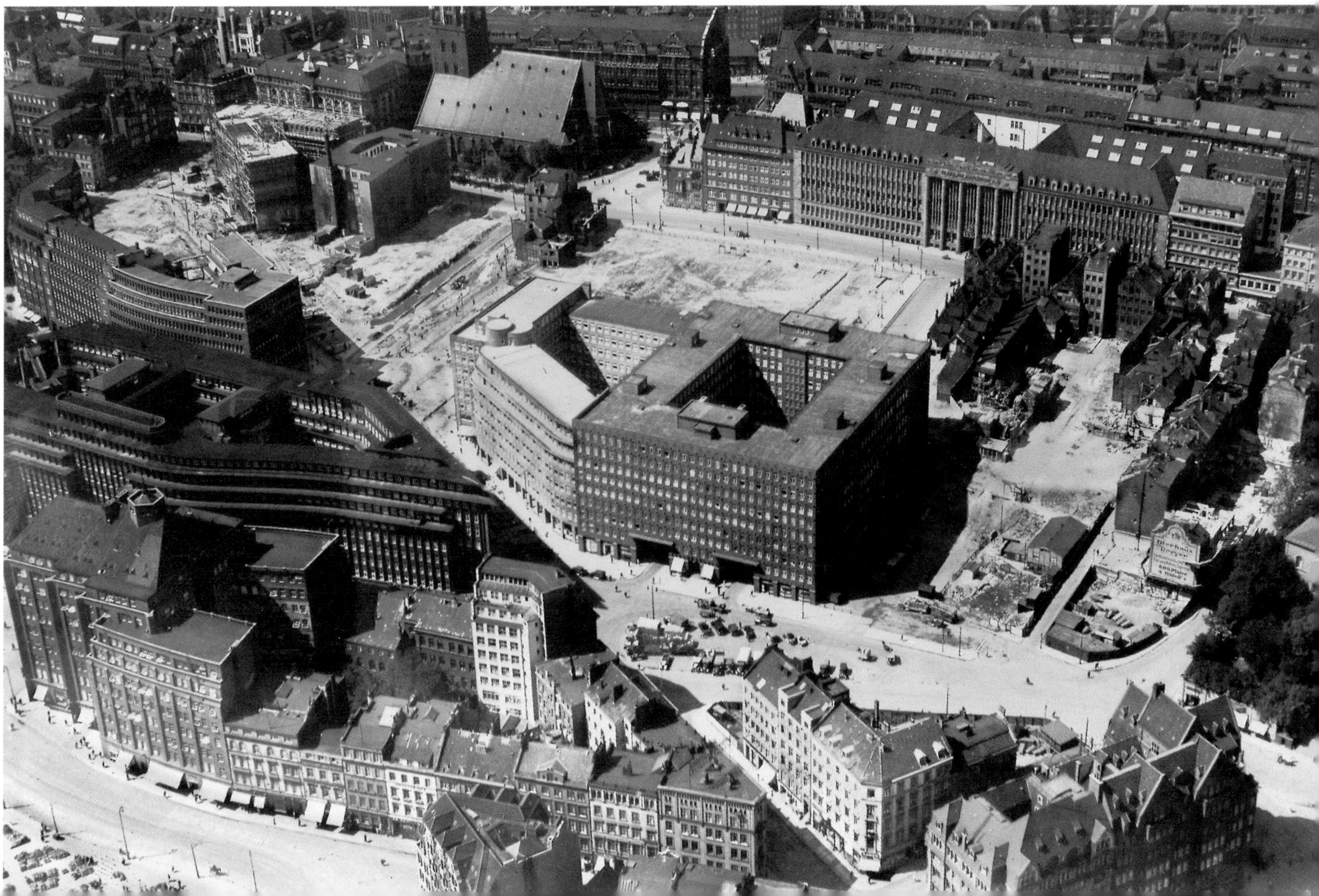

Nahrungsmitteln und Gebrauchsgegenständen übertragen. Bis dahin hatte die Anwendung der entsprechenden Gesetzesvorschriften der Polizeibehörde unterstanden, und da deren Mitarbeiter die Probenentnahmen nur neben ihren übrigen Verpflichtungen durchführen konnten, gab es naturgemäß nur selten Kontrollen und auch nur dann, wenn aus der Öffentlichkeit Klagen eingegangen waren.

Die Untersuchung der eingelieferten Lebensmittelproben, die jetzt umfassend und regelmäßig genommen wurden, deckte Betrügereien von ungeahntem Ausmaß auf – im Jahr 1895 musste fast ein Viertel aller Proben beanstandet werden. Die Liste war lang und variantenreich: Mehl war mit Gips gestreckt worden, Butter mit Margarine vermischt, Gebäck mit giftigen Farbstoffen versetzt. Doch die Arbeit des Hygienischen Instituts zeigte rasch Erfolg. Schon um die Jahrhundertwende hatte sich die Qualität der Hamburger Lebensmittel deutlich verbessert, denn die Ergebnisse der Untersuchungen wurden direkt an die Polizeibehörde weitergeleitet, die Verstöße unerbittlich ahndete.

Die Kontrolle der Nahrungsmittel, der Wasserversorgung und des Abwasserwesens bildete in den ersten Jahren den Aufgabenschwerpunkt des Hygienischen Instituts, das dafür eine bakteriologische und eine chemische Abteilung eingerichtet hatte.

Mit dem Wohnungspflegegesetz von 1898 übertrug der Senat dem Institut schließlich auch die regelmäßige Überprüfung der hygienischen und sanitären Bedingungen in den Häusern der Armen, und bald gehörten auch die schul- und gewerbehygienischen Fragen zu seinem Aufgabenfeld; im Jahr 1900 wurde dem Institut dann die Kontrolle über die städtischen Desinfektionsapparate und -einrichtungen übertragen sowie die Schulung der dort tätigen Mitarbeiter.

Mit dem Umfang der Aufgaben wuchs auch der Bedarf an Personal, das von den ehemals fünf Mitarbeitern schon im Jahr 1906 auf 35 angewachsen war, davon allein 20 Chemiker. Angesichts dieser rasanten Expansion, die gleichzeitig widerspiegelt, wie überfällig eine solche Institution gewesen war, reichte natürlich auch der Platzbedarf in dem einstigen provisorischen Labor an der Stadthausbrücke schon längst nicht mehr aus. Bereits 1895 wurde daher ein Neubau beschlossen, der im Frühjahr 1899 bezugsfertig war. Das neue Institutsgebäude lag zentral an der Jungiusstraße, war groß, geräumig und für die damalige Zeit vorbildlich ausgestattet.

Als Rudolf Otto Neumann am 10. Juni 1922 in der Nachfolge des verstorbenen Gründungsdirektors William Phillipps Dunbar seinen Dienst am Hamburger Hygienischen Institut antrat, kam er an eines der größten und renommiertesten Institute im Deutschen Reich.

Entstanden aber war diese Einrichtung als Folge der letzten verheerenden Epidemie, die die Stadt heimgesucht hatte – der Cholera.

„Ein leicht cholerischer, quicklebendiger kleiner Mann" – R. O. Neumann persönlich

Als im Winter 1892 die Cholera-Epidemie in Hamburg ihren Höhepunkt überschritten hatte, war Rudolf Otto Neumann gerade frischgebackener Student der Pharmazie in Leipzig. Mit diesem Studium machte er den ersten großen Schritt in Richtung einer außergewöhnlichen wissenschaftlichen Laufbahn, die ihn schließlich 30 Jahre später in das Direktorenzimmer des Hamburger Hygienischen Instituts führen sollte.

Davor jedoch lagen für den ehrgeizigen und zielstrebigen Mann lange Jahre harter, entbehrungsreicher Arbeit und beständiger Weiterbildung.

Rudolf Otto Neumann wurde am 29. Juni 1868 im sächsischen Seifhennersdorf geboren, etwa 20 Kilometer entfernt von Zittau. Er war der zweitälteste von vier Söhnen und wuchs in durchaus bescheidenen Verhältnissen auf. Sein Vater, Lehrer an der örtlichen Dorfschule, begeisterte seine Söhne schon früh für die Natur und die Naturwissenschaften. Durch ihn angeleitet, legte Neumann eine erste kleine botanische Sammlung an, die im Laufe seines langen Lebens zu einer mehr als 15.000 Objekte umfassenden Privatsammlung zur Hygiene anwachsen sollte.

Nach der Obersekunda verließ Neumann ohne Abitur das Gymnasium und begann 1886, nach dem Vorbild seines älteren Bruders Bernhard eine Apothekerlehre, um so bald wie möglich auf eigenen Füßen stehen zu können. Für den Luxus einer längeren Schulausbildung und womöglich eines anschließenden Studiums waren die elterlichen Verhältnisse nicht gerüstet. Neumann bestand das Gehilfenexamen und arbeitete auch mehrere

R. O. Neumanns Geburtshaus in Seifhennersdorf, 1870. Das Gebäude diente gleichzeitig als Schulhaus

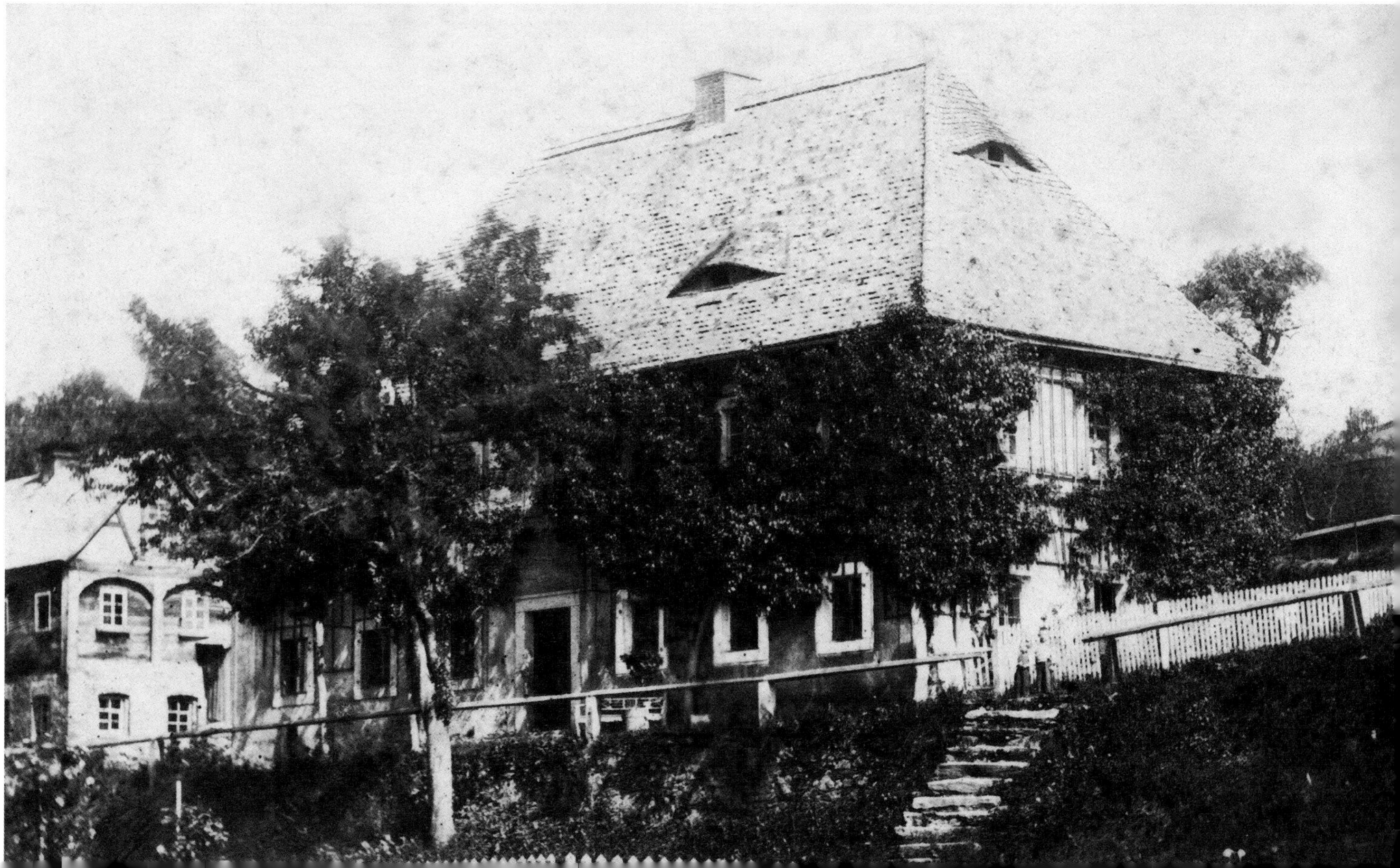

Jahre in seinem Beruf, aber er merkte bald, dass ihn die Arbeit auf Dauer unterfordern würde. Er wollte mehr: mehr lernen und mehr erreichen.

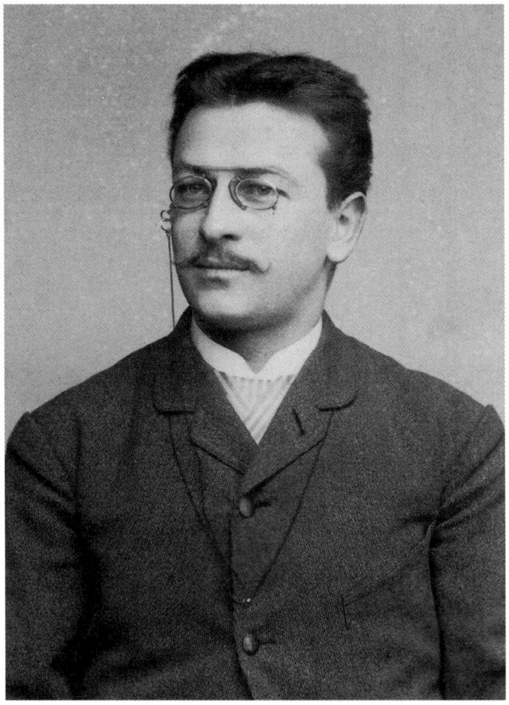

R. O. Neumann als Apothekerlehrling in Pirna, 1889

So begann Neumann 1892 ein Pharmaziestudium – wozu damals kein Abitur erforderlich war –, das er 1894 mit der Promotion abschloss. Da er wusste, dass er nicht wieder in einer Apotheke arbeiten wollte, belegte er anschließend einen Bakteriologiekurs am Hygienischen Institut in Würzburg bei Karl Bernhard Lehmann, bei dem er sich bald als gering entlohnte Hilfskraft unentbehrlich machte.

Die Zeit in Würzburg sollte in mancherlei Hinsicht für Neumann entscheidend werden. Vor allem entstand hier seine herausragendste wissenschaftliche Leistung: Der „Atlas und Grundriss der Bakteriologie". Zu diesem Gemeinschaftswerk lieferte sein Vorgesetzter Lehmann die Texte, teilweise unter Mitarbeit Neumanns, der auch für alle Experimente und die zahlreichen Zeichnungen verantwortlich war, die von heutigen fotografischen Abbildungen nicht übertroffen werden können. Lehmann hatte Neumanns herausragendes Zeichentalent eher zufällig entdeckt und sich dessen Begabung sofort zunutze gemacht.

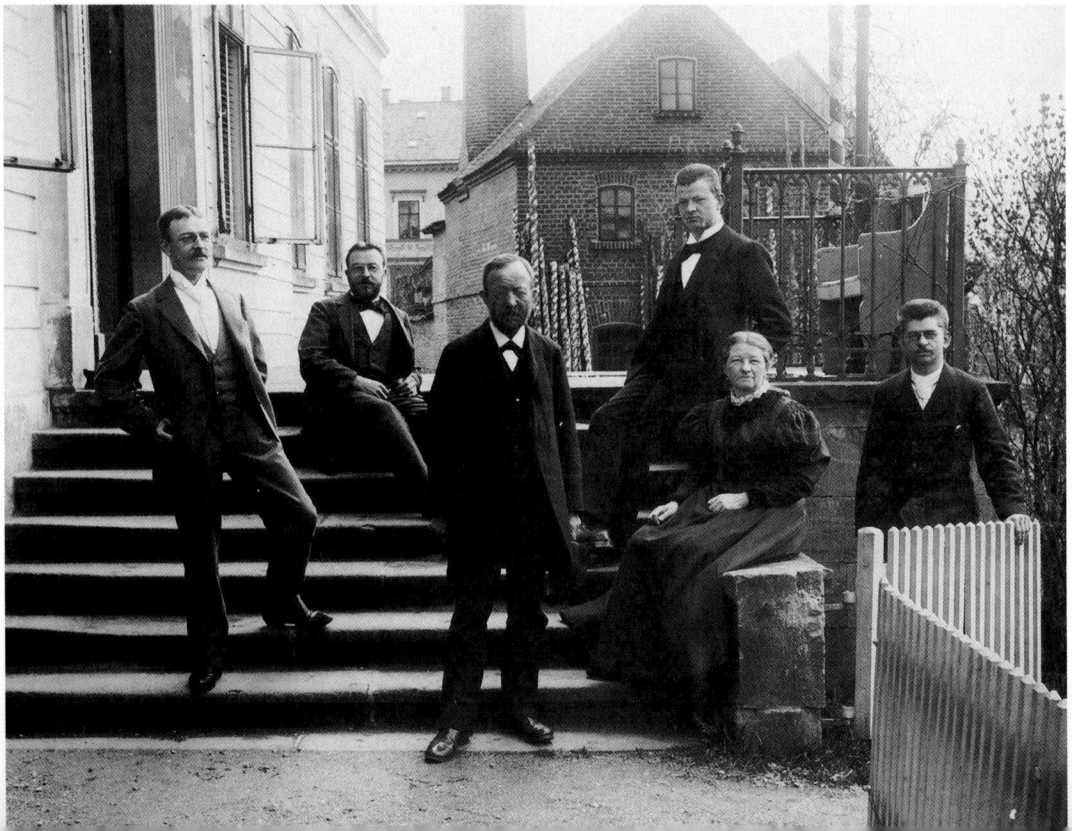

Familienbild mit R. O. Neumanns Eltern und den vier Söhnen, Seifhennersdorf 1894

Das zweibändige Werk, das 1896 erschien und Neumann während der Produktionsphase nahezu seiner gesamten Freizeit beraubte, wurde in der Fachwelt begeistert aufgenommen, denn es war das erste Bildwerk und die erste größere Systematik der Bakterien überhaupt. Der Atlas wurde zu einem Standardwerk, das bis 1926 sieben aktualisierte Auflagen erfuhr und in vier Sprachen übersetzt wurde.

Seit 1895 war Neumann offiziell Lehmanns Assistent, was seine bedrängten finanziellen Verhältnisse etwas aufbesserte und ihm nach Fertigstellung des Bakteriologischen Atlasses auch ermöglichte, ein wenig mehr am gesellschaftlichen Leben der Universitätsstadt Würzburg teilzunehmen. Der gesellige und unternehmungslustige Neumann wurde nun Mitglied eines Kegelvereins und zweier Burschenschaften, deren Veranstaltungen damals den Mittelpunkt des studentischen Lebens bildeten.

Aber Neumann war noch längst nicht am Ziel seiner beruflichen Wünsche. Er besuchte neben seiner Arbeit medizinische Vorlesungen und wollte unbedingt Medizin studieren, um nicht als „ewiger Assistent" sein Leben fristen zu müssen. Dabei rächte es sich bitter, dass er einst das Abitur nicht hatte machen können, denn ohne Abitur konnte er so viele Kurse und Vorlesungen besuchen, wie er wollte – das Ablegen des medizinischen Examens blieb ihm verwehrt. Doch ein Aufgeben und Resignieren kam für Neumann nicht in Frage, für ihn waren Schwierigkeiten und Hindernisse dazu da, überwunden zu werden. Neumann ließ sich also für ein Dreivierteljahr beurlauben, belegte an einer Privatschule Vorbereitungskurse auf das Abitur, bestand im April 1898 die Aufnahmeprüfung an ein Gymnasium im hessischen Laubach und legte dort am 26. Juli desselben Jahres die Abiturprüfung ab.

Rückblickend bezeichnete er diese Zeit als die schwerste seines Lebens.

Nicht nur die immense Stoffmenge, die er innerhalb kürzester Zeit aufholen musste, belastete ihn und machte ihm zu schaffen; auch die Tatsache, dass er als dreißigjähriger, erwachsener Mann zwischen lauter Halbwüchsigen vier Monate lang wieder die Schulbank drücken musste, war ebenso demütigend wie bizarr. Bezeichnend ist, dass er zu seinen Klassenkameraden rasch ein wesentlich besseres Verhältnis entwickelte als zu den Lehrern, die ihm keinerlei Privilegien gestatteten und ihn auch wie einen Pennäler behandelten – selbst die Schulmütze musste er tragen.

Nach diesem Kraftakt aber kam auch die Belohnung: das Medizinstudium. Bereits 1899 machte Neumann sein Doktorexamen in Würzburg und arbeitete anschließend für drei Monate beim Kaiserlichen Ge-

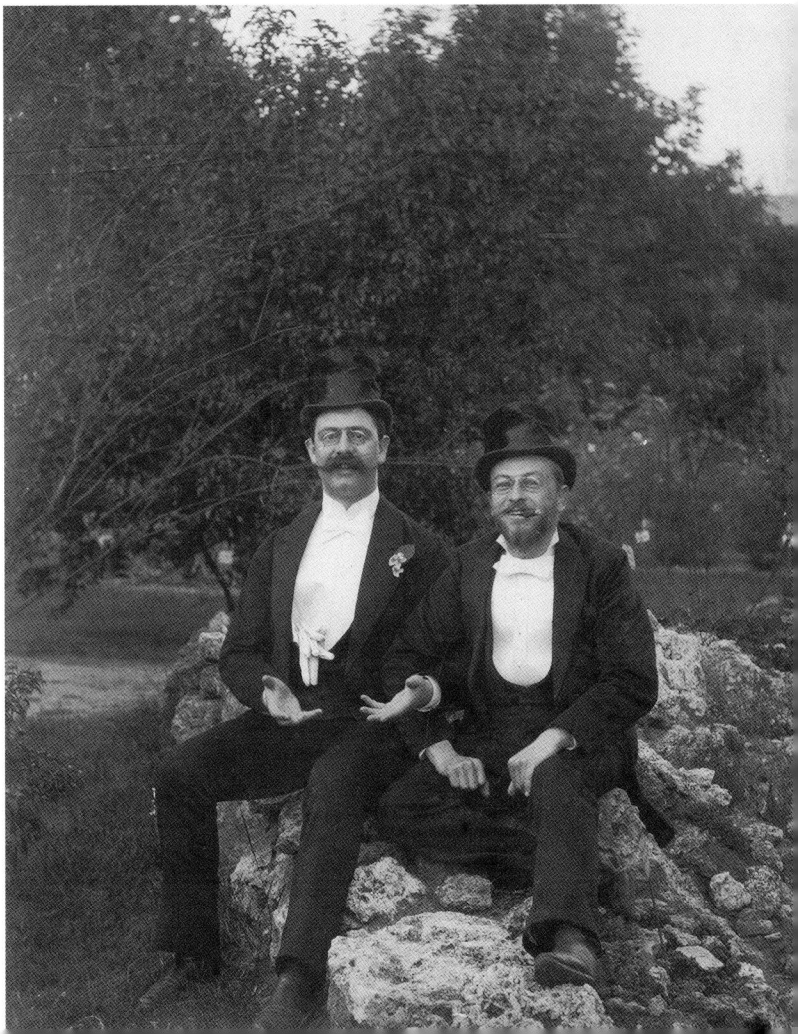

R. O. Neumann und ein Studienkollege nach der Promotion zum Dr. phil., Erlangen 1894.
Nach alter Tradition wurde dem Promovierten nach bestandenem Examen der Zylinder „eingeschlagen", daher das lädierte Aussehen der Kopfbedeckungen

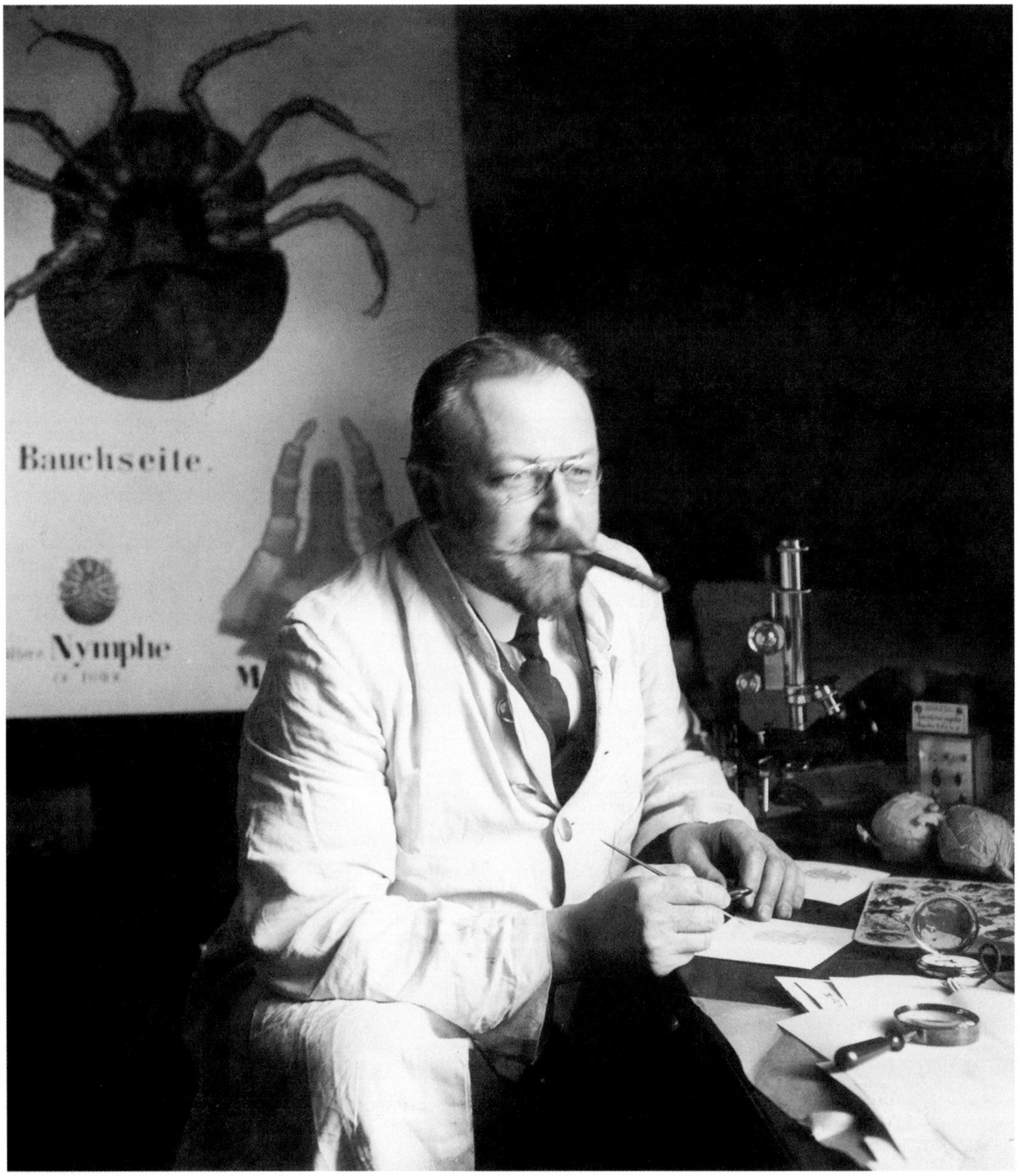

R. O. Neumann im Hamburger Tropeninstitut bei den Arbeiten am „Atlas und Lehrbuch wichtiger tierischer Parasiten und ihrer Überträger", 1912

sundheitsamt in Berlin als wissenschaftlicher *„Hülfsarbeiter"*. Neumann fühlte sich in Berlin jedoch unter Wert behandelt, gleichzeitig unterdrückte die strenge Hierarchie innerhalb des Amtes jede Möglichkeit zur wissenschaftlichen Arbeit und Weiterqualifizierung, was Neumann zur vorzeitigen Auflösung seines Arbeitsvertrages veranlasste.

Er wechselte im Januar 1900 als Assistent an das Hygienische Institut in Kiel, wo er nebenbei weiter medizinische Vorlesungen besuchte und im April 1902 endlich das noch ausstehende medizinische Staatsexamen ablegte und habilitierte.

Jetzt endlich war die lange Zeit des Lernens und Studierens beendet, die sich vom Beginn der Apothekerlehre im Jahr 1886 über 16 Jahre hingezogen hatte, jetzt endlich standen Neumann alle Möglichkeiten offen.

Am 15. März 1903 machte Neumann dann zum ersten Mal Bekanntschaft mit dem Hygienischen Institut in Hamburg. Er hatte dort eine Stelle als Abteilungsleiter erhalten und freute sich auf das noch junge Institut. Doch die Freude währte nur kurz. Von Beginn an hatte Neumann Schwierigkeiten mit dem Direktor Dunbar, dem *„Tyrannen, der keine Widerrede duldete"*. Solche Arbeitsbedingungen hatte er schon einmal erlebt, im Kaiserlichen Gesundheitsamt in Berlin, und wie damals zog er auch diesmal dieselben Konsequenzen und kündigte. Ein Dreivierteljahr voller Bevormundungen, Demütigungen und Schikanen hatte ihm gereicht. Neumann wollte als Wissenschaftler und Person anerkannt werden, er wollte als Gleichberechtigter akzeptiert werden, die Zeiten, in denen er Handlanger- und Zuträgerdienste verrichtet hatte, kannte er wahrlich zu genüge.

Sicher war Neumann auch alles andere als ein unkomplizierter, gemäßigter, duldsamer Mensch. Sein Temperament, seine Beharrlichkeit und sein unbedingter Durchsetzungswille machten ihn da, wo er auf Vorgesetzte traf, die ihr Selbstbewusstsein aus ihrer Machtposition bezogen, zu einem unbequemen und widerspenstigen Mitarbeiter. Neumann brauchte zu seiner persönlichen Entfaltung und beruflichen Zufriedenheit Freiraum, und er war im Zweifel stets eher ein Befehlender als ein Befehlsempfänger. An Selbstbewusstsein hat es dem 1,59 Meter großen, quicklebendigen Neumann jedenfalls nie gemangelt. Er glaubte an sich und seine Fähigkeiten und hatte auch allen Grund dazu.

Nach dem kurzen Intermezzo am Hamburger Hygienischen Institut blieb Neumann in der Stadt, denn inzwischen hatte er ein Angebot erhalten, das der abenteuerlustige frischgebackene Mediziner unmöglich ausschlagen konnte: Als Teilnehmer einer Gelbfieberexpedition des Hamburger Tropeninstituts reiste Neumann im Februar 1904 für drei Monate nach Brasilien.

Aus dieser Zusammenarbeit mit dem renommierten Tropeninstitut resultierte auch ein weiteres publizistisches Großprojekt, das Neumann gemeinsam mit dem dortigen Abteilungsleiter Martin Mayer anfertigte: Das Werk „Atlas und Lehrbuch wichtiger tierischer Parasiten und ihrer Überträger mit besonderer Berücksichtigung der Tropenpathologie" wurde innerhalb von zehn Jahren fertiggestellt und im Sommer 1914 herausgebracht. Wiederum war Neumann für die Zeichnungen verantwortlich, Mayer für den Text.

Die Arbeit am Tropenatlas mussten beide in ihrer Freizeit bewältigen, wodurch sich die relativ lange Produktionszeit erklärt. Denn inzwischen war Neumann, der seit Januar 1905 am Hygienischen Institut in Heidelberg gearbeitet hatte, nach Gießen gewechselt, wohin er im Dezember 1909 einen Ruf als ordentlicher Professor für Hygiene erhalten hatte. Neumann war überglücklich und stolz. Endlich war er am Ziel seiner Wünsche: als angesehener Universitätsprofessor an einem anerkannten Institut.

Als Neumann im Oktober 1922 in Hamburg die Leitung des Hygienischen Instituts und den Lehrstuhl für Hygiene annahm, war er 54 Jahre alt und hatte wahrlich eine bemerkenswerte Vita vorzuweisen. Sein letzter Arbeitsplatz war in Bonn gewesen, ebenfalls als Direktor des dortigen Hygienischen Instituts, das er seit 1914 geleitet hatte. Der Weggang war ihm nicht leichtgefallen, aber die Aussicht, als Direktor an eines der bedeutendsten Institute des gesamten Deutschen Reiches zu kommen, war allzu verlockend. Die gute

Ausstattung der Laboratorien und die dortigen finanziellen Möglichkeiten überwogen rasch seine Befürchtung, ins wissenschaftliche Hintertreffen zu geraten, denn die Hamburger Universität war erst 1919 gegründet worden und steckte quasi noch in den Kinderschuhen.

Neumann stand dem Hamburger Institut bis Oktober 1937 vor. Und als sein Nachfolger Karl Süpfle während des Krieges als beratender Hygieniker eingezogen wurde, übernahm er erneut bis zum April 1940 die kommissarische Leitung. Noch im Alter von 75 Jahren – bis zum Sommersemester 1943 – hielt er durchgehend Vorlesungen ab.

Neumann hatte, wie er anlässlich seiner Emeritierung als Hochschullehrer 1936 notierte, während seiner Tätigkeit am Hygienischen Institut *„innerhalb 13 Jahren keinen einzigen Tag gefehlt und war stets um 8 Uhr früh auf dem Posten“*. Dies dokumentiert seine unbedingte Disziplin, die er umgekehrt auch von anderen verlangte. Sein 16-Stunden-Tag war streng strukturiert, sein Beruf war sein Lebensinhalt, ihm galt seine ganze Energie, hieraus zog er aber auch die Kraft.

Doch das war nur die eine Seite von Neumanns Persönlichkeit. *„Er ist der Professor der wohlbedachten Lebensführung,“* schreibt E.P. Kröger in seiner 1948 erschienenen kleinen biografischen Skizze, *„aber er sorgt sich, was seine Person betrifft, nicht im geringsten um die Theorie dieser Disziplin. […] Er rauchte von früh bis spät und lachte die Leute aus, die über Herzschmerzen klagen und den Tabak fürchten.“* Diese Inkonsequenz macht Neumann, der auch einem ordentlichen Schoppen Wein in geselliger Runde nicht abgeneigt war, menschlich und sympathisch. Neumann mag vielleicht streng und unnachgiebig gewesen sein, wenn es um die Durchsetzung seiner Positionen ging, gleichzeitig gelang es ihm aber auch, sich bei seinen Mitarbeitern und Studenten ehrliche Hochachtung und Zuneigung zu erwerben.

Neumanns wissenschaftlicher Erfolg liegt in erster Linie in dem gemeinsam mit Lehmann verfassten „Atlas und Grundriss der Bakteriologie“, die meisten seiner Veröffentlichungen – speziell zu Stoffwechselversuchen – waren weniger wegweisend und von eher akademischem Interesse.

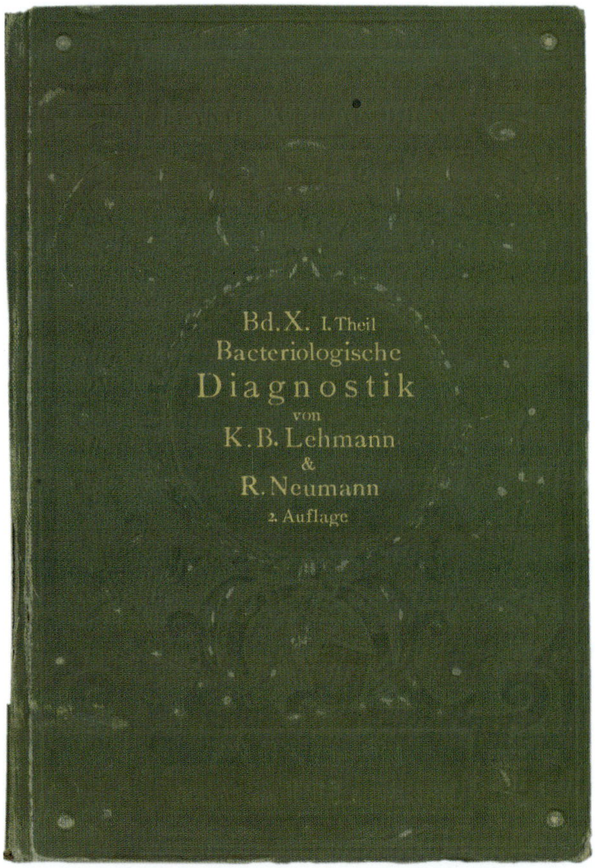

K. B. Lehmann und R. O. Neumann, Atlas und Grundriß der Bakteriologie und Lehrbuch der speziellen bakteriologischen Diagnostik, 2. Auflage 1899. Umschlagseite

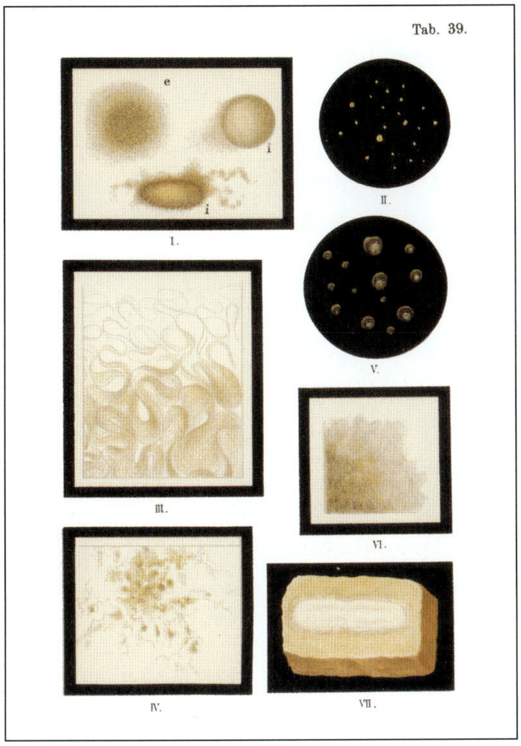

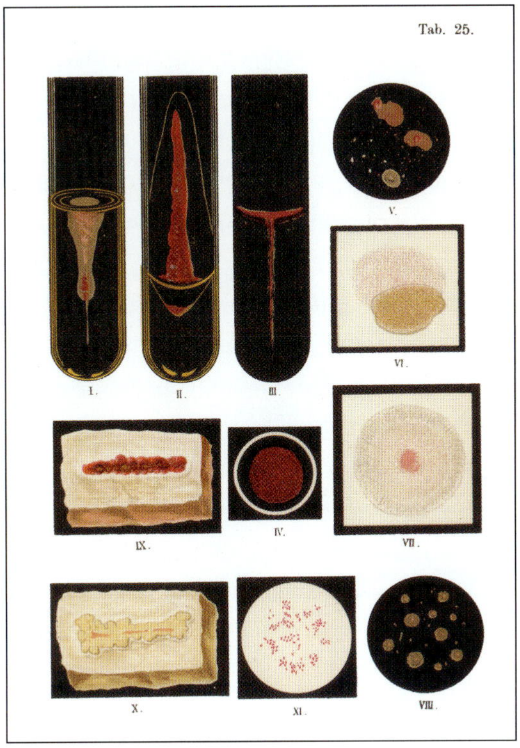

◄◄
Plattenkulturen und Kartoffelkultur vom Bazillus anthracis (Milzbrand). Zeichnungen von Rudolf Otto Neumann für den „Atlas und Grundriss der Bakteriologie", 1896

◄
Verschiedene Kulturen vom Bacterium prodigiosum. Zeichnungen von Rudolf Otto Neumann für den „Atlas und Grundriss der Bakteriologie", 1896

Neben seinem Beruf galt Neumanns Leidenschaft vor allem seiner Sammlung zur Hygiene, die mehr als 15.000 Objekte umfasste, als er sie anlässlich seiner Emeritierung dem Hamburger Senat vermachte mit der Bitte und in der Hoffnung, dass sie gepflegt und erhalten würde. Die Vielfalt und Breite dieser Sammlung ist heute, nachdem nur ein Bruchteil gerettet und konserviert werden konnte, kaum noch vorstellbar. Die Sammlung war Neumanns Lebenswerk, um das er sich bis zu seinem Tod hingebungsvoll kümmerte, und dabei war seine Situation in den letzten Lebensjahren nicht frei von Tragik: Nur er selbst hatte die Sammlung in die Arbeitsabläufe des Hygienischen Instituts zu integrieren vermocht, nur durch seine Begeisterung war sie erhalten und ausgebaut worden. Nach seinem Weggang und dann nach seinem Tod wurden die zahllosen Objekte zu unbrauchbaren, ungenutzten Hindernissen im Alltag des Instituts, dem die überkommenen Skurrilitäten schlicht im Wege standen.

In dieser Sammlung spiegelte sich auch Neumanns weiter Begriff von Hygiene und in seinem Bemühen, dabei die wesentlichen Lebensbereiche des Menschen und seiner Umwelt mit zu erfassen, war er seiner Zeit voraus. Neumann war kein Spezialist, sondern ein universeller Wissenschaftler, ein Universalhygieniker mit einer interdisziplinären Integrationskraft, wie es ihn wohl heute nicht mehr gibt. Mit ihm starb gewissermaßen diese Spezies aus, denn in der heutigen hochgradig spezialisierten wissenschaftlichen Welt sind Universalgelehrte, wie Neumann einer war, kaum mehr vorstellbar.

Rudolf Otto Neumann, der in einer langen Schaffensperiode das Hamburger Institut für Hygiene und Umwelt, wie es heute heißt, entscheidend geprägt hat, starb am 5. April 1952. Er war bis zuletzt ein häufiger Gast an seiner alten Wirkungsstätte gewesen.

Neumanns viele hundert Seiten umfassenden Tagebücher, die dem Hamburger Hygiene Institut zusammen mit anderen persönlichen Dokumenten von seiner Ehefrau vermacht wurden, bilden die Grundlage für die vorliegende Publikation. Wir möchten damit einerseits eine der prägendsten Persönlichkeiten in der Geschichte des Instituts vorstellen, aber auch Werden und Entwicklung des Hygienischen Instituts selbst und nicht zuletzt ein Stück Stadt- und Zeitgeschichte präsentieren. Daher versteht sich diese Publikation auch als eine Art „Hamburg-Bilderbuch".

Aus heutiger Sicht ist es dabei bedauerlich, dass Neumann sein Tagebuch, das er über viele Jahrzehnte gewissenhaft führte, nach seiner Emeritierung nachträglich abschrieb, neu ordnete und dabei überarbeitete. Ihm, dem rastlosen Arbeiter, bot sich damit eine Möglichkeit, das eigene Leben noch einmal systematisch zu überprüfen, zu sortieren und einzuordnen und sich so seiner selbst und seiner wissenschaftlichen Leistung zu vergewissern.

Es ist anzunehmen und mitunter auch ersichtlich, dass bei dieser Überarbeitung Einträge umformuliert, abgeschwächt oder aus der Erinnerung heraus ergänzt und mit zusätzlichen Kommentaren versehen wurden. Sehr wahrscheinlich betrifft dies auch die Zeit von der Machtergreifung Hitlers bis zum Ende des Zweiten Weltkrieges. Im Bestreben,

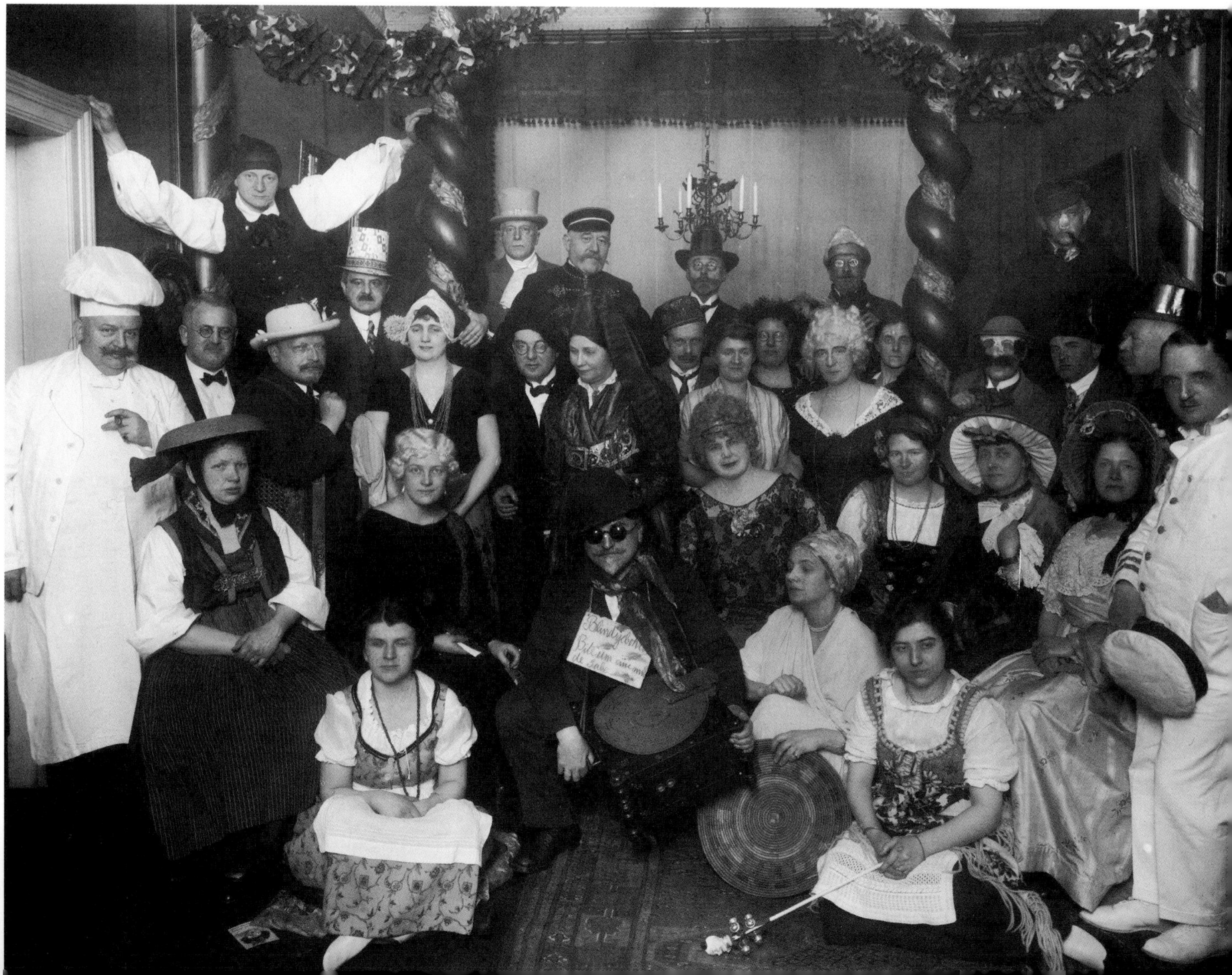

Kostümfest bei Prof. Pfeiffer, Präsident der Hamburger Gesundheitsbehörde, Februar 1926. Hinten, Zweiter von rechts R. O. Neumann

seine Vita der Nachwelt in einem möglichst guten Licht zu hinterlassen, sind hier sicherlich Formulierungen entschärft worden, die wir heute gern im Original gelesen hätten.

Aber dennoch ist an der Authentizität der umfangreichen persönlichen Aufzeichnungen Neumanns auch in der überkommenen Form nicht zu zweifeln. Sie sind keineswegs „politisch korrekt", sondern unverblümt, direkt und oft genug von temperamentvollen Ausbrüchen durchsetzt, zumindest da, wo seine wissenschaftlichen Überzeugungen und moralischen Wertvorstellungen berührt wurden. Daneben finden wir aber auch seitenlange Notizen über seine Ausgaben sowie präzise Auflistungen über Gutachten, Berichte und die täglich anfallenden Arbeiten im Institut; selbst Art und Zeitpunkt der Bepflanzung seines Gartens könnten im Nachhinein genauestens rekonstruiert werden.

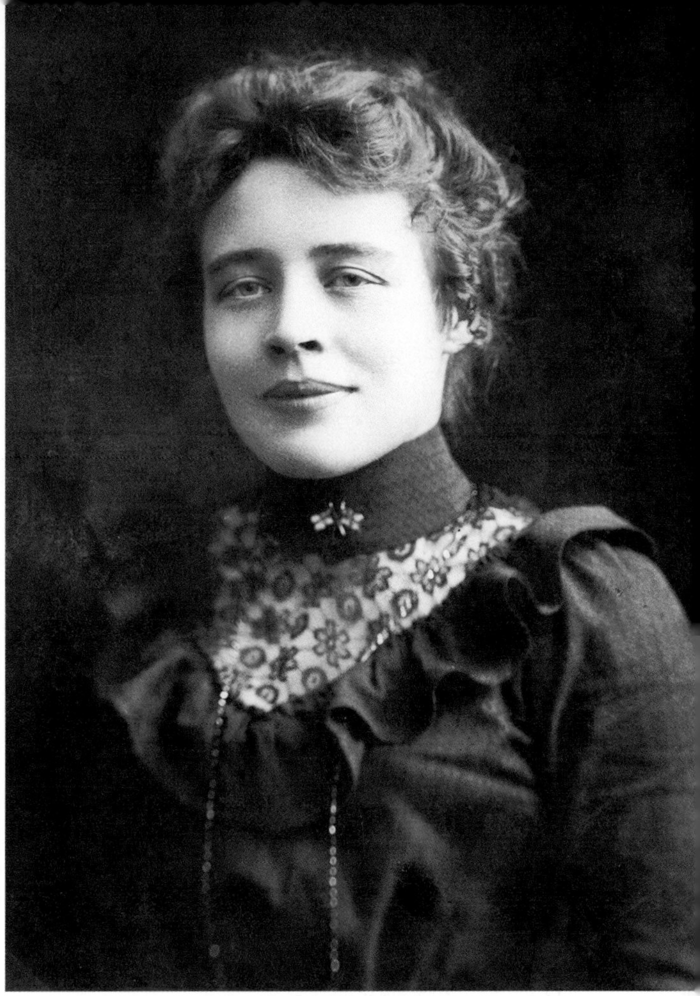

Elisabeth Krützfeldt, spätere Ehefrau von R. O. Neumann, Kiel 1903

Privates jedoch finden wir selten. Neumann schreibt kaum über seine ganz persönlichen Empfindungen, Zweifel oder privaten Eindrücke. Und so erfahren wir auch wenig über seine Ehefrau, die immerhin mehr als 50 Jahre sein Leben begleitet hat. Das bestätigt auch E. P. Kröger, der Neumann als in dieser Hinsicht *„streng und unnahbar"* schildert und als *„nicht gewillt…, über sich und das Seinige zu sprechen."* Neumann lässt uns nicht teilhaben an seinem Innersten, und wenn, klingt es mitunter etwas aufgesetzt, pflichtgemäß, etwa wenn er beim Tode seiner Mutter von ihr als einer *„trefflichen und einzigen Frau"* spricht.

Die hier vorliegende Auswahl aus Neumanns Tagebuchnotizen von 1922 bis 1951 bildet das Konzentrat aus annähernd 500 transcribierten Seiten der handschriftlichen, teilweise in Sütterlin verfassten Originaldokumente.

Neumann war kein Literat, und er schrieb auch nicht für ein imaginäres Publikum. Seine Einträge sind unprätentiös, sachlich, selbst in größter emotionaler Anspannung noch kontrolliert. Dieses Tagebuch schrieb er für sich selbst, als Beleg und Dokumentation vor allem seines beruflichen Lebens. Dennoch sind es vielleicht besonders die Einträge zu den Kriegs- und Vorkriegsjahren, die Neumann zum spannenden Chronisten machen und eindringliche Zeitzeugnisse von Willkürherrschaft, Not und Bombenterror überliefern.

Neumann offenbart sich in seinen Tagebüchern als ein genauer und akribischer Archivar, aber auch als leidenschaftlicher, bisweilen cholerischer, in jedem Fall aber tatkräftiger, agiler kleiner Mann, der im Hamburger Hygienischen Institut unbestritten Großes geleistet hat.

Kommentierte und illustrierte Tagebuchauszüge 1922 bis 1951

Vorbemerkung zu den Einträgen SS 1922[1]

Lange bevor Dunbar[2]*, Direktor des Hygienischen Instituts in Hamburg, starb, hatte Prof. Pfeiffer*[3] *in Hamburg, Präsident des Gesundheitsamtes, mir gegenüber den Wunsch geäußert, daß ich einstmals an seine Stelle treten sollte. Dunbar starb am 21.3.22 im Krankenhaus in Heidelberg. Schon am nächsten Tage kam ein Brief von Pfeiffer, worin er offiziell anfrug, ob ich Dunbars Nachfolger werden wollte.*

Das gab für mich eine große Aufregung, denn obwohl ein Ruf nach Hamburg zweifellos sehr ehrenvoll war, so war der Entschluß für eine eilige Zusage doch sehr schwer.

Zunächst war mit der Anfrage Pfeiffers noch keineswegs gesagt, daß mich die Fakultät beruft und dann mußte Folgendes reiflich überlegt werden. In Hamburg lag die Sache ganz anders wie an anderen Universitäten. Dort befand sich der Hygieniker als Universitätsprofessor mit dem Direktor des großen Hygienischen Staatsinstitut in Personalunion, eine Einrichtung, die eigentlich 2 Stellen ausfüllte. Ich mußte also ein „Amt" übernehmen, das mir eigentlich keine Freude machte, da ich vom Reichsgesundheitsamt 1900–1901 nichts Angenehmes erlebt hatte. Es gab natürlich dann keine Ferien wie an der Universität und keine Freiheiten, weil man stets die Verantwortung für das Amt trug und nur die Aufgaben für die Behörde ausführen mußte. Später erfuhr ich auch, daß die Hygienikerstelle noch kein definitives Ordinariat[4] *sei und eine Emeritierung noch nicht genehmigt sei.*[5] *Man war in Hamburg bei der jungen Universität*[6] *mit dem ganzen Organisatorischen noch nicht fertig. Pfeiffer zerschlug aber alle meine Bedenken und versprach mir alles zu tun, daß ich an der Stellung nichts auszusetzen haben werde. Ich bekäme Urlaub genug und könnte ungehindert arbeiten, was ich wollte.*

Ein weiteres Moment, das mir den Weggang aus Bonn schwer machte, war die schöne Gegend am Rhein, das herrliche Klima, das große Ansehen der bedeutenden Universität, die großen Einnahmen[7] *bei dem reichen Studentenbesuch, die angenehm unabhängige Stellung und der in Angriff genommene Neubau des Hygienischen Instituts [in Bonn].*

[...]

Wie ich aus meiner Tätigkeit im Hamburger Hygienischen Institut als Abteilungsvorstand im Jahr 1903 wußte, hatte Hamburg aber auch seine guten Seiten. Das Hygienische Institut ist das größte und bedeutendste in Deutschland, das z. Z. ca. 120 Mitarbeiter zählt. Es war gewiß reizvoll, ihm als Direktor vorzustehen. Man konnte sich hier weit mehr entfalten, als in den kleinen Verhältnissen, wie sie an allen Universitäten sind. Außerdem stand ein Etat von 175.000 Mk. zur Verfügung, mit dem etwas anzufangen war. Dazu kam die Annehmlichkeit der Großstadt. Vor allen Dingen hielt ich es aber für richtig, einen Ruf an ein größeres Betätigungsfeld prinzipiell nicht abzulehnen, sondern anzunehmen. So entschloß ich denn, Pfeiffer auf seine Anfrage hin eine zustimmende Antwort zu erteilen, wobei ich ihm meine Bedenken nicht verhehlt habe. Ich teilte ihm auch mit, wie schwer der Entschluß hier weg zu gehen, gefallen wäre.

Sehr erfreut schrieb mir Pfeiffer am 30.3. zurück mit der Mitteilung, daß das „Hammelrennen" um die Direktorstelle bereits eingesetzt habe.

Neumanns Vorgänger – William Phillipps Dunbar

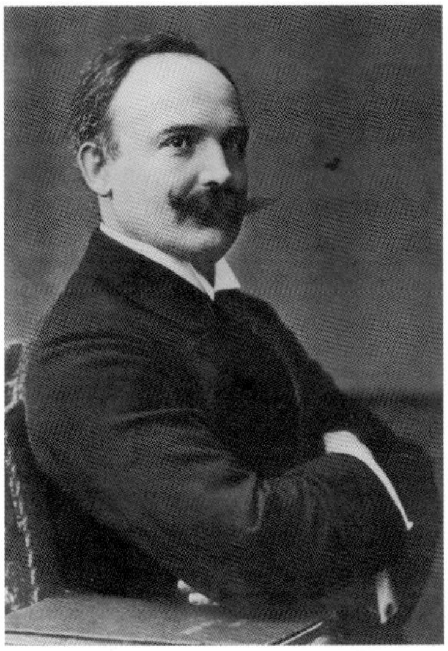

William Phillipps Dunbar,
der erste Direktor
des Hygienischen Instituts,
um 1916

William Phillipps Dunbar wurde am 27. Oktober 1863 in St. Paul/Minnesota geboren als Sohn einer deutschen Mutter und eines schottischen Vaters. Zur Schulausbildung kam Dunbar nach Deutschland, hier studierte er auch Medizin und wurde anschließend Assistent des bekannten Hygienikers Georg Gaffky in Gießen. Gemeinsam mit Gaffky kam er während der Cholera-Epidemie 1892 nach Hamburg und wurde auf dessen Empfehlung hin erster Direktor des neugegründeten Hygienischen Instituts in Hamburg.

Dunbar leitete das Hygienische Institut 30 Jahre lang: von der Gründung im Jahr 1892 bis zu seinem Tode am 19. März 1922. Das Institut, das anfangs lediglich aus fünf Mitarbeitern und einem kleinen Labor bestand, wurde unter seiner Leitung erheblich ausgebaut. Als Neumann 1922 die Direktion übernahm, kam er an ein modernes Staatsinstitut mit über 100 Angestellten, diversen Laboratorien, Arbeitsbereichen und Außenstellen.

Dunbar – privat ein ausgesprochener Lebemann, passionierter Segler, Sänger und Musiker – war bei seinen Mitarbeitern nicht sonderlich beliebt, er hatte den Ruf eines Despoten und führte ein hartes Regiment. Auch Neumann, der mit ihm bereits während eines kurzen Intermezzos im Jahr 1903 Bekanntschaft gemacht hatte, kam von Anfang

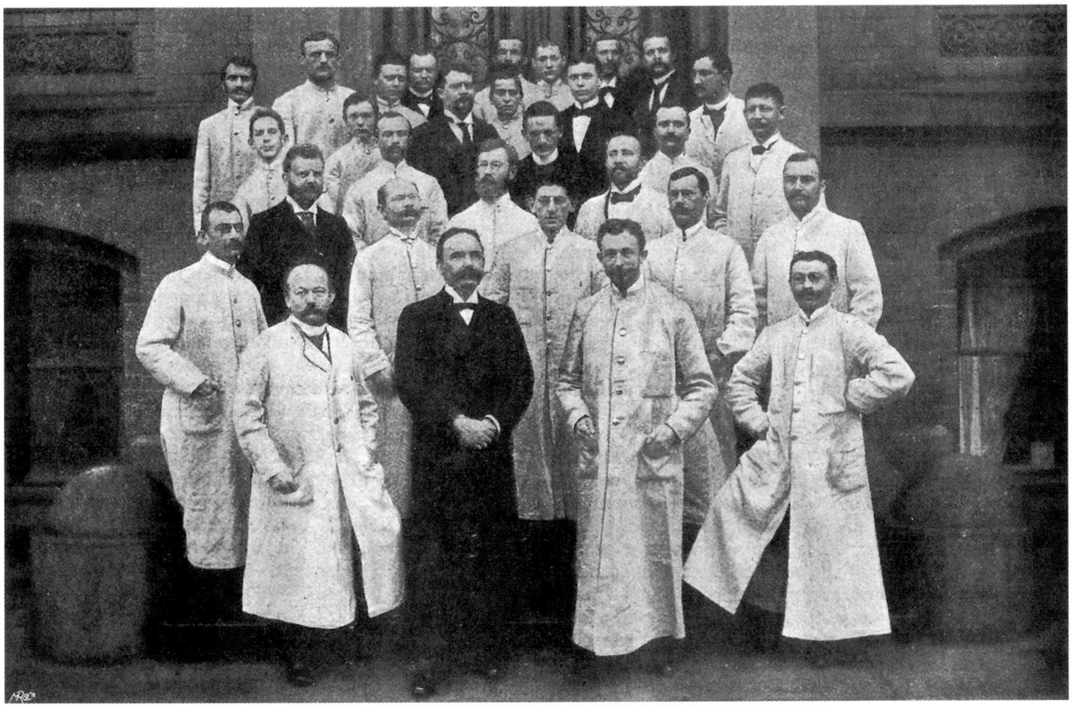

Personal des Hygienischen Instituts, um 1900.
Vorn in der Mitte Direktor Dunbar

[...]

Endlich am 2.6.22 schrieb Pfeiffer, daß ich in der Sitzung der wissenschaftlichen Deputation einstimmig gewählt sei. Die Schlußsitzung im Senat wäre in 8 Tagen. Da am 3.6. Pfingstsonntag war, hoffte ich zwar schon auf eine Feiertagsfreude mit der endgültigen Berufung, mußte aber wieder noch 8 Tage warten. Am 10.6. kam ein Telegramm mit Gratulation von Pfeiffer, daß der Senat mich einstimmig zum Direktor des Instituts ernannt habe!

Nun war es soweit! Wir haben uns natürlich sehr gefreut, auch deshalb, weil ich alle Conkurrenten aus dem Felde geschlagen hatte.

[...]

Wie im Lauffeuer ging die Nachricht von der Berufung durch das Institut, die Fakultät und durch die Lande, denn in allen Zeitungen stand es. Ich bekam eine Unzahl Glückwunschschreiben, die mich freuten, aber leider zur Beantwortung viel Zeit kosteten.

Als ich dem Kurator[8] meine Berufung mitteilte, hatte er sie schon in der Kölner Zeitung gelesen, bedauerte er aufrichtig meinen Weggang, denn wir hatten uns sehr gut verstanden.

Am 18.6.22 folgte die 1. Reise nach Hamburg zur Besichtigung des Instituts und zur Klärung der Verhältnisse.

Hamburg, Montag 19.6.22

Vormittag auf dem Gesundheitsamt bei Prof. Pfeiffer, Gehaltsregulierung Gruppe XIII. Umzug wird bezahlt. Dienstwohnung. Bürovorsteher Wegner mußte kommen. Dann beim Verwaltungsdirektor Naumann. Um 1 mit Pfeiffer in den Zoologischen Garten zu Prof. Voßler.[9] Mittagessen. [...]

Mittwoch, 21.6.22

Vormittag in der Wohnung über Einrichtung, Tapeten etc. Dunbars Erben wollen ihre Seidentapete und die Holzbekleidung herausnehmen. Dann zu Senator Grünwald (früher Tapezierer). Er war ganz umgänglich, aber für die „Universität" schien er nicht viel übrig zu haben. Doch für die „Hygiene" schien er sich zu interessieren. Ich werde wahrscheinlich zu ¾ Stadthygieniker sein müssen. Vom Senat würde ich noch eine „Ernennung" bekommen.

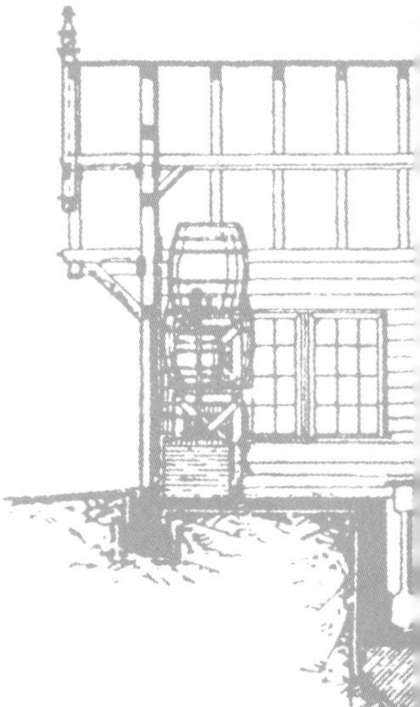

Nachmittag mit Kister und Wegner nach Kuhwärder in die Nahrungsmittelabteilung. Der selbstherrliche Lendrich sah mich wohl nicht gern kommen, weil er damals schon gegen den Mediciner als Direktor der Nahrungsmittelabteilung intriguierte. Buttenberg[10] und die Chemiker begrüßt.

Bei der Rückfahrt an der Vulkanwerft war ein brasilianisches Schiff beim Auslaufen an dem Dock umgefallen. Bei den Landungsbrücken lag die „Cap Polonio"[11], Tausende von Menschen!

an mit dem Führungsstil seines Vorgesetzten nicht zurecht; er fühlte sich bevormundet, schikaniert und in seinen Arbeitsmöglichkeiten grundlos eingeschränkt. *„Dunbar war eine Herrennatur, ein Autokrat, ein Tyrann, der keine Widerrede duldete. ‚Was ich sage ist richtig und zu Auseinandersetzungen habe ich keine Zeit'"* [...] *„Alles was dem Chef vorgetragen wurde oder schriftlich vorgelegt wurde, unterlag seiner oft sehr dünkelhaften Kritik. Es war nichts recht. ... Jede Lust und Freude an der Arbeit wurde auch den wissenschaftlichen Mitarbeitern, nicht nur dem übrigen Personal genommen, weil es nie ein freundliches Wort oder eine Anerkennung gab"*, notierte Neumann 1903 aufgebracht in sein Tagebuch und kündigte schließlich nach nur einem Dreivierteljahr seinen Arbeitsvertrag am Hygienischen Institut in Hamburg.

William Phillipps Dunbar war als Wissenschaftler mehr Praktiker als Theoretiker. Er beschäftigte sich intensiv mit Abwasserfragen und entwickelte durchaus bahnbrechende Methoden zur Klärtechnik. Auf dem Gebiet der Allergologie überzeugte er durch eine Arbeit über Ursachen und Therapie des Heufiebers. Dennoch ist er heute in der wissenschaftlichen Welt nahezu vergessen.

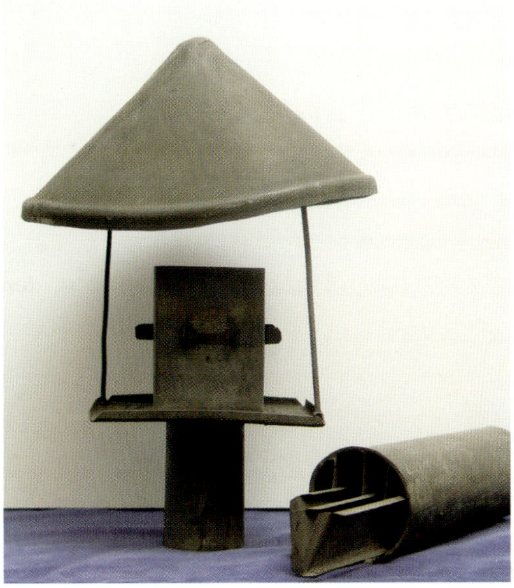

Pollenfangapparat nach Dunbar mit Objektträger, 1890

Klärversuchsanlage in Eppendorf, in Betrieb von 1895 bis 1912. Hier wurden verschiedene Methoden zur Reinigung von Abwässern untersucht

▼

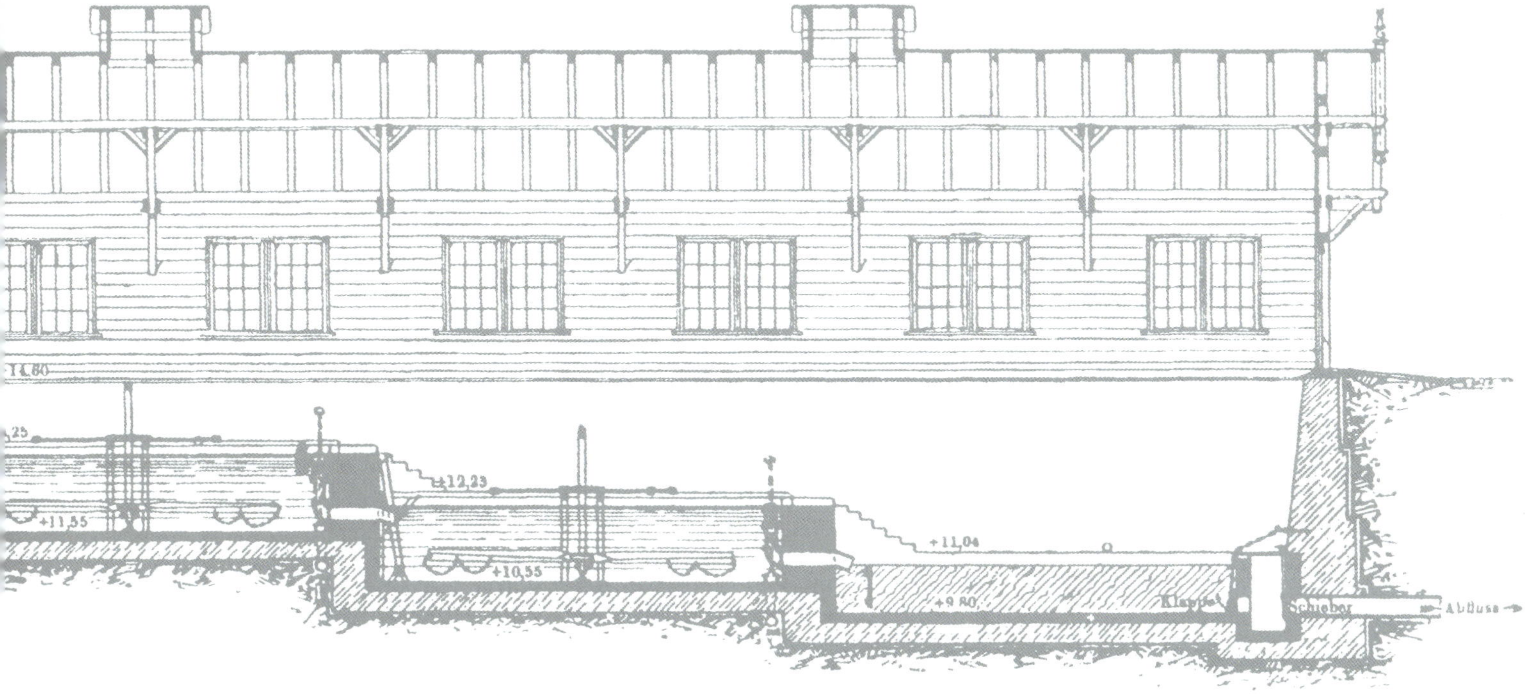

Am 16.–18.9. waren die Packer im Hause, um die Möbel einzupacken. Wir brauchten 1 Möbelwagen zu 8 m, einen zu 5 m, einen zu 7 m und einen zu 8 m = 33 m.[12] *Der Packer nahm mit einigem Widerwillen auch noch 6 Sack Koks, 7 Sack Briketts, 6 Sack Anthrazit, 4 Sack Holz und 4 Sack Kartoffeln mit. Wir waren sehr froh, denn in Hamburg gab es anfänglich nichts zu kaufen.*

Außer den Möbeln füllten wir 89 Kisten im Hause und 114 Kisten im Institut mit der Sammlung, die ich mitnahm. Dazu kamen noch 200 Kollis. Also ein ganz respektabler Umzug. Der Umzug kostete 98.800 Mk!

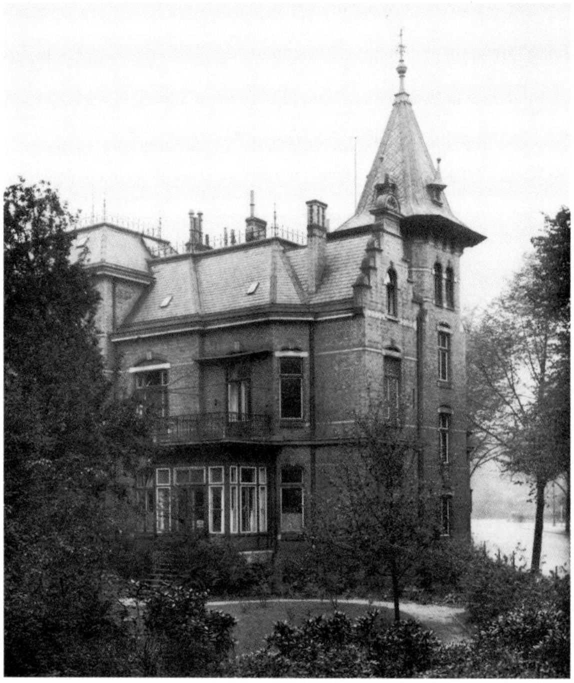

Dienstwohnung des Direktors auf dem Gelände des Hygienischen Instituts in der Jungiusstraße, 1925

29.9.22
Unsere 3 Hundel werden per Express nach Hamburg expediert.
Abreise nach Hamburg.

Sonnabend, den 30.9.22 früh 8 Uhr traf ich in Hamburg ein. Mein erster Gang war ins Institut. Bürovorsteher Wegner hieß mich willkommen und führte mich in mein Amtszimmer. Am Eingang des Hauses hatte man eine Girlande angebracht und ein Plakat mit „Herzlich willkommen". Das Amtszimmer war schön zurecht gemacht, auch das neue kleine Tropenzimmer und das biologische Laboratorium. Nachdem ich die neuen Assistentinnen Frl. Brügmann[13] *und Ruperti begrüßt hatte, führte mich Wegner in meine Dienstwohnung neben dem Institut, ein geräumiges hübsches Haus, das innen neu vorgerichtet war.*[14] *Die Zimmer waren neu tapeziert, allerdings nicht ganz nach meinem Geschmack, alles recht dunkel gehalten, aber sauber und anschaulich. Vor allen Dingen war viel Platz drin. Ich sah mich um vom Keller bis zum Boden und freute mich auf den Einzug mit den Möbeln.*

Am Nachmittag hatte ich bereits Besprechungen mit Wegner über Institutsangelegenheiten und Assistenten. Um 5 Uhr kamen die beiden Hundel Peter und Molli mit Express an, mit denen ich gleich den ersten Spaziergang machte.

Da noch keine Möbel im Hause waren, hatte man mir in meinem Amtszimmer ein Bett aufgeschlagen, auf dem sofort Peter und Molli zu meinem Schrecken Platz nahmen. Es war aber nicht so schlimm. Ich quartierte sie am Fußboden auf einem Teppich ein und konnte nun bis zum Morgen die Ruhe genießen.

Tagsüber war schönstes Wetter.

„das größte und bedeutendste Institut…"

Neumann, der am 10. Juni 1922 zum Direktor des Hygienischen Instituts ernannt worden war, freute sich auf seine neue und reizvolle Aufgabe, die für ihn einen deutlichen Karrieresprung darstellte. Mitte der 1920er Jahre besaß das Hamburger Institut mehr Mitarbeiter als das Reichsgesundheitsamt in Berlin, verfügte über die größte Lebensmitteluntersuchungsanstalt in Deutschland und führte jährlich fast eine Viertelmillion Untersuchungen durch. Neumann kam also in ein wohlbestelltes Haus und war zudem mit dem einflussreichen Präsidenten der Hamburger Gesundheitsbehörde – Dr. Ludwig Pfeiffer – befreundet, der Neumanns Berufung nach Kräften unterstützt hatte.

In den fast 30 Jahren seit Gründung des Instituts hatten sich dessen Aufgaben erheblich ausdifferenziert. Bei Neumanns Amtsantritt war das Hygienische Institut von ehemals zwei auf sechs Abteilungen angewachsen: Direktoralabteilung, Abteilung für hygienisch-bakteriologische Untersuchungen, Abteilung für Nahrungsmitteluntersuchungen, Abteilung für serobiologische Untersuchungen, Abteilung für Städtehygiene und die Abteilung für Sporthygiene, Heizung, Lüftung, Verkehrs- und Badewesen. Wenig später wurde die Abteilung für Wasserversorgung gegründet (1926) und die Abteilung für Gewerbe-, Bau-, Wohnungshygiene und Schädlingsbekämpfung (1927). Doch die Arbeit wurde nicht nur im Hauptgebäude an der Jungiusstraße verrichtet, sondern verteilte sich auf mehrere Außenstellen in Bergedorf, Kaltehofe, Kuhwerder, Amerikahöft und eine Unterabteilung in der Tesdorpfstraße.

Neumann war somit Direktor eines der größten und bedeutendsten Hygienischen Institute in Deutschland geworden.

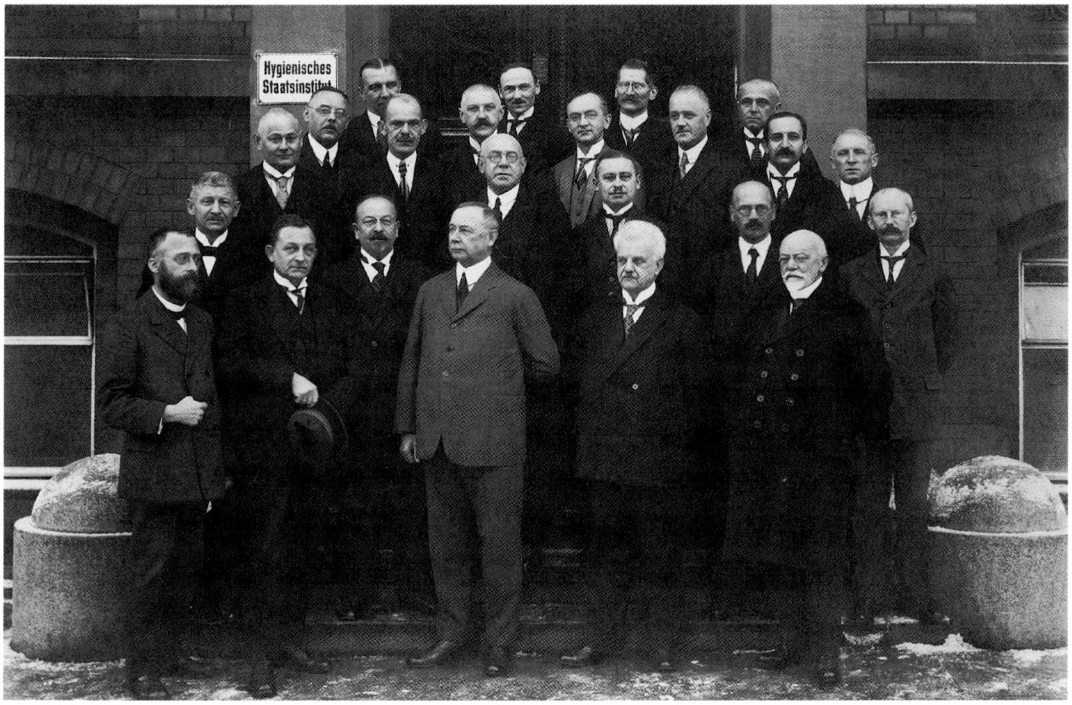

Mitarbeiter des Hygienischen Instituts, 1925.
Vordere Reihe jew. von links nach rechts: Dr. Hanne, Prof. Kister, R. O. Neumann, Prof. Noll, Prof. Lendrich, Herr Krickton;
2. Reihe: Prof. Buttenberg, Prof. Kammann, Dr. Weiss, Dr. Wolfram, Dr. Baumann;
letzte Reihe: Prof. Nachtigall, Dr. Kaiser, Dr. von Noel, Dr. Herb, Herr Otte, Dr. Finsterwalder, Dr. Schultze, Dr. Gahrtz, Prof. Berg, Dr. Penndorf, Dr. Scheffler, Prof. Sudendorf

1. 10. 22., 2. Tag in Hamburg

Zunächst ging ich mit den Hundeln spazieren, dann auf den Dammtorbahnhof, um Elly[15] abzuholen. Sie kam aber erst Nachmittag 5 Uhr. Wir hatten uns verfehlt, denn sie war auf dem Hauptbahnhof ausgestiegen. Jetzt wurde die Wohnung für die Möbel bis zum Abend ausgemessen. Dann schlief ich noch einmal im Amtszimmer. Elly in der Plättstube, wo wir eine Schlafstube zurecht machten. Die Hundel kampierten schon in der Hundestube.

2. 10. 22, 3. Tag in Hamburg

Früh 8 Uhr kamen die ersten beiden Möbelwagen an und der Packer Becker. Sie enthielten 114 Sammlungskisten, die sofort von den Institutsdienern in den leerstehenden Hörsaal geschafft wurden. Allgemeines Staunen, über die Masse der Kisten und Gegenstände!

Zwischendurch kamen schon Studenten, die sich prüfen lassen wollten. Ich bestellte sie für den 15. 1. wieder. Um 4 war das Ausladen beendet. Um 5 kam der 3. Möbelwagen mit Möbeln für das Haus. Noch in der Dunkelheit wurde ausgeladen. Im Hause sah es wüst aus. Packer Becker blieb bei uns über Nacht.

3. 10. 22

Besichtigung des Institutes und aller Laboratorien und Begrüßung der Angestellten und wissenschaftlichen Beamten. Darauf Besichtigung der Büreaus.

Vom 1. Tage an befand ich mich von früh 8 bis Nachmittag um 5 im Institut, oft auch länger, weil es dem Institut nur fruchtbringend sein konnte, wenn der Chef immer da ist und sich um alles kümmert.

4. 10. 22

Der Packer Becker setzte heute noch die Schränke auf, machte die Bilder an und fuhr Abends weg. Der Umzug ist glänzend verlaufen. Nichts ist in die Brüche gegangen.

Von jetzt ab bis Ende des Monats wurde im Hause fortwährend geräumt, Kisten ausgepackt, Lampen aufgehangen, Bücher aufgestellt, Boden und Keller eingeräumt, Bilder aufgehangen, Küche eingerichtet, Separate geordnet etc. Besonders waren die Sonntage für die Hausinstandsetzung ausgefüllt.

18. 10. 22

Fakultätssitzung. Ich werde eingeführt als neuer Ordinarius.[16]

24. 10. 22

Besichtigung der Sielanlage, von der Nahrungsmittelstation in Kuhwärder und dann das Laboratorium im Amerikahöft. Amerikahöft ist verfallen.

▸ Spülküche des Instituts an der Jungiusstaße, 1924

▸ Bakteriologisches Labor im Hygienischen Institut an der Jungiusstraße, 1924. In der hygienisch-bakteriologischen Abteilung wurde von Ärzten und Behörden eingesandtes Material auf Krankheitserreger untersucht

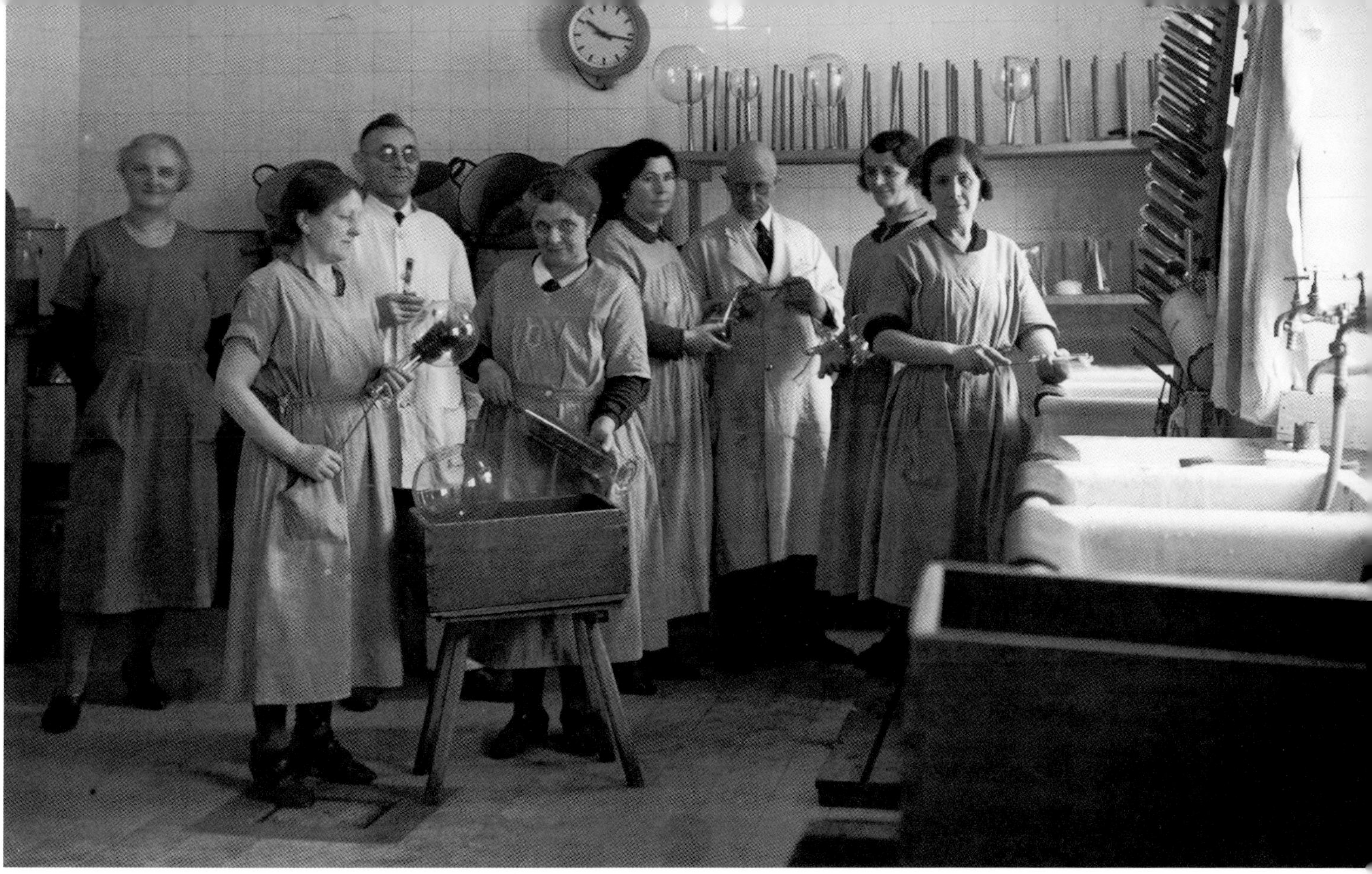

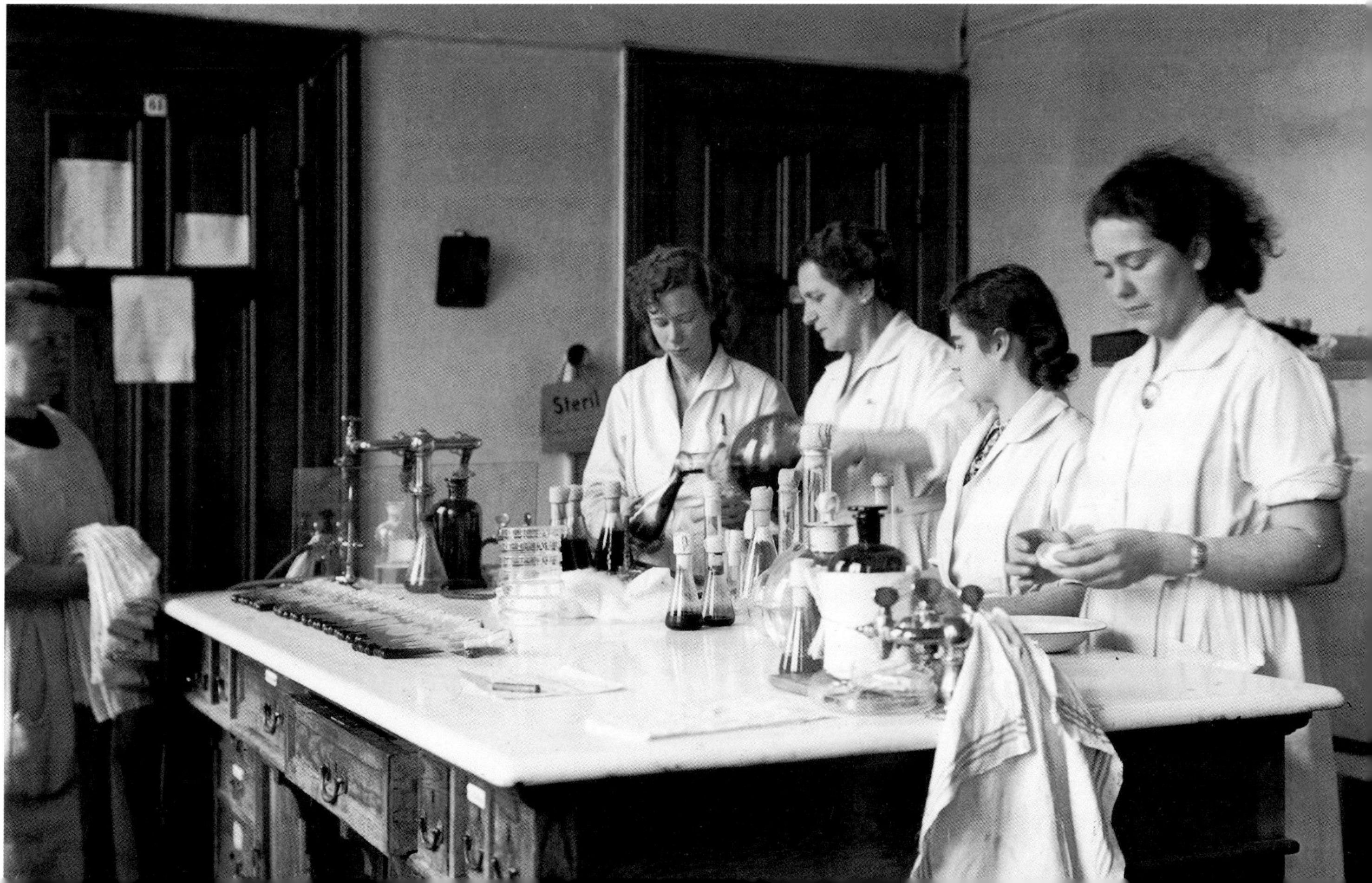
Steril

26. 10. 22

Besichtigung in Kuhwärder, Laboratorien, Fettstation, macht einen schmuddeligen Eindruck. Ich animiere Lendrich wissenschaftliche Arbeiten machen zu lassen, da die Leute zu bequem und indolent[17] *sind.*

27. 10. 22

Besichtigung vom Wasserwerk Kaltehofe, Schöpfstelle, Billwärder, Gredierwerk. Enthärtungs- und Enteisungsanlage mit Wegner, Noel[18], *Kaiser*[19], *Schröder und Holthusen. Der Diener Zaum will draußen eine Wohnung haben.*

2. 11. 22

Beginn der Vorlesungen. Ich las ein Colleg über Hygiene 4stündig. Im Anschluß daran ein Collegium über Hygienische Untersuchungsmethoden und den bakteriologischen Curs. Am ersten Tage erschienen 53 Mann, am 9. 11. waren schon 90 da, am 10. 11. bereits 130. Es waren so viele, daß der Hörsaal sie nicht fassen konnte. Die Leute standen bis vor die Tür auf dem Gange.

8. 11. 22

Besichtigung der Bergedorfer Kläranlage, des Sprinklers und des Fischteiches mit Kammann.

28. 11. 22

Unangenehme Auseinandersetzung mit dem Starrkopf Dr. Nottbohm[20], *der aus Kuhwärder fort will.*

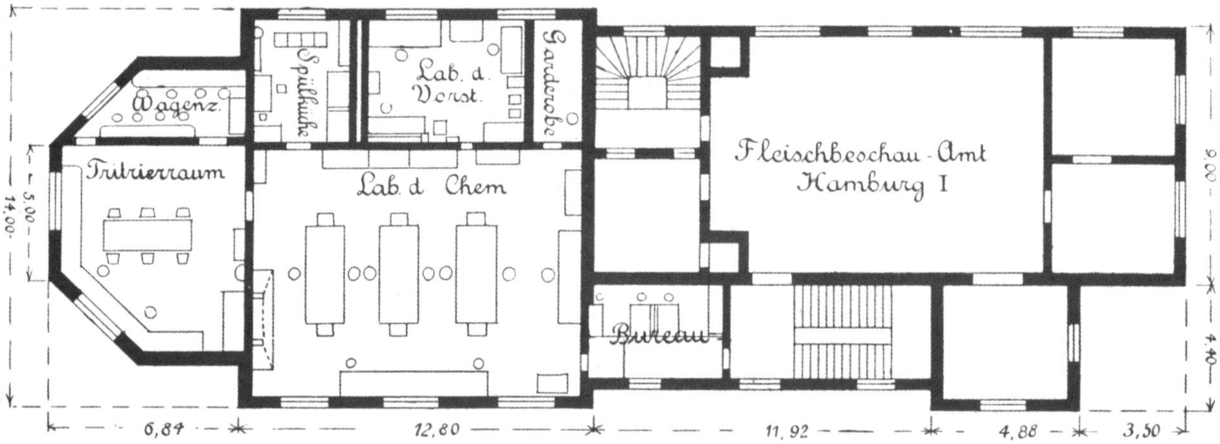

▲
Grundriss der Außenstation auf dem Amerikahöft. Die am 1. April 1903 eingerichtete Außenstelle diente der Untersuchung von Importfleisch. Aufgrund gesetzlicher Bestimmungen mussten seit diesem Jahr alle ausländischen Fleischwaren überprüft werden, die das Deutsche Reich hauptsächlich über den Hamburger Hafen importierte. Kriegsbedingt wurde die Außenstation schon 1914 geschlossen und mit der Außenstelle in Kuhwerder zusammengelegt

▸
Das Hygienische Institut an der Jungiusstraße 5, 1902

▸
Chemische Untersuchungsanstalt auf Kuhwerder, um 1905. Die am 1. Dezember 1904 errichtete Außenstelle beherbergte die Abteilung für Lebensmitteluntersuchungen und damit die größte Abteilung des Hamburger Hygienischen Instituts; außerdem diente sie der unmittelbaren Kontrolle von Import-Nahrungsmitteln

▸
Mitarbeiter vor der Außenstelle Kaltehofe, 1925. In Kaltehofe, gegenüber von Rothenburgsort, wurde im Jahr 1894 ein Laboratorium eingerichtet, das der Kontrolle des im Mai 1893 in Betrieb genommenen zentralen Elbwasserfilterwerks diente und chemische und bakteriologische Wasseranalysen durchführte. Seit 1905 wurden dort auch Grundwasseruntersuchungen durchgeführt

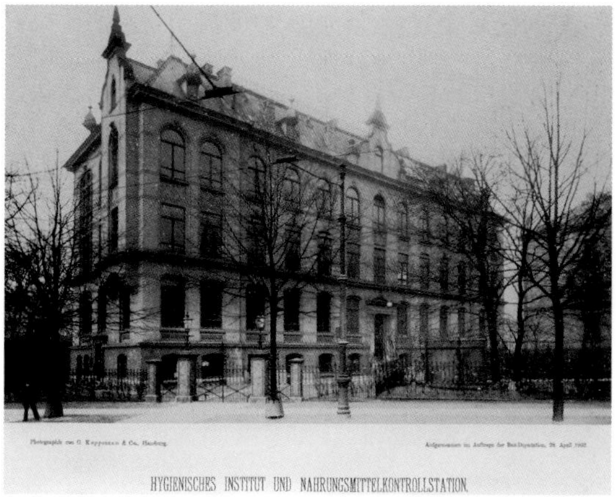

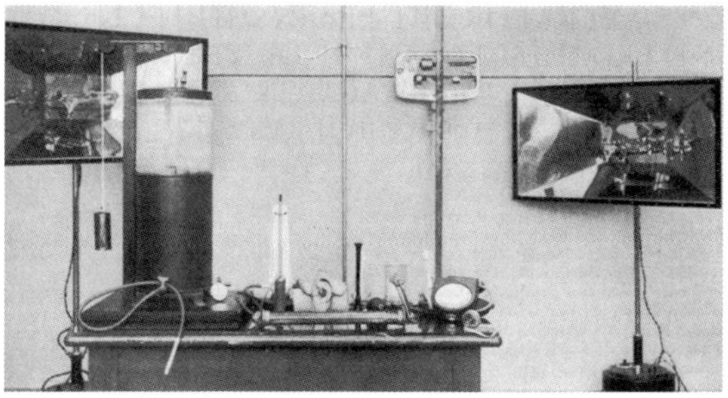

◄
Sportärztliche Untersuchungsstelle in der Tesdorpfstraße, 1920er Jahre. Sie existierte von 1919 bis 1931

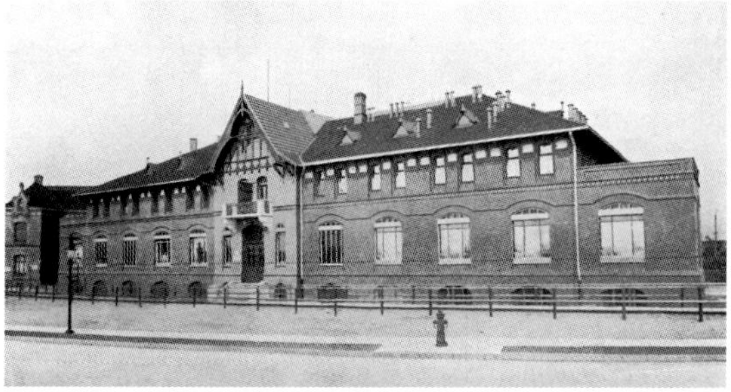

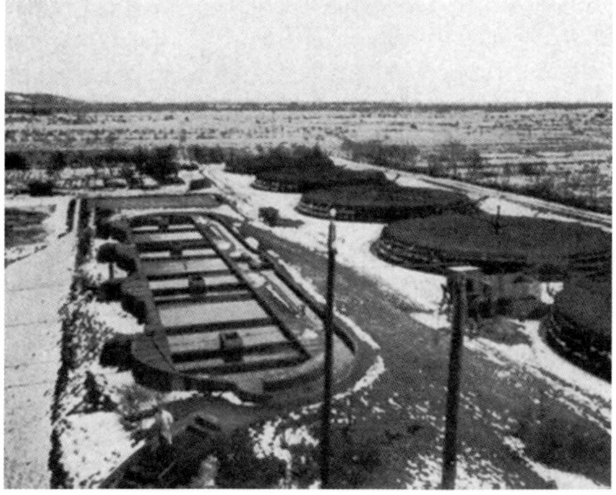

◄
Versuchskläranlage Bergedorf, 1920er Jahre. Die Außenstelle des Hygienischen Instituts wurde 1912 eingerichtet und diente der Untersuchung von Fragen zur Abwasserreinigung

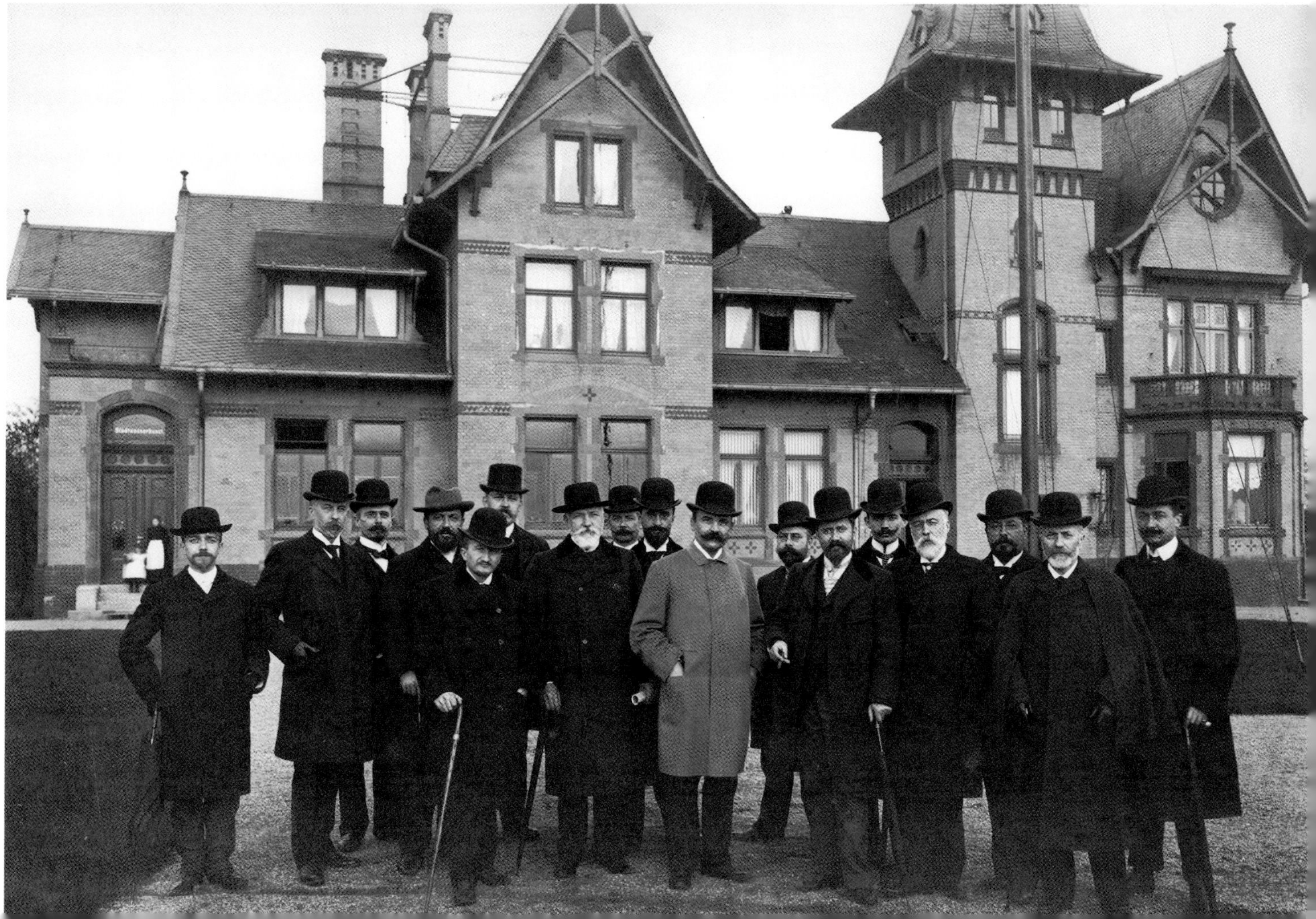

31. 11. 22

Fakultätssitzung. Prof. Kümmel h.c.[21] *An diesem Anlaß abends Einladung bei Kümmel. Sehr feudal aufgezogen. Saß bei Frau Nocht, die mir sagte, daß ihr Mann auch gern Geh. Med. Rat*[22] *sein möchte!!*

11. 12. 22

Besichtigung der Kalichlorierfabrik. Kapselfabrik mit Sudendorf[23]*. Entnahme Zinntuben auf Blei zu untersuchen.*

---

1 Neumann hat bei seiner späteren Überarbeitung der Tagebücher die Originalnotizen nach Semestern zusammengestellt und nachträglich mit Vorbemerkungen bzw. Inhaltsübersichten versehen.

2 William Philipps Dunbar (1863–1922), Bakteriologe, von 1892 bis 1922 Direktor des Hygienischen Instituts in Hamburg.

3 Ludwig Pfeiffer (1863–1933) war Professor für Hygiene, Stadtarzt und Verwaltungsphysikus, in den 1920er Jahren Präsident der Gesundheitsbehörde in Hamburg. Er und Neumann waren miteinander befreundet.

4 Ordinariat: planmäßiger Lehrstuhl an einer Universität.

5 Bei einer „emeritierungsfähigen" Professur besteht nach der offiziellen Entpflichtung (Emeritierung) ein Ruhegeldanspruch.

6 Die Hamburgische Universität wurde erst 1919 gegründet.

7 Diese ergaben sich vor allem bei einer hohen Studierendenzahl durch die Examensgebühren und Colleggelder, die ein ansehnliches Nebeneinkommen für die Professoren darstellten.

8 Kurator: Staatsbeamter in der Universitätsverwaltung.

9 Eigentlich Julius Vosseler (1861–1933), Zoologe, Direktor des Hamburger Zoologischen Gartens. Der städtische Zoologische Garten – nicht zu verwechseln mit Hagenbecks Tierpark – lag unweit des Hygienischen Instituts in den Wallanlagen.

10 Paul Buttenberg, geb. 1864, Lebensmittelchemiker in der Abteilung für Nahrungsmitteluntersuchungen.

11 Die „Cap Polonio" war ein großes Passagierschiff (20576 BRT) der Hamburg-Südamerikanischen-Dampfschiffahrtsgesellschaft im Europa-Südamerika-Verkehr. Das 1914 vom Stapel gelaufene Schiff wurde 1935 abgewrackt, die Innenausstattung wurde z. T. in das Hotel Stadt Hamburg (heute Hotel Cap Polonio) eingebaut.

12 Korrekt: 28 m

13 Frl. Brügmann war bis zu Neumanns Pensionierung 1937 seine Sekretärin.

14 Das Wohnhaus des Direktors lag im Institutsgarten des Hygienischen Instituts, wie es damals üblich war.

15 Elly: Neumanns Lebensgefährtin und spätere Ehefrau Elisabeth Krützfeldt.

16 Durch ein Gesetz vom 26. 3. 1923 wurde die Position des Professors für Hygiene an der Hamburger Universität mit der des Leiters des Hygienischen Instituts in Personalunion verknüpft, denn das sparte Geld. Neumann übernahm also mit seiner Direktorenstelle gleichzeitig einen Lehrauftrag.

17 indolent: gleichgültig, träge.

18 Eigentlich L. von Noël, Mitarbeiter der Abteilung für Nahrungsmitteluntersuchungen.

19 Karl Kaiser war Mitarbeiter der Abteilung für Wasserversorgung.

20 E. Nottbohm, Mitarbeiter der Abteilung für Nahrungsmitteluntersuchungen.

21 Eigentlich Hermann Kümme*ll* (1852–1937), Chirurg. Professor für Chirurgie, Gründungsdekan der Hamburger Medizinischen Fakultät 1919/20, Rektor der Hamburgischen Universität 1921/22, durch die Nationalsozialisten aufgrund seiner jüdischen Herkunft verfolgt.

22 Geh. Med. Rat: Geheimer Medizinalrat, eine Ehrenauszeichnung, die Neumann für seine Selbstversuche zu Brotersatzstoffen während des Ersten Weltkriegs verliehen worden war.

23 Theodor Sudendorf war Mitarbeiter der Abteilung für Nahrungsmitteluntersuchungen.

Der ewige Sammler

Den Grundstock für seine später über 15.000 Objekte umfassende Privatsammlung zur Hygiene legte Neumann bereits als Schüler, und er erweiterte sie kontinuierlich um immer neue Bereiche. Angeregt durch seinen Vorgesetzten Karl Bernhard Lehmann konzentrierte Neumann ab 1894 sein Sammlungsgebiet auf hygienische Objekte. *„Seit dieser Zeit habe ich unentwegt und zielbewußt alle Gegenstände, die mit der Hygiene in irgendeinem engeren Zusammenhang standen und soweit ich sie mit eigenen Mitteln bestreiten konnte, zusammengetragen"*, berichtete er in der 1948 erschienenen Broschüre „Die Sammlung des Hygienischen Instituts".

Als Neumann anlässlich seines Amtsantritts 1922 seine Privatsammlung in das bis dahin „sammlungsfreie" Hamburger Institut überführte, war sie schon zu einem beträchtlichen Umfang angewachsen und löste allgemeines Staunen aus.

Das Anlegen einer Lehr- und Schausammlung hatte in naturwissenschaftlichen und medizinischen Instituten eine lange Tradition. Die Objekte und Schautafeln dienten neben der Unterweisung der Mitarbeiter insbesondere dem universitären Lehrbetrieb. Auch Neumann nutzte seine Sammlung stets als Anschauungsmaterial für seine Vorlesungen, denn ihm lag daran, *„die Hygiene in ihren verschiedenen Kapiteln vorbildlich, lebhaft und anschaulich zur Darstellung zu bringen."* Darüber hinaus wurden die Objekte immer wieder für Ausstellungen im Hygienischen Institut herangezogen, und auch in zahlreichen Vorträgen und bei Führungen für interessierte Einzelbesucher kamen sie zum Einsatz. Ein Hygiene-Museum für seine Sammlung lehnte Neumann jedoch ab: Eine solche Einrichtung *„großen Stils"*, wie er sich ausdrückte, ließ sich für ihn nicht mit dem Charakter einer eher *„intimen"* Lehrsammlung vereinbaren.

Bei seiner Emeritierung schenkte Neumann seine Sammlung dem Senat mit der Bitte, sie zu pflegen und zusammenzuhalten. Doch seine private Leidenschaft, die der Stadt die vermutlich größte Hygienische Institutssammlung Deutschlands eingetragen hatte, wurde von seinen Nachfolgern nicht geteilt. Schon wenige Jahre nach Neumanns Tod wurden die Sammlungsräume aus Platzgründen anderweitig genutzt, und Ende der 1960er Jahre wurde die wertvolle Sammlung weitgehend unkontrolliert aufgelöst. Heute ist nur noch ein kleiner Teil der Sammlung erhalten: Etwa 1.600 Objekte konnten auf Initiative des Hygiene Instituts im Jahr 2000 im Zuge eines Projektes zur Archivierung und Aufarbeitung der vorhandenen Restbestände konserviert werden.

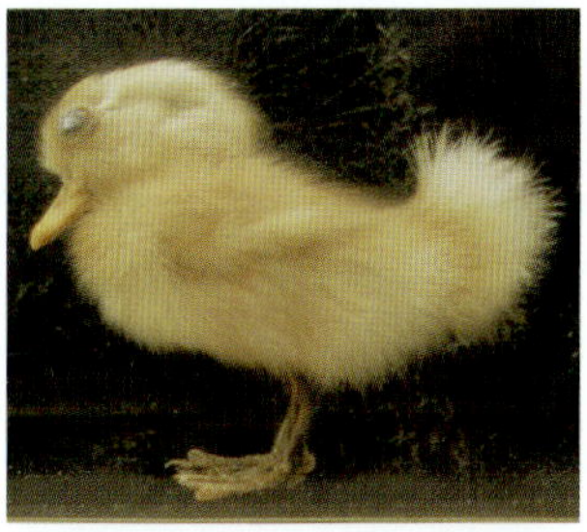

Kinderspielzeug aus Japan: ein mit Arsen behandeltes präpariertes Küken, das zu Arsenvergiftung führte, 1926. Objekt aus Neumanns Privatsammlung zur Hygiene

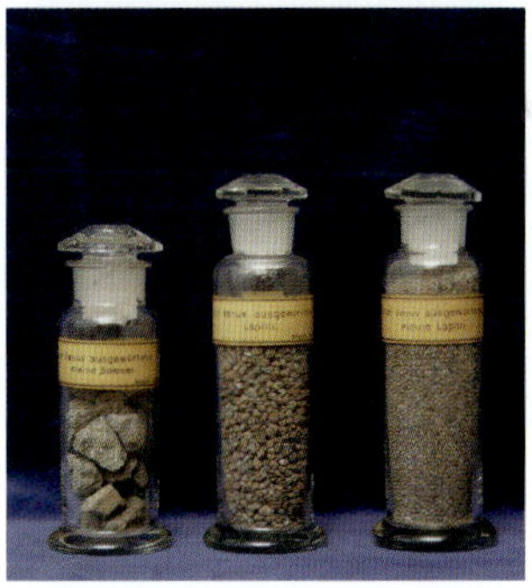

Vom Vesuv ausgeworfene kleine Steinchen, Neapel 1908. Objekte aus Neumanns Privatsammlung zur Hygiene

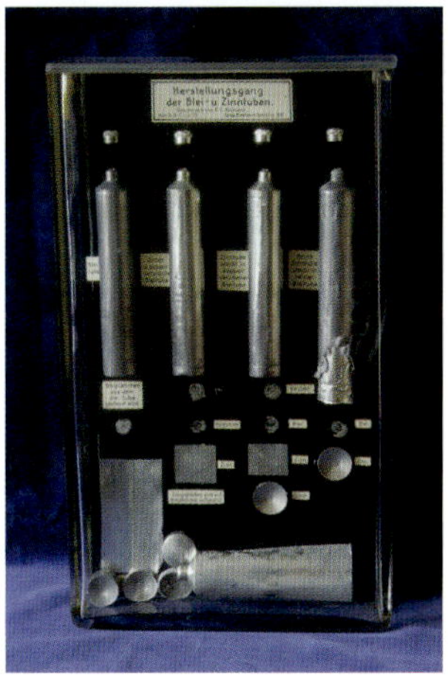

Herstellung von Blei- und Zinktuben, Hansa-Metallwerke 1922. Die Objekte brachte Neumann von seiner Besichtigung des Betriebes am 11. 12. 1922 für seine Sammlung mit

Vorbemerkung zu den Einträgen SS 1923

[...] Ich habe das ganze Semester viel Ärger mit den Assistenten besonders mit der Kuhwärderabteilung. Ein Mediziner als Direktor dieser Station ist ihnen zuwider. Sie haben immer Abtrennungsbestrebungen im Kopf. Am 18. 8. 23 wurde ich zum Mitglied des Reichsgesundheitsrates gewählt.

2. 1. 23

Dadurch, daß eine Reihe unpünktlicher Leute früh zu spät kommen, werde ich veranlaßt, um 8 Uhr zu kontrollieren.

4. 1. 23

Dienstreise nach Berlin. Sitzung über Ernährung im K.G.A.[1] Die Reise war mit Hindernissen verknüpft. Ich stieg Abends 11.55 in Hamburg am Dammtorbahnhof fälschlicherweise in den Kölner Zug ein und fuhr lustig weiter, bis kurz vor Osnabrück gegen 4 Uhr morgens der Schaffner die Billets revidierte. Ich mußte in Osnabrück aussteigen, konnte aber glücklicherweise 3.52 bis nach Bremen wieder zurück, wo wir um 6 ankamen. Nach einem Aufenthalt von 2 Stunden fuhr ich dann mit dem Bremer Express nach Berlin und landete dort 1.40. Als ich in das KGA kam, war die Sitzung bereits zur Hälfte vorbei. Ich hatte nichts Besonderes versäumt und war auch am nächsten Tage in der Sitzung von 9 – ½4 anwesend.

Die Sache hatte aber noch ein unangenehmes Nachspiel. Es war auffälligerweise ein Hamburger in der Sitzung gewesen, der mich unberechtigterweise beim Senat in Hamburg anzeigte, ich sei nicht in der Sitzung gewesen, obwohl ich bei meiner Ankunft zahlreiche meiner Bekannten begrüßt und auch selbst in die Debatte eingegriffen hatte. 2 Tage später erhielt ich eine Aufforderung vom Gesundheitsamt mich zu rechtfertigen, dem ein Bericht an den Senat folgte. Damit war die heikle Angelegenheit erledigt. Welcher hinterlistige Mensch hatte nun ein Interesse daran gehabt mich in Hamburg beim Senat anzuschwärzen?

Nach der Sitzung mit Juckenack[2] im Ministerium, später mit Beythien[3], Böhmer[4] und Juckenack nach dem Potsdamer Platz. Abends bei Wertheim.[5]

22. 3. 23

Besichtigung der Sojabohnenfabrik. Nach Ostern werden Stoffwechselversuche [mit Soja] gemacht. Ich erhalte Sojabohnen 27. 3., 3 Kilo ungeschält, 3 Kilo geschält, 3 Kilo Pulver entölt, 1 Kilo feines Mehl, 1 Ltr. Öl.

8. 4. 23

Beginn der Versuche mit Sojabohnen. Bohnen wurden als Brei gegessen. Das war aber kein Genuß, denn sie werden nicht, wenn sie nicht am Abend vorher 30 Std. lang geweicht sind, weich.

Das Kaiserliche Gesundheitsamt

Das Kaiserliche Gesundheitsamt (K.G.A.) in Berlin war im Jahr 1876 als Zentralstelle des öffentlichen Gesundheitsschutzes gegründet worden. Seine Aufgabe bestand darin, Richtlinien und Gesetzesvorlagen zu erarbeiten und die Gesundheitsämter der Länder in gewissem Maße zu kontrollieren. Aus dem K.G.A. wurde in der Weimarer Republik das Reichsgesundheitsamt, aus dem in der Bonner Republik das Bundesgesundheitsamt hervorging, das Mitte der 1980er Jahre in vier selbständige Institute aufgegliedert wurde.

Das Reichsgesundheitsamt unterhielt einen Beirat aus Fachleuten, den „Reichsgesundheitsrat"; hier kamen Lebensmittelchemiker, Hygieniker, Mediziner und Veterinäre sowie zu den jeweiligen Themen geladene Unternehmensvertreter zusammen, um über neue Vorschriften und Gesetze oder über Streitfälle zu beraten. Am 18. August 1923 wurde Neumann als Fachexperte zum Mitglied dieses Gremiums berufen, nachdem er bereits seit der Zeit des Ersten Weltkrieges dort als Berater gefragt gewesen war. Neumann vertrat hier mitunter auch sehr energisch Positionen, die der herrschenden Meinung zuwiderliefen, etwa als Gegner einer Chlorierung des Grundwassers oder als Befürworter einer Gefrierfleischeinfuhr aus Argentinien.

„eine gewiße Gabe der Selbstüberwindung..."

Neumanns Interesse an Stoffwechselversuchen mit Sojabohnen, die zur damaligen Zeit in Europa kaum bekannt waren, resultierte aus deren außergewöhnlich hohem Eiweiß- und Fettgehalt sowie ihrer großen Menge an Nährstoffen.

Er entschloss sich zu einem 31 Tage dauernden Selbstversuch, bei dem Sojabohnen und Sojabohnenmehl untersucht wurden. Außer Wasser war während dieser Zeit kein weiteres Nahrungsmittel erlaubt. Im ersten Versuchsabschnitt nahm Neumann täglich ca. 750 g Brot aus einer Mischung von Sojabohnen- und Roggen- oder Weizenmehl zu sich; das entsprach einer Kalorienmenge von ca. 2000. In der zweiten Phase verzehrte er täglich etwa 250 g Sojabohnen, die zu einem Brei verarbeitet ca. 2–2,5 Pfund Volumen ergaben.

„Der Versuch verlief ohne jede Störung", berichtete Neumann in seiner Schrift „Die Sojabohnen und ihre Verwertung im Organismus" von 1928. Dennoch schätzte er die abwechslungslose, etwas fade Kost nicht sonderlich und bemängelte außerdem die lange Dauer des Weichkochens der Bohnen, trotz des 24-stündigen vorherigen Einweichens in Wasser. Neumann hielt die Ausnutzung und Verwertung der Sojabohnen durch den Körper zwar für sehr zufriedenstellend, doch er war *„nicht Optimist genug, um zu glauben, daß in kurzer Frist das Publikum sich in ausreichender Weise an die Sojabohne wird gewöhnen können."*

Medizinische Selbstversuche zu Forschungszwecken waren damals allgemein üblich. Auch Neumann besaß darin reichlich Erfahrung, und nicht immer war es reiner wissenschaftlicher Eifer, der ihn dazu veranlasst hatte. *„Als ich in den Jahren 1894–99 in Würz-*

19. 4. 23
Sitzung in Bremen bei Prof. Tjarden wegen der Kaliabwässerfragen mit Pfeiffer. Wir verhandelten 3 Std. Tjarden soll ein Gutachten erstellen und der Beitritt Hamburgs in den Verein der Wasserwirtschaft wird vereinbart. Um 6 beim Senator im Rathaus. Einladung zur Besichtigung des Rathauses und der Weinkeller. Bester Rheinwein. Ein Brötchen dazu kostete 2.300 Mark! Auf der Heimfahrt war Pfeiffer sehr großartig und bestellte Essen. Das kostete 13.000 Mark! Inflation!

21. 4. 23
Besichtigungsfahrt nach Vierlanden: Polizeileutnant Bernhard, Dr. Hanne[6]*, Plank und ich per Auto. Der Elbe entlang nach Geesthacht. Besichtigung einer Mühle, einiger Gärtnereien, bei Martens, Erdbeeren und Rhabarberzucht. Auf dem Gut in Geesthacht gutes Mittagessen, üppig (wie die Bauern dort leben). Dann nach Geesthacht, wo wir eine Panne hatten. ½6 zurück.*

An dem selben Tage mit Prof. Pfeiffer ¾6 Abends nach Cuxhaven wegen Neuanlage einer Fischmehlfabrik. Ankunft in Cuxhaven ½10 Abends. Wir blieben in der Weinkneipe bei Döller übernacht. Da Pfeiffer ein großer Freund von einem guten Tropfen war und Döller die besten Weine hatte, entwickelte sich ein großes Weingelage bis früh 4 Uhr. Ich war jedenfalls des süßen Weines voll und hatte die nötige Bettschwere.

29. 4. 23
1. Stoffwechseltag mit Sojabohnen. Die Versuche dauerten 20 Tage bis 18. 5. 23. Es wurde untersucht: 3 Vortage. Sojabohnen mit Schale, 250g = 300 Brei (Fürchterliches Futter), Sojabohnen ohne Schale, Entöltes Mehl, Wiener Sojamehl von Berzehler. Daran schlossen sich vom 19. 5. – 4. 6. Stoffwechselversuche mit Weizenbrot 70%, Roggenbrot 70%, Weizenbrot 85%, Weizenbrot 94%, Roggenbrot 94%, Weizenbrot 100%, Roggenbrot 100%.

Es war eine harte physische Aufgabe, dazu viele Hunderte Stickstoffanalysen auch über die Pfingsttage!

6. 5. 23
Im Museum für Hamburgische Geschichte. Einladung von Dir. Lauffer[7] *mit sehr hübschen Aufführungen vom Hamburger Bürgerverein. Zum Abendschoppen in St. Pauli konnte ich nicht mit, weil ich im Stoffwechselversuch war.*

11. 5. 23
Der bakteriologische Curs begann mit 40 Mann aber leider viele Juden.[8]

2. 6. 23
Im Hafen Entnahme von Cyangasproben.[9]

► Sojabohnen

burg Assistent war, mußte ich mich – mit Glücksgütern nicht gesegnet – einer bescheidenen Lebensführung befleißigen und auf sparsame Verpflegung achten. [...] Ich versuchte, der Sachlage aber eine positive Seite abzugewinnen, indem ich meine Ernährungsweise zum Ausgangspunkt einer größeren Stoffwechselarbeit machte", notierte er in seinem 1942 anlässlich des Institutsjubiläums niedergeschriebenen „Historischen Rückblick". Der gesamte Versuch dauerte von Oktober 1895 bis Juli 1901, mit Unterbrechungen zwar, aber dennoch einer Dauer von insgesamt 676 Tagen. Die Nahrung bestand während dieser Zeit aus so genannter „Kalter Küche", nur Kartoffeln und Fleisch wurden in gekochtem Zustand verzehrt. Laut Neumann erbrachte die Auswertung eine ausgewogene Ernährung bzw. Eiweißbilanz, so dass *„die Ergebnisse der Untersuchung nicht ungünstig"* gewesen seien.

Vor allem während des Ersten Weltkrieges führte die Verknappung von Brot zu Forschungen nach Ersatzstoffen. Die neuen Creationen, die Neumann wiederum am eigenen Leibe testete, reichten von Lupinenstrohmehlbrot und Rentierflechtenbrot bis zu „Brot aus natürlichem Holzmehl". Jedoch gelangten nicht alle in den öffentlichen Verkauf, Lupinen- und Holzmehlbrot etwa sind wegen ihres hohen Cellulosegehaltes nahezu unverdaulich.

Für kurze Zeit im Handel war dagegen das Blutbrot, dem Rinderblut zugesetzt wurde, um den Eiweißanteil zu erhöhen. Neumann befand, dass es *„frisch etwas nach Blut"* roch. *„Der Geruch verschwand aber beim Liegen. Es schmeckte nicht nach Blut, hatte aber auch keinen Brotgeschmack."* Ernährungsphysiologisch war der Gewinn durch den höheren Eiweißgehalt jedoch so unbedeutend, dass das Blutbrot bald wieder aus dem Handel verschwand.

In seinem „Rückblick" bilanzierte Neumann 1942, dass er insgesamt vier Jahre und 209 Tage Stoffwechselversuche mit 65 verschiedenen Nahrungsmitteln an sich durchgeführt hatte. *„Unbedingt gefordert werden muß eine einwandfreie Verdauung und eine gewiße Gabe der Selbstüberwindung, da lange Stoffwechselversuche wegen der Einförmigkeit große Anforderungen an die Versuchsperson stellen."*

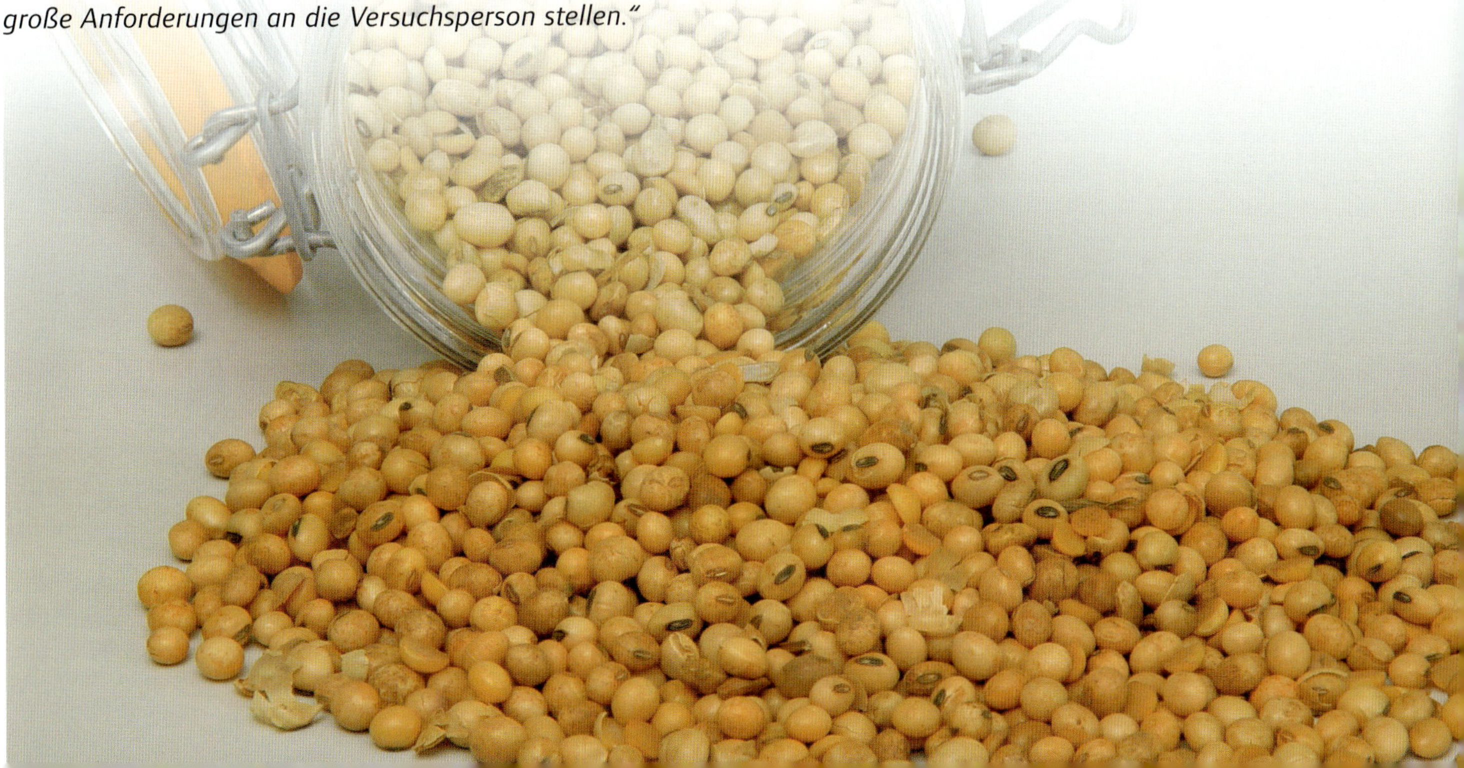

5. 6. 23
Die Stoffwechselversuche sind Gott sei Dank zu Ende. Jetzt wieder normales Essen. In fast 2 Monaten 7 Pfund abgenommen.

6. 8. 23
[...] Um 12 Uhr kam ganz unverhofft Rangsit auf ¼ Stunde. Ich fuhr mit ihm ins Palasthotel, wo seine Frau, 2 Kinder, eine Schwester, 2 Cousinen und ein Reisemarschall, Kaufmann Link da waren, denen ich vorgestellt wurde. Dann fuhren wir ins Tropeninstitut zu Nocht. Vorgestellt Fülleborn[10]*, Giemsa*[11]*, Rocha Lima*[12] *und Consalves aus Rio. Dann fuhren wir ins Hygienische Institut. Er sah sich die Sammlung an. Er lud sich zum Abendessen bei uns ein. Elly war in großer Not und Angst. Sie lief sofort in die Stadt, um Fleisch und Gemüse zu holen. Kalbsschnitzel ½ Pfd. 500.000 Mk. Blumenkohl 110.000 Mk., Gurke 18.000 Mk. Es gab dazu Apfelmus mit rotem Gelee und Vanillecrème. Diedesheimer und Vi und Para Sekt. Kaffee und Gebäck, Cigarre und Cigaretten.*

Wir saßen oben im Eßzimmer bis 11 Uhr, dann noch im Schreibzimmer unten bis ½2. Der Prinz und seine Frau hatten viel Sitzfleisch. Es war aber sehr schön und nett und sehr fidel. Er schenkte mir einen silbernen Rahmen mit Photographie. Ich gab ihm den Tropenatlas und den Bakteriologischen Atlas. Dann brachte ich das Paar ins Palasthotel. Der Besuch brachte viel Aufregung ins Haus und Mühe und Sorge für Elly. Es klappte aber alles sehr gut.

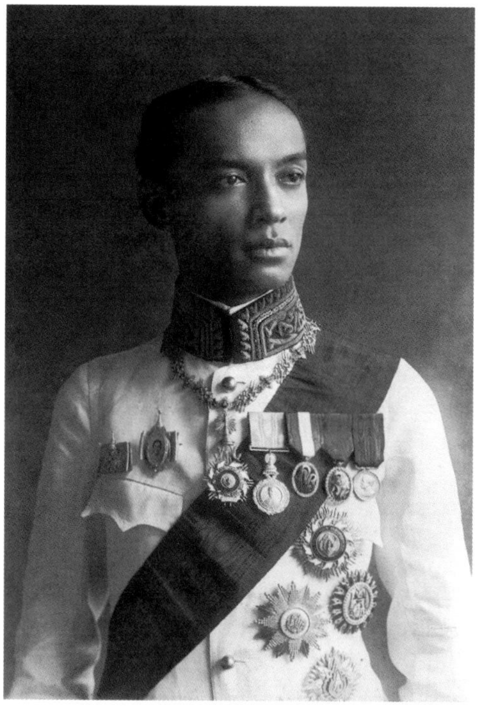

Prinz Rangsit von Siam, um 1910

7. 8. 23
Auf der Bank konnte das Geld nicht ausgezahlt werden. Die Inflation schritt immer weiter fort.

8. 8. 23
Kammann[13] *und Koppenberg Krach. Kammann soll abgeschrieben haben. Er ist ein übler Mensch. Viel regiert. Es ist schwer, die 150 Leute im Zaume zu halten.*

13. 8. 23
Große Zusammenrottung in Hamburg. In den Straßen, Wexstraße und St. Pauli viel Polizei. Der Markt wird leer. Die Händler kamen nicht, weil sie Angst vor der Revolte hatten, die ihnen alles wegnehmen wollten.

Hoher Besuch: der Prinz von Siam

Neumann hatte Prinz Rangsit von Siam (heute Thailand), Sohn des Königs Chulalongkorn, während seiner Zeit als Assistent am Heidelberger Hygiene Institut in den Jahren 1905 bis 1909 kennen gelernt. Rangsit studierte in Heidelberg Medizin und nahm bei Neumann Privatunterricht in Hygiene und Tropenmedizin. Als Anerkennung für die Ausbildung des Prinzen wurde Neumann 1910 der siamesische Orden vom Weißen Elefanten überreicht, doch damit nicht genug: Man bot ihm die Position eines Leiters des staatlichen siamesischen Gesundheitswesens in Bangkok an. Obwohl für den reiselustigen Neumann die Offerte sicher reizvoll war, konnte er sich zu diesem weitreichenden Schritt nicht entschließen. Er blieb in Deutschland, zumal er im Dezember 1909 den Ruf auf ein Ordinariat in Gießen erhalten hatte.

Unabhängig davon entwickelte sich zwischen Rangsit und Neumann eine langjährige Freundschaft, und der Kontakt zwischen beiden riss nie ab.

Noch 1938 besuchte Rangsit Neumann in Hamburg, gemeinsam mit seiner Frau Elisabeth, einer gebürtigen Heidelbergerin.

R. O. Neumann mit Prinz Rangsit von Siam und seiner Braut, 1911

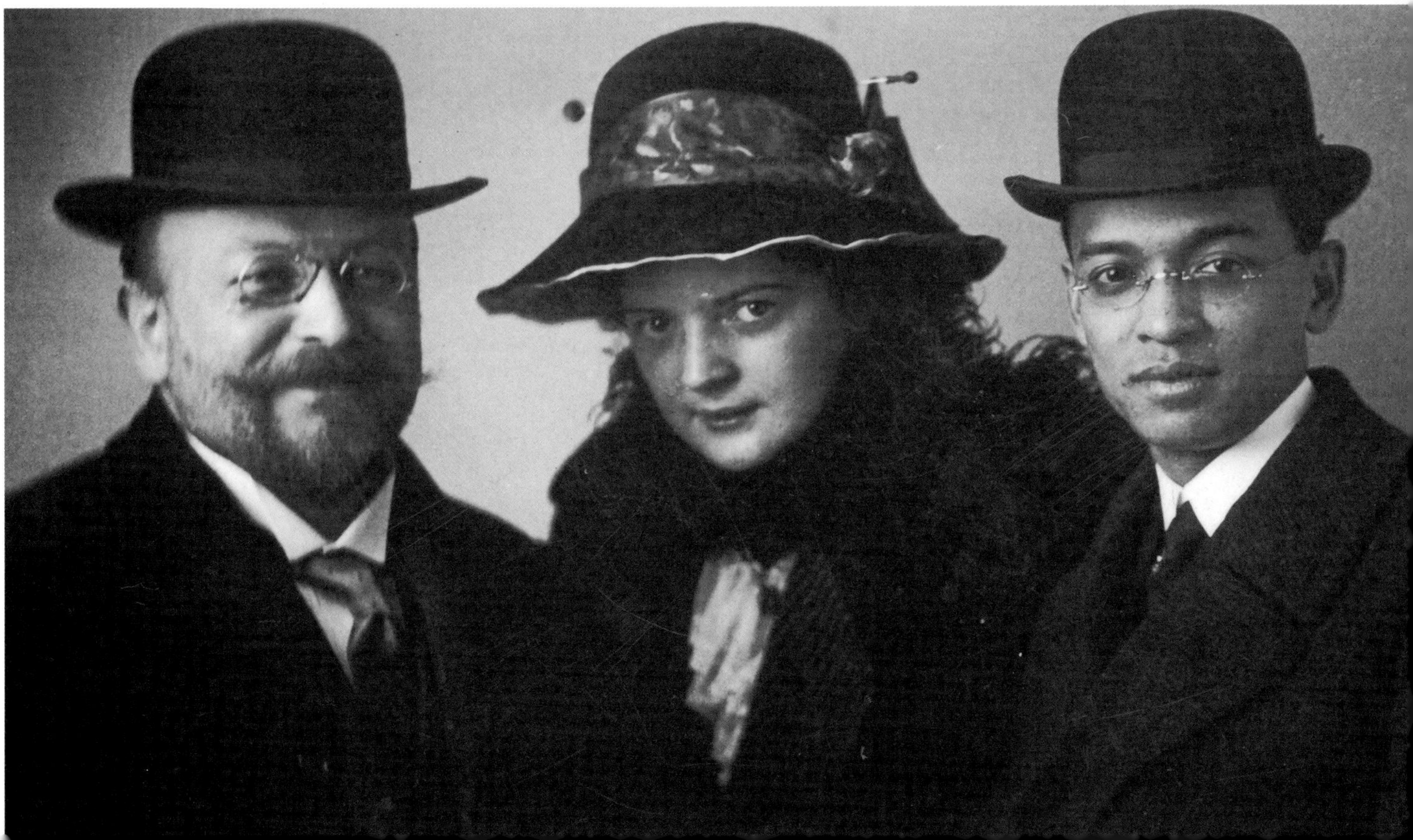

14. 8. 23
Ausnahmezustand in Hamburg. Maueranschläge. Cuno[14] *dankt ab. Stresemann wird Reichskanzler.*

22. 8. 23
Am 22. 8. erhielt ich die Hälfte des Augustgehaltes von 57.602.880 Mk.! (Welcher Wahnsinn!)

3. 9. 23
Hannöver Sand. ½9 Barkassenfahrt. Nachtigall stieg in Dockenhuden ein. 1¼ Std. in der Gefangenenanstalt für Jugendliche, Teilstelle von Fuhlsbüttel. Der Oberinspektor zeigte uns die ganze Anlage. Ein ... [unleserlich] Haderlump von 18 Jahren maulte [unleserlich], ein Wichtigtuer und Kommunist. Den hätte ich ordentlich zusammengehauen. Aber der Oberinspektor ließ sich auf Diskussion ein. Sie sollen dort mit Liebe erzogen werden, was aber ganz unangebracht ist. Wir sahen die Wassererzeugung an. Pumpraum, Enteisung und machten chemische Analyse und Plattenkulturen. Zum Mittag gab es für uns: Beefsteak, Schwarzwurzel und Kartoffeln. ½2 fuhren wir fort.

7. 9. 23
Ich wollte bei Schröder 1 Pfd. Fett kaufen. Es sollte 16.000.000 Mark kosten. Ich schimpfte und ging fort und kaufte es auf der Wexstraße für 9.000.000 Mark.

26. 9. 23
Es kommt eine Gehaltszahlung von 4.228.600.000 Mk.! (Wahnsinn)

13. 10. 23
Es gibt nichts mehr zu rauchen. In der Bergstraße in Altona bekam ich noch 100g Rispentabak für 150.000.000 Mk.! Ich rauchte nun lieber Fußlattich.

19. 10. 23
Es sind absolut keine Kartoffeln aufzutreiben. In großer Not hilft Hanne. 1 Ctr. Gelbe Industrie 6 Milliarden Mark! Wir rannten Tag für Tag überall herum. Man verlangte aber so viel, daß wir es nicht erschwingen konnten. Da der Dollar täglich stieg, zerfloß das Geld unter den Händen. Trostloser Zustand. Auch in Altona auf dem Fischmarkt gab es keine. Am 24. 10. sollte 1 Ctr. Kartoffel 55 Milliarden kosten! Verrückt!

22. 10. 23
Überall herrscht große Unruhe. In Deutschland sind haltlose Zustände. Überall wird von Politik geredet.

▸
Die Nahrungsmittelchemiker in der Außenstelle Kuhwerder, 1923

Immer Ärger mit Kuhwerder

Von Beginn an bestanden Rivalitäten zwischen Neumann und der Abteilung für Nahrungsmitteluntersuchungen, die während seiner gesamten Amtszeit immer wieder zu unangenehmen und nervenaufreibenden Auseinandersetzungen führten. Die selbstbewussten Nahrungsmittelchemiker in Kuhwerder wünschten sich institutionelle Eigenständigkeit, denn sie bildeten personell die weitaus größte Abteilung am Hygienischen Institut – allein 1927 arbeiteten hier 24 Chemiker, das war die Hälfte der wissenschaftlichen Mitarbeiter des Instituts. Hinzu kam, dass sich Chemiker und Mediziner, die den Großteil der übrigen Wissenschaftler stellten, traditionell skeptisch bis ablehnend gegenüberstanden, da sie sich gegenseitig der Überheblichkeit und Allwissenheit bezichtigten.

Die räumliche Distanz trug zur Verstärkung des Konfliktes bei, denn das Hauptlabor der Nahrungsmittel-Abteilung lag im Kuhwerder Hafen und war damit gewissermaßen der unmittelbaren Kontrolle durch den Direktor entzogen.

1924 kam es zum ersten heftigen Eklat: Die Nahrungsmittelabteilung wollte sich unter einem eigenen Direktor, Nottbohm, selbständig machen. *„Das war ein Genuß, mit solchen Lumpen zu arbeiten!"* notierte Neumann wütend in sein Tagebuch.

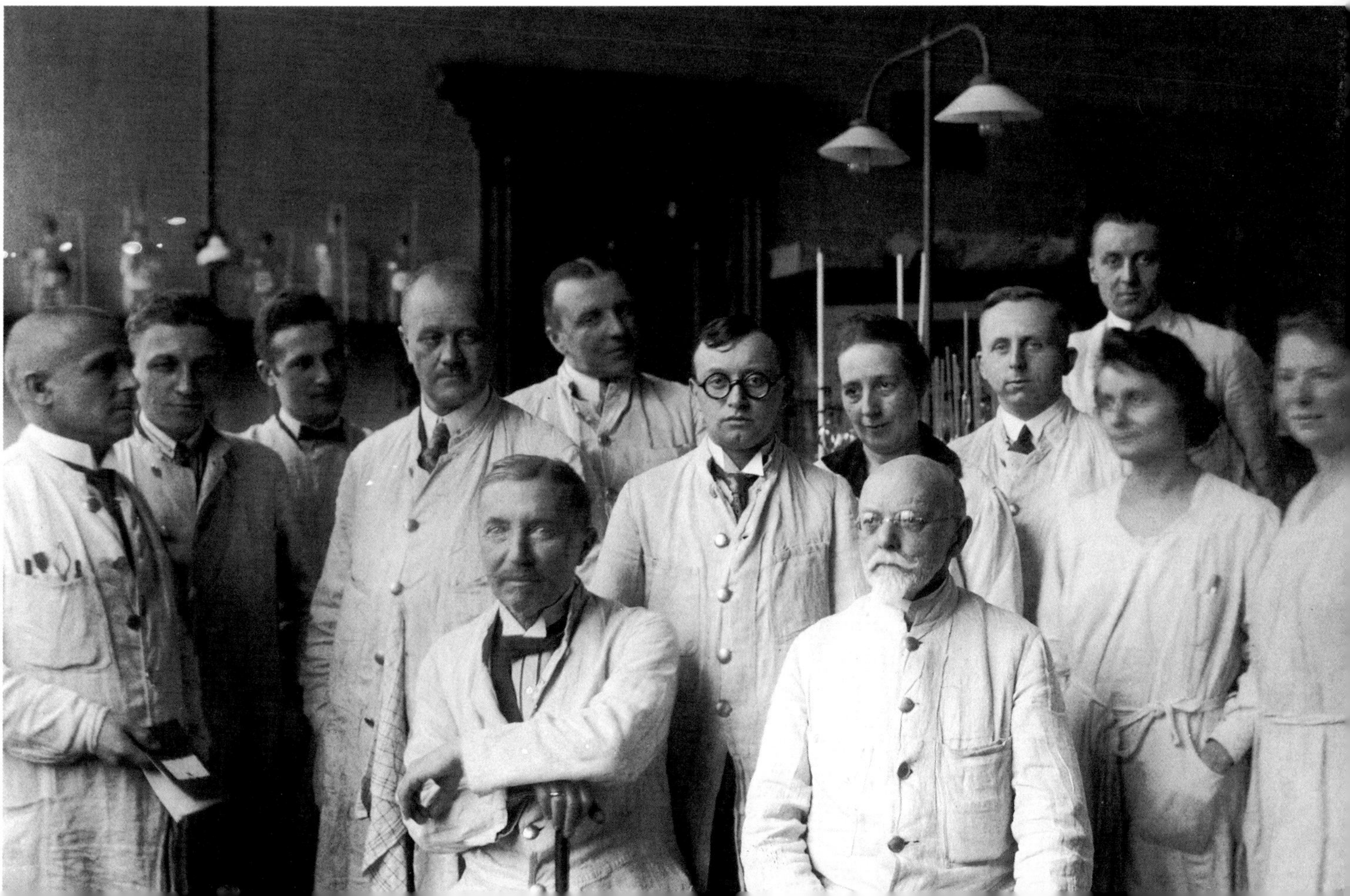

23. 10. 23
In Barmbek, Horn, Wandsbek, Eimsbüttel Kommunistenkrawalle und Schießereien. Plünderung auf den Straßen. Die Brotkarten werden suspendiert.

5. 11. 23
Eine Nachzahlung des Gehalts für Oktober macht: 2 Billionen, 392 Milliarden, 200 Millionen und darunter 4 Goldmarkscheine! Anscheinend hört der Wahnsinn nun bald auf.

1. 12. 23
Es gibt jetzt überall wieder Mark.[15] *Eine Erlösung!*

23. 12. 23
Sonntag. Die Läden bis 6 Uhr offen. 2–7 mit Elly in der Stadt. Viel Leben, Warenhäuser gestopft voll.[16]

31. 12. 23
Im Gesundheitsamt. Verlegung des Hygienischen Instituts in Tropeninstitut! Ein Schlag ins Comptoir! Wegner, Lieske, Nocht und ich. Nocht und ich mußten zuerst zu Senator und Pfeiffer. Der Senator teilte uns mit, daß wegen finanziellen Schwierigkeiten das Hygienische Institut ins Tropeninstitut verlegt werden müsse.[17] *Kuhwärder solle ins Hygienische Institut. Nocht war vor den Kopf gestoßen. Er wollte einige Zimmer hergeben, aber das Hygienische Institut brauchte mindestens 1 ganze Etage. Innerhalb 2–3 Monaten sollte alles geregelt sein. Das waren schöne Aussichten für später. Nach der neuen Verfügung mußte das Hygienische Institut auch hergeben: Krüger, Fr. Stargard, Frl. Lindner und 1 Büroangestellten.*

► Straßenbarrikaden während des „Hamburger Aufstands", Oktober 1923

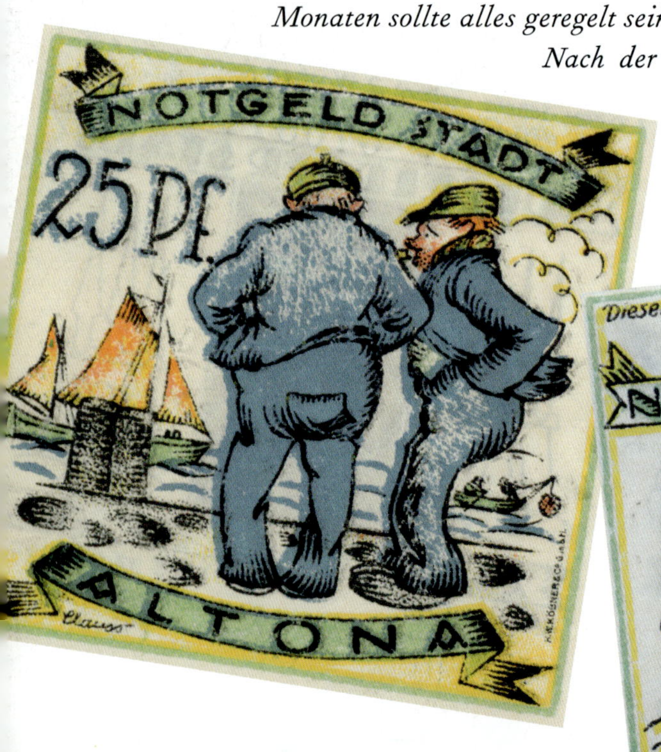

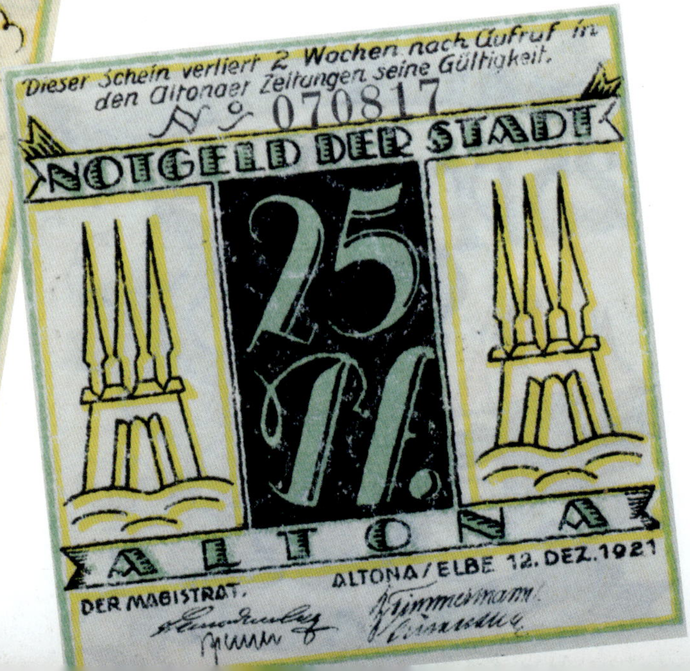

◄ Notgeld aus Altona, Dezember 1921. Das Notgeld, das in Folge des Ersten Weltkrieges und der Metallmünzknappheit eingeführt wurde, verschwand während der Hyperinflation 1923

18 Millionen Mark für ein Brot

Schon seit Ende des Ersten Weltkrieges waren die Preise stetig angestiegen, denn tatsächlich war die Inflation eine Folge des Krieges, auch wenn sie erst ab Juli 1922 zu einer galoppierenden „Hyper-Inflation" wurde. Die Gründe lagen vor allem im Verfall des Geldwertes: Riesige Geldmengen waren in Kriegsanleihen oder Kriegskredite geflossen und wertlos geworden. Waren wurden knapp und die vom Deutschen Reich zu leistenden Reparationszahlungen und die Kredite der Reichsbank an die deutsche Industrie überforderten die wirtschaftlichen Kräfte des Reiches.

Infolge der Inflation verfielen seit 1922 die Löhne, und die Arbeitslosigkeit stieg. Im Sommer und Herbst 1923 eskalierte die Situation: Kostete im August 1923 ein Brot noch 69.000 Mark, waren es im September bereits 1,5 Millionen und kurz darauf 18–19 Millionen Mark. Die dadurch ausgelösten Streiks und Aufstände brachten die Reichsregierung in eine schwere Krise. Auch in Hamburg kam es zu Unruhen. Im August streikten die Beschäftigten auf den Hamburger Werften wegen ausstehender Löhne, im Oktober kam es aufgrund der fortschreitenden Teuerung zu Krawallen und Plünderungen von Lebensmittelgeschäften.

Am 23. Oktober 1923 erfolgte dann der so genannte „Hamburger Aufstand": In den Morgenstunden griffen etwa 300 kommunistische Kämpfer verschiedene Polizeiwachen an mit dem Ziel, sich zu bewaffnen. Der Plan, die Stadt einzu-

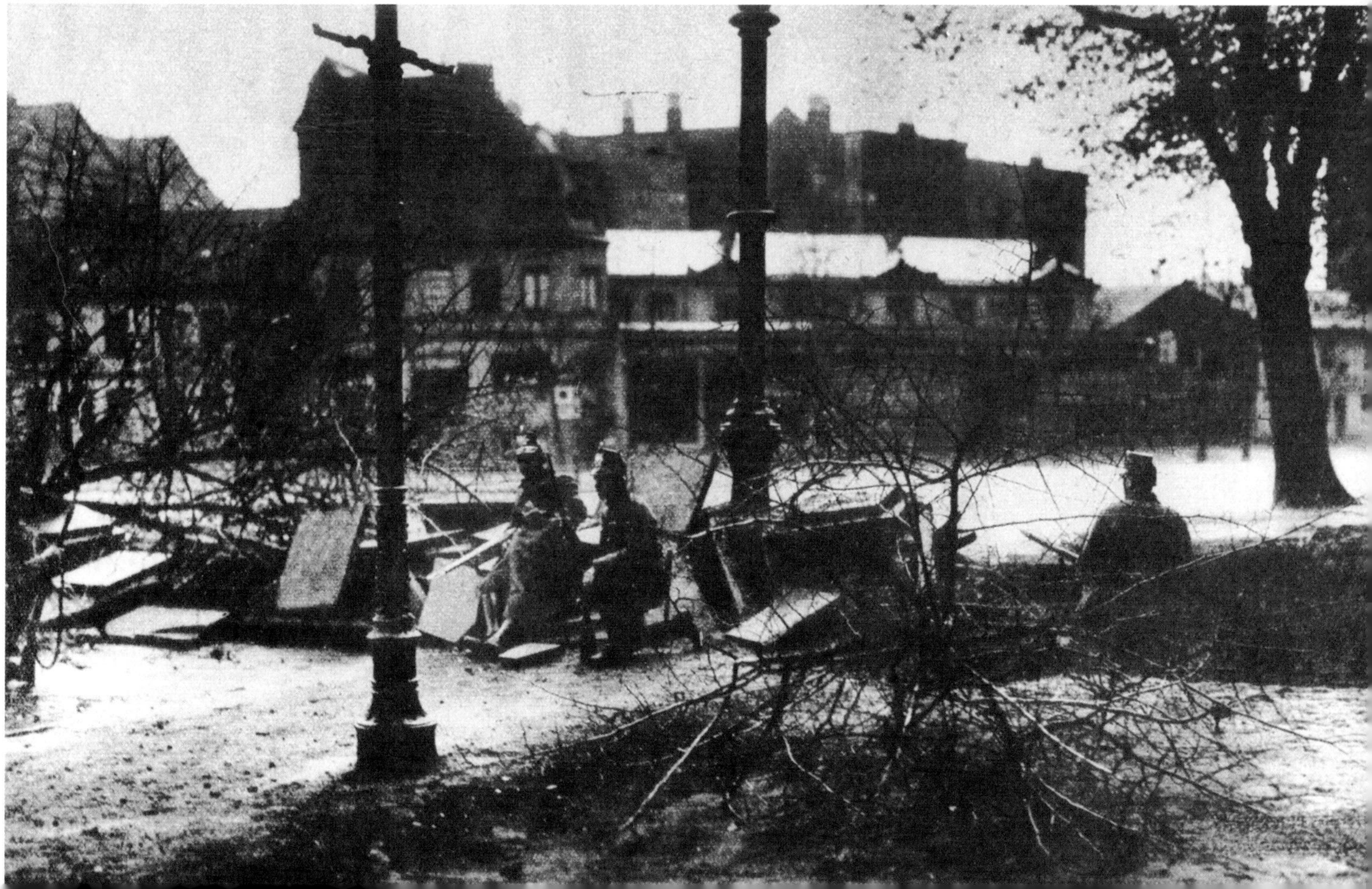

1 K.G.A.: Kaiserliches Gesundheitsamt. Seit 1918 hieß das Amt eigentlich Reichsgesundheitsamt (R.G.A.), Neumann nannte das K.G.A. auch nach 1919 in der Weimarer Republik aus Gewohnheit in den Tagebüchern oft noch K.G.A.

2 Adolf Juckenack (1870–1939), Lebensmittelchemiker.

3 Adolf Beythien (1867–1949), Lebensmittelchemiker.

4 Eigentlich Alois *Bömer* (1868–1936), Lebensmittelchemiker.

5 Das große Warenhaus Wertheim in der Leipziger Straße in Berlin war weithin bekannt für seine große Produktauswahl und für aufwendige und glamouröse Präsentationen.

6 Reinhold Hanne, Landwirtschaftsexperte, bereits unter Neumanns Vorgänger am Hygienischen Institut tätig.

7 Otto Lauffer (1874–1949), erster Direktor des Museums für Hamburgische Geschichte.

8 Hier zeigt sich, wie auch an anderen Stellen, Neumanns Antisemitismus.

9 Die Desinfektionsanstalt dampfte die Schiffsfrachträume mit Cyangas aus.

10 Friedrich Fülleborn (1866–1933), Tropenmediziner. Abteilungsleiter am Hamburger Tropeninstitut, 1930–1933 Direktor.

11 Gustav Giemsa (1867–1948), Abteilungsleiter am Hamburger Tropeninstitut.

12 Henrique da Rocha Lima (1879–1956), brasilianischer Pathologe und Tropenmediziner. Von 1909 bis 1928 war Rocha Lima Abteilungsleiter am Hamburger Tropeninstituts, 1916 beschrieb er nach gemeinsamer Arbeit mit Stanislaus von Prowazek als Erster den Erreger des Fleckfiebers.

13 Otto Kammann, geb. 1877, Abwasserexperte. Seit 1919 Leiter der Abteilung für Städtehygiene.

14 Wilhelm Cuno (1876–1933), Reeder und Politiker, Reichskanzler 1922–23. Seit 1926 war Cuno Direktor der HAPAG (Hamburg-Amerika-Linie).

15 Gemeint ist die Rentenmark.

16 Nach Einführung der Rentenmark gab es endlich wieder ein erschwingliches Warenangebot.

17 Genau genommen ging es um eine sukzessive Auflösung des Tropeninstituts, was Nocht auch richtig erkannte.

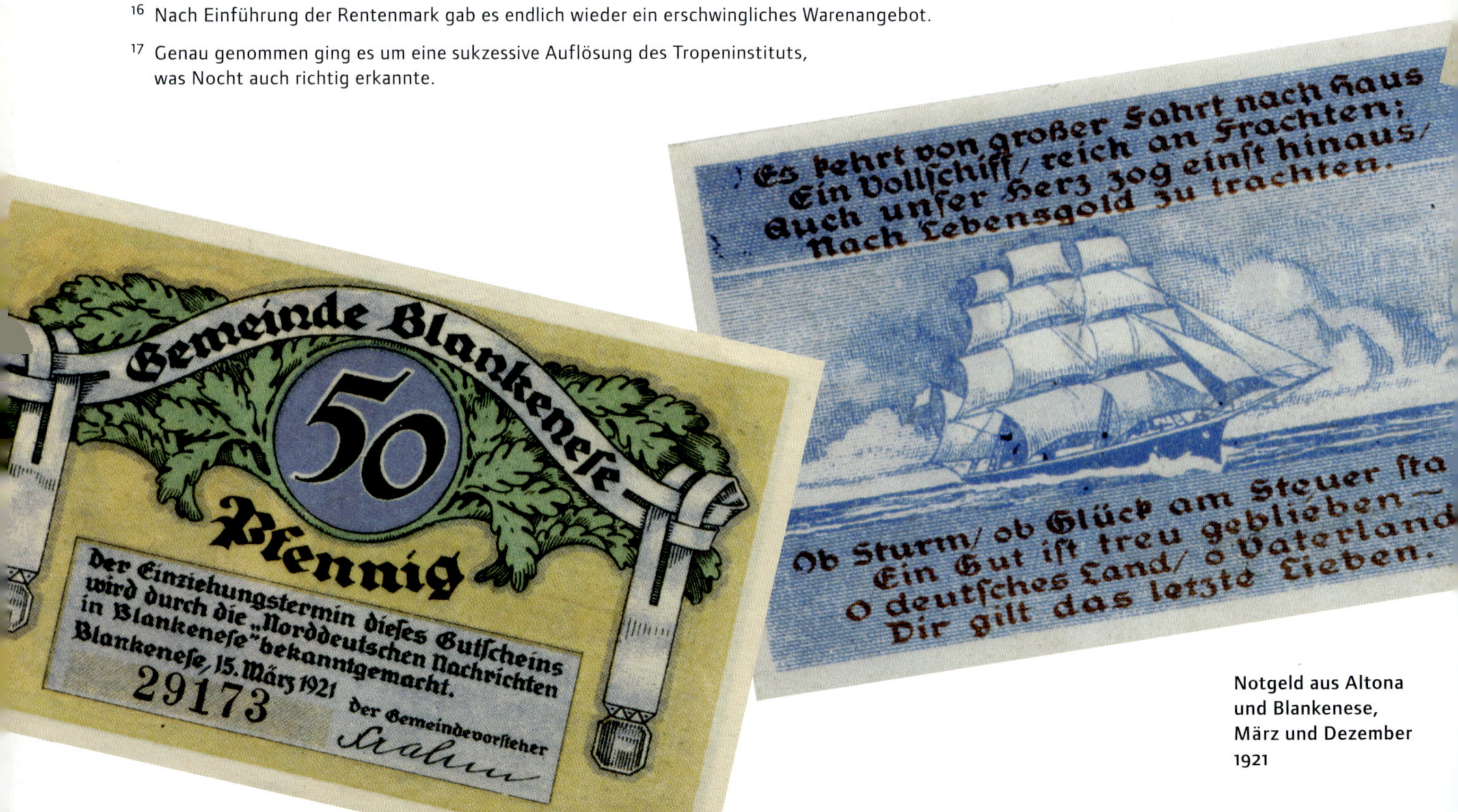

Notgeld aus Altona und Blankenese, März und Dezember 1921

nehmen, scheiterte jedoch an der Übermacht von 5.000 Ordnungspolizisten, zudem hatte die Kommunistische Partei vergeblich auf die Unterstützung der sozialdemokratischen Arbeiterschaft gehofft, die seit dem 20. Oktober den Hafen bestreikte. In mehreren Stadtteilen verschanzten sich Aufständische, doch bereits am nächsten Tag konnten die Unruhen nach heftigen Feuergefechten gewaltsam niedergeschlagen werden. 17 Polizisten, 24 Aufständische und mehrere Passanten kamen dabei ums Leben.

Wenige Wochen später – am 15. November 1923 – kam mit der Umstellung von 1 Billion Mark auf 1 Rentenmark schlagartig das Ende der großen Inflation.

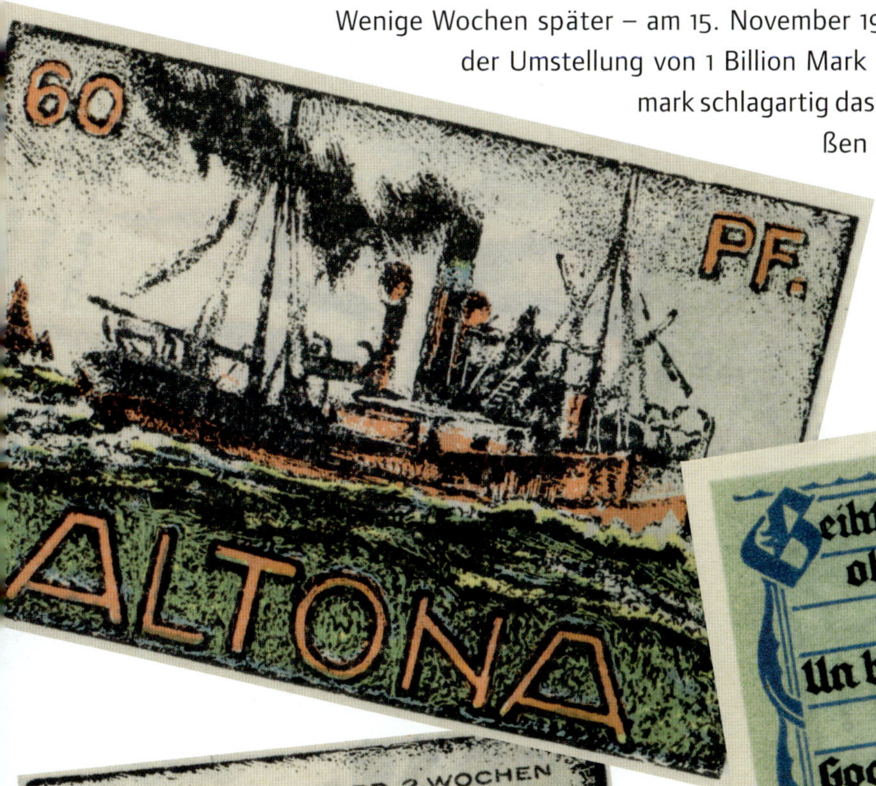

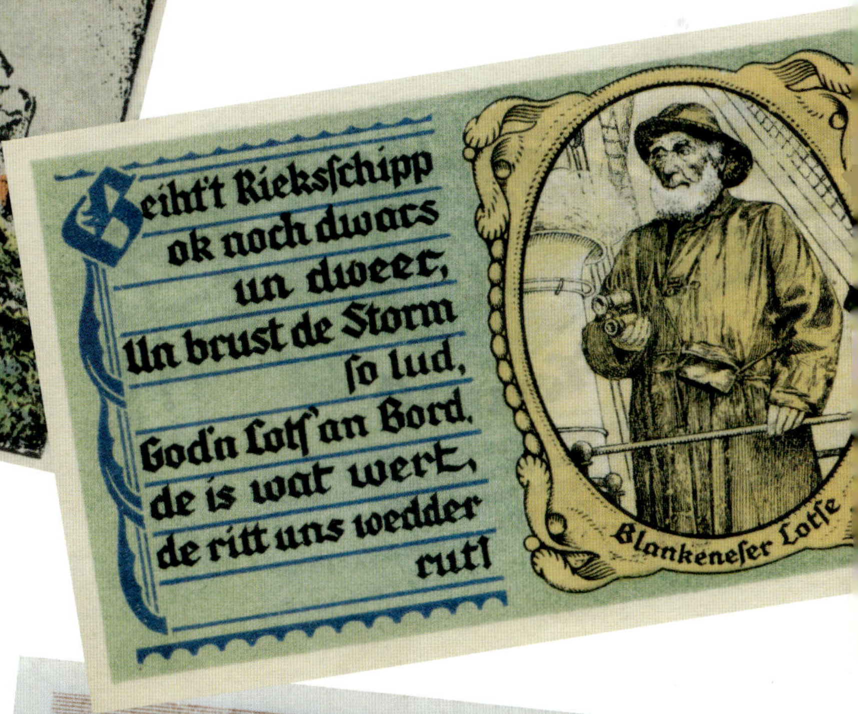

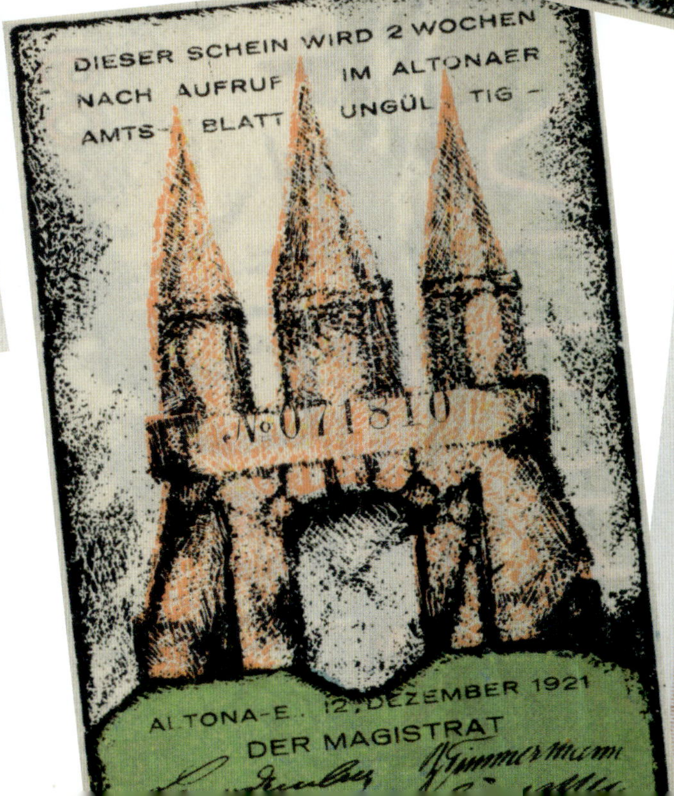

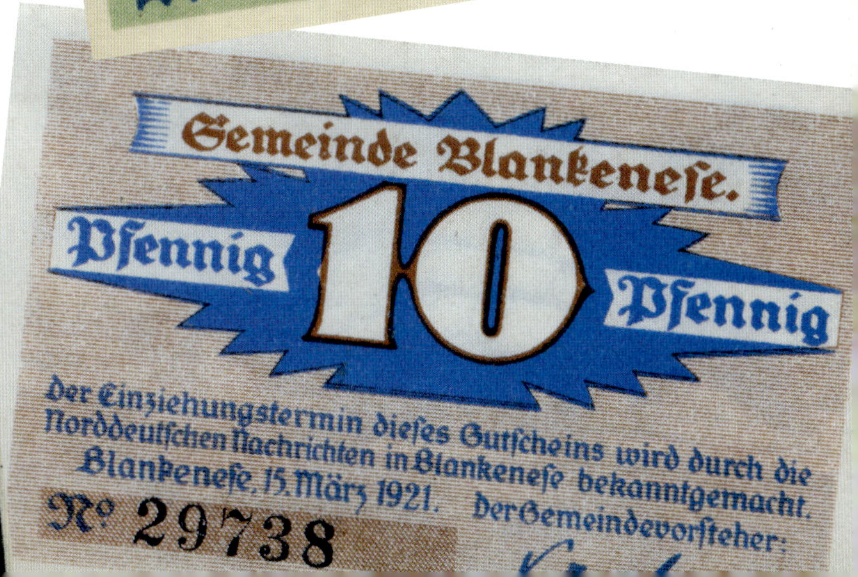

4. 1. 24

Sitzung bei Nocht im Tropeninstitut. Nocht, Fülleborn, Giemsa, Mayer[1], Liske. Alle protestierten selbstverständlich. Es sei ein Wahnsinn und kein Platz, das Ansehen würde gestört, das Tropeninstitut vernichtet. Erst käme ich als malignes Geschwür ins Institut, breitete mich weiter aus, schließlich absorbierte ich das ganze Haus und wenn ich einmal 2 Jahre drin wäre, würde ich Direktor des Tropeninstituts. Schwierig wäre die Verlegung von Reichenow[2], Rocha Lima und Martini[3]. Sannemann sollte in Kahrens Wohnung etc. Nach 6stündiger Beratung stellte ich fest: 1) Alles ist zu eng 2) Wir kommen auf der 2. Etage nicht unter 3) Unser Büro ist in Kahrens Wohnung sehr schlecht untergebracht 4) Keine Räume für Glas und Chemikalien 5) Kein Pestlabor 6) Keine Nährbodenküche 7) Schwierigkeiten mit dem Colleg 8) Kein bakteriologischer Curssaal 9) Tierställe 10) Bibliothek 11) Kein Praktikantenzimmer. Es wurde die Meinung laut, daß die ganze Umlegung nur ein Werk Pfeiffers sei.

9. 1. 24

Wasserdirektor Holthusen wollte unsere bakteriologische Station Kaltehofe wegnehmen, angeblich wegen der geforderten Trennung. Ich ließ mich aber nicht darauf ein und so blieb sowohl unsere Bakteriologie und der Wasserwerkszähler da.

22. 1. 24

von Noel[4], der hinterlistige Mann aus Kuhwärder, ist hinter meinem Rücken zu Naumann im Gesundheitsamt gegangen und hat empfohlen, daß die Mediziner aus dem Institut in der Jungiusstraße heraus sollen und Kuhwärder hin, damit sie dort für sich selbständig säßen. Also wieder Abtrennungsbestrebungen. Pfeiffer meinte, ich soll ihn gehörig stauchen.

23. 1. 24

Ich stelle v. Noel zu Rede, wer ihn aufgefordert hätte, zum Senator zu gehen. Er sagte frech: Er als Ausschuß der Chemiker hätte das Recht zu tun und lassen, was er wolle. So sieht das unter den Sozis aus! Ich habe ihm die Tür gewiesen. Er hat sich beschwert aber Naumann hat ihm den Sta... [unleserl.] gesetzt.

24. 1. 24

Sitzung bei Senator Grünwald. Die Verlegungen wurden beschlossen. Lorenz und Schwarz und die Wasserabteilung sollen in der Jungiusstraße bleiben. Alles übrige in das Tropeninstitut. Der Senator sagte, daß Nocht und Noel hetzen. Sie sind bei Knak gewesen und haben gesagt, ich taugte als Direktor nichts. Der Senator hat Knak gestaucht. Nocht hat Noel gehetzt, damit das Hygienische Institut nach Eppendorf käme (lauter solcher Unsinn, nur um uns nicht hereinzulassen). Man hat auch schon die Kaufmannschaft aufgewiegelt, auch den Bürgermeister Petersen[5]. Alles gegen das Hygienische Institut. Und immer hinter dem Rücken. Grünwald ist empört über Nocht und sagte:

„Ein Schlag ins Comptoir!"

Am letzten Tag des Jahres 1923 platzte eine Bombe: Das Hygienische Institut sollte mit dem Hamburger Tropeninstitut zusammengelegt werden – nicht nur für Neumann gewiss keine schönen Neujahrsaussichten!

Das Hamburger Tropeninstitut – eigentlich „Institut für Schiffs- und Tropenkrankheiten" – war 1900 als Gemeinschaftsprojekt der Kolonialabteilung des Auswärtigen Amtes und des Hamburger Senats gegründet worden. Seine Aufgabe bestand in der Erforschung und Bekämpfung von Tropenkrankheiten und in der tropenmedizinischen Schulung zukünftiger Kolonialbeamter. Für den Standort Hamburg sprach natürlich der Hafen, denn der war nicht nur internationaler Umschlagplatz für Waren aller Art, sondern gewissermaßen auch für Krankheiten, wie nicht zuletzt die Cholera-Epidemie gezeigt hatte.

Nach dem Ersten Weltkrieg verlor das Deutsche Reich jedoch alle seine Kolonien und damit das Hamburger Tropeninstitut seinen wichtigsten Aufgabenbereich, die „Kolonialmedizin". Das Reich entzog seine Unterstützung weitgehend, und auch in der Öffentlichkeit erschien das Tropeninstitut als ein Luxusartikel aus vergangener Zeit. So kam es dazu, dass der Hamburger Senat 1923 eine Zusammenlegung des Tropeninstituts mit dem Hygienischen Institut ins Auge fasste. Allerdings besaßen die beiden Einrichtungen inzwischen längst eigene gewach-

Ansichtspostkarte, 1930er Jahre. Hamburg: Blick auf den Elbtunnel, die Navigationsschule und in der Mitte hinten das Tropeninstitut

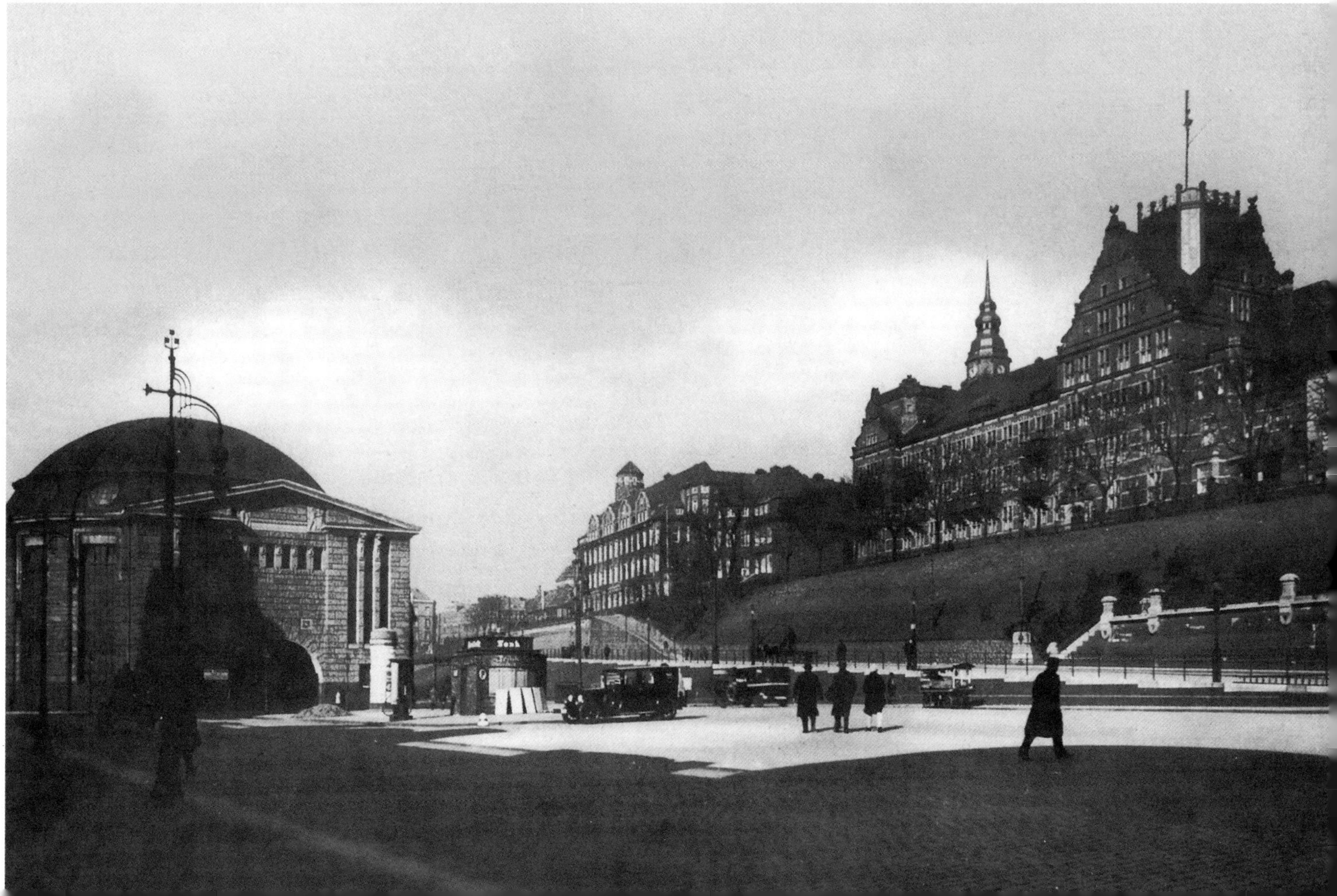

„Wenn ich in 2 Jahren noch lebe, sind sie Direktor des Tropeninstituts" und zum Schluß der Sitzung sagte er: „Sie müßen kämpfen. Entweder gewinnen Sie oder Sie gehen hier unter."

8. 2. 24

Sitzung im Senatsgehege[6] beim Bürgermeister wegen Institutsverlegung. Eine höchst üble Sitzung mit Bürgermeister Petersen, Senator Cohn, Senator Grünwald, Pfeiffer, Nocht, Brauer und ich. Nocht und vor allem der widerliche Wichtigtuer Brauer[7] hatten das ganze Senatsgehege mobil gegen das Hygienische Institut gemacht, so daß die Situation für uns sehr schwierig war. Auch Senator Grünwald, der unsere Seite vertrat, kam ins Hintertreffen, da mit niedrigen Waffen gekämpft wurde. Einen Ausfall Cohns gegen unser Institut wehrte ich energisch ab. Brauer hat sich hinterlistig, ebenso Nocht, höchst uncollegial [verhalten]. Brauer machte sogar den Vorschlag, wir sollten in die alte Anatomie. Die Sitzung dauerte 9–2 Uhr.

9. 2. 24

Fortsetzung bei der Besichtigung in Kuhwärder und im alten Pavillon des Tropeninstituts 9–2 Uhr, Nocht, Brauer, Giemsa, Buttenberg, Nottbohm, Lendrich[8], ich und 2 Bauleute. Wir versammelten uns erst im Tropeninstitut. Es ging dort hoch her. Sehr gereizte Stimmung. Nocht wurde ungezogen und persönlich. Dann Besichtigung von Kuhwärder, des Tropenpavillons, des Seemannskrankenhauses und des Hafenkrankenhauses. Es paßte nichts. Der Pavillon war für „Kuhwärder" zu klein und in das Seemannskrankenhaus und Hafenkrankenhaus konnte kein Institut hinein. Die Sache verlief resultatlos. Es fällt das ganze Projekt wohl ins Wasser.

19.2.24

Sitzung bei Direktor Zinn über Verlegung. Es war auch, wie das Senatsgehege mit Tropengift inficiert. Ich machte ihm klar, was der Staat am Hygienischen Institut hat. Er meinte, wir könnten vielleicht die Seemannsschule für das Institut bekommen. Alles Gerede hat keinen Zweck, wenn sich das Tropeninstitut sträubt und geschützt wird.

26. 5.–2. 6. 24

Landwirtschaftliche Ausstellung auf dem Heiligengeistfeld.

Da das Institut und Kuhwärder auch ausstellen mußte, hatten wir mit den Vorbereitungen wochenlang, auch in Sitzungen, viel zu tun. Hunderte von Gegenständen mußten ausgewählt und etiquettiert werden, Karten gemalt und Skizzen gezeichnet werden. Das ganze Institut war beschäftigt. Endlich am 23. 5. waren wir im Institut damit fertig und am 23. und 24. fuhren wir die Sachen im Möbeltransportwagen hinaus. Den ganzen Sonntag 25. 5. und Montag 26. 5. Aufbau im großen Zelt. Viel Schwierigkeiten wegen des Platzes und für die Karten. Frl. Brügmann, Voß, Lorenz und Hanne halfen (die letzten verdufteten in eine Weinecke).

▸ Hauptraum der landwirtschaftlichen Ausstellung des Hygienischen Instituts, Mai/Juni 1924 sene Traditionen mit durchaus unterschiedlichen Aufgabenfeldern und Strukturen: Tropenmedizin auf der einen Seite, Seuchenschutz, Nahrungsmittelkontrolle und Stadthygiene auf der anderen.

Die Reaktion auf die Senatspläne war daher auch keineswegs begeistert: Das Tropeninstitut setzte alles in Bewegung, um seine Selbständigkeit zu behalten und versuchte, zusätzliche finanzielle Mittel zu akquirieren. Dies gelang auch, denn das Institut hatte einen guten Ruf im Ausland und es gab gutsituierte Patienten aus Lateinamerika, die für einen Klinikaufenthalt extra anreisten und Devisen mitbrachten. Aber auch einflussreiche Hamburger Kaufleute setzten sich für das Tropeninstitut ein.

Doch auch Neumann stand den Plänen zur Zusammenlegung ablehnend gegenüber, er befürchtete – sicher zu Recht – einen damit verbundenen Bedeutungs- und Imageverlust seines renommierten Instituts. Das Verhältnis zwischen den Direktoren der beiden nun plötzlich rivalisierenden Institutionen wurde zusehends gespannter, und die zahlreichen offiziellen Sitzungen und Ortsbegehungen dieses Jahres waren durch eine gereizte Atmosphäre gekennzeichnet.

1925 wurde der Streit beigelegt, die Pläne waren aufgegeben worden und alles blieb beim alten. Das Tropeninstitut erhielt vom Hamburger Senat und der Hamburger Handelskammer eine Schenkung von jeweils 50.000 Reichsmark und wurde damit auf eine solide finanzielle Basis gestellt. Neumann und Nocht söhnten sich 1925 wieder aus, ihr ehemals gutes Verhältnis stellte sich jedoch nicht wieder ein.

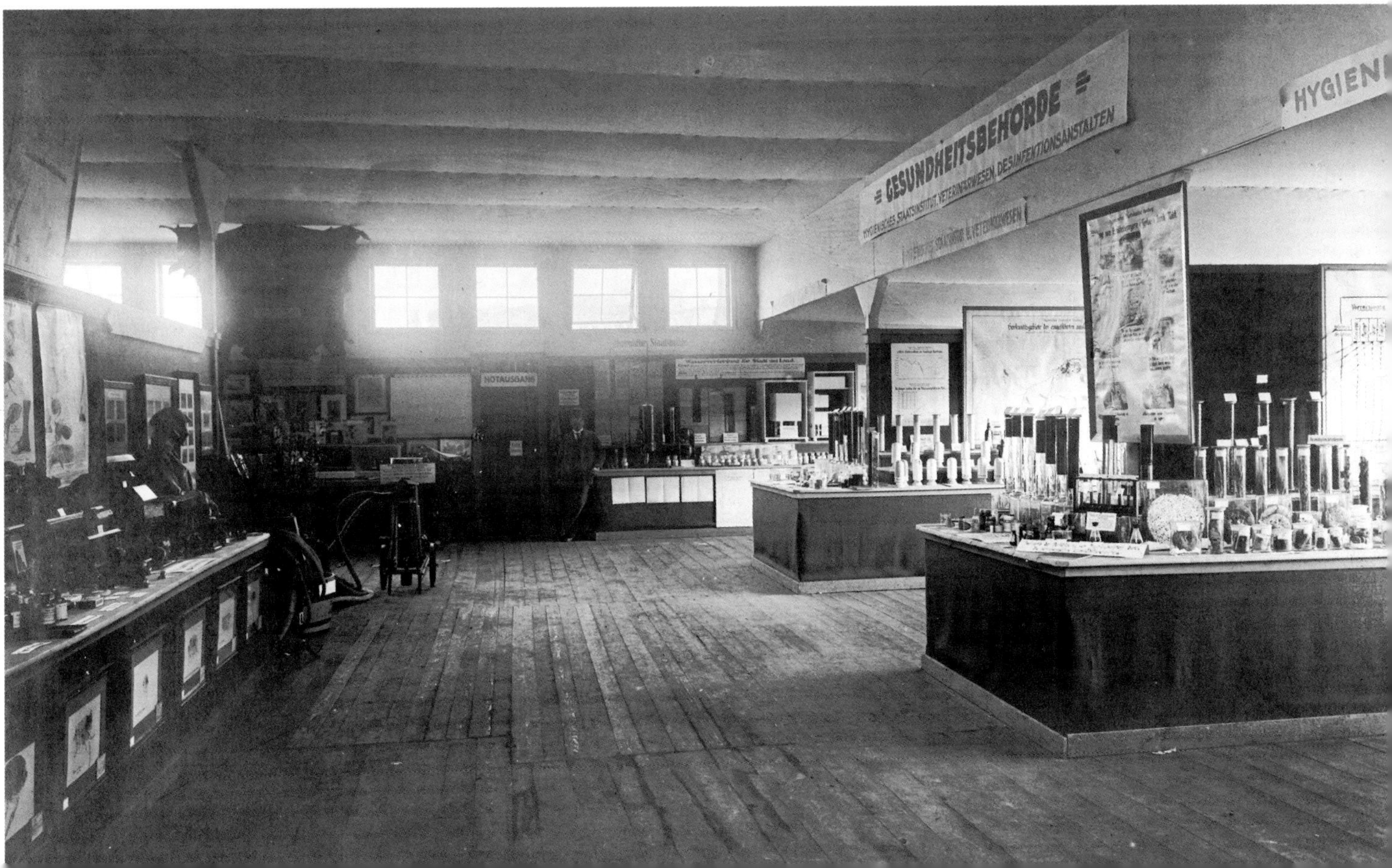

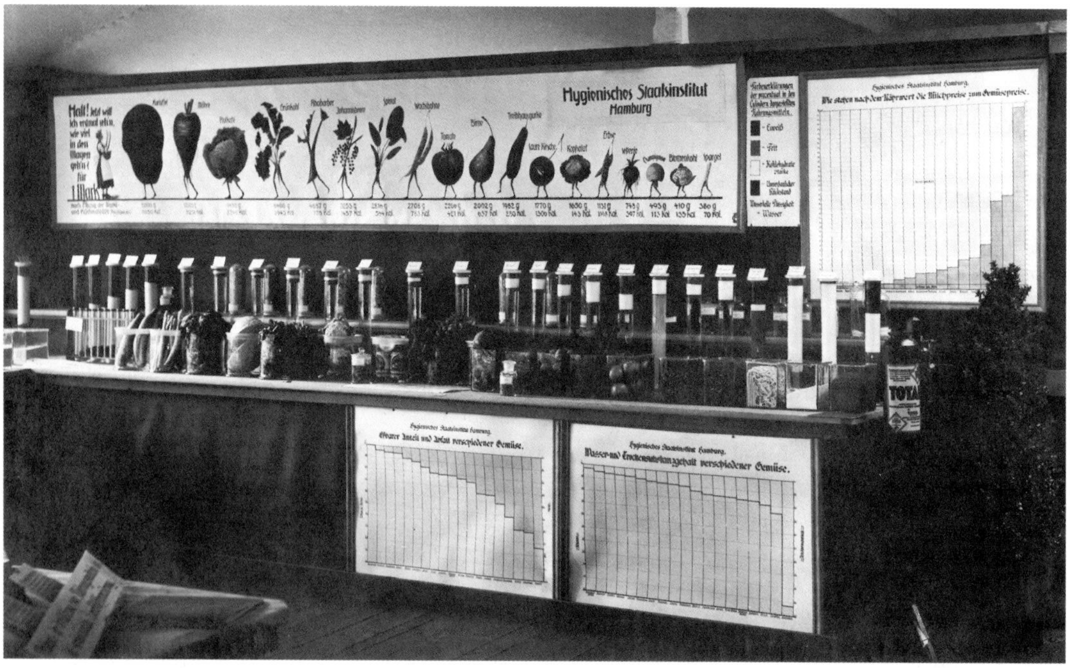

◄
Landwirtschaftliche Ausstellung des Hygienischen Instituts, Mai/Juni 1924. Darstellung des Nährwertes von Gemüse

►
Landwirtschaftliche Ausstellung des Hygienischen Instituts, Mai/Juni 1924. Landwirtschaftliche Schädlinge und deren Bekämpfung; auf dem Tisch: Nagetiere und Rattenvernichtung

27.5. Eröffnung der Ausstellung. Riesen ... [unleserl.], Ansprachen, Pferdevorführungen. Großer landwirtschaftlicher Wagenpark. 36.000 Leute waren da am ersten Tag. Unsere Abteilung wurde stark besucht und sehr beachtet. Von 3–8 war ich mit Elly in der Ausstellung. 4 Tage lang bis 1.6. mußte ich in der Ausstellung entweder Vormittag oder Nachmittag bis Abends da sein, um die Besucher zu führen und zu unterrichten über unsere Sachen. Am 29.5 (Himmelfahrt) photographierte Semmler unsere Ausstellung „Hamburger Haus". [...] Am 1.6. war Schluß. Wir hatten den ganzen 2.6. zu tun den ganzen Tag alle Sachen wieder einzupacken und ins Institut zu transportieren. Ich, Brügmann, Voß und 6 Diener von 7–2 Uhr. Das Einräumen in die Institutssammlung dauerte noch Tage.

29.9.24
Mit Selzer noch zum Sandtorquai die Koffer zum Zoll. Der Beamte fragte, ob ich Opium mit hätte? Auf dem Büro der Südamerikalinie einen Cabinenkoffer, Blechkoffer und Lederkoffer abgegeben, die heute noch auf das Schiff „Antonio Delphino" kommen sollten.

Dann nach dem Seemannsamte, Admiralitätsstraße. Dort sehr langweiliger Betrieb! Ich wollte angeheuert werden. Der Beamte war nicht da. Ich wurde nach den Kohlöfen[9] *geschickt, dort war aber das Heuerbüro für Matrosen. Also wieder zurück nach dem Seeamt. Dort saß endlich Herr Möller. Ich brauchte zur Anheuerung die Approbation, den Heimatschein, Anmeldeschein und Geburtszeugnis.*

Nachmittag sagte ich adieu im Institut.

Dann ging ich mit Elly nach dem Amerikahöft, wo am Oswaldquai der Antonio Delphino stand.

►
Landwirtschaftliche Ausstellung des Hygienischen Instituts, Mai/Juni 1924. Auslandsweinkontrolle; mit Karte der Herkunftsgebiete, aus denen über Hamburg Wein eingeführt wurde

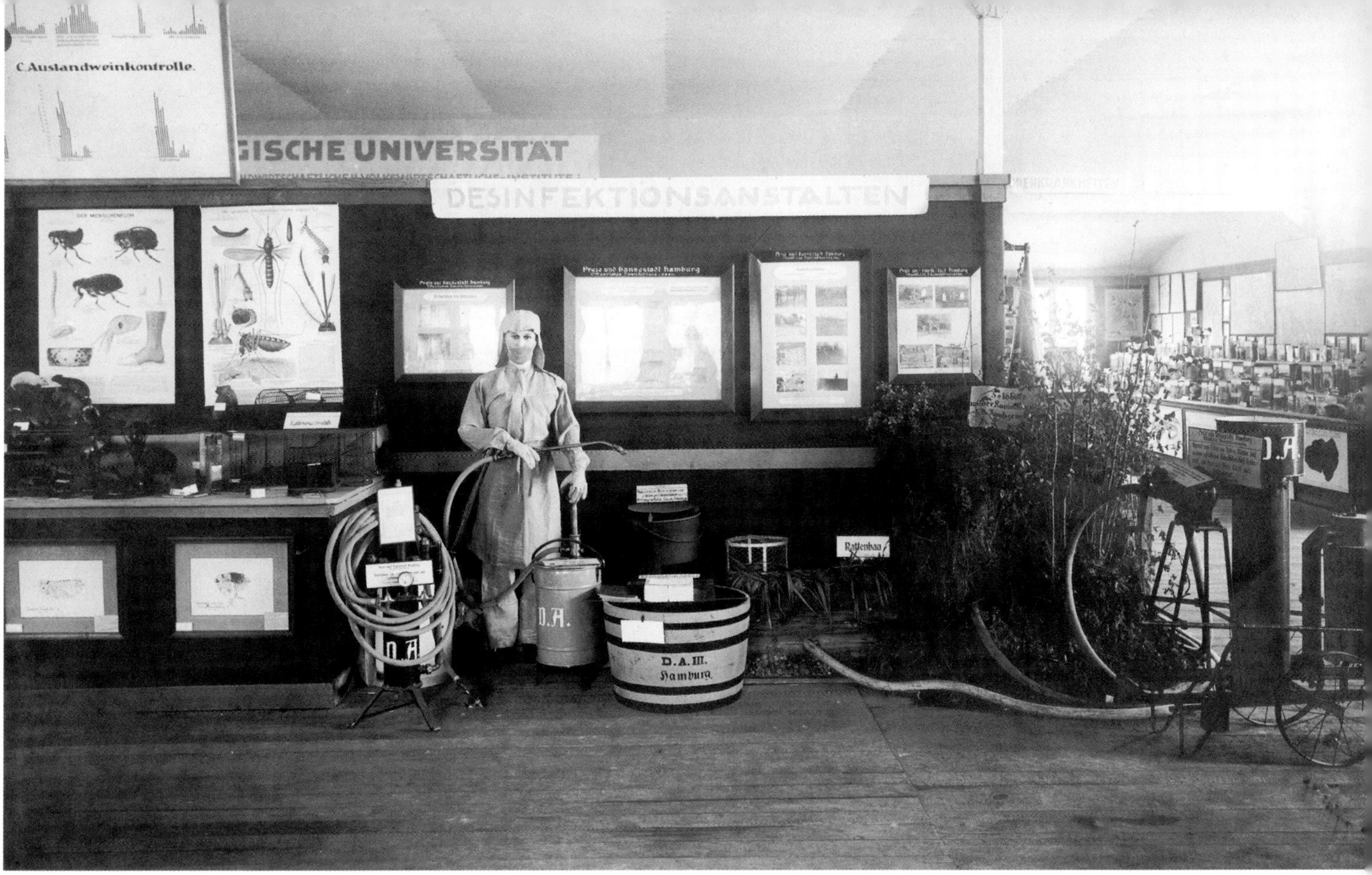
C. Auslandweinkontrolle.
GISCHE UNIVERSITÄT
DESINFEKTIONSANSTALTEN
Freie und Hansestadt Hamburg
Rattenbau
D.A.
D.A.
D.A. III.
Hamburg
D.A.

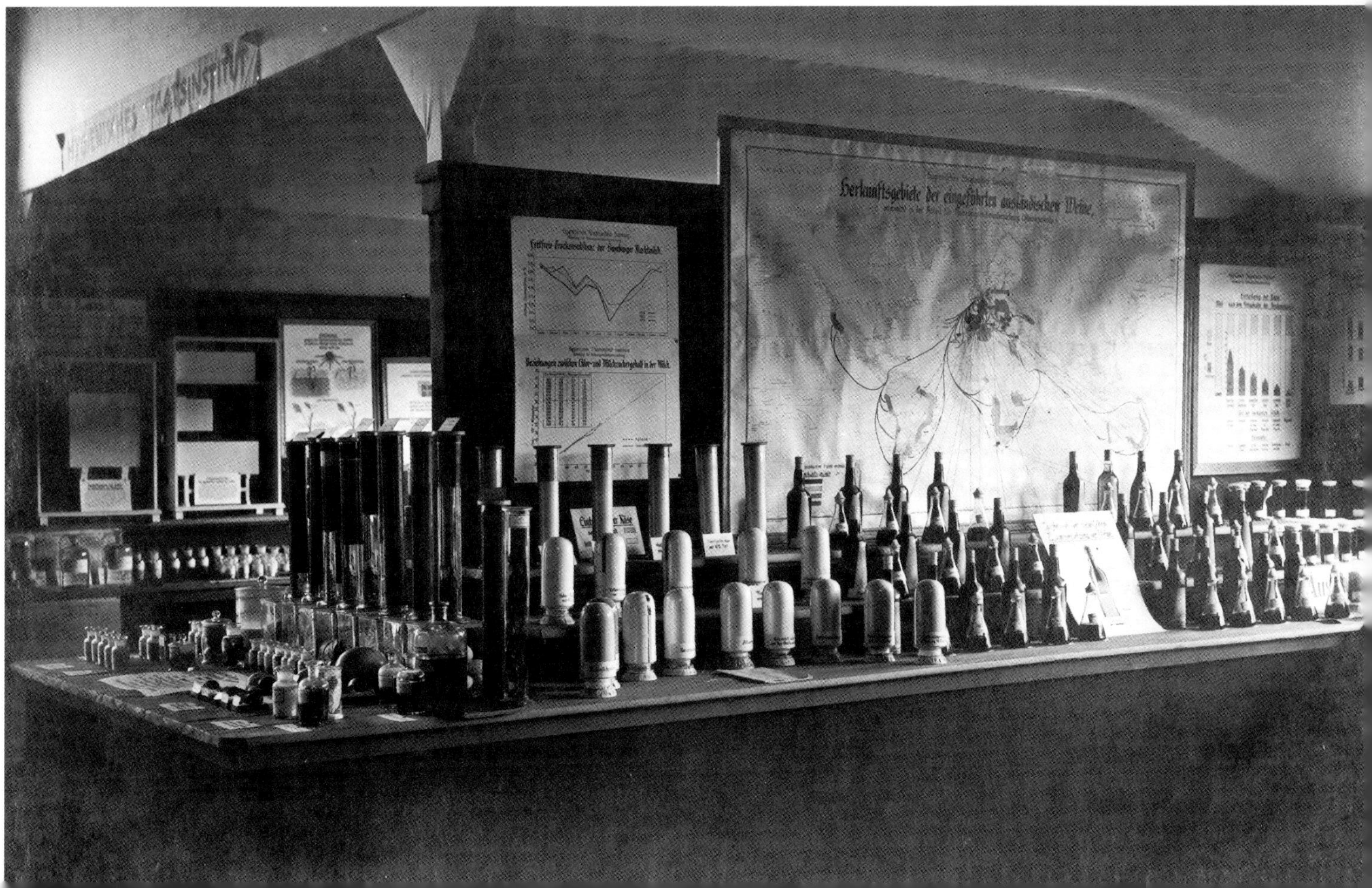
HYGIENISCHES STAATSINSTITUT
Herkunftsgebiete der eingeführten ausländischen Weine

[1] Martin Mayer (1875–1951), Tropenmediziner, Abteilungsleiter am Hamburger Tropeninstitut, bedeutender Malariaforscher. Neumann hatte zusammen mit Mayer 1914 das Standardwerk „Atlas und Lehrbuch wichtiger tierischer Parasiten und ihrer Überträger mit besonderer Berücksichtigung der Tropenpathologie" veröffentlicht. 1935 wurde Mayer aufgrund seiner jüdischen Herkunft von seiner Stellung als Abteilungsleiter im Hamburger Tropeninstitut zwangspensioniert. 1939 musste er mit seiner Familie emigrieren. Ihnen gelang die Flucht nach Caracas/Venezuela, wo Mayer in den 1940er Jahren das erste tropenmedizinische Institut des Landes aufbaute.

[2] Johann Eduard Reichenow, Zoologe, Abteilungsleiter am Hamburger Tropeninstitut.

[3] Erich Martini (1880–1960), Entomologe, Abteilungsleiter am Hamburger Tropeninstitut.

[4] L. von Noël war Mitarbeiter der Abteilung für Nahrungsmitteluntersuchungen.

[5] Carl Wilhelm Petersen (1868–1933), Erster Bürgermeister von Hamburg 1924–29 und 1932-33.

[6] Senatsgehege: Bezeichnung für die Amtsräume des Hamburger Senats im Rathaus.

[7] Ludolph Brauer (1865–1951) war seit 1910 ärztlicher Direktor des Eppendorfer Krankenhauses, 1934 wurde er aufgrund seiner jüdischen Herkunft zwangspensioniert.

[8] Karl Lendrich übernahm 1910 die Leitung der Abteilung für Nahrungsmitteluntersuchungen des Hygienischen Instituts in Hamburg.

[9] Kohl*h*öfen: Eine Straße in der Neustadt.

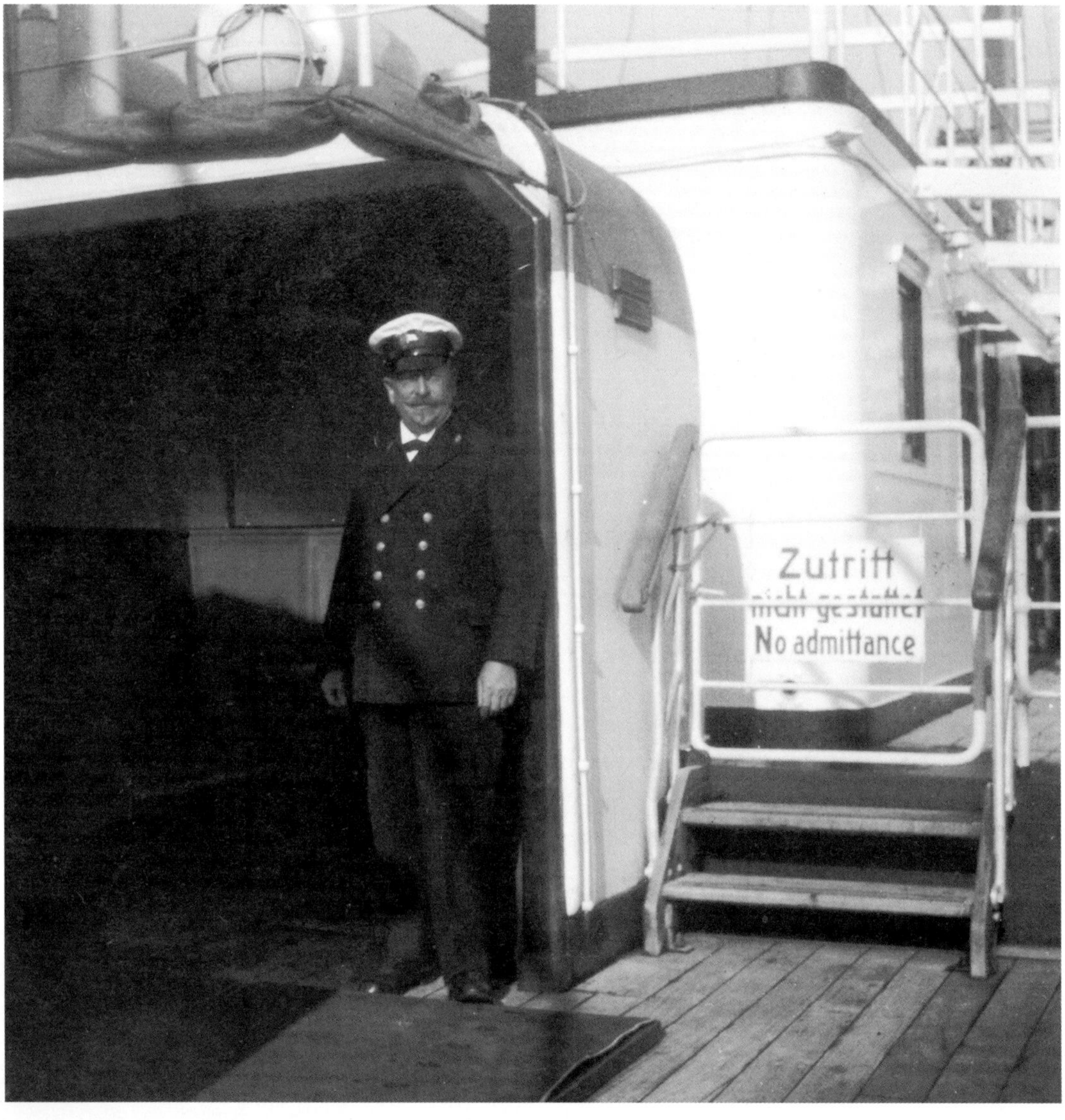

◄ R. O. Neumann auf seiner Reise als Schiffsarzt nach Argentinien, 1924

► Stielers Hand-Atlas von 1908. Ausschnitt aus der Südamerika-Karte

Nach Südamerika als Schiffsarzt

Für mehr als zwei Monate – vom 30. September bis 2. Dezember 1924 – unternahm Neumann eine Reise nach Argentinien und Brasilien. Dem abenteuerlustigen Institutsdirektor war es ein Bedürfnis, nach den entbehrungsreichen Kriegs- und Nachkriegsjahren endlich wieder die weite Welt zu bereisen und dabei natürlich auch neue Objekte für seine Sammlung zusammenzutragen. Der Grund von Neumanns Reise war aber durchaus auch beruflich motiviert: Er wollte die traditionell guten Kontakte zu seinen lateinamerikanischen Kollegen intensivieren und sich gleichzeitig über die Produktion des argentinischen Gefrierfleisches informieren, das in zunehmendem Maße über den Hamburger Hafen nach Deutschland eingeführt wurde. Dass Neumann nach seiner Rückkehr in einer Sitzung des Reichsgesundheitsamtes diesem Gefrierfleisch dann völlige hygienische Unbedenklichkeit bescheinigte, trug ihm viel Kritik seitens seiner deutschen Kollegen ein, weil die Fleischimporte der Autarkiepolitik des Deutschen Reiches widersprachen.

Um Kosten zu sparen, reiste Neumann als Schiffsarzt der „Hamburg-Südamerikanischen Dampfschiffahrts-Gesellschaft“ nach Argentinien. Angesichts seines guten und gesicherten Einkommens als Institutsdirektor und Universitätsprofessor hätte es dieser „Sparmaßnahme“ gewiss nicht bedurft, aber Neumann achtete Zeit seines Lebens stets sehr genau auf seine Ausgaben, und in vielen Tagebucheinträgen listete er geradezu pedantisch seine Kosten auf: *„Elly Schifferschaal 12,– Korallenohrring 17,– Granatring 14,– Schleifenring 125,– Palästinabuch 9,– etc. Für Emmy Schirm 6,– Schreibmappe 7,50“* notierte er beispielsweise Weihnachten 1933. Doch es wäre sicher falsch, daraus auf Geiz oder Knauserigkeit zu schließen. Vermutlich ist Neumanns bürokratische Genauigkeit in Gelddingen ein Resultat seiner einfachen Herkunft; und die langen Jahre seiner Ausbildung, in denen er finanziell am Rande des Existenzminimums lebte, haben ihn für den Wert des Geldes nachhaltig sensibilisiert.

Auch in den nachfolgenden Jahren nutzte Neumann mehrfach die Möglichkeit, kostengünstig als Schiffsarzt zu reisen. So im Sommer 1925, als er eine zweimonatige Fahrt auf dem Dampfer „Rio Panuco“ nach Kuba, Mexiko und Texas unternahm. Und bereits 1927 reiste er auf diese Weise erneut nach Mittelamerika. 1928 dann besuchte er zum ersten Mal New York, das ihn völlig begeisterte, und im darauffolgenden Jahr reiste er nach Ostasien.

Nur ein einziges Mal unternahm Neumann eine solch ausgedehnte Reise mit seiner Frau: Im Sommer 1933 besuchten die beiden per Schiff die Vereinigten Staaten und Kanada.

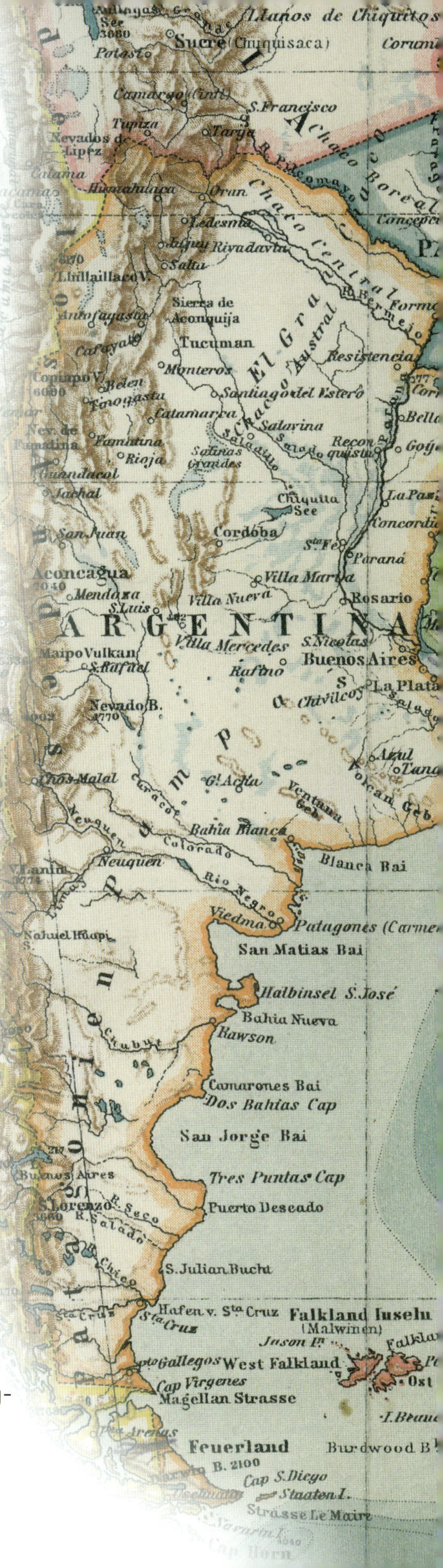

3. 10. 25
Vortrag im Rundfunk: „Hütte und Palast".

16. 10. – 19. 10. 25
Tropeninstitut. 25jähriges Jubiläum. 200 Leute waren da. Am 16. 10. Begrüßung im Casino und Vorstandssitzung. 17. 10. Vorträge. 18. 10. Vorträge. Nachmittag Schwarz, Schmidt und Bach bei uns zu Kaffee. Abends im Rathaus Empfang. Viele Reden. Nachher Essen. Zuletzt mit Schmidt im Alkazar bis ½2. 19. 10. Vorträge. Zum Frühstück im Casino. Frau Nocht sprach mich über die Verlegung des Instituts an. Sie war natürlich auf mich eingeschnappt. Dann kam Nocht dazu. Er sagte, nun Schluß mit der Sache[1]. Wir gaben uns die Hand.

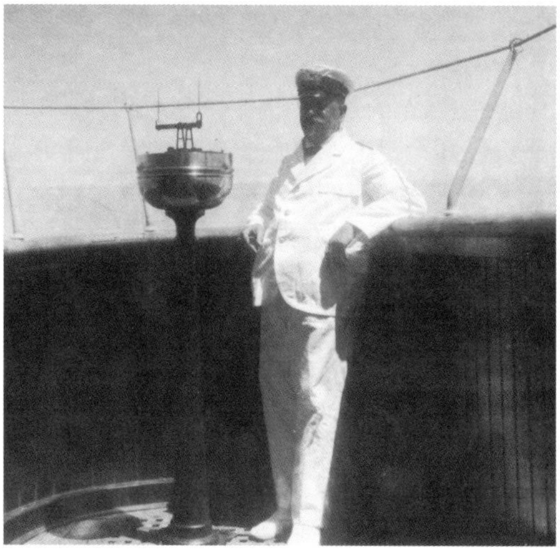

R. O. Neumann an Deck der „Rio Panuco" auf seiner Reise als Schiffsarzt nach Mexiko, 1925

21. 10. 25
Die Wohlfahrt läßt von uns Revisionen in den Lebensmittelläden machen. Wir finden viel Dreck, Käfer, Milben und Würmer in Pflaumen, Rosinen.

---

[1] Gemeint ist die Auseinandersetzung zwischen Nocht und Neumann über die geplante Zusammenlegung des Hygienischen Instituts mit dem Tropeninstitut, die nicht realisiert wurde.

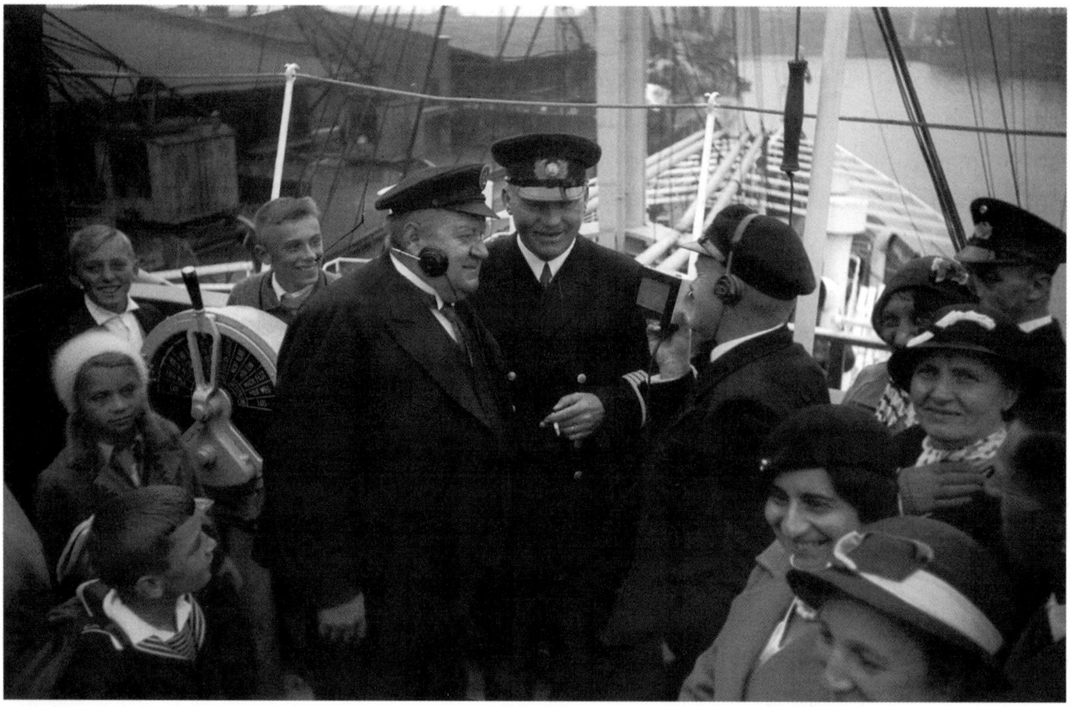

Interviews an Bord des Afrikaschiffes „Watussi" anlässlich des „Hamburger Hafenkonzerts", 1934. Rechts mit aufgesetztem Kopfhörer Funkreporter Kurt Esmarch, links Kapitän Herbert

Offensive Öffentlichkeitsarbeit

Die „Norddeutsche Rundfunkaktiengesellschaft" (NORAG) hatte am 2. Mai 1924 um 8 Uhr morgens mit der Ausstrahlung ihres Rundfunkprogramms begonnen. Der Sender war zunächst im Hauptfernsprechamt in der Binderstraße am Rothenbaum untergebracht, erst 1931 wurde das heutige Gebäude des NDR an der Rothenbaumchaussee errichtet. Die NORAG wurde 1932 verstaatlicht und 1958 in „Norddeutscher Rundfunk" (NDR) umbenannt.

Zur NORAG gehörte auch die so genannte „Hans-Bredow-Schule für Volkswissenschaft", eine Art Rundfunk-Volkshochschule, die mit Sendungen über Volksgesundheit, Fremdsprachen, Musik, Landwirtschaft und anderen Themen einen volkspädagogischen Anspruch verfolgte. In diesem Rahmen hielt auch Neumann Vorträge. Allein 1925 wurden sieben Radiobeiträge von ihm gesendet, deren Themen von „Das Fleisch als Nahrung" bis zu „Gesundheitsmäßiger Kleidung" reichten. In den folgenden Jahren beschäftigte er sich u. a. mit „Tyrannin Mode – Schädigungen des Körpers durch die Kleidung" (1926), „Dick und Dünn – Fettleibigkeit und Magerkeit" (1926), „Die Hygiene des Reisens" (1927) und „Wirtschaftlichkeit in der Küche" (1930).

Neumann nutzte also bereits zu einem sehr frühen Zeitpunkt die Möglichkeiten dieses noch jungen Mediums für sein Bildungsanliegen und natürlich auch, um Stellung und Image des Hygienischen Instituts zu stärken und die Institution in der Bevölkerung publik zu machen. Dieses starke Engagement in der „Öffentlichkeitsarbeit" zeichnete Neumann aus, und es schlug sich auch in diversen Ausstellungen nieder, an denen sich das Institut unter seiner Leitung beteiligte sowie in den zahlreichen Führungen durch das Institut und seine Sammlung, die er stets bereitwillig durchführte.

Radiohören Ende der 1920er Jahre

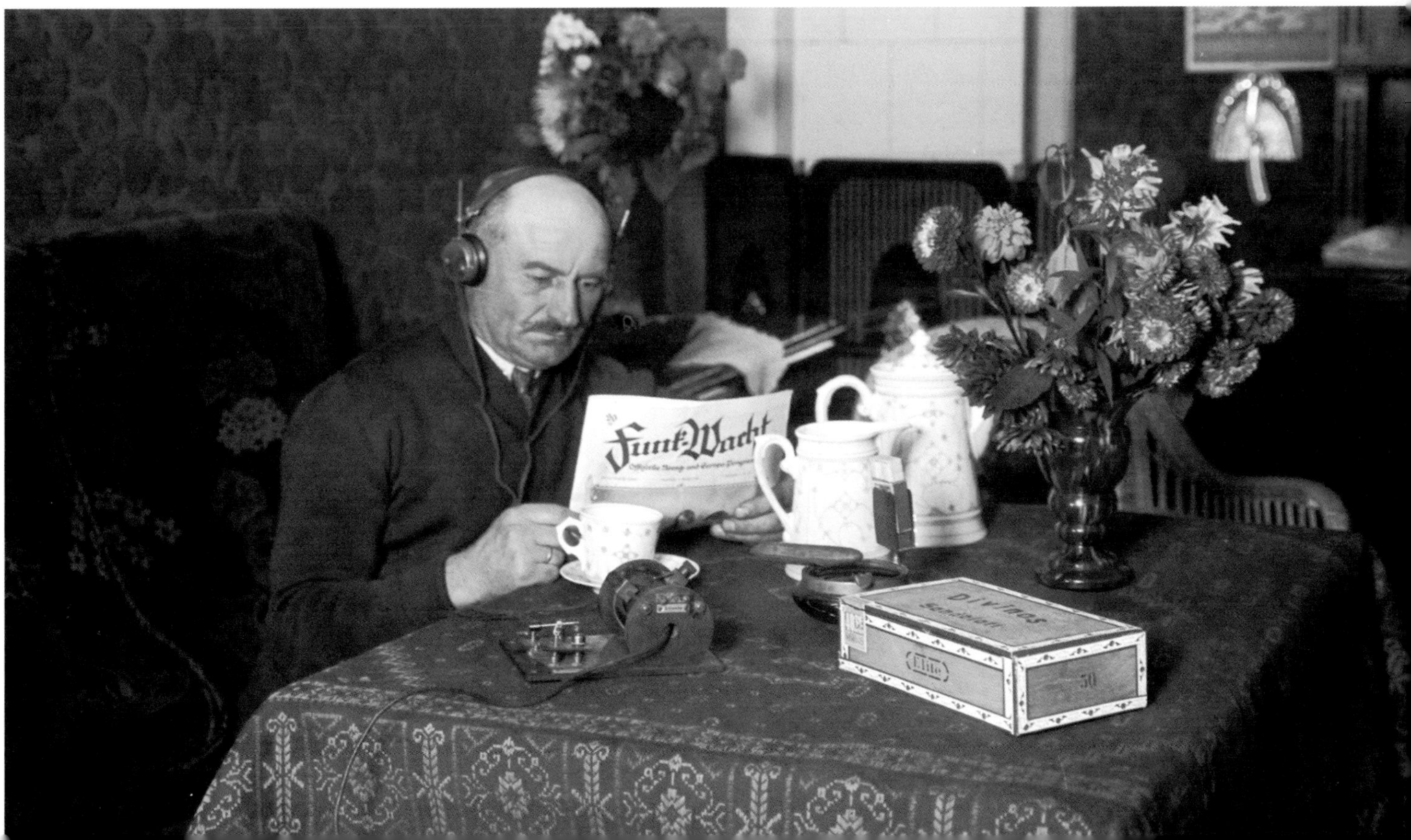

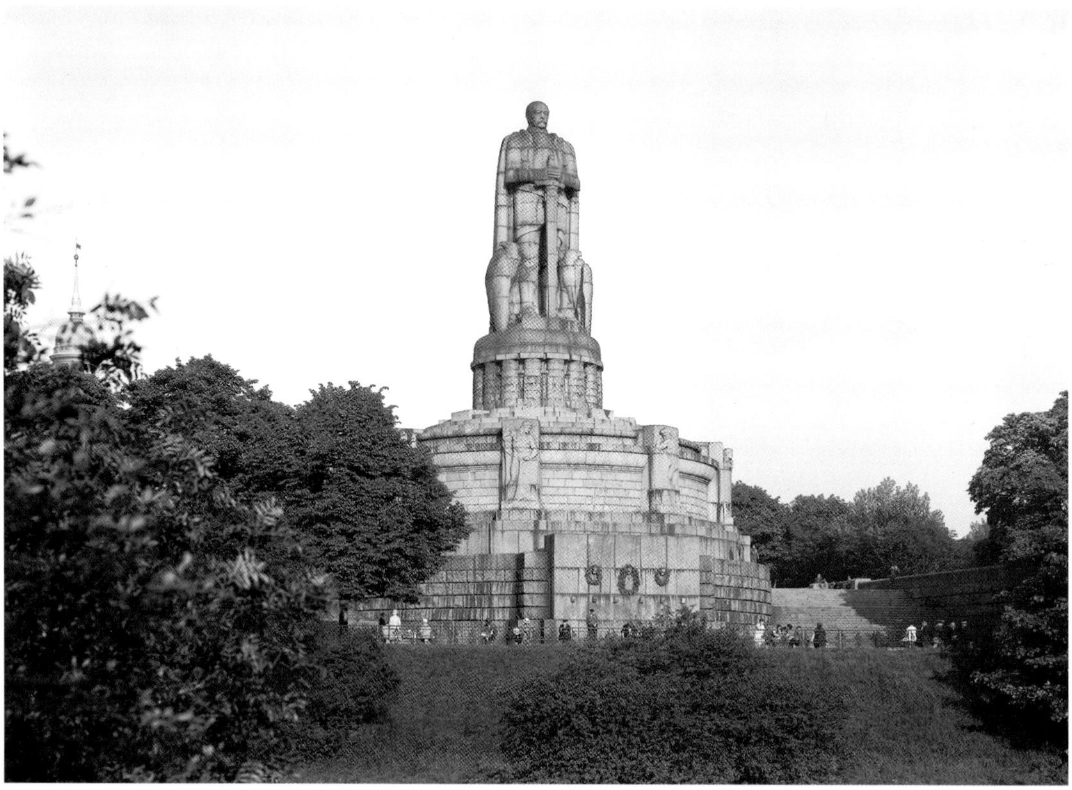

Das Hamburger Bismarckdenkmal, 1930er Jahre. Es steht an historischer Stelle auf der einstigen Bastion Casparus über dem Hafen, auf der Spitze eines kleinen Hügels inmitten eines Parks. Die Bismarckstatue selbst ist knapp 15 Meter hoch, der gesamte Denkmalsbau hat eine Höhe von rund 34 Metern

31.3.26
Große Bismarckfeier abends am Bismarckdenkmal. Großer Fackelzug und tausende Zuschauer bis ½11 Uhr.

16.4.26
Vorbereitung zur „Gesundheitswoche". Eine Ausstellung aller medicinischen Institute. Wir mußten als Hygienisches Institut besonders ran und sollten in unserem kleinen Hörsaal alles unterbringen. Das ganze Institut arbeitete mit. Ich war 16 Std. im Institut. 7–10.30. Es ist jetzt aufgestellt: Leichenwesen, Parasiten, Desinfektion, Bakteriologie und Immunität, Nahrungsmittel, Genußmittel, Brot, Getreide, Kleidung, Narkotika, Alkoholika, Bauhygiene, Beleuchtung, Gewerbehygiene, Gebrauchsgegenstände. Es waren über 2000 Etiquetten zu schreiben.

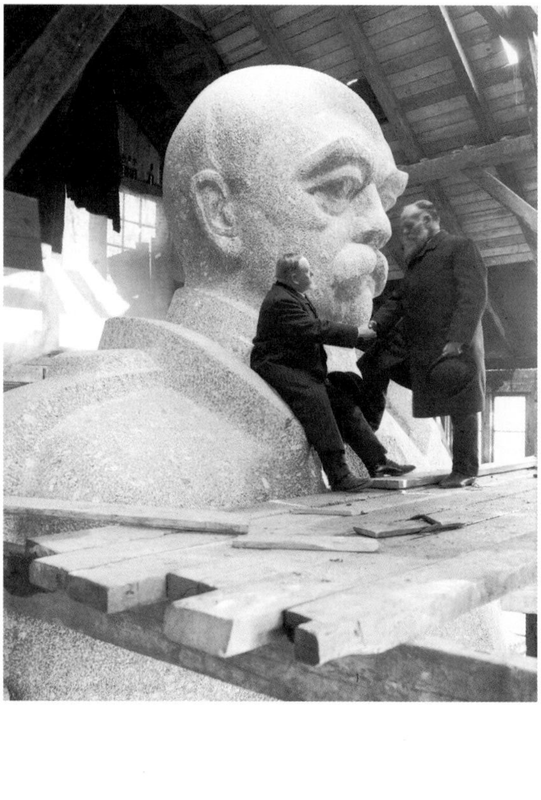

Die Bismarckstatue kurz vor der Fertigstellung, 1905/06. Vor dem 1,83 Meter hohen Kopf des Kanzlers der Architekt des Denkmals Emil Schaudt und der Bildhauer Hugo Lederer

... zu Ehren des Eisernen Kanzlers

Das von dem Bildhauer Hugo Lederer aus Granitgestein ausgeführte Hamburger Bismarckdenkmal wurde am 2. Juni 1906 eingeweiht. Es zeigt den „Eisernen Kanzler" gepanzert und mit Schwert, den Blick Richtung Elbe und Meer gerichtet. Allein durch seine Größe und Lage wirkt das Standbild, zumindest aus der Ferne, entrückt und monumental. Hier befand sich der zentrale Veranstaltungsort der Hamburger Bismarckfeiern.

Otto von Bismarck (1. 4. 1815 – 30. 7. 1898) war der Gründer des Deutschen Reiches von 1871 und leitete 19 Jahre lang, bis 1890, als Reichskanzler und preußischer Ministerpräsident die deutsche Politik. Auch nach seinem Rücktritt von der politischen Bühne genoss er in der Bevölkerung höchste Popularität und große Verehrung. Für die Hamburger wurde die persönliche Verbundenheit noch verstärkt durch die unmittelbare räumliche Nähe zu Bismarck, der sich nach seinem Ausscheiden aus den politischen Ämtern auf seinen Familiensitz in Friedrichsruh zurückgezogen hatte. *„Unverlöschlich ist der Name des Fürsten Bismarck für alle Zeit mit dem Sachsenwalde verwoben, der durch ihn zum vornehmsten Nationalheiligtum der Deutschen geworden ist..."*, heißt es euphorisch im „Führer durch Hamburg und Umgegend" aus dem Jahr 1912. Zu Lebzeiten Bismarcks wurde sein Anwesen im Sachsenwald besonders an seinem Geburtstag am 1. April geradezu zu einem Wallfahrtsort für Tausende von Gratulanten. Auch Neumann war ein begeisterter Anhänger Bismarcks, und als Student war er im Jahr 1895 sogar extra aus Anlass des 80. Geburtstages von Würzburg nach Friedrichsruh gereist, wo er die Festgesellschaft fotografiert hatte. Natürlich nahm Neumann auch nach dem Tod des Kanzlers weiter an den öffentlichen Bismarckfeiern teil, die traditionell überall im Land an dessen Geburtstag begangen wurden.

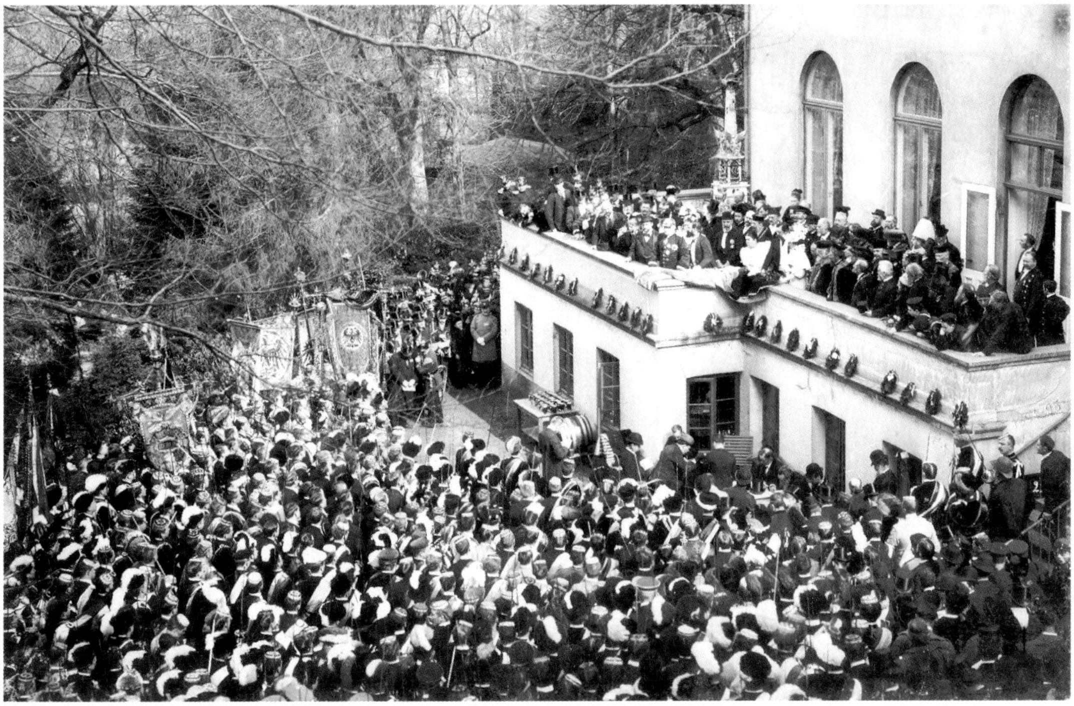

Otto von Bismarck mit Festgesellschaft auf der Terrasse seines Anwesens in Friedrichsruh anlässlich seines 80. Geburtstages am 1. 4. 1895

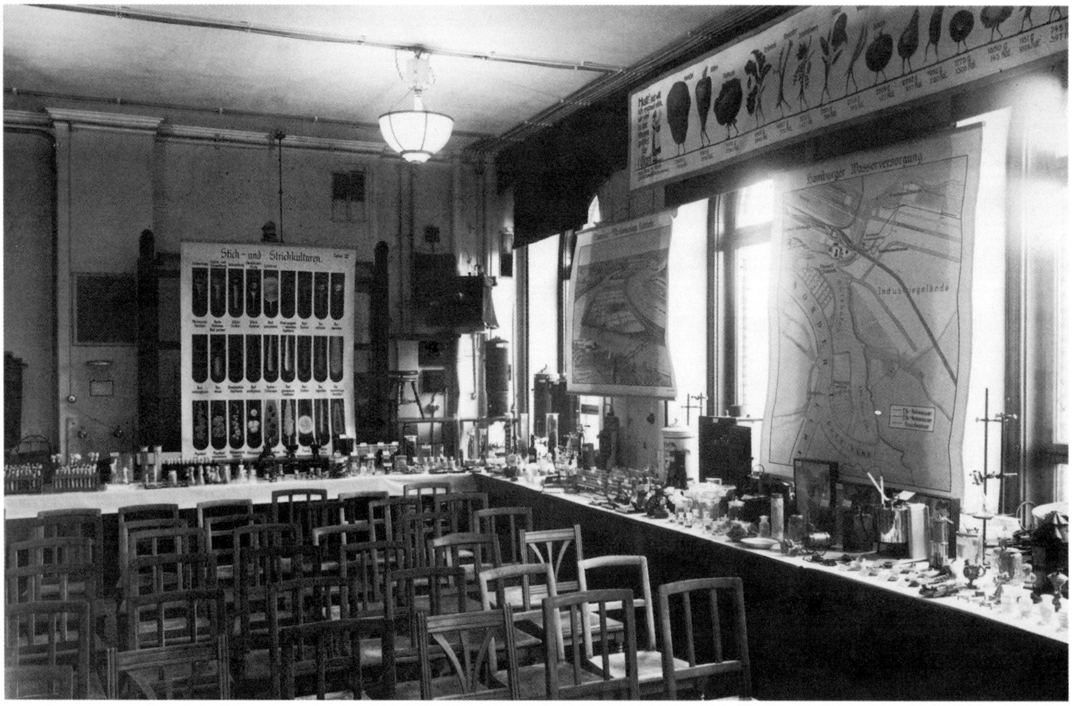

◂
Ausstellung des Hygienischen Instituts zur „Gesundheitswoche", April 1926. Ausstellungsbereich im Hörsaal des Instituts

17. 4. und 18. 4. 26

Die beiden Tage weitere Arbeiten mit Aufstellen. Sonntag um 4 sind wir fertig. Es sieht aber sehr gut aus.

19. 4. 26 (Montag)

Ausstellungseröffnung. 10–10 Uhr. Es sind immer zur Erklärung 2 Wissenschaftler, 1 Laborantin und 1 Diener da. Bis 2 Uhr kamen 165 Leute. Abends Vortrag von Hanne über Milch.

21. 4. 26

III. Tag. Über 400 Leute da und Reporter. Um 4½ Empfang im Rathaus. Senator Schröder, Präsident, Roß, Calwari, Knak. Man fabelte von einem Museum, aber das wird doch nichts. Kein Geld! Um 6 mit Pfeiffer bei Jalant bis 8. Abends Vortrag von Kister über T. B.

23. 4. 26

V. Tag. Über 1000 Leute da. 10–12 unheimliches Gedränge. Abends hielt ich um 8 im Institut Vortrag über Kleidung. Über 100 Leute. Dann noch bis 10 Uhr Erklärungen.

Die Ausstellung wird auf 8 Tage verlängert.

20. 5. 26

Gesundheitsamt 2½ bis 5. Ich machte Bericht, daß wir das Versicherungsamt [1] als bestes Haus fürs Institut haben könnten. Vorläufig kein Erfolg. Es ist bereits die 5. Eingabe.

▸
Das Gebäude des Amtes für das Versicherungswesen am Gorch-Fock-Wall, 1970er Jahre. Späteres Domizil des Hygienischen Instituts

Die Ausstellung zur Gesundheitswoche

In den Jahren 1926–1928 wurde in ganz Deutschland einmal jährlich die „Reichs-Gesundheitswoche" organisiert. 1926 fand sie vom 18.–25. April statt. Während dieser Zeit veranstalteten die daran beteiligten Institutionen gewissermaßen eine „Woche der offenen Tür" und präsentierten sich der Öffentlichkeit. Dabei sollte die Bevölkerung im Sinne der „Volksgesundheit" durch Vorträge oder Ausstellungen gesundheitlich belehrt und aufgeklärt werden.

Neumann und seine Mitarbeiter hatten für ihre Ausstellung sehr aufwendig eine Vielzahl von Objekten aus der Sammlung aufgebaut und zusätzliches Anschauungsmaterial hergestellt. Die Präsentation fand so großen Anklang, dass sie sogar um acht Tage verlängert wurde.

Die Tradition der Gesundheitswochen gibt es bis heute in vielen Städten, auch in Hamburg.

Ein neues Haus für's Institut

Die Diskussion um ein neues, größeres Gebäude für das Hygienische Institut hatte bereits 1913 unter Neumanns Vorgänger Dunbar begonnen. Sie mündete 1925 schließlich in Neumanns Vorschlag zu einem kompletten Neubau, da der Platzmangel inzwischen sämtliche Abteilungen betraf und vor allem der stets hoffnungslos überfüllte Hörsaal auf Dauer nicht mehr tragbar war. Das ehemals vorbildliche Institut platzte schon wenige Jahre nach

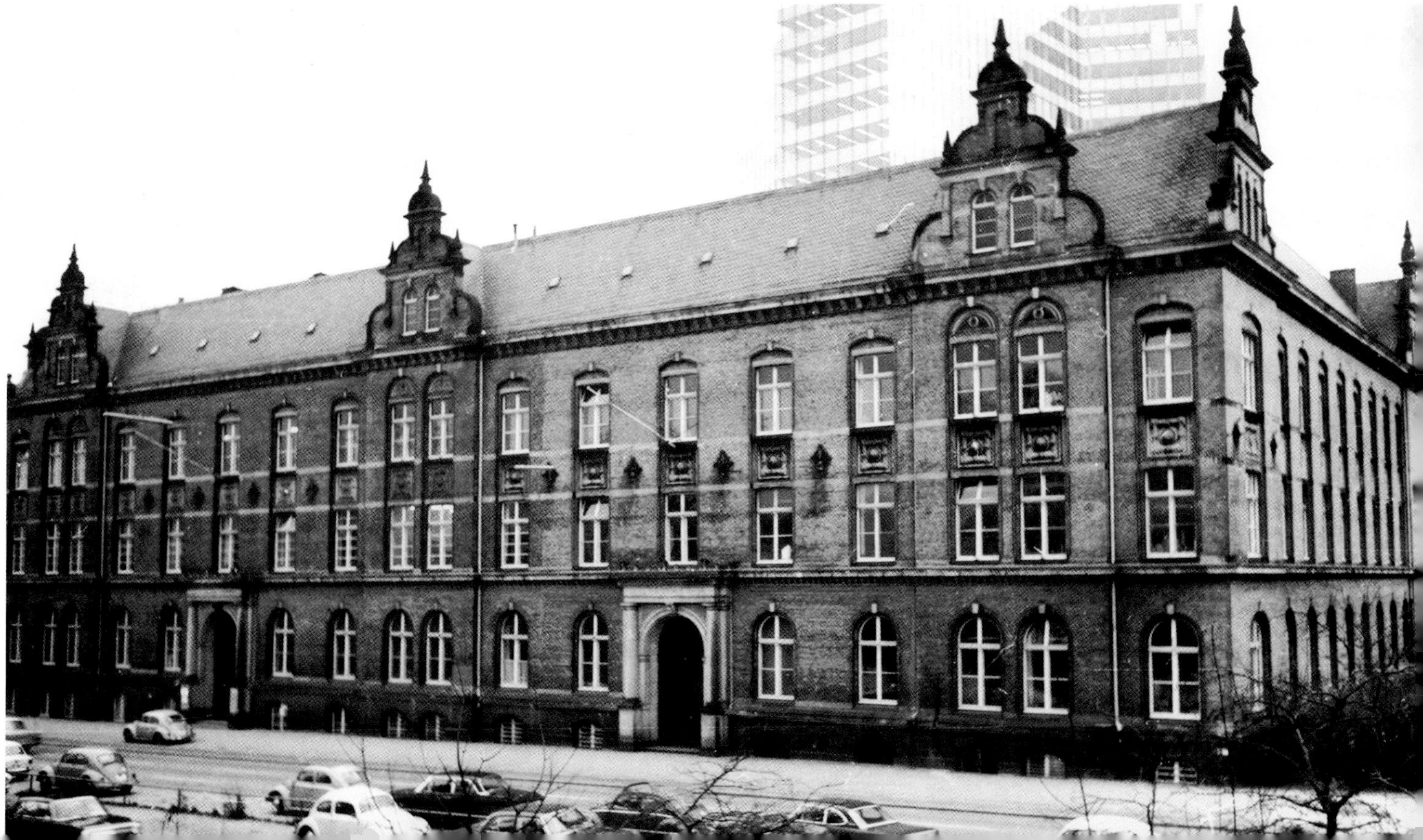

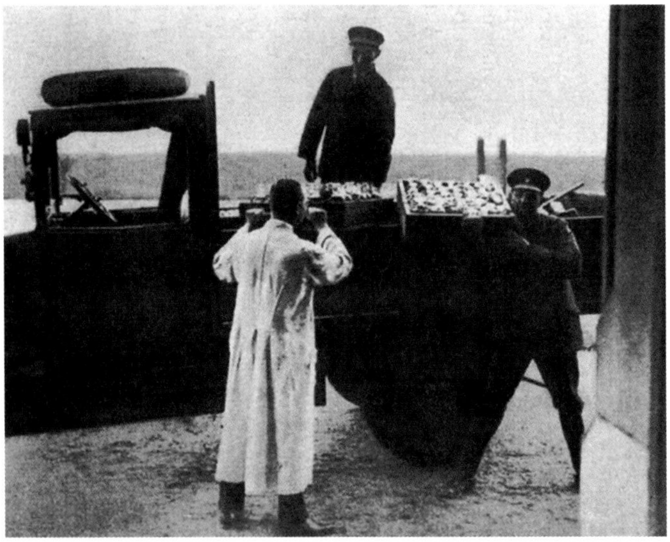

◂
Anlieferung von Wasserproben von der „Gaffky“ an der Außenstation Kaltehofe, 1920er Jahre

2. 6. 26
Kaltehofe mit „Gaffky“. Koppenberg, Kaiser, Voß und Brügmann über St. Pauli. Besichtigung. Keims[2] Labor, Absitzbecken, Filterwerke. Zurück durch die Häfen.

14. 10. 26
Gesundheitsamt. Große Sitzung über das neue Institut. Brauer, Knak, Chapeaurouge[3], Rost, Pfeiffer. Alle waren damit einverstanden, daß wir ein neues haben mußten. Ich ging sehr energisch vor. Brauer fuhr mit mir ins Institut und wollte mich umstimmen, daß das Institut nach Eppendorf kann. Ich lehnte aber ab.

18. 10. 26
Pfeiffer will unbedingt Erna Hahn als Laborantin ins Institut bringen, obwohl die Stelle schon einer Laborantin aus dem Hafenkrankenhaus versprochen war. Er wird patzig. Scharfe Auseinandersetzung. Es ist die Zeit der Bubiköpfe. Erna Hahn war eine von den ersten. Ich verhalte mich ablehnend gegen die törichte Mode.[4]

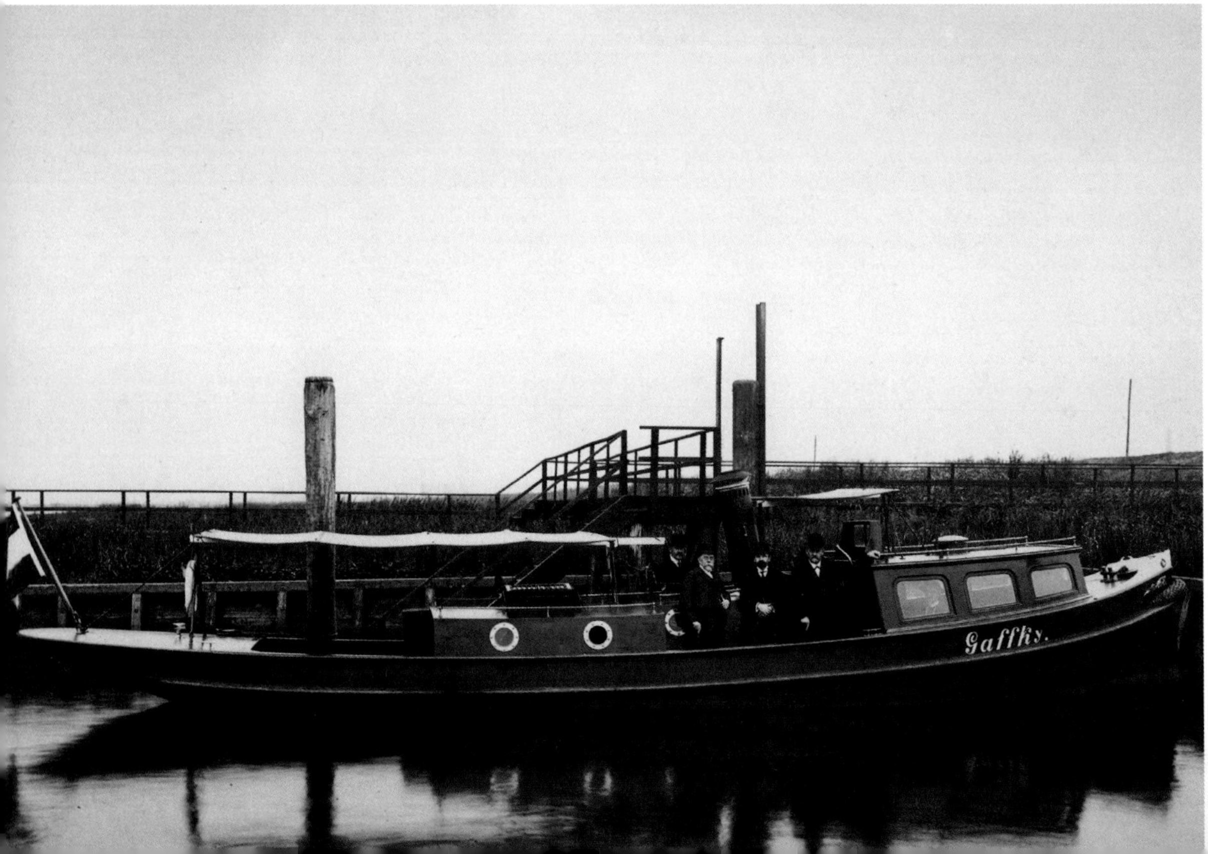

◂
Dampfbarkasse „Gaffky“, Außenstelle des Hygienischen Instituts, um 1925.
Die „Gaffky“ mit ihrem eigenen Labor diente der Untersuchung des Elbwassers und dem Verkehr zwischen Kaltehofe und dem Haupthaus in der Jungiusstraße

▸
Georg August Theodor Gaffky, um 1900

Neumanns Dienstantritt aus allen Nähten, und eine Erweiterung oder ein Anbau war wegen der benachbarten Bebauung nicht möglich. Neumann war umso mehr über die beengten Zustände erbost, als ihm bereits bei seinen Berufungsverhandlungen 1922 ein Institutsneubau versprochen worden war, der jetzt aufgrund der allgemein wirtschaftlich schlechten Lage nicht realisiert werden konnte.

Im Jahr 1925 wurde Neumann dann der Vorschlag unterbreitet, das Hygienische Institut in das Gebäude der Behörde für das Versicherungswesen am Gorch-Fock-Wall 15–17 zu verlegen. Neumann war über diesen Plan nicht glücklich, das Haus war seiner Ansicht nach zu klein und hätte aufgestockt werden müssen. Tatsächlich war es für die Bedürfnisse des Instituts keineswegs ideal, lag aber immerhin in unmittelbarer Nähe der Jungiusstraße, denn es war abzusehen, dass eine Reihe von Abteilungen noch lange im alten Institut würden bleiben müssen.

Neumann hielt weiter an einem kompletten Neubau fest. Eine persönliche Besprechung mit Oberbaurat Schumacher im September 1927 führte allerdings zu keinem Ergebnis: *„Ein Verständnis für unsere Misere habe ich bei ihm nicht finden können"*, schrieb Neumann verärgert in seiner 1937 entstandenen Zusammenfassung „Über den ‚Neubau' des hygienischen Staatsinstitutes und seine Leiden".

Unterdessen verfasste er notgedrungen immer neue Berichte und entwarf Pläne zur Raumaufteilung des Versicherungsgebäudes, das nunmehr von der Behörde favorisiert wurde. Zunächst kam es jedoch zu keinem wirklichen Fortschritt, da die Finanzbehörde weiterhin einem Ausbau des Gebäudes ablehnend gegenüberstand.

Die „Gaffky": ein schwimmendes Labor

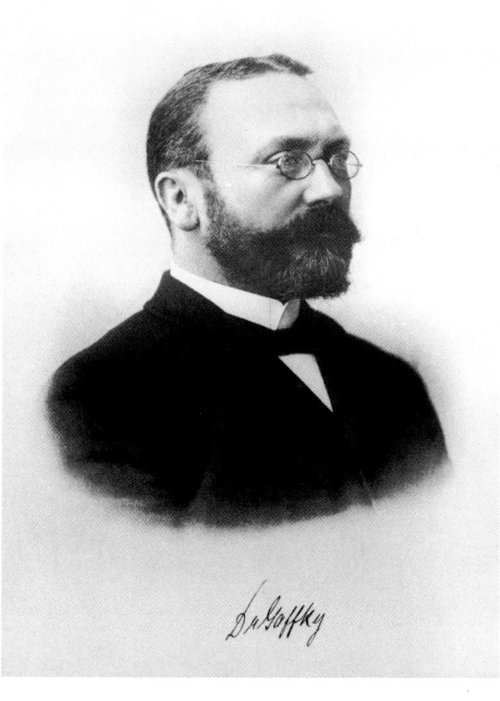

Die institutseigene Dampfbarkasse war nach dem Gießener Hygieniker Georg August Theodor Gaffky (1850–1918) benannt worden, der während der Cholera-Epidemie 1892 als medizinischer Berater des Senats nach Hamburg gerufen worden war und den Anstoß zur Gründung einer hygienischen Untersuchungsanstalt gegeben hatte.

1894 war die *Gaffky* in Dienst genommen worden; sie diente der Abteilung für Flussverunreinigung, Abwasserbeseitigung und -verwertung (später Abteilung für Städtehygiene) zur Flusswasserkontrolle. Die von der *Gaffky* täglich aus der Elbe entnommenen Wasserproben konnten direkt an Bord in einem kleinen Labor untersucht werden.

Die *Gaffky* war sehr lange im Dienst, erst 1951 wurde sie von der moderneren Barkasse *Rudolf Otto Neumann* abgelöst.

27. 10. 26
Elly hat Rheumatismus, schwer in Armen und Beinen. Sie ging die Treppe hinunter und fiel ohnmächtig um. Sie lag bis Mittag im Bett, fiel dann aber nochmals auf dem Closett ohnmächtig um. Sehr üble Situation. Sie sah wie tot aus. Der Rheumatismus hielt Tage lang an. Sie konnte nicht laufen. Ich mußte viele Tage die Hausarbeit besorgen. Elly lag bis 3. 11. im Bett, konnte nicht aufstehen und nicht gehen. Kolossale Schmerzen in der Hüfte, Morphium. Ich habe bis 7. 11. alle Einkäufe gemacht, weil Elly noch nicht gehen konnte. Ich scheuerte Küche, Vorsaal und Treppen, fütterte die Hundel, weil Elly liegen mußte. Am 31. 10. brach Elly wieder in einem Anfall bewußtlos zusammen. Ins Bett. Morphium, Togal und Brommural, in der Plättstube. Ich holte eine Matratze herunter, um mit ihr auf dem Fußboden zu schlafen.

30. 10. 26
Für das neue Hygienische Institut wird eine Commission eingesetzt: Baubehörde, Finanzbehörde, Gesundheitsbehörde und Hochschulbehörde. Prof. Hahn[5] will sich für uns einsetzen.

---

1 Gemeint ist das Versicherungsgebäude am Gorch-Fock-Wall, das spätere Hauptgebäude des Hygienischen Instituts.

2 P. Keim, Mitarbeiter der Abteilung für Nahrungsmitteluntersuchungen.

3 Paul de Chapeaurouge (1876–1952). Hamburger Rechtsanwalt und Politiker.

4 Noch in einer 1948 erschienenen Publikation haderte Neumann mit dieser Modeerscheinung. In seiner Sammlung zur Hygiene hatte er in der Abteilung „Kosmetik" auch Zöpfe, Perücken und Locken ausgestellt: *„Darin spielt der ‚Bubikopf', d.h. die abgeschnittenen Zöpfe, eine große Rolle. Sie stammen aus den Jahren 1926–1928, wo eine gottvergessene Mode die Frauen ihres schönsten Schmuckes beraubte! Es ist schade um das z.T. herrliche Haar."* (R. O. Neumann, Die Sammlung des Hygienischen Instituts, Hamburg 1948)

5 Martin Hahn (1865–1934), Hygieniker, Professor für Hygiene in Berlin.

Aufriss der „Gaffky", 1893
▼

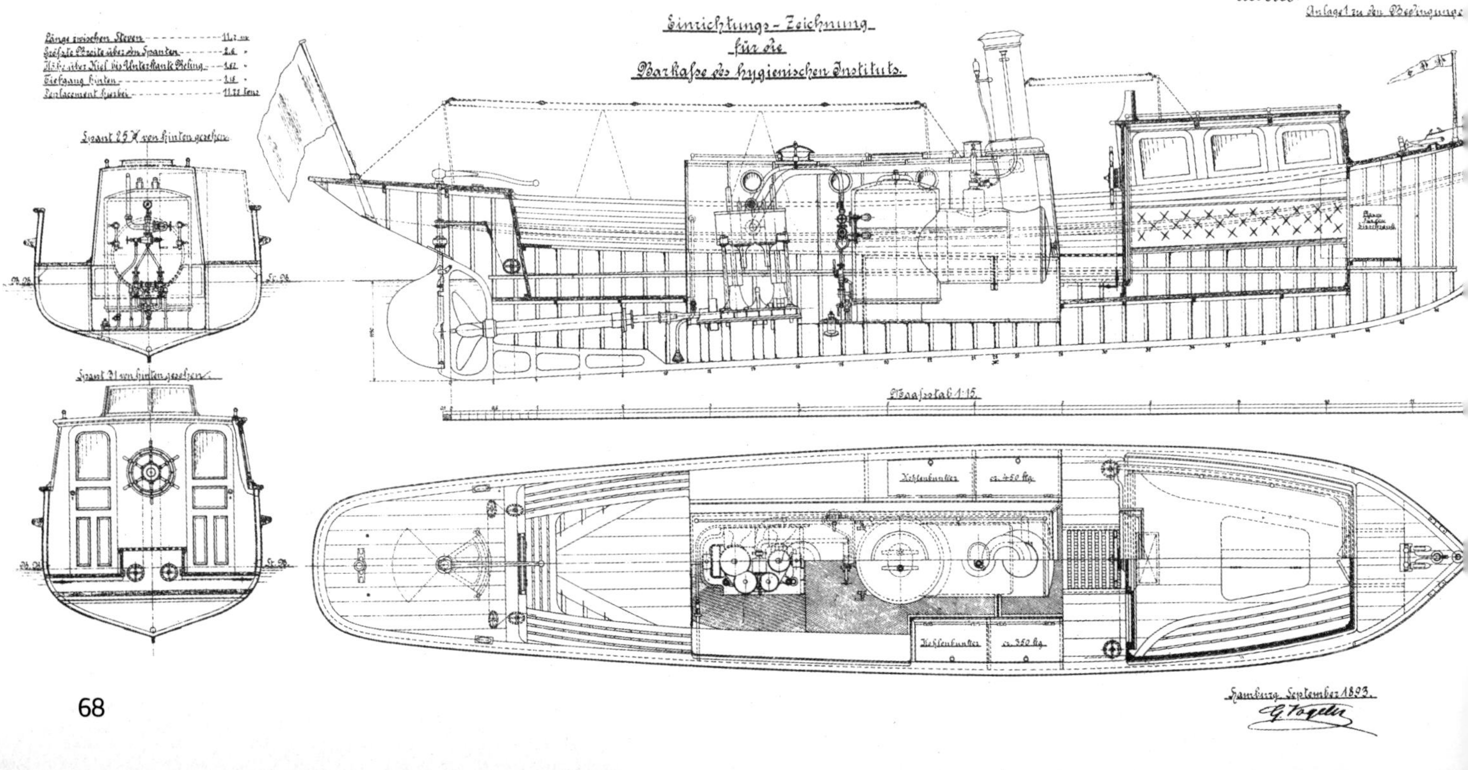

Die unbekannte Elly – Neumanns Lebensgefährtin

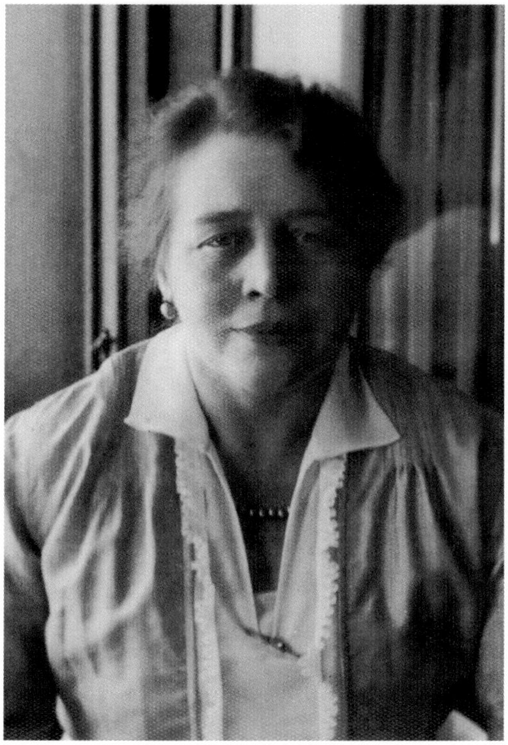

Neumann hatte seine spätere Ehefrau Elisabeth Minna Dorothea Krützfeldt (gest. 1961) während seiner Zeit als Assistent am Hygienischen Institut in Kiel (1900 – 1903) kennengelernt.

Über die Herkunft der attraktiven Frau ist wenig bekannt; sie kam offenbar aus einer bäuerlichen Familie aus Schleswig-Holstein, zumindest hatte sie Verwandte in Kiel und Umgebung, die sie später oft besuchte. *Elly,* wie sie von Neumann stets genannt wurde, führte fortan seinen Haushalt und begleitete ihn an seine beruflichen Wirkungsstätten. Doch obwohl die beiden – damals ganz und gar unüblich – lange Zeit in „wilder Ehe" zusammenlebten, war sie sicher mehr als nur seine Haushälterin: Bei Empfängen und privaten Einladungen wird sie oft als Neumanns Begleiterin erwähnt, und seine liebevolle Fürsorge anlässlich ihrer Krankheiten spricht eine deutliche Sprache. Elisabeth litt an schwerem Rheuma und Herzrhythmusstörungen und war oftmals über längere Zeit bettlägerig.

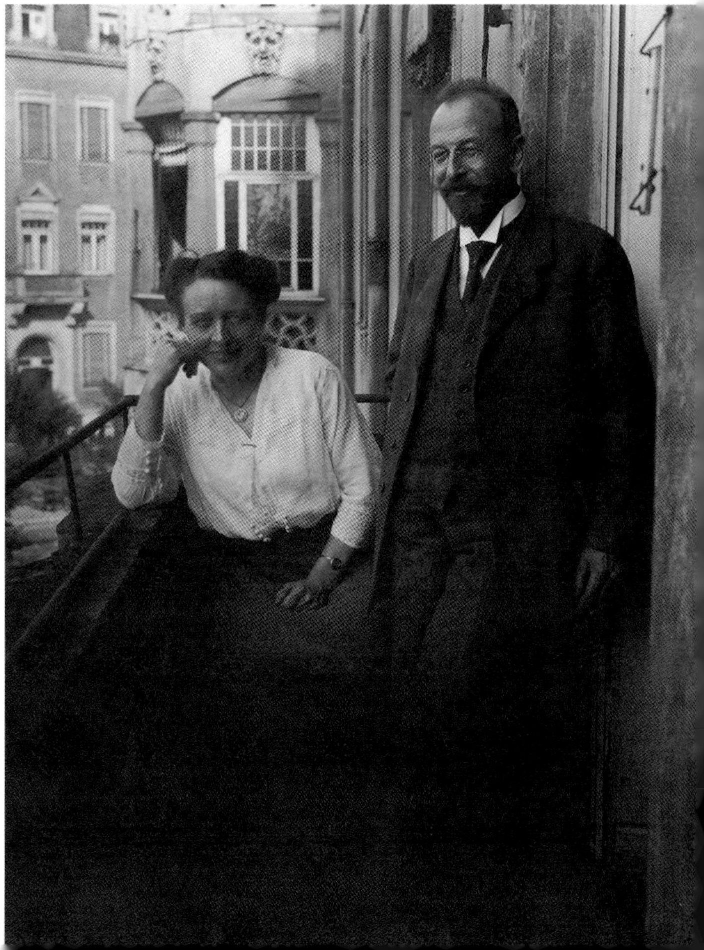

Die beiden heirateten – sehr formlos – erst 1931 und auch nur aus finanziellen Gründen, da der „ewige Junggeselle" Neumann nicht länger steuerliche Nachteile hinzunehmen bereit war. Mehrfach unternahm Elisabeth allein große Reisen, so zum Beispiel 1931 nach Palästina und 1932 eine Mittelmeerreise; nur einmal, im Jahr 1933, begleitete sie ihren Ehemann auf einer längeren Fahrt zur Weltausstellung in Chicago.

Elisabeth war, wie auch Rudolf Otto Neumann, sehr tierlieb und beide vermachten ihr Wohnhaus und den Privatbesitz testamentarisch dem Hamburger Tierschutzverein.

▲
Elisabeth Krützfeldt, Passfoto, Hamburg 1925

►
Elisabeth Krützfeldt und R. O. Neumann in der Wohnung seines Bruders Günther, Dresden 1923

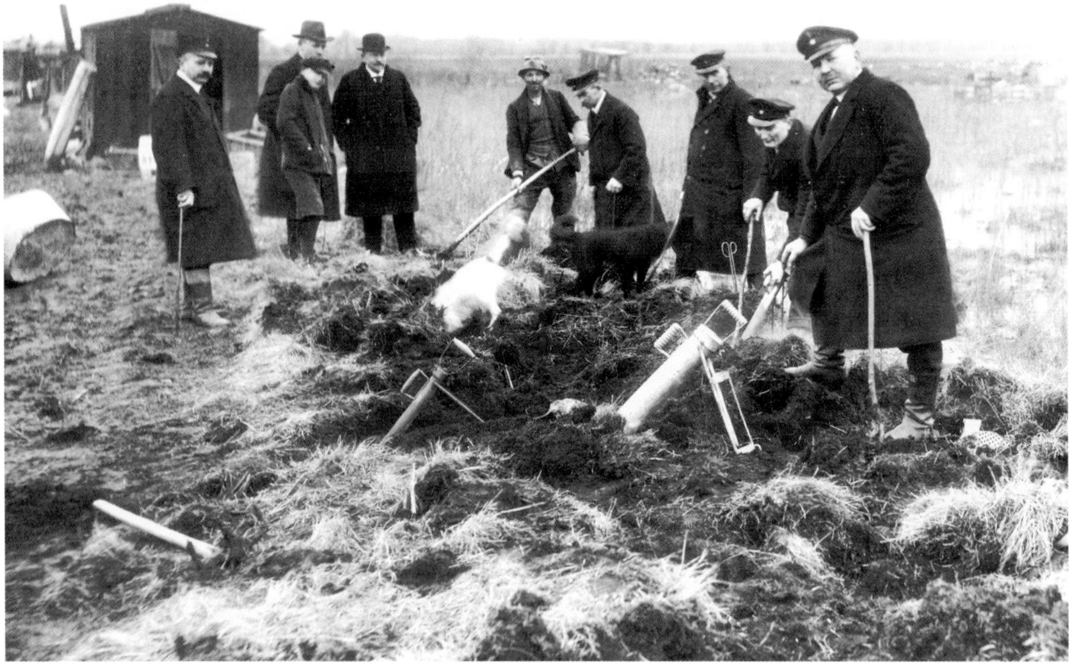

Rattenvertilgung der staatlichen Desinfektionsanstalt auf dem Flughafen Fuhlsbüttel, Ende der 1920er Jahre

22. 1. 27

Erneuter Vorstoß von Nottbohm zum Separatismus. Er will, wenn Lendrich geht, die Chemie trennen und Direktor werden. Es sollen 7 Chemikerabteilungen werden und nur 2 Medicinerabteilungen. Der Mann ist unersättlich und hat Größenwahn.

1. 2. 27

Fuhlsbüttel, Flugplatz. In Fuhlsbüttel werden Sümpfe mit Müll und Asche angefüllt. Rattenvertilgung war notwendig. Später wird die Flughalle besichtigt.

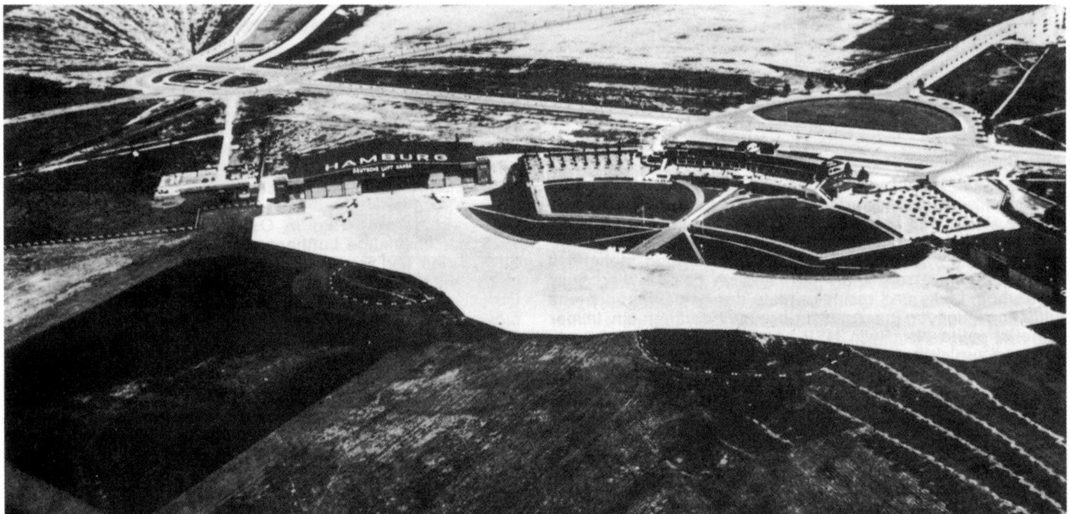

Der Flughafen Fuhlsbüttel nach Abschluss der ersten Ausbauphase, 1930. Nur das Vorfeld ist bereits betoniert

Ratten auf der Rollbahn

Der Flughafen Fuhlsbüttel hatte im Januar 1912 mit einer riesigen Luftschiffhalle den Betrieb aufgenommen. Einige Jahre nach dem Ersten Weltkrieg musste diese Halle nach den Bedingungen des Versailler Vertrages gesprengt werden, doch die Zeit der Zeppeline ging allmählich ohnehin dem Ende entgegen. Bereits 1919 wurde die erste regelmäßige Flugzeug-Verbindung von Hamburg nach Berlin eröffnet. Sie beförderte in diesem Jahr zwar nur ganze 233 Passagiere, doch das Verkehrsaufkommen stieg rasch an.

1929 konnten schon fast 18.000 Fluggäste registriert werden, und es gab zu rund 80 Städten direkte oder indirekte Flugverbindungen, ein Viertel davon ins Ausland. Seit längerem wurde bereits am Ausbau des inzwischen auf 125 ha gewachsenen Geländes gearbeitet. Bei der Erweiterungsfläche handelte es sich um sumpfigen, morastigen Boden, der über mehrere Jahre durch Schüttungen mit dem Inhalt von Müllwagen befestigt wurde und dessen Trockenlegung gleichzeitig Voraussetzung für eine erfolgreiche Drainage des gesamten Flughafengeländes war – mitunter fuhren sich nämlich die Flugzeuge auf den matschigen Pisten fest. Angelockt durch die Abfälle siedelten sich hier bevorzugt Ratten an, die von den Mitarbeitern der Desinfektionsanstalt immer wieder vernichtet werden mussten.

Das Rollfeld selbst bestand nicht aus einer betonierten Piste, wie wir sie heute kennen, sondern einem grasbewachsenen ebenen Feld, das von den Schafen einer zum Flughafen gehörenden Schäferei kurzgehalten wurde.

Im August 1939 wurde der Flughafen für den zivilen Luftverkehr geschlossen, und erst 1946 konnte wieder ein ziviler Liniendienst eingerichtet werden. Nach wie vor bestand das Rollfeld aus einer Grasnarbe, die notdürftig auf einer Länge von 1.500 Metern mit einer Stahlplattenbahn verstärkt worden war, um den Belastungen der neuen schweren Passagier- und Frachtmaschinen standhalten zu können. Erst 1948 wurde der Ausbau des Flughafens in Angriff genommen und mit ihm endlich auch die Betonierung der Flugpisten.

Eine Schafherde gehörte damals zu jedem Flughafen, so auch in Hamburg. Nach Verkehrsschluss hielten die Schafe den Grasbewuchs auf dem Rollfeld niedrig und festigten gleichzeitig durch ihr Umherziehen den Boden. Im Hintergrund sind die 45 Meter hohen Masten der Funkstation sichtbar, die Hamburg bereits 1923 erhielt, als erster Flughafen in Deutschland

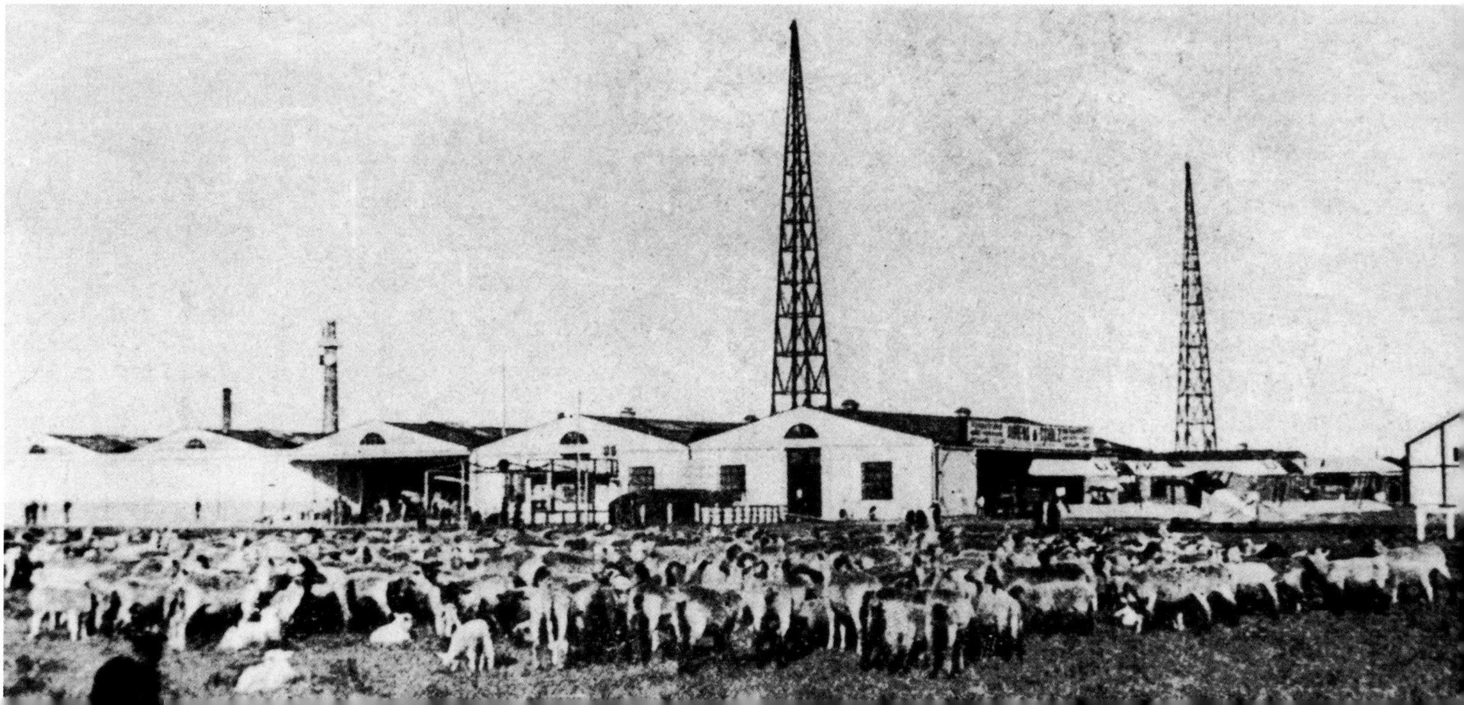

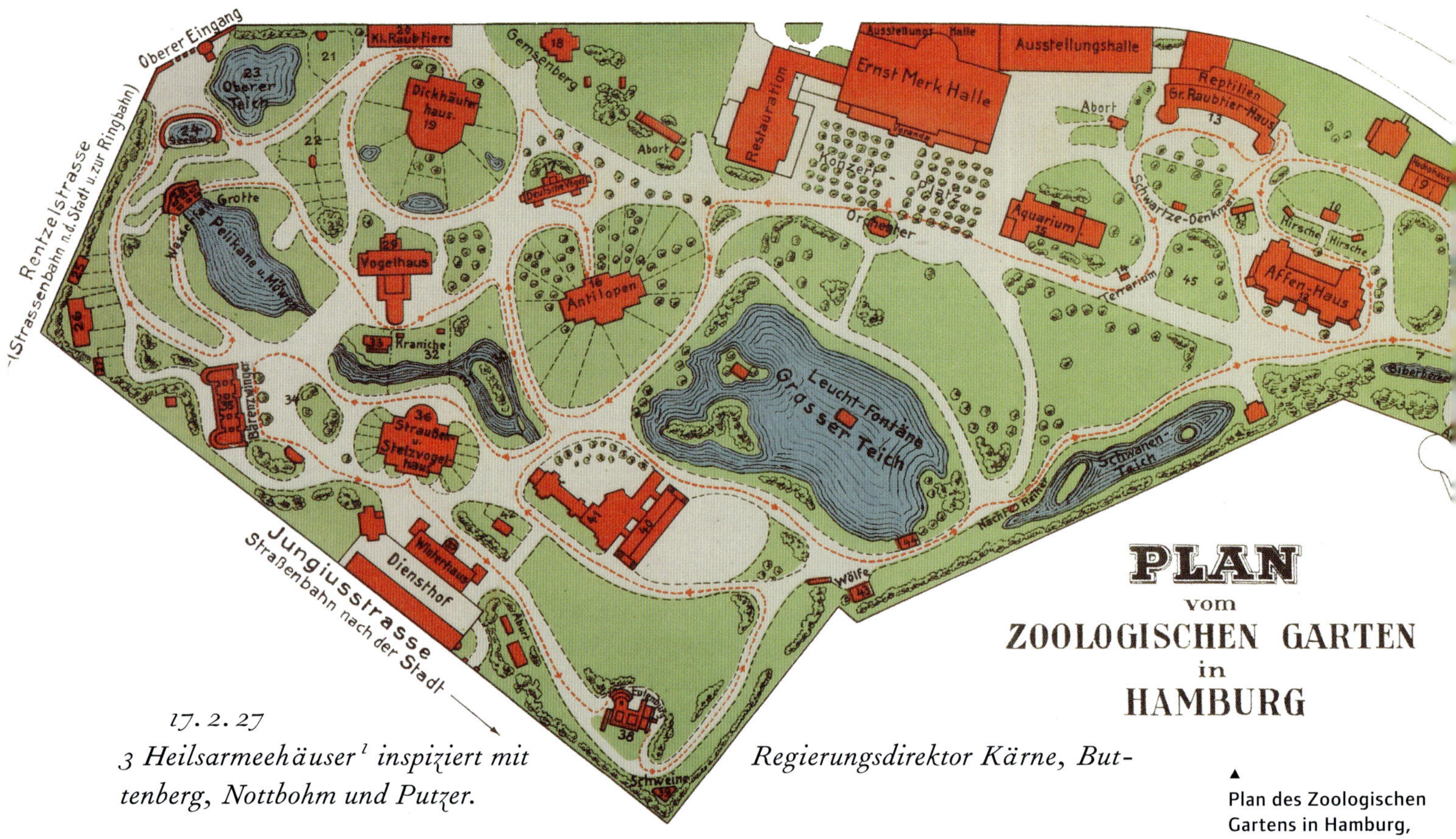

▲ Plan des Zoologischen Gartens in Hamburg, 1922. An der nördlichen Grenze liegt die größte der Ausstellungshallen – die Ernst-Merck-Halle (benannt nach dem Begründer des Zoologischen Gartens Ernst von Merck)

17. 2. 27

3 Heilsarmeehäuser[1] inspiziert mit Regierungsdirektor Kärne, Buttenberg, Nottbohm und Putzer.

3. 7. 27

(Sonntag) Vormittag im Institut geräumt. Nachmittag Zoologischer Garten. Im Verfall. Dreckig. Papier überall. Jammervoller Zustand: Es fehlen viele Tiere: Hirsche, Ziesel, Antilopenhaus nichts drin. Bärenhaus ärmlich. Die kleinen Käfige leer. Vogelhaus gelb und rot gestrichen! [...]

16. 9. 27

Institutsneubau! Ich wurde von Pfeiffer zum Oberbaurat Schumacher[2] geschickt wegen eines Platzes. Er war vollkommen negativ eingestellt. Ein kalter Mensch, keinen freundlichen Ton. Sehr erhaben und wichtig. Er wisse keinen Platz und hätte keinen. Ich solle mich an die Domänenverwaltung wenden. Ich war sehr geknickt über das hoffärtige Benehmen.

Desinfektionsanstalt. Einweihung. Mit Staatsdampfer nach dem Ellerholzhafen. Besichtigung. Alles war sehr schön eingerichtet, aber diese Farben! Gelb und rot! Scheußlich. Das ist jetzt die reine Manie und Krankheit. Grell, grün, rot, blau, gelb. [...]

22. 10. 27

Gesundheitsamt. Sitzung wegen des Hygienischen Instituts. Chapeaurouge, Holl, Sieveking, Sibbert. Ich legte gehörig los, weil die Sache nicht vorwärts kam.

► Luftaufnahme des Zoologischen Gartens, 1929/30.
Links wird das Gelände begrenzt von der Tiergartenstraße und rechts von der Jungiusstraße; auf dem Platz des großen Gebäudes mit der Kuppel vorne links steht heute der Heinrich-Hertz-Turm

Eine vergessene Attraktion

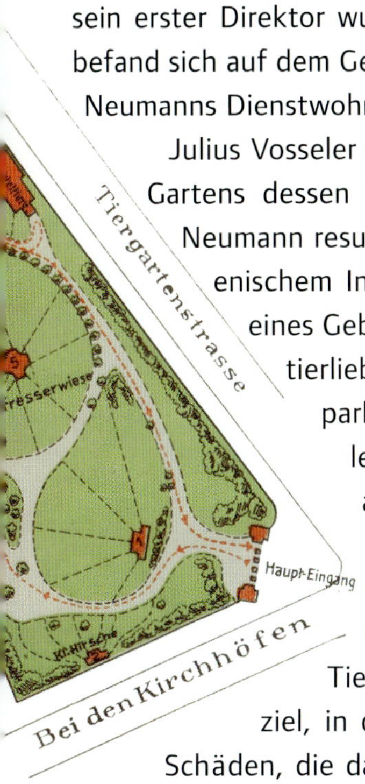

Am 17. Mai 1863 war der Hamburger Zoologische Garten dem Publikum übergeben worden, und sein erster Direktor wurde der berühmte Tierforscher Alfred E. Brehm. Der Zoologische Garten befand sich auf dem Gelände des heutigen Planten und Blomen, lag also in unmittelbarer Nähe zu Neumanns Dienstwohnung und dem Institut an der Jungiusstraße.

Julius Vosseler war seit Beginn des 20. Jahrhunderts bis zur Schließung des Zoologischen Gartens dessen Direktor. Das enge freundschaftliche Verhältnis zwischen Vosseler und Neumann resultierte nicht zuletzt aus dem wissenschaftlichen Austausch zwischen Hygienischem Institut und Zoologischem Garten, denn durch die kostenlose Überlassung eines Gebäudes konnte das Institut dort Versuchstiere halten und züchten. Doch der tierliebe Neumann war auch privat ein häufiger Gast, er und Elly liebten dieses parkartige, nahegelegene Ausflugsziel sehr und waren eifrige Besucher der vielen Sonderveranstaltungen und Ausstellungen, die der Zoologische Garten als zusätzliche Attraktion bot.

Jedoch war bereits um 1910 ein spürbarer wirtschaftlicher Niedergang des Gartens zu beobachten, nicht zuletzt infolge der Konkurrenz durch Hagenbecks Tierpark, der 1907 in Stellingen eröffnet worden war. Der neue Tierpark entwickelte sich rasch zu einem beliebten und attraktiven Ausflugsziel, in dem erstmals Tiere in Freigehegen gehalten wurden. Nach den schweren Schäden, die dann der Erste Weltkrieg dem Tierbestand und auch den Baulichkeiten des Zoologischen Gartens zugefügt hatte, war der Verfall nicht mehr aufzuhalten.

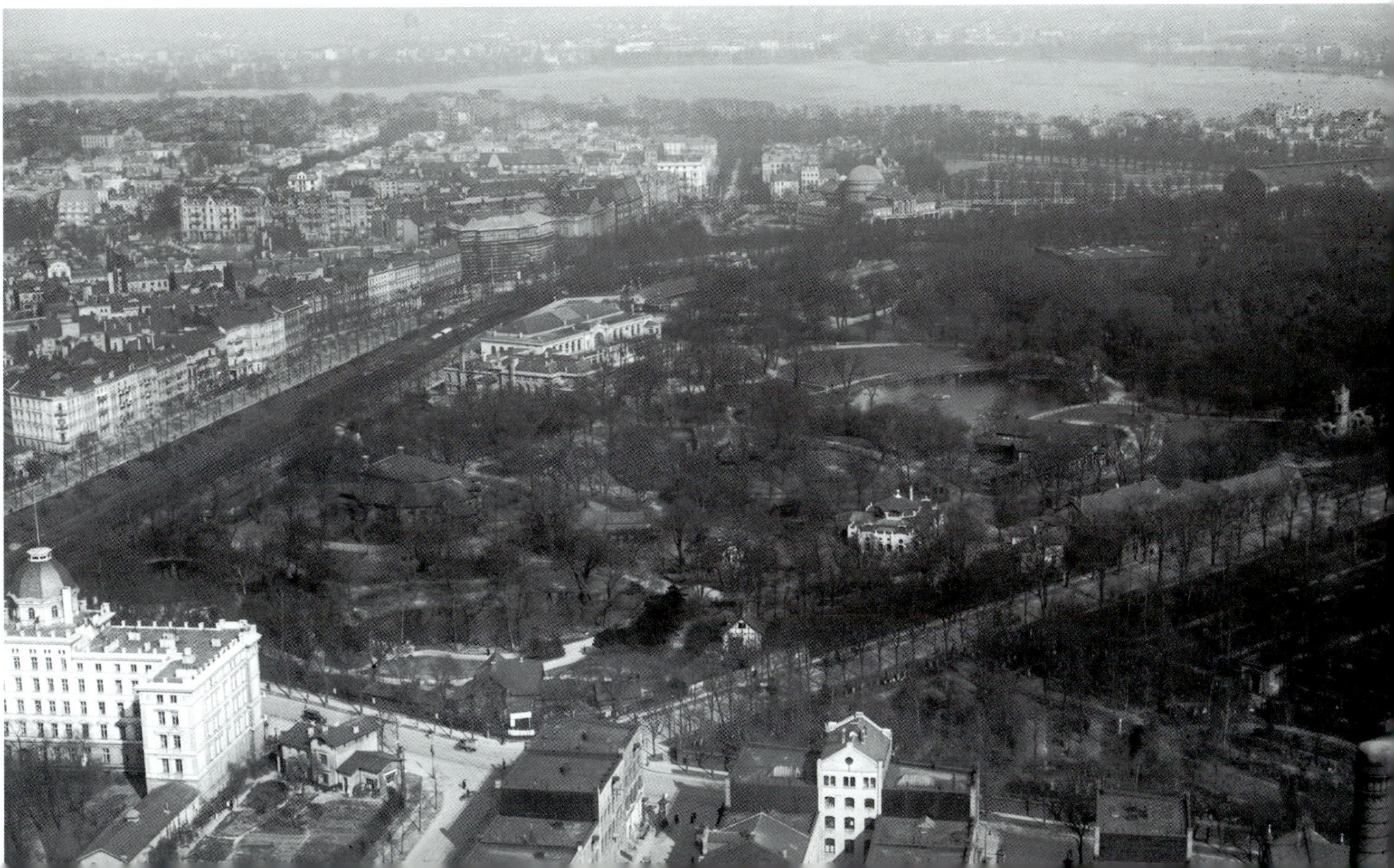

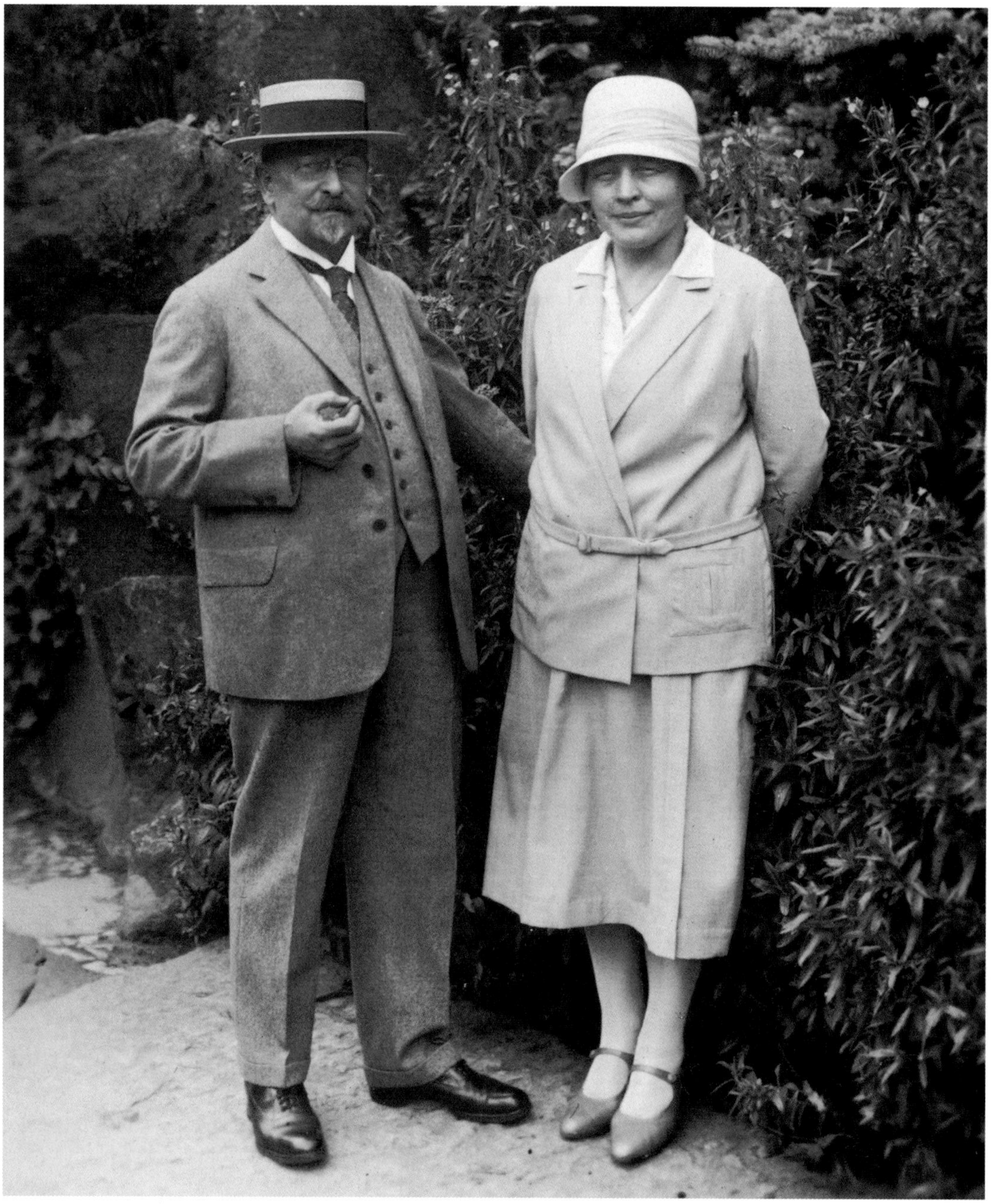

◂
R. O. Neumann und Elisabeth Krützfeldt im Botanischen Garten, 10. 7. 1928. Der Botanisch Garten schloss sich, nur durch die heutige Marseiller Straße getrennt, unmittelbar südlich an das Gelände des Zoologischen Gartens an

16. 11. 27
Gesundheitsamt mit Sibbert und Pfeiffer über das Hygienische Institut. Es soll jetzt fest auf das Versicherungsgebäude gesteuert werden.

[1] Die Arbeit der Heilsarmee in Hamburg begann im Zuge der Cholera-Epidemie und erreichte ihren Höhepunkt Ende der 1920er Jahre, als mehrere Wohnstifte unterhalten wurden.

[2] Fritz Schumacher (1869–1947), bedeutender Architekt. Zwischen 1909 und 1920 war Schumacher Leiter des Hochbauamtes in Hamburg, ab 1924 Oberbaudirektor. In einem neuen, sachlichen Stil entwarf er zahlreiche Wohn- und Geschäftsgebäude sowie Schul- und Institutsbauten.

▸
Der schwimmende „Desinfektor" und die Desinfektionsanstalt im Freihafen (Ellerholzhafen), 1927

Die schwindenden Einnahmen führten schließlich zur Umwandlung in einen „Vogelpark", aber auch die verstärkte Nutzung der Gebäude für Ausstellungszwecke brachte nicht mehr den erhofften Aufschwung, und 1930 wurde der Zoologische Garten geschlossen.

Die neue Desinfektionsanstalt

Die erste staatliche Desinfektionsanstalt in Hamburg wurde im Zuge der großen Cholera-Epidemie 1894 am Bullerdeich im Stadtteil Hammerbrook in Betrieb genommen. Sie stieß jedoch schon bald an ihre Kapazitätsgrenzen, denn mit dem zunehmenden Schiffs- und Güterverkehr wurden auch die Aufgaben der Desinfektion und Schädlingsbekämpfung immer umfangreicher. Im Jahr 1915 wurde daher vom Senat beschlossen, eine Außenstelle der Desinfektionsanstalt zwischen dem Ellerholzkanal und dem Travehafen zu errichten, die schließlich 1927 fertiggestellt wurde.

Zu der Außenstelle gehörte auch das im Jahr 1900 in Betrieb genommene Schiff *Desinfektor*, eine Art schwimmende Desinfektionsanstalt, die Schiffsräume und -ladungen desinfizieren konnte und insbesondere der Rattenvernichtung auf den Schiffen diente.

Der *Desinfektor* hatte keinen eigenen Antrieb, sondern war ein Schleppfahrzeug und musste bei jedem Einsatz von einer Barkasse an das Seeschiff herangeführt werden. Dort übernahm der *Desinfektor* das Ausgasen von Schiffen, indem mittels Schläuchen eine tödliche Mischung aus Kohlenoxyd, Kohlensäure und Stickstoff in die Schiffsräume eingebracht wurde. *„Nach abgeschlossener Ausgasung werden die Schiffsräume wieder gelüftet und auf Wiederbetretbarkeit mittels Versuchstieren geprüft; aufgefundene tote Ratten werden mittels Zangen ergriffen, zur Abtötung der Flöhe in Petroleum getaucht und in dichtschließenden Metallkästen dem Hygienischen Staatsinstitut zur bakteriologischen Untersuchung auf Pest überbracht"*, berichtete Professor Schwarz, Leiter der Abteilung für Gewerbe-, Bau-, Wohnungshygiene und Schädlingsbekämpfung, Ende der 1920er Jahre in seiner Schrift „Hygienische Anlagen in Hamburg".

Die Desinfektionsanstalt war eine eigenständige Anstalt, obwohl sie natürlich eng mit dem Hygienischen Institut und auch mit dem Tropeninstitut zusammenarbeitete.

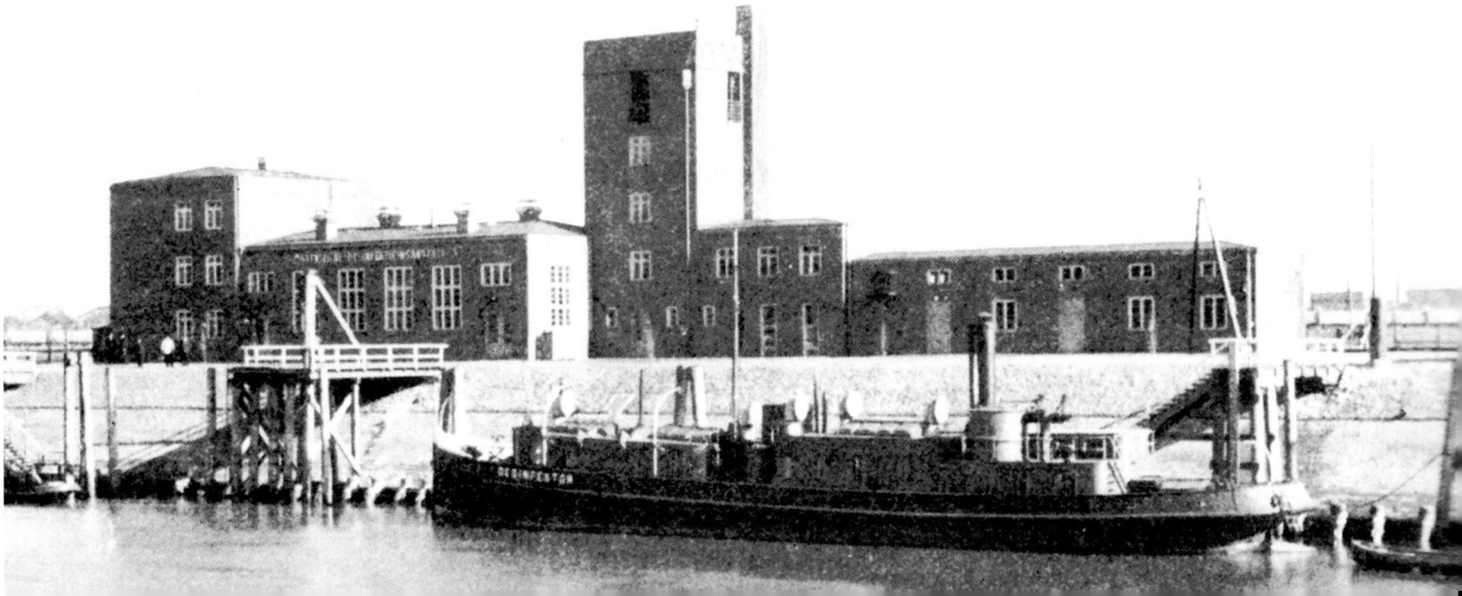

28. 1. 28

Gesundheitsamt: Pfeiffer teilt mit, daß das Versicherungsgebäude für unser Institut bald geräumt würde. (Wenn es wahr ist!).

4. 2. 28

Versicherungsgebäude mit Koppenberg und Kister[1]*. Wir hatten Pläne mit von der Baudeputation. Das gewaltige Haus mit dem vielen Platz imponierte uns sehr. Direktor Sonderhoff war entgegenkommend.*

8. 2. 28

Berlin 3. Tag.[2] *Sitzung über Kakao und Chokolade. 80 Leute da von allen Firmen. Auch Reichardt hatte einen Dr. Müller geschickt, ein ganz unverschämter und frecher Kerl. Als es zur Diskussion mit der Entfaltung des Kakaos kam, zog ich dagegen energisch los, besonders gegen Reichhardt. Müller wurde sehr ausfallend. Die Kakaofirmen standen zum großen Teil auf seiner Seite. Die Regierung verteidigte schwach das Verbot der Auspressung. Die Sitzung dauerte bis ½11 Uhr Abends. Alles war abgespannt und so kam es, daß die Kakaoleute dem Präsidenten schließlich das Gesetz so diktierten, wie sie es haben wollten. Ich fand das eine Erniedrigung des Gesundheitsamtes.*

7. 11. 28

Frau Heringsen, M.d.B. besichtigte Institut und Sammlung. Die dumme Gans tat sich wichtig und redete viel.

24. 11. 28

Deutscher Hausfrauenbund. Fr. Cordes und 50 Hausfrauen. Besichtigung des ganzen Instituts. 10–6. Große Ausstellung aus allen Abteilungen, die tagelang Arbeit machte. Dann Vortrag von mir und große Demonstration. Man war allgemein sehr befriedigt. Dann wurden auch noch die anderen Abteilungen durchgegangen bis ½6 Abends.

25. 11. 28 (Sonntag)

Sogar Sonntags keine Ruhe! Es kamen 120 Sozis mit ihren Frauen, Bengels und Kindern das Institut anzugucken. Überall großes Gedränge. Der Hörsaal reichte nicht aus. Von 9–2. 1½ Std. habe ich geredet und demonstriert und dann in 3 Gruppen die Gesellschaft durch das Institut geschleust. Ein höchst „angenehmes" Vergnügen.

15. 12. 28

Theekosten bei Peter und Dunker, Deichthor 50. Teeimport. Man zeigte mir die Teeprüfung. Ich mußte selbst kosten: Grüner Tee, Peccoblüten, Indischer Tee, Ceylonthea, Liptontee. Ich bekam Proben für die Sammlung.

---

[1] Julius Kister (1870–1942); nach Medizinstudium in Leipzig, Erlangen, Berlin und Kiel trat Kister nach anderen Tätigkeiten 1898 in das Hygienische Institut in Hamburg ein, wurde 1899 Wissenschaftlicher Assistent und 1903 Abteilungsvorsteher der hygienisch-chemischen Abteilung. Ab 1914 leitete er die Abteilung für hygienisch-bakteriologische Untersuchungen. 1919 wurde er zum außerordentlichen Professor für Hygiene berufen, 1936 erfolgte die Entpflichtung und Emeritierung.

[2] Neumann war als Mitglied des Reichsgesundheitsrates in Berlin.

Qualität kontra Wirtschaftlichkeit?

1928

Auf der von Neumann erwähnten *„Sitzung über Kakao und Chokolade"* hatte der Reichsgesundheitsrat über die Güte des Kakaos der Reichardt-Werke in Hamburg-Wandsbek zu befinden. Seine Möglichkeiten waren jedoch faktisch begrenzt, denn zunächst musste innerhalb des Gremiums eine Einigung hergestellt werden, wobei natürlich die geladenen Lobbyisten, oft erfolgreich, die Entscheidung zu ihren Gunsten zu beeinflussen versuchten. Dazu kam, dass das Lebensmittelrecht grundsätzlich recht liberal gehandhabt wurde.

Neumann war sehr erbost darüber, dass sich die Firma Reichardt letztlich durchgesetzt hatte. Kernpunkt der Auseinandersetzung war das Auspressen des aus den gerösteten und gemahlenen Kakaobohnen gewonnenen Kakaopulvers, das wegen seines hohen Fettgehalts nicht direkt verwendet werden kann, da es leicht ranzig wird. Man entzog *„ihm von jeher 15–18% Kakaoöl. Das waren die guten Kakaopulver von Stollwerk, Hartwig & Vogel, Suchard, van Houten u. a., mit 27–33% Fett, die etwa bis zum Jahre 1908 im Handel waren, ... [...] In jener Zeit begann zuerst die Reichardt-Firma den Kakao noch weiter abzupressen und ihm das aromaführende und das kalorisch hochwertige Fett zu entziehen. Dadurch ist meiner Meinung nach dieses unübertroffene Naturprodukt sehr stark entwertet worden, da die bis zu 12% Fettgehalt ‚stark' ausgepressten Pulver auch das Getränk an Qualität minderwertig machen"*, erläuterte Neumann in seiner 1948 erschienenen Schrift „Die Sammlung des Hygienischen Instituts in Hamburg".

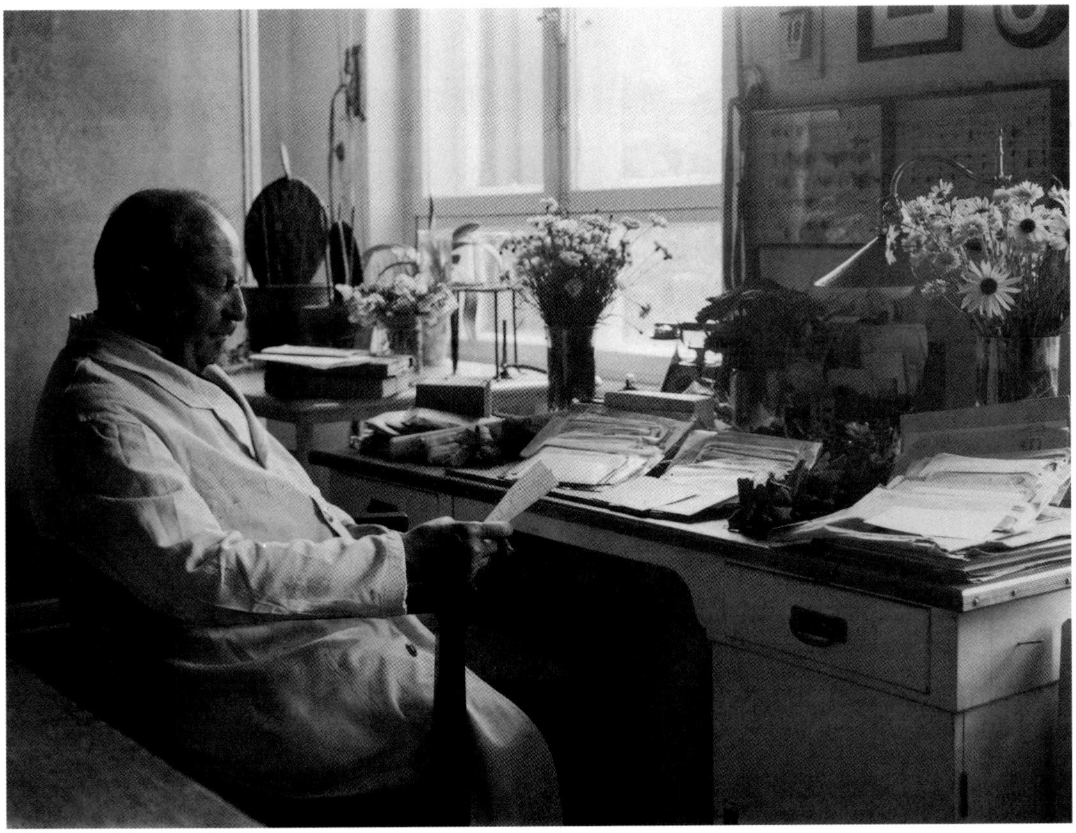

R. O. Neumanns 60. Geburtstag am 29. 6. 1928. Büro im Hygienischen Institut an der Jungiusstraße

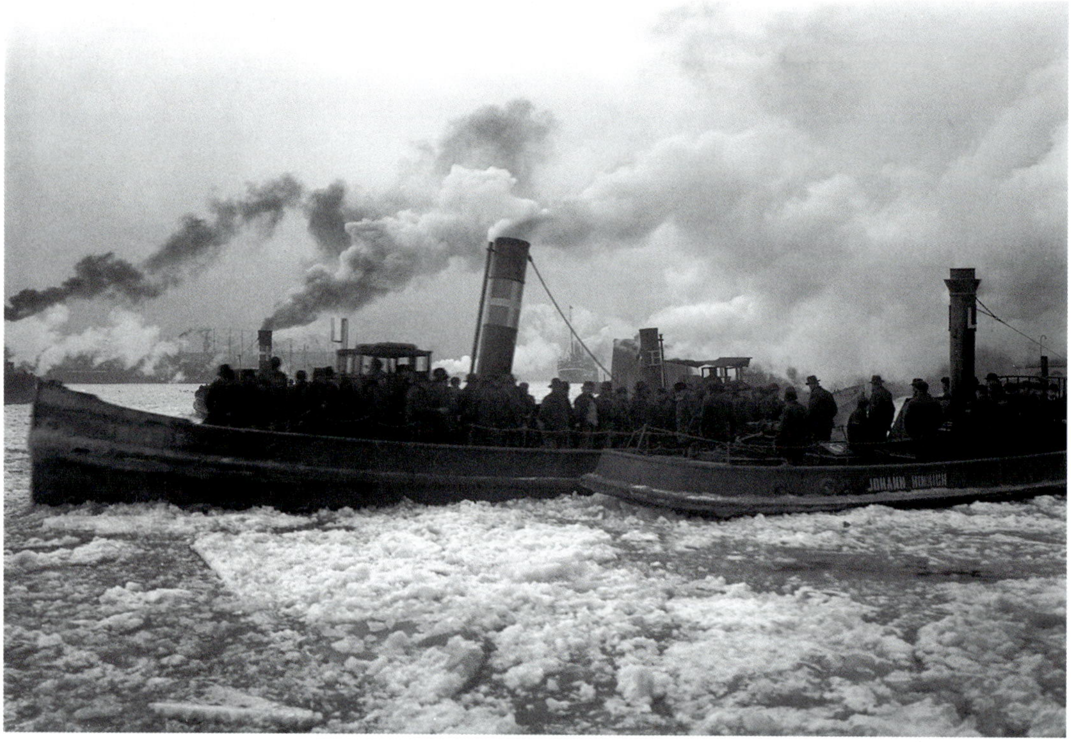

Eisgang im Hafen, um 1929. Barkassen bringen Hafenarbeiter zu ihren Arbeitsplätzen

18. 1. 29
Außenalster gefroren. Seltenheit. Ich ging mit Elly vom Jungfernstieg bis zum Fährhaus.

19. 1. 29
Großer Wettersturz 3° Wärme. Viel Regen. Die Elbe ist voll Eisschollen, so daß die Schiffe kaum durch können. Wir waren an den Landungsbrücken. Die Elbe trat aus.

11. 4. 29
Matthei, Schuster und der neue Verwaltungsdirektor Groth besichtigten das Institut Jungiusstraße. Sie sahen selbst, daß es zu klein war, da ich sie überall herumgeführt hatte. Das neue Institut ist aber noch nicht genehmigt.

12. 4. 29
Auf einem Schiff wurden unter 50 Ratten 2 Pestratten gefunden.

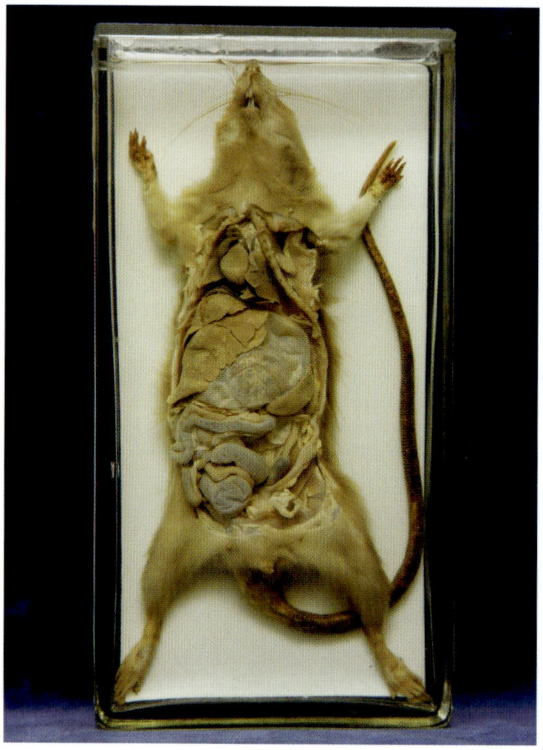

Rattenpest.
Für Pest typische Leber-Infarkte, 28. 6. 1926.
Objekt aus Neumanns Privatsammlung zur Hygiene

Die Pest an Bord

Seit dem Jahr 1900 wurden per Gesetz alle Schiffe untersucht, die aus pestverseuchten Gebieten nach Hamburg kamen. Das Augenmerk galt dabei dem Rattenbefall, denn diese Tiere spielen im Übertragungsweg der Pest eine entscheidende Rolle. Sie beherbergen die Rattenflöhe, die zum einen die Pest unter den Ratten verbreiten, aber durch Flohstiche die Krankheit auch auf den Menschen übertragen können.

Seit jeher stellten Ratten, die sich auf Schiffen eingenistet hatten, eine permanente Gefahr für die Gesundheit von Besatzung und Passagieren dar, aber auch für die angelaufenen Häfen. Während des Warenumschlags konnten pestbefallene Ratten leicht das Schiff verlassen oder umgekehrt vom Land auf das Schiff gelangen. Für eine große Hafenstadt wie Hamburg war daher die Rattenvertilgung besonders wichtig, insbesondere dann, wenn es bereits Verdachtsfälle einer Erkrankung gab und das Schiff in Quarantäne genommen wurde oder wenn sich die Ratten auffällig verhalten hatten und in besonders großer Zahl aufgetreten waren.

Die Rattenvertilgung oblag der Desinfektionsanstalt, die Untersuchung von pestverdächtigen Ratten geschah im Hygienischen Institut, das dafür eigens ein Pestlaboratorium besaß. Hier wurden die Ratten seziert und ihre Organe durch Begutachtung und das Anlegen von Kulturen auf Befall mit Pestbakterien untersucht. Bis zum Jahre 1925 stellte das Hygienische Institut auch dreimal einen Pestfall auf Schiffen fest und fand 650 mit Pestbakterien behaftete Ratten.

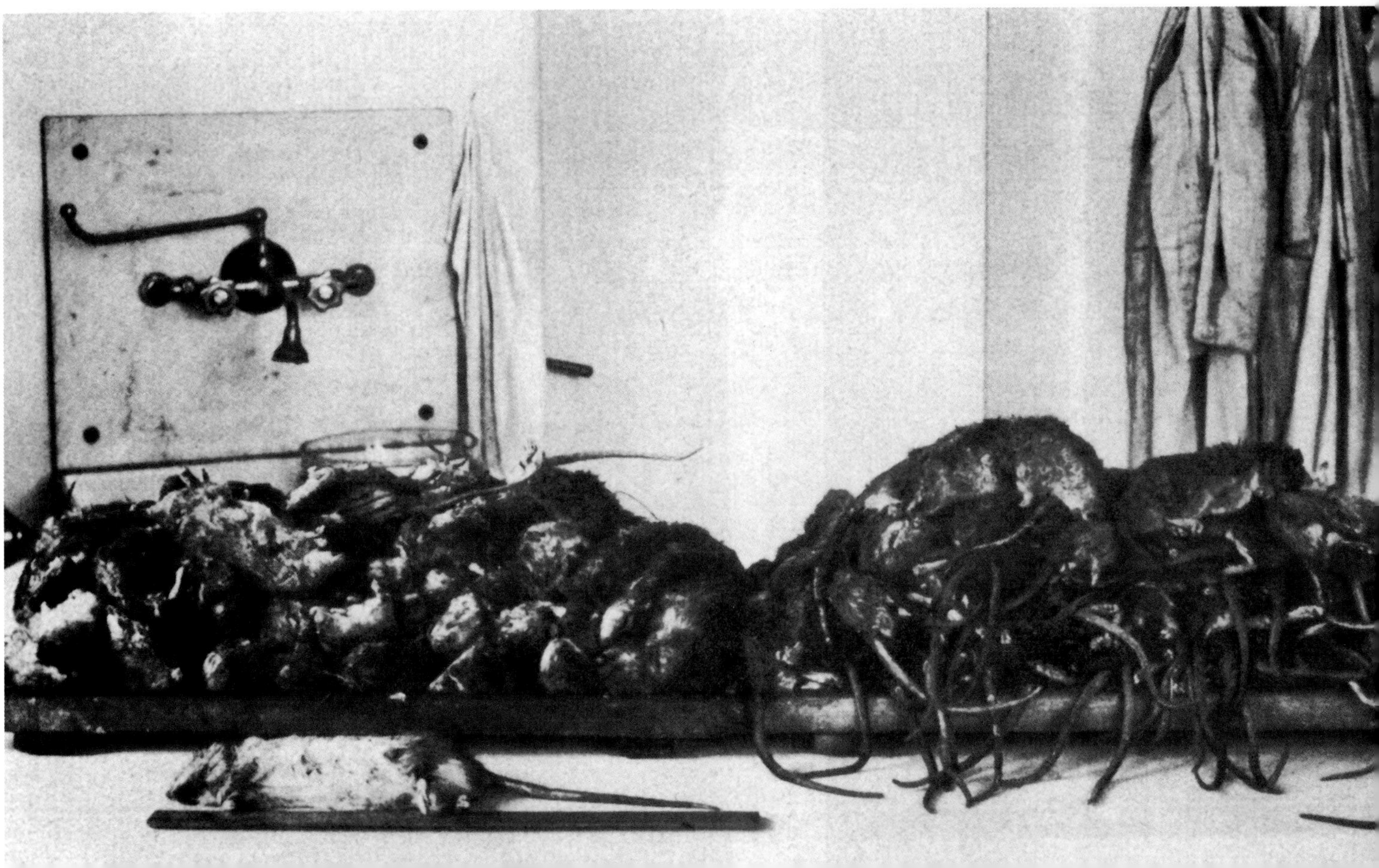

Rattenkadaver im Pestlabor des Hygienischen Instituts an der Jungiusstraße, Ende der 1920er Jahre

20. 4. 29
Abschluß des Pestschiffes, unter 103 Ratten 13 positive, Schiff „Sandandes" aus Argentinien.

2. 5. 29
Kuhwärder und Amerikahöft mit Koppenberg. Lendrich war abgegangen und Buttenberg kam an seine Stelle. Ein Teil von Kuhwärder kommt nach dem Amerikahöft. Wir fuhren dahin und sahen die Räume an. Alle waren mit der Planverteilung ziemlich einverstanden. Nur Noel maulte. Er wollte eine Extrawurst und auch einen Gutachterposten. Ich lehnte ab, weil 6 Gutachter genug seien. Bey war auch eingebildet. Überhaupt eine böse Gesellschaft, die Chemiker.

10. 5. 29
Im Colleg über 100 Zuhörer! Kein Platz. Sie standen auf dem Katheder, in den Gängen, auf den Fenstern bis in den Gang hinaus. Unerhörte Zustände!

5. 12. 29
Kammann stellt 3 neue Chemiker an. Frl. Ludwig hat die Haare abgeschnitten. Ich habe geschimpft, denn die eitlen Mädel sind meschugge. Ewig schade, um die schönen Haare.

20. 12. 29
Gesundheitsamt. v. Noel macht mir wieder viel zu schaffen. Er ist aufsässig, frech, eingebildet und arrogant, er erkennt keinen Direktor an und handelt selbständig, weil er Mitglied des Beamtenrates, Mitglied des Beamtenausschusses und im Verein höherer Stadtbeamten ist. Dienstordnung und Amtseid, was sich gehört, kennt er nicht. Er hat keinen Dr.-Titel, hat einen Sprachfehler, eignet sich nicht für die Öffentlichkeit, wissenschaftlich unbedeutend. Immer im ... [unleserlich]. Er will unbedingt „Gutachterposten" haben, aber ich lehne ab, weil wir schon 6 Gutachter haben und er den Posten gar nicht verdient. Deshalb hab ich mit ihm mehrfach Auseinandersetzungen. Er geht hinter meinem Rücken zum Ober Regierungs Rat Rotenberg und zum Senator und klagt gegen mich. Ich werde am 20. 12. zu Rotenberg bestellt, der sich dahin äußert, daß v. Noel wegen seiner „Rätesache" den Posten haben könne (solche Soziwirtschaft), obwohl v. Noel seinen Dienst mit all dem blöden Kram vernachlässigt. Ich habe also den Kürzeren gezogen und den unwürdigen Angestellten hat man gefördert und freie Bahn geschaffen. Als ich sofort zu Pfeiffer ging und ihm das erzählte, wußte er nichts zu machen. Es schien ihm Wurscht zu sein, wie so oft, wenn er nicht einzugreifen sich getraute. Ich mußte Noel die Gutachterstelle geben 1. 1. 30.

►
Überfüllter Hörsaal im Hygienischen Institut an der Jungiusstraße, Wintersemester 1930/31

Ein gut dotierter Nebenverdienst

Immer wieder gab es zwischen Neumann und einigen seiner Mitarbeiter, besonders aus den Reihen der Nahrungsmittelchemiker, Streit um die Gutachterposten. Die einträglichen Gutachten für Privatfirmen waren sehr begehrt, denn sie versprachen einen zusätzlichen Verdienst. Nach Neumanns Meinung waren sie jedoch mit der Reputation eines staatlichen Instituts schlecht vereinbar. Tatsächlich bargen die bezahlten Privatgutachten die Gefahr, dass das Ergebnis der Prüfung – etwa von Reinheit und Qualität von Lebensmitteln – allzu sehr im Sinne der beauftragenden Firmen ausfiel und das untersuchte Produkt bei einer eventuellen späteren Kontrolle durch das Hygienische Institut oder bei Auseinandersetzungen im Reichsgesundheitsrat dadurch von vornherein Vorteile für sich verbuchen konnte.

Neumann war strikt gegen nebenamtliche Gutachten für Privatfirmen, da das Hygienische Institut hoheitliche Aufgaben ausübte und er um die Objektivität der Mitarbeiter fürchtete. Zudem hatte er verständlicherweise etwas dagegen, dass die Beamten ihre privaten Tätigkeiten eventuell während der regulären Arbeitszeit und mit den Ressourcen des Instituts ausübten. Zumindest aber wollte Neumann über private Gutachten informiert werden und die Entscheidungsgewalt behalten, daher verärgerte es ihn, wenn er häufig erst davon erfuhr, wenn sie schon längst in Bearbeitung oder abgeschlossen waren.

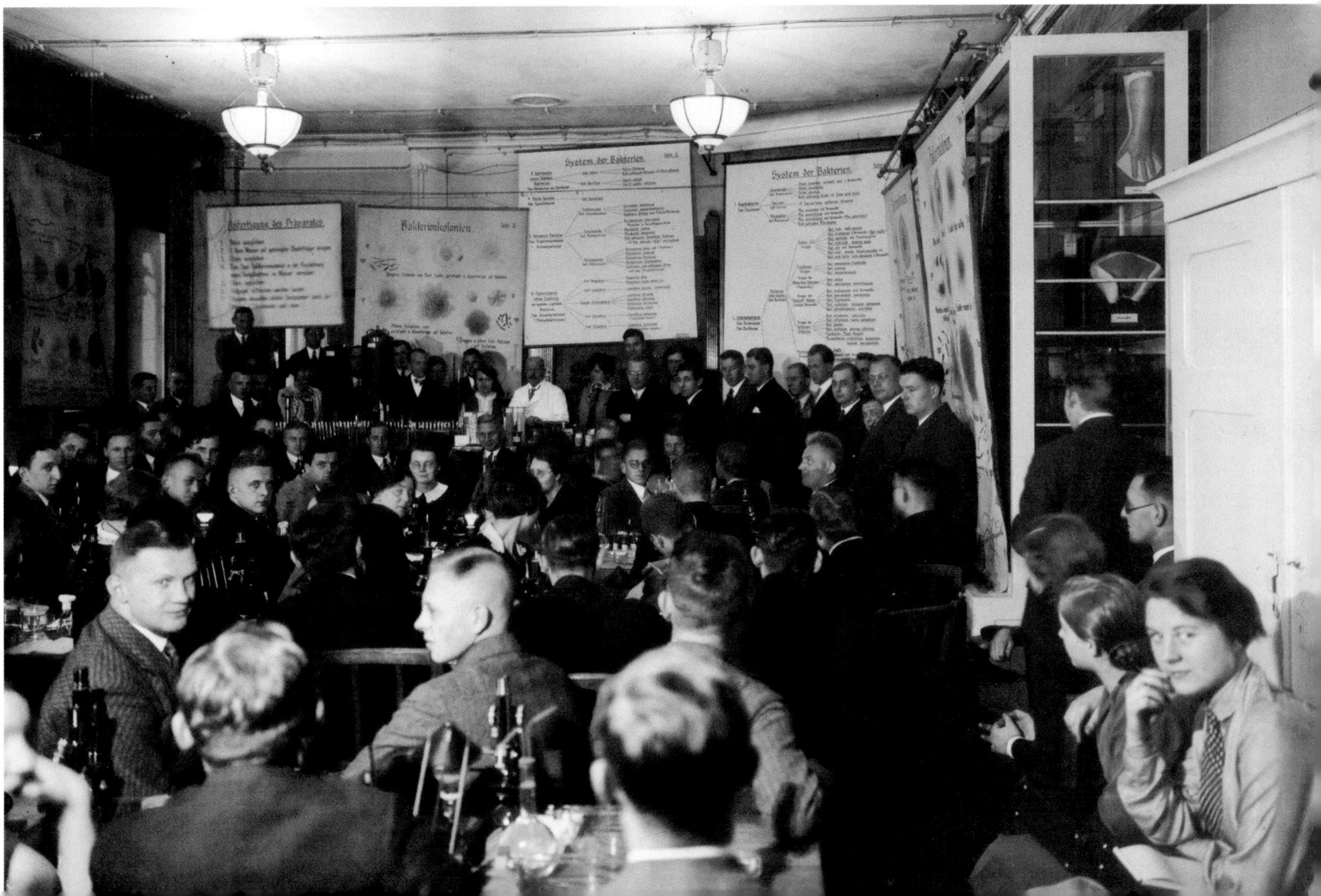

7.3.30
Bericht an das Gesundheitsamt, wie viel Platz wir bräuchten im neuen Institut. Das ist schon der 15. Bericht über dieselbe Sache!

12.3.30
Bey will für Darboven[1] *arbeiten. Besprechung mit Pfeiffer. Ich bin dagegen.*

7.4.30
kommt der Senator, Institut und Sammlung ansehen. Ist eigentlich ein Dumpfbock, der sich für nichts interessiert. Er geht überall vorüber, weil er offenbar von Wissenschaft (als Sozi herauf gekommen) nichts versteht. Ganz anders war v. Wrochem, der dann kam. Er war 1 ½ Std. da und es machte ihm alles lebhaft Spaß. Er ließ sich auch die Peststation zeigen.

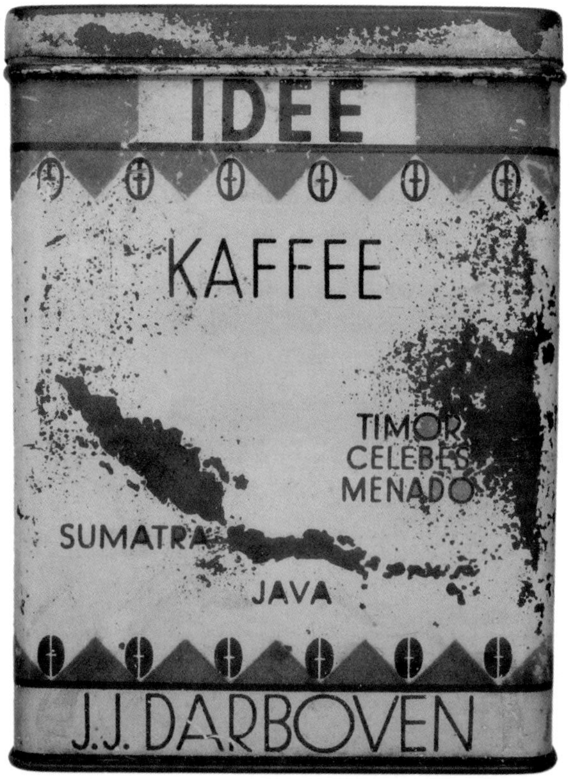

„Idee Kaffee"-Dose, 1930er Jahre

6.5.30
Physikus Sieveking[2] *ist enthusiastisch von seinem Gedanken, den Wasserturm auf der Sternschanze als Hygienemuseum vorzuschlagen. Die Lage wäre gut, aber 6 Etagen hoher Betrieb unpraktisch. Es ist nichts daraus geworden.*

5.6.30
Kaltehofe: Dr. Keim holte mich per Auto nach Kaltehofe zur Besichtigung der Elbe. Es fanden sich kolossale Massen Algen. Das Wasser wurde geklärt und mit Alaun behandelt und absitzen lassen. Auch mit Natriumchlorit wurde gearbeitet. Dann wurde die Badeanstalt besichtigt: Um 10 Uhr stehen 150 Mann bereit, lauter Gesox und Arbeitslose.

25.5.30
Der zoologische Garten soll eingehen, wie man sagt, weil die Stadt die lumpigen 50.000 Mk. Subvention nicht mehr zahlen könne. Es soll jetzt ein „Volkspark" daraus gemacht werden, offenbar ein Machwerk der Sozis.[3] *Es ist traurig um das Kleinod mitten in der Stadt, was 100.000 Menschen eine Erholung und Anregung und Belehrung gewesen ist. Man schlägt jetzt schon die alten Bäume und baut die alten Tierhäuser ab. Ein Jammer!*

Streitpunkt „Idee Kaffee“

1866 hatte Johann Joachim Darboven in Hamburg ein kleines Geschäft für „Gewürzwaren“ eröffnet, in dem er auch Kaffee und Tee anbot. Damals war es noch üblich, die Kaffeebohnen grün zu verkaufen, die Kunden mussten dann den Kaffee zu Hause in der Pfanne rösten oder zu einer Rösterei bringen. Darboven nahm den Verbrauchern diese Arbeit ab und begann, den Kaffee in einer eigenen Rösterei zu veredeln und frisch geröstet zu verkaufen. Außerdem bot er viele Provenienzen an und bald florierte sein Unternehmen – schließlich war das Deutsche Reich nach den Vereinigten Staaten um die Jahrhundertwende der größte Kaffeekonsument der Welt.

Doch im Jahr 1906 war J. J. Darboven mit der Bremer Kaffee-Handels-Aktien-Gesellschaft ein Konkurrent erwachsen, der ab 1907 als erster einen besonders magenfreundlichen Kaffee anbot, der nach eigenem Patentverfahren entkoffeiniert wurde – „Kaffee Hag“.

Als der Firmengründer im Jahr 1909 starb, übernahmen seine Söhne das Unternehmen und bauten an der Wendenstraße eine Kaffee-Großrösterei mit modernster Technik auf. Doch den Plan, dem Bremer Konkurrenzprodukt etwas entgegenzusetzen, verfolgten sie in den 1920er Jahren weiter: Sie wollten einen Kaffee herstellen, der vollen Koffeingehalt bot, aber durch Entzug von Bitterstoffen trotzdem magenfreundlich war. Dazu wandten sich die Darboven-Brüder an einen der renommiertesten Kaffee-Experten seiner

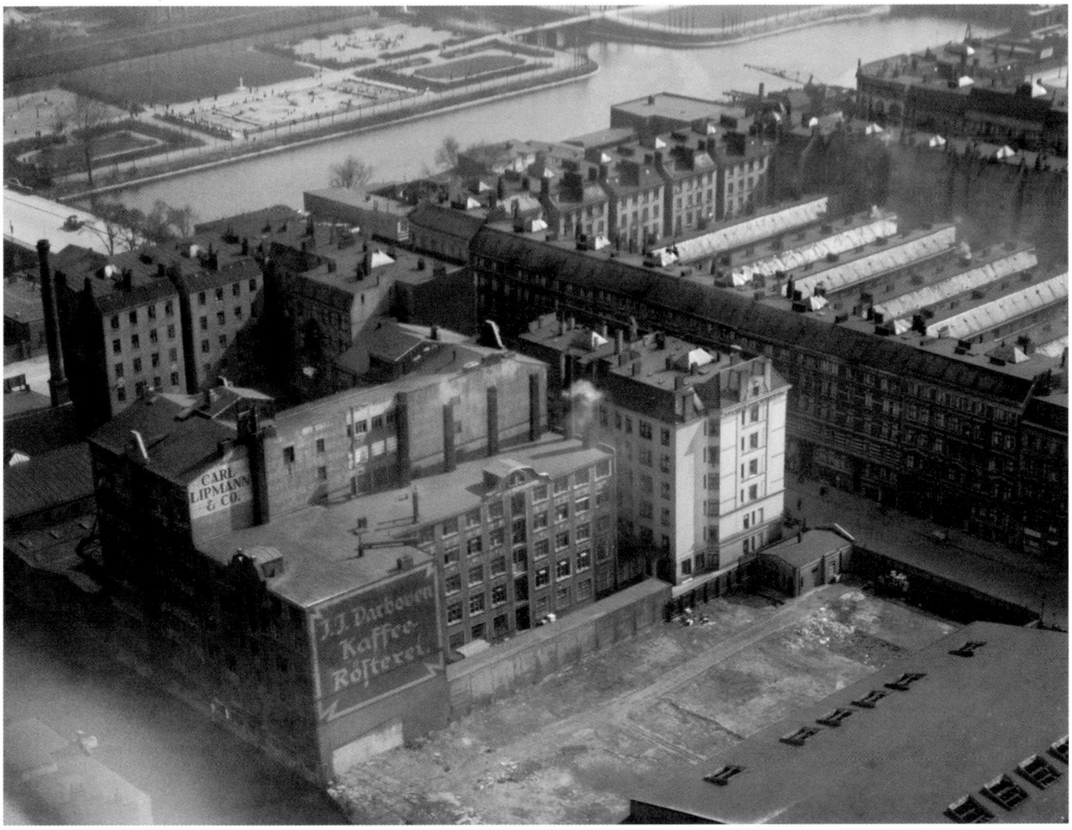

Kaffeerösterei von J. J. Darboven an der Wendenstraße, um 1930

7.6.30 (Pfingstsonnabend)
Ich sollte 40[%] Einkommensteuer und 1% Junggesellensteuer zahlen, da sagte ich, nun werde ich heiraten. Ein Donnerschlag. E.[lly] faché.[4]

29.6.30
Zum Geburtstag gratuliert nur Frl. Friedrichsen und Frl. Nora Krüger. E.[lly] stumm!

5.7.30
Zoologischer Garten. Einweihung des neuen Volksparkes. Mit Pfeiffer. 2 Herren aus Weimar und die Presse. Der Park war noch nicht ganz fertig. Die Vögel haben viel Platz. Der Adlerkäfig ist groß, ebenso für Pinguine, ein besonderes Papageienhaus. Ich noch zum Essen mit den Reportern eingeladen. Schildkrötensuppe, Straußenei, Spargel und Wein.

25.7.30
Gesundheitsamt. Pfeiffer und Rothenberger. Es handelt sich um die Arbeiten der Abt. III für Darboven (Trygonellin) von Lendrich und Meyer. Das soll nun endlich verboten werden, daß sie Privatarbeiten ausführen.

6.9.30
Zum 1. Mal machen sich Hitlerleute bemerkbar. Die Drehbahn ist abgesperrt. Bei Sagebil ist Versammlung und alles abgesperrt.[5]

14.9.30
Reichstagswahl. Sehr viele Stimmen für Nationalsozialisten. Großer Betrieb in der Stadt. Auf dem Gänsemarkt großer Rummel! Man wartete auf die Resultate.

5.10.30
Die große schöne dreiteilige Ulme vor dem Institut wird umgemacht, angeblich weil sie zu viel Schatten macht. Das Fällen dauerte 8 Tage.

12.10.30
Der Garten sah böse aus, nachdem man die schönen großen Ulmen umgemacht hat. Schade! Ich hatte viel zu tun, um alles wieder umzugraben und in Ordnung zu bringen. Es sieht sehr kahl aus.

31.10.30
Abteilungen Schwarz, Lorenz und Gäthgens[6] *ziehen in das Parterre des Versicherungsamtes.*[7]

¬ Seite 88

Zeit: den Nahrungsmittelchemiker Karl Lendrich, Leiter der Abteilung für Lebensmitteluntersuchungen am Hygienischen Institut in Hamburg.

1927 entwickelte Karl Lendrich im Auftrag der Kaffeerösterei ein neuartiges chemisch-physikalisches Verfahren, das genau diese Anforderungen erfüllte. Es entzog den Kaffeebohnen vor der Röstung insbesondere den Bitterstoff Trigonellin, gleichzeitig blieb aber der volle Koffeingehalt erhalten. Den nach diesem Verfahren hergestellten magenfreundlichen Kaffee verkaufte die Firma Darboven erfolgreich unter dem geschützten Markennamen „Idee Kaffee".

Durch die Auftragsarbeit für Darboven verschlechterte sich das Verhältnis zwischen Neumann und Lendrich, das ohnehin seit jeher angespannt gewesen war, weiter. Neumanns Standpunkt, dass ein staatliches Institut schon aus Gründen der Unabhängigkeit und Objektivität keine Auftrags- und Gutachtertätigkeiten für private Konzerne durchführen dürfe, wenn hierfür kein öffentliches Interesse bestehe, gipfelte schließlich 1930 darin, dass Neumann alle weiteren Arbeiten für Darboven untersagte.

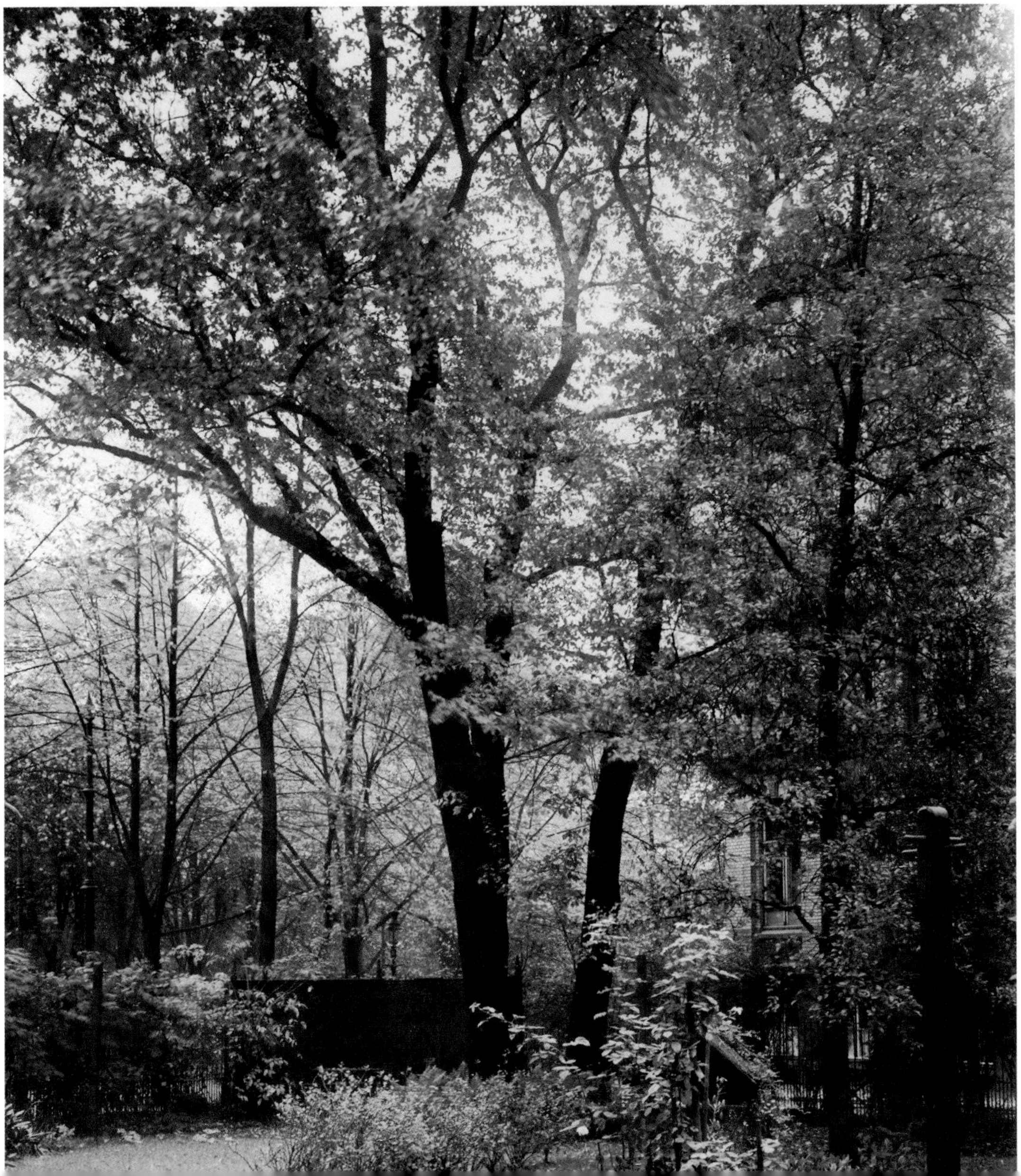

Dreistämmige Ulme im Garten des Hygienischen Instituts an der Jungiusstraße, 1. 10. 1930. Wenige Tage später wurde der Baum gefällt

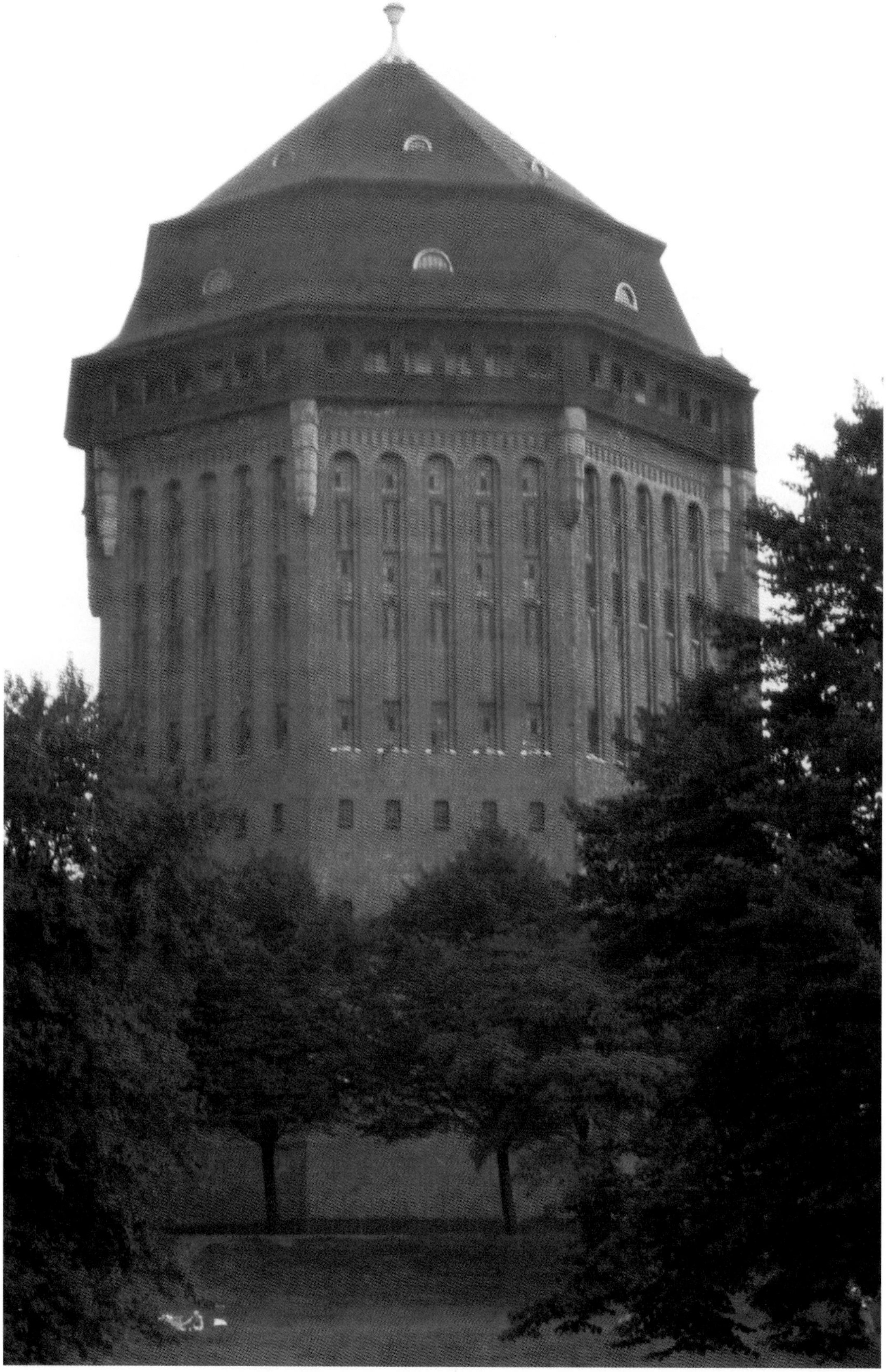

Wasserturm
an der Sternschanze,
um 1935

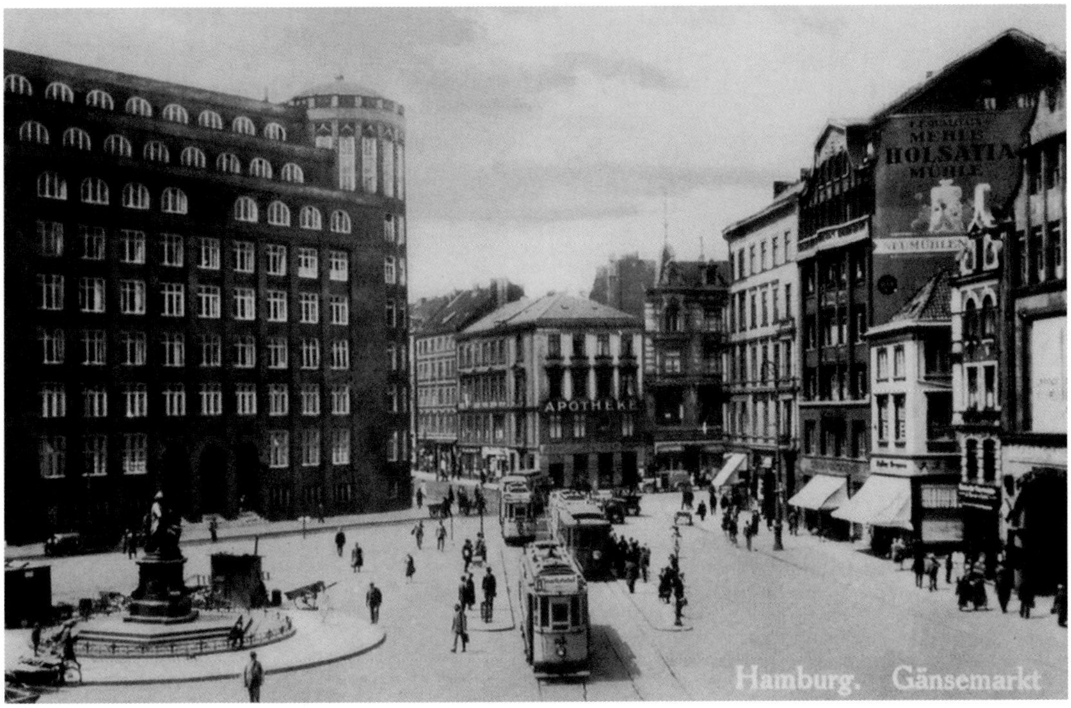

Ansichtspostkarte, um 1930. Blick auf den Gänsemarkt

Der Siegeszug beginnt...

Die Reichstagswahlen am 14. September 1930 stellten – für viele unerwartet – den ersten großen Erfolg der NSDAP auf Reichsebene dar. Bisher hatte die Partei nur 12 Abgeordnete im Reichstag gehabt, jetzt waren es 107.

Mit 18,3% der Stimmen (vorher 2,6%) wurde die NSDAP zweitstärkste Kraft nach der SPD mit 24,5%, dann folgte die KPD mit 13,1%.

Die NSDAP profitierte vor allem von der Weltwirtschaftskrise, ausgelöst durch den Börsen-Crash in den USA am 25.10.1929 und die damit einhergehende hohe Arbeitslosigkeit; außerdem begünstigte die hohe Wahlbeteiligung von rund 82% ihr Ergebnis. Die Wähler der NSDAP kamen aus allen Schichten, auf besonders fruchtbaren Boden fielen ihre Parolen aber bei Jungwählern und beim Kleinbürgertum.

Hygienemuseum im Wasserturm?

Der Hügel an der Sternschanze hatte bereits seit 1864 einen Wasserhochbehälter getragen, der jedoch zu Beginn des 20. Jahrhunderts stillgelegt und abgerissen worden war. An seiner Stelle wurde 1910 der jetzige Wasserturm in Betrieb genommen. Das Gebäude erfüllte – zumindest kurzzeitig – auch touristische Zwecke: Es war gleichzeitig als Aussichtsturm konzipiert; der Aufstieg erfolgte über eine Wendeltreppe mit 181 Stufen in einem seitlich angebrachten Treppenturm, so dass der Behälterraum nicht betreten werden musste.

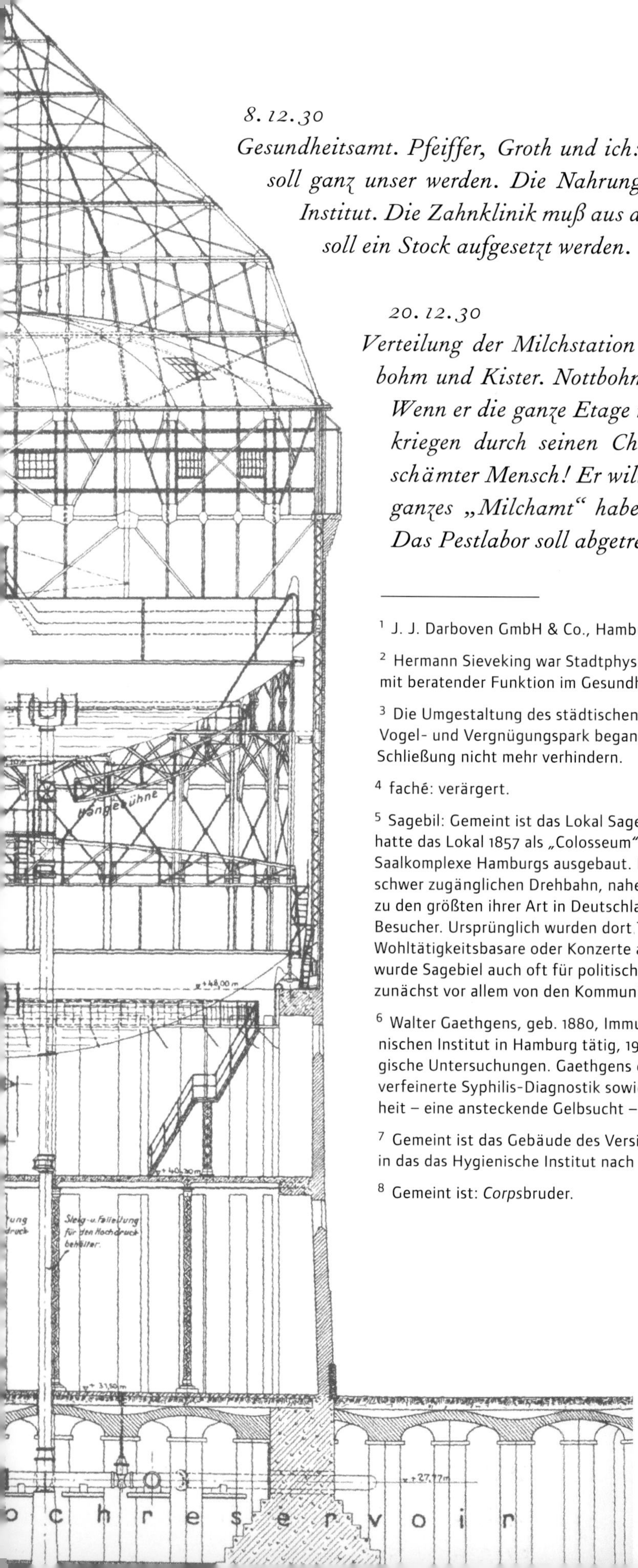

8.12.30

Gesundheitsamt. Pfeiffer, Groth und ich: Es hieß: das Versicherungsamt soll ganz unser werden. Die Nahrungsmittelabteilung bleibt im alten Institut. Die Zahnklinik muß aus dem Versicherungsamt heraus. Es soll ein Stock aufgesetzt werden.

20.12.30

Verteilung der Milchstation im neuen Gebäude: Mit Nottbohm und Kister. Nottbohm wirkte rabiat und unzufrieden. Wenn er die ganze Etage nicht bekäme, würde er sie schon kriegen durch seinen Chorbruder[8] *Matthei. Ein unverschämter Mensch! Er will aber in seinem Größenwahn ein ganzes „Milchamt" haben. Kister wird zurückgedrängt. Das Pestlabor soll abgetrennt werden.*

---

1 J. J. Darboven GmbH & Co., Hamburger Kaffeeröstfirma.

2 Hermann Sieveking war Stadtphysikus in Hamburg, also ein beamteter Arzt mit beratender Funktion im Gesundheitswesen.

3 Die Umgestaltung des städtischen Zoologischen Gartens in einen Volks-, Vogel- und Vergnügungspark begann 1930, konnte aber die rasch folgende Schließung nicht mehr verhindern.

4 fache: verärgert.

5 Sagebil: Gemeint ist das Lokal Sagebiel an der Drehbahn. Der erste Besitzer hatte das Lokal 1857 als „Colosseum" gekauft und zu einem der größten Saalkomplexe Hamburgs ausgebaut. Die Sagebiel'schen Säle an der engen und schwer zugänglichen Drehbahn, nahe des Gänsemarktes, gehörten lange zu den größten ihrer Art in Deutschland: Der große Saal fasste mehr als 2.000 Besucher. Ursprünglich wurden dort Tanzveranstaltungen, Maskenbälle, Wohltätigkeitsbasare oder Konzerte abgehalten. Nach dem Ersten Weltkrieg wurde Sagebiel auch oft für politische Massenversammlungen genutzt, zunächst vor allem von den Kommunisten, später von der NSDAP.

6 Walter Gaethgens, geb. 1880, Immunologe. Ab 1912 war Gaethgens im Hygienischen Institut in Hamburg tätig, 1919 übernahm er die Abteilung für serologische Untersuchungen. Gaethgens entwickelte mit seinen Mitarbeitern eine verfeinerte Syphilis-Diagnostik sowie eine Diagnostik für die Weil'sche Krankheit – eine ansteckende Gelbsucht – die international Anerkennung fanden.

7 Gemeint ist das Gebäude des Versicherungsamtes am Gorch-Fock-Wall, in das das Hygienische Institut nach und nach umzog.

8 Gemeint ist: *Corps*bruder.

►
Das ehemalige Hochreservoir des ursprünglichen Wasserturms hatte sich als so stabil erwiesen, dass es nicht abgerissen werden konnte. Der neue Turm mit einer Höhe von 59 Metern wurde daher quasi in den Vorgängerbau hineingebaut. Der neue Wasserturm an der Sternschanze erhielt zwei übereinander angeordnete Behälter mit einem Fassungsvermögen von je 2.300 Kubikmetern

1943 wurde der Turm bei einem Luftangriff beschädigt, konnte aber 1945 wieder den Betrieb aufnehmen. Durch die Modernisierung der Versorgungsanlagen wurde der Wasserturm dann 1956 überflüssig und schließlich 1961 endgültig außer Betrieb gesetzt. Bis 1970 nutzten ihn die Hamburger Wasserwerke noch selbst als Archiv und Armaturenprüfstelle, danach bemühten sie sich erfolglos um den Verkauf des Turms, der hohe Unterhaltskosten verursachte. Zahlreiche unterschiedliche Nutzungen wurden diskutiert und verworfen, darunter auch eine Nutzung als naturkundliches Museum – gewissermaßen eine Wiederaufnahme der Idee von Stadtphysikus Sieveking. Zwischenzeitlich wollten die Wasserwerke selbst den Turm zu einem Verwaltungszentrum umbauen. Dies hätte jedoch einen Erweiterungsbau nach sich gezogen, der damals am Protest der Anwohner und am Denkmalschutzamt scheiterte.

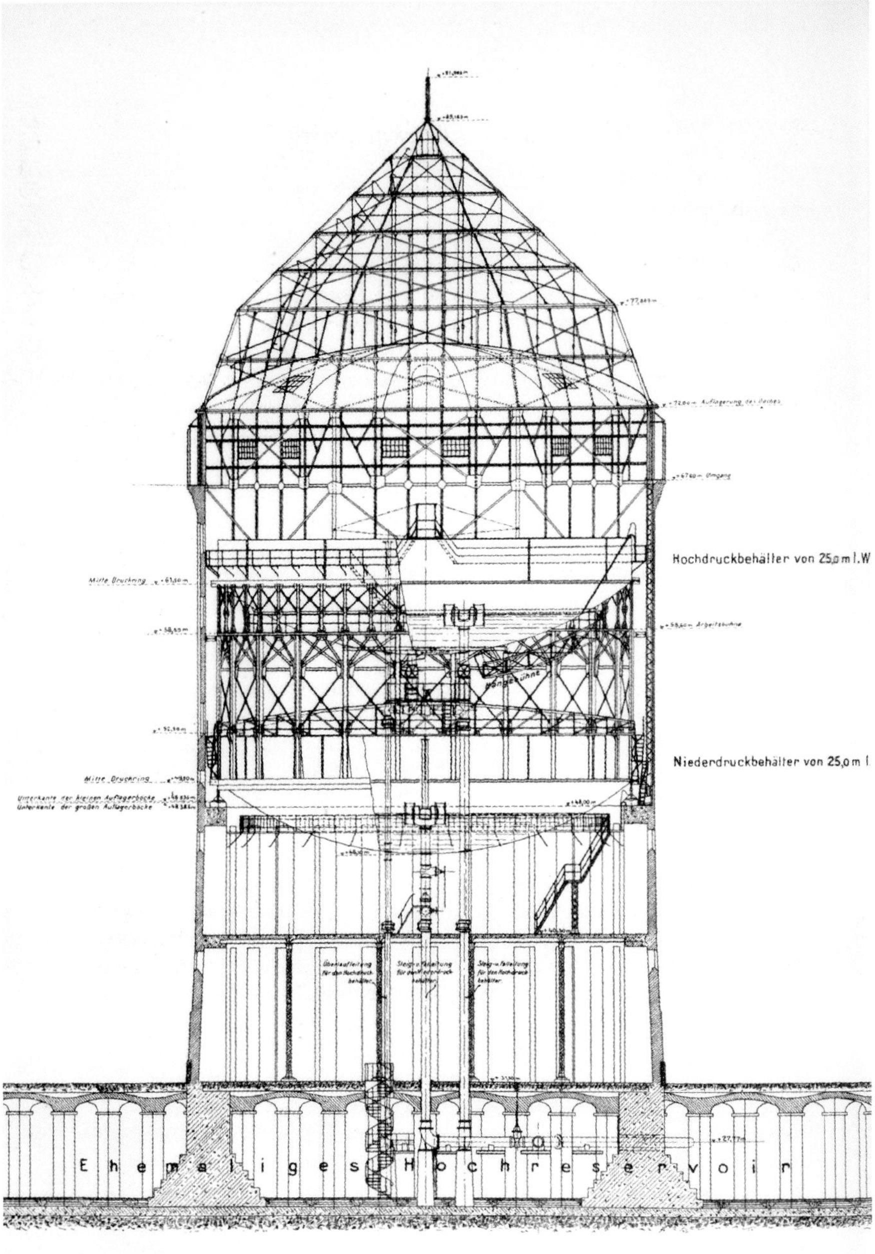

Schnittzeichnung. (Q: Düwel)

Nach rund 20-jährigem Leerstand verkauften die Wasserwerke den Turm im Juli 1990 an einen Münchener Investor, der ihn zum Hotel umbauen wollte und sich verpflichtete, 50% der Nutzungsfläche für öffentliche Zwecke kostenlos zur Verfügung zu stellen. Da sich jedoch zu diesen Bedingungen kein Partner für sein Hotelprojekt fand, stimmte die Stadt schließlich einer reinen Hotelnutzung zu.

Im Jahr 2006 soll der verkehrsgünstig und unmittelbar am Messegelände gelegene ehemalige Wasserturm als 4-Sterne-Hotel für Geschäftsreisende und Individualtouristen wiedereröffnet werden. Für die neue Nutzung wurde der Turm komplett entkernt, lediglich die Außenhülle blieb erhalten.

22. 1. 31
Große Kommunistenversammlung bei Sagebiel. 3 große Umzüge mit roten Fahnen, Frauen und Kinder. Widerwärtig.

14. 2. 31
Finanz. Baupläne. 20 Mann da. Es ging sehr hoch her. Es waren ziemlich alle gegen uns eingestellt. Ich mußte furchtbar reden und den Hörsaal verteidigen. Matthei war heute unfreundlich.

Nachher Sitzung im Gesundheitsamt. Der Senator war wüthend, weil ich für den Betriebsrat kein extra Zimmer wünschte. Was brauchen wir einen Betriebsrat? Aber die Sozis wollen das.

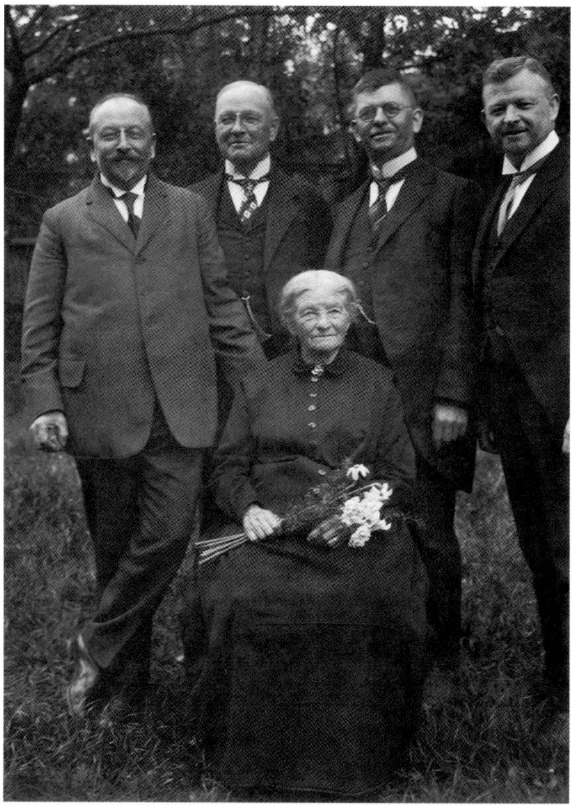

◄ 80-jähriger Geburtstag der Mutter Neumanns, 5. 5. 1927. Rechts neben Neumann seine Brüder Bernhard, Max und Günther

20. 2. 31
Dr. Göbbels[1] spricht bei Sagebiel. Es war aber kein Platz zu kriegen.

4. 4. 31
Oster Sonnabend. Herrliches Wetter. Mit Elly in der Stadt einkaufen. Abends im Deutschen Haus. Ich teile Elly mit, daß wir heiraten wollen.

7. 5. 31
Schenkelhalsbruch der Mutter im Garten. Das ist zu traurig mit 83 Jahren und bedenklich. Sie kommt in ein Dresdner Krankenhaus.

25. 5. 31
Früh 6 Uhr ist die Mutter in Trachau im Krankenhaus infolge ihres Oberschenkelbruches mit 83 Jahr gestorben †. Das war eine schreckliche und schmerzliche unerwartete Nachricht. Als wir nach Hause kamen lag ein Telegramm von Max da und im Institut ein 2tes, daß sie am 28. 5. in Tolkewitz eingeäschert würde.

So verloren wir unsre geliebte Mutter, die ihr ganzes Leben lang um uns Kinder bemüht war. Eine treffliche und einzige Frau!

1. 6. 31
Elly geht zum Standesamt und bringt die Papiere hin.

► Der Hamburger Jungfernstieg mit dem Alsterpavillon (links), 1930er Jahre

Die politischen Verhältnisse in Hamburg

In Hamburg war die NSDAP nicht ganz so stark vertreten wie im gesamten Deutschen Reich, dennoch lag sie fast gleich auf mit der führenden Sozialdemokratischen Partei. Die Bürgerschaftswahl vom 27. September 1931 brachte in Hamburg folgende Ergebnisse:

SPD 27,8% (Reichstagswahl 1930: 36,8%)
NSDAP 26,3% (Reichstagswahl 1930: 32%)
KPD 21,9% (Reichstagswahl 1930: 18%)

Infolge dieser Wahl verlor die bisherige Koalition aus SPD, Deutscher Staatspartei und der liberalen Deutschen Volkspartei ihre Mehrheit. Am 3. Oktober trat der Senat zurück, führte aber noch die Geschäfte weiter, da eine Regierungsneubildung nicht vorankam. Die Kommunistische Partei unterstützte nicht, wie die SPD, die gemäßigten Kräfte in Hamburg, sondern konzentrierte sich auf die Opposition und den Straßenkampf gegen die Rechtsradikalen, so dass sie für das bürgerliche Lager keine Wahlalternative bildete.

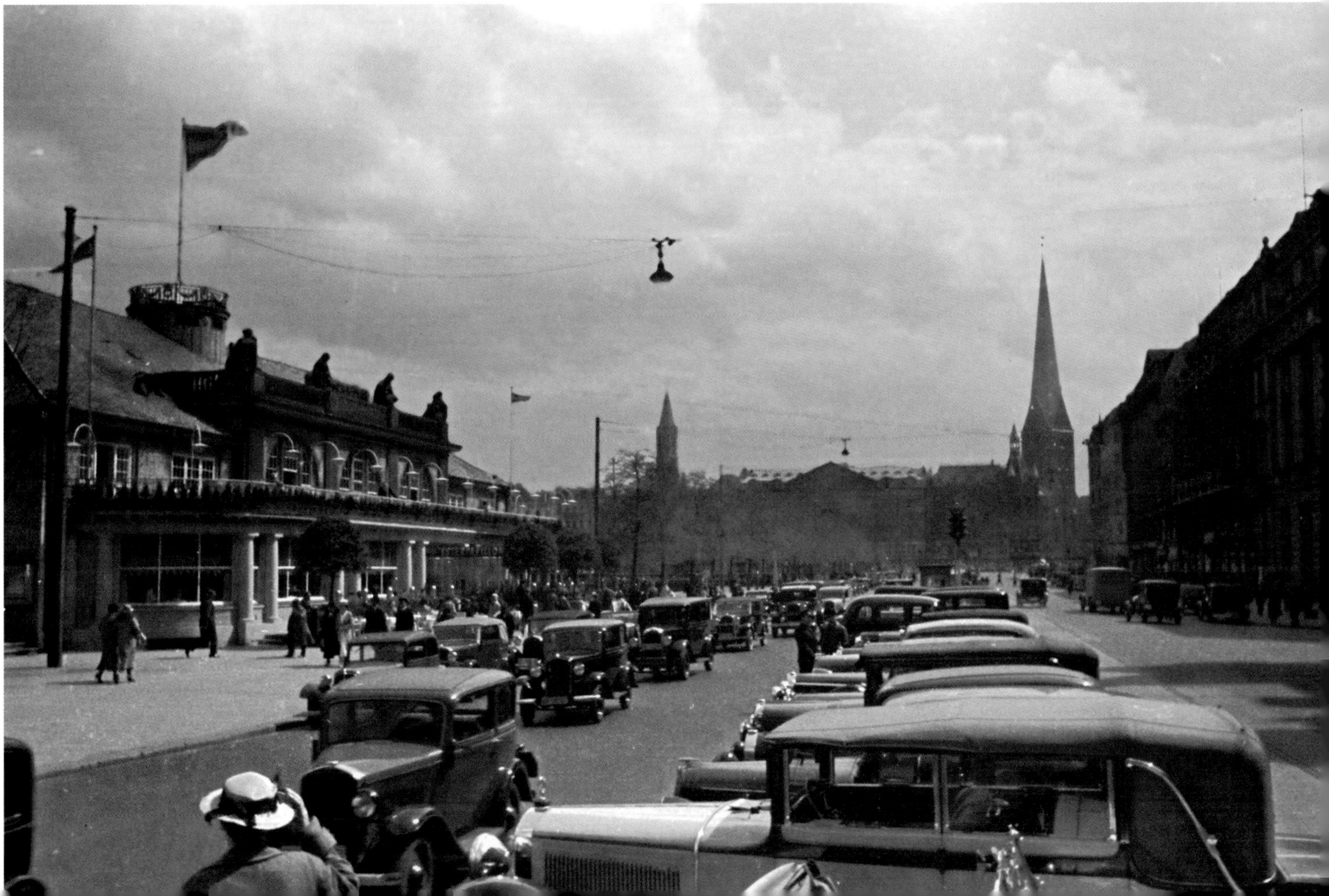

9.6.31
Auf dem Schreibamt[2] werden 2 Zeugen angenommen.[3] Ein Bankier und ein Buchhalter. Die beiden Herren Heger und Petersen kamen am 15.6. und stellten sich vor.

16.6.31
Hohe Bleichen. ½9 Standesamt. Die beiden Herren waren zugegen. Ceremonie dauerte 20 Min. Anzahlung 2,– Schreiben 3,– 2 Männer 40,– Zeugnis 3,– Büro 12,– zusammen 57,60. Um 9 war ich wieder im Institut, bis 4 Uhr. Dann Spaziergang um die Alster und nach dem Uhlenhorster Fährhaus bis 8 Uhr. Abends im Ratskeller. Rehrücken 13,–, weißen Burgunder, Himmelreich,[4] Kaffee, Photographieren. 11 nach Hause. Wundervolles Wetter, Sonne, warm.

19.6.31
Oberregierungsrat vom Finanzamt erklärt, wir könnten mit dem ganzen Institut nicht herüber.[5] Höchstens die Kasse konnten wir als Hörsaal kriegen. Der ganze schöne Traum ist wieder vorüber. Ich habe aber nicht verfehlt, ihm meine Meinung zu sagen, aber ordentlich.

19.10.31
Während meiner Reise nach Westindien[6] hatte sich offenbar vieles geklärt, so daß das Versicherungsamt doch für uns bereit gestellt wird. Ich war mit Koppenberg am Vormittag dort und verhältnismäßig viele Räume frei. Im Januar sollten noch mehr frei werden.

Als ich mit Dr. Groth, dem Verwaltungsdirektor sprach, sagte er, er hätte zwar kein Geld für uns, aber wir sollten trotzdem hinein. So schnell ging das aber auch wieder nicht, denn Regierungsdirektor Sonderhoff sagte, die Räume konnten wir von seiner Seite aus haben, aber die Gesundheitsbehörde müßte die Räume bei der Finanzbehörde erst anfordern. Ich telephonierte die Auskunft an Dr. Groth.

9.11.31
2. Bakteriologischer Curs. 146 Mann. Es gab Krach, da wir die Leute nicht unterkriegen konnten.

1.12.31
Die Gesundheitsbehörde hielt vom 1.–2. Sitzungen hier ab. Senator und Präsident[7] war da. Nachher von mir Vortrag über Hygienische Kuriosa. Ich hatte 400 Objekte im Hörsaal aufgebaut. Der Vortrag wurde begeistert aufgenommen. Viel Lob vom Senator. 4–5 großes Kaffee, den das Hafenkrankenhaus beschafft hatte mit Kaffeetassen etc. War aber schade um das Geld, was das gekostet hat. Abends ruhte ich auf meinen Lorbeeren aus.

► Rudolf und Elisabeth Neumann im Ratsweinkeller Hamburg an ihrem ersten Hochzeitstag, 16.6.1932

Ein Institut will umziehen

Langsam wurde es ernst: Die langjährigen Verhandlungen um ein neues Institutsgebäude mündeten endlich in praktische Konsequenzen. Bereits im November 1930 wurden im Erdgeschoss des Versicherungsamtes am Gorch-Fock-Wall Räume frei, die von den Abteilungen für Serologie und der Gewerbehygiene bezogen wurden. Eine endgültige Zusicherung des gesamten Gebäudes als neuer Standort des Hygienischen Instituts stand jedoch nach wie vor aus, noch immer war das alte Haus an der Jungiusstraße der Hauptsitz des Instituts, noch immer gab es keinen neuen, größeren Hörsaal, noch immer lag die „abtrünnige" Nahrungsmittelabteilung weit entfernt in Kuhwerder.

Jahrelang zog sich die Phase der Provisorien, der ebenso plötzlich entstehenden wie schnell vergessenen Alternativvorschläge und wechselnder, sich zum Teil widersprechender Behördenaussagen hin, ohne dass eine endgültige, für alle Seiten befriedigende Entscheidung getroffen worden wäre.

Mit zunehmender Gereiztheit schilderte der ohnehin nicht sehr geduldige Neumann in seinen Aufzeichnungen die zahllosen Sitzungen mit Behördenvertretern, die bürokratischen Hemmnisse und Eitelkeiten, die ihn zudem immer wieder zur Überarbeitung von Bauplänen und schriftlichen Stellungnahmen zwangen.

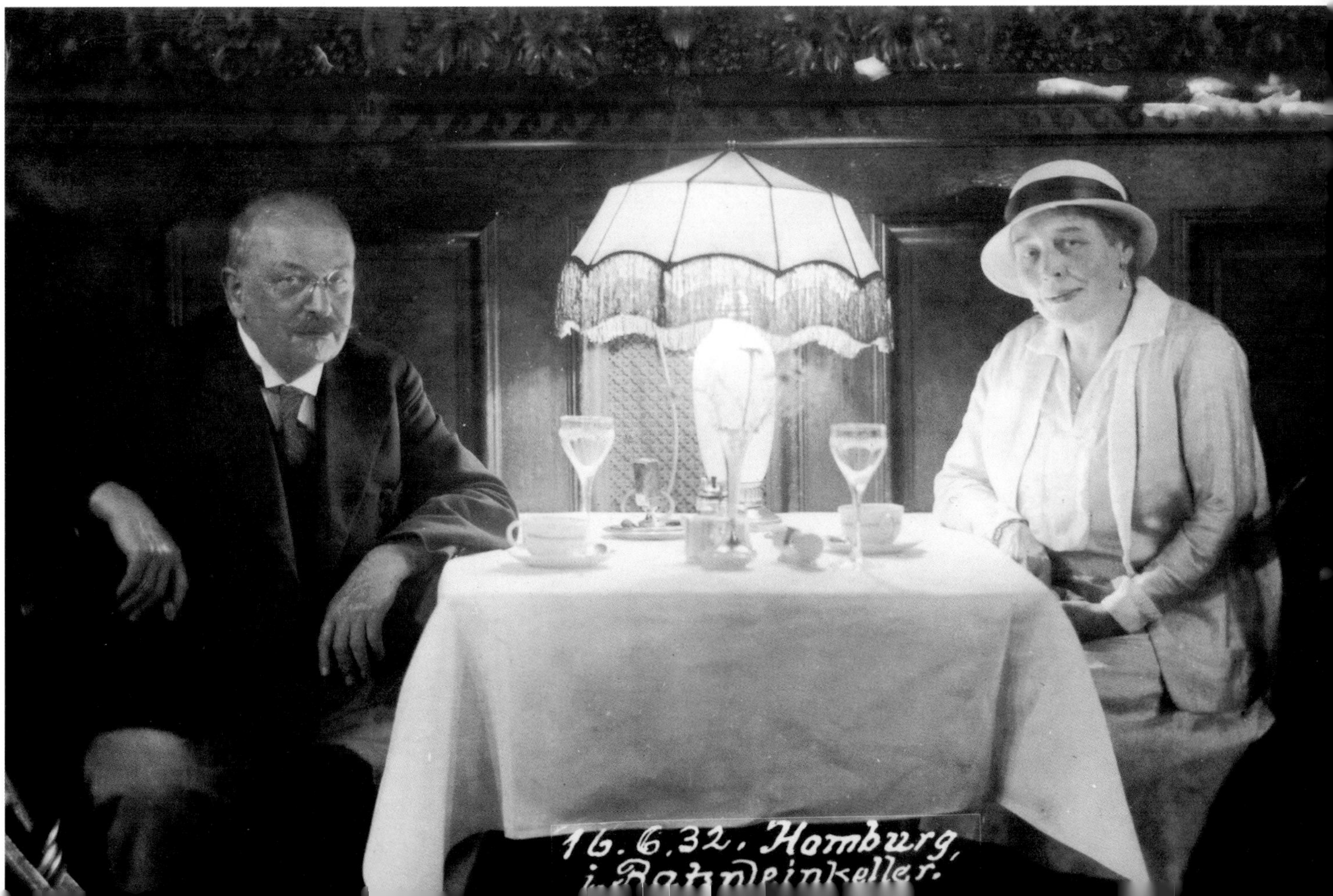

[1] Joseph Goebbels, ab 1930 Reichspropagandaleiter der NSDAP, später Minister für „Volksaufklärung und Propaganda".

[2] Gemeint ist das Standesamt.

[3] Wohl für die anberaumte Hochzeit.

[4] Schlesisches Himmelreich: Gericht mit Backobst und Schweinebauch.

[5] Gemeint ist in das Versicherungsgebäude am Gorch-Fock-Wall.

[6] Neumann hatte vom 25.7. bis 16.10.1931 als Schiffsarzt auf der „Rugia" angeheuert.

[7] Gemeint ist vermutlich der Präsident des Gesundheitsamtes.

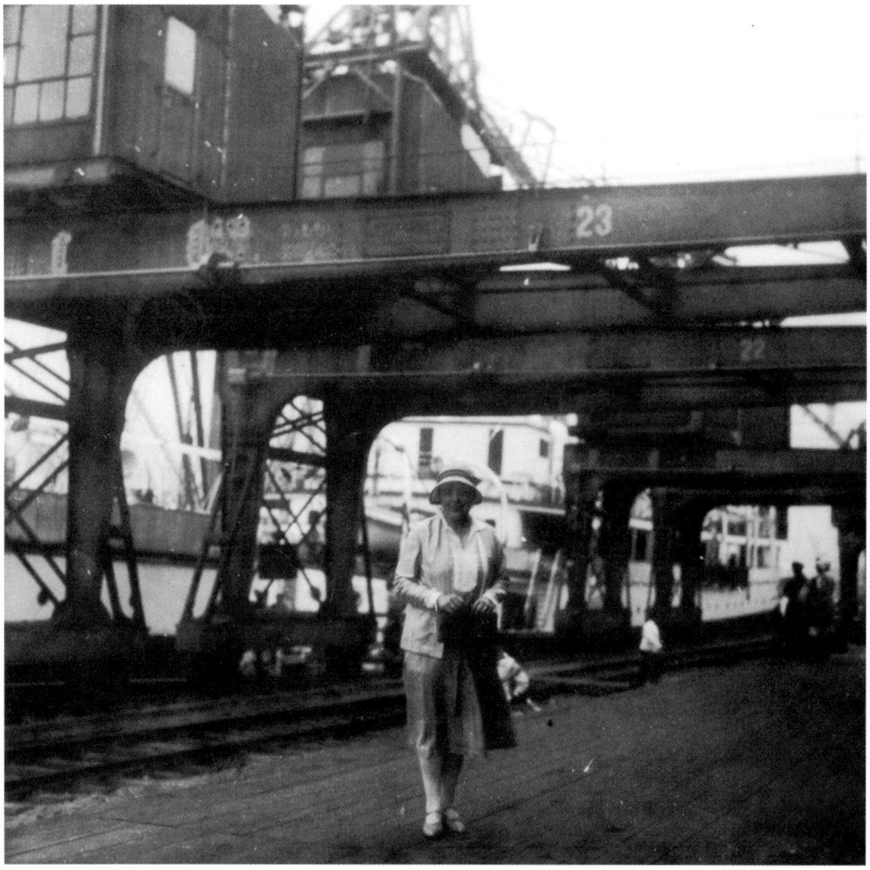

Elisabeth Neumann am Schuppen 74 der Hamburg-Amerika-Linie bei der Abfahrt der „Rugia" nach Westindien, 25.7.1931. Neumann hatte auf dem Schiff für fast drei Monate als Schiffsarzt angeheuert

Ende der Diskussion?

1932

1932 ging es mit dem Umzug in das neue Institutsgebäude entscheidend voran. Schon im April konnte die Hygienische Sammlung Neumanns an den Gorch-Fock-Wall überführt werden, gleichzeitig erfolgte die Verlegung der Direktorialabteilung und im Mai konnten bereits erstmals Vorlesungen im neuen Hörsaal abgehalten werden.

Bald darauf tauchten aber erneut Schwierigkeiten auf, die das ganze Projekt zu kippen drohten: Nach der Machtübernahme durch die Nationalsozialisten beanspruchten plötzlich verschiedene Behörden das gesamte Gebäude für sich und verlangten den Auszug des Hygienischen Instituts. Alles schien wieder offen.

Zudem litt die Arbeit des Hygienischen Instituts zunehmend unter finanziellen Einschränkungen. Der Gesamtetat hatte sich innerhalb der letzten zehn Jahre reduziert, während sich gleichzeitig die Zahl der jährlichen Untersuchungen verdoppelt hatte. Die wissenschaftlichen Mitarbeiter hatten kaum noch Zeit für Publikationen, der Kontakt und Austausch mit anderen Hygiene Instituten wurde notgedrungen vernachlässigt und der Bestand an Geräten und Apparaten veraltete zusehends.

Es folgte eine erneute Phase der Planungsunsicherheit für das Hygienische Institut. Erst im Mai 1939 wurden klare Fakten geschaffen: Die restlichen, noch von fremden Behörden belegten Räume im Gebäude am Gorch-Fock-Wall wurden freigemacht und das Haus jetzt endgültig dem Hygienischen Institut als alleinigem Nutzer zugesprochen. Endlich konnte nun auch die Lebensmitteluntersuchungsanstalt vom Kuhwerder Hafen an den Gorch-Fock-Wall verlegt werden.

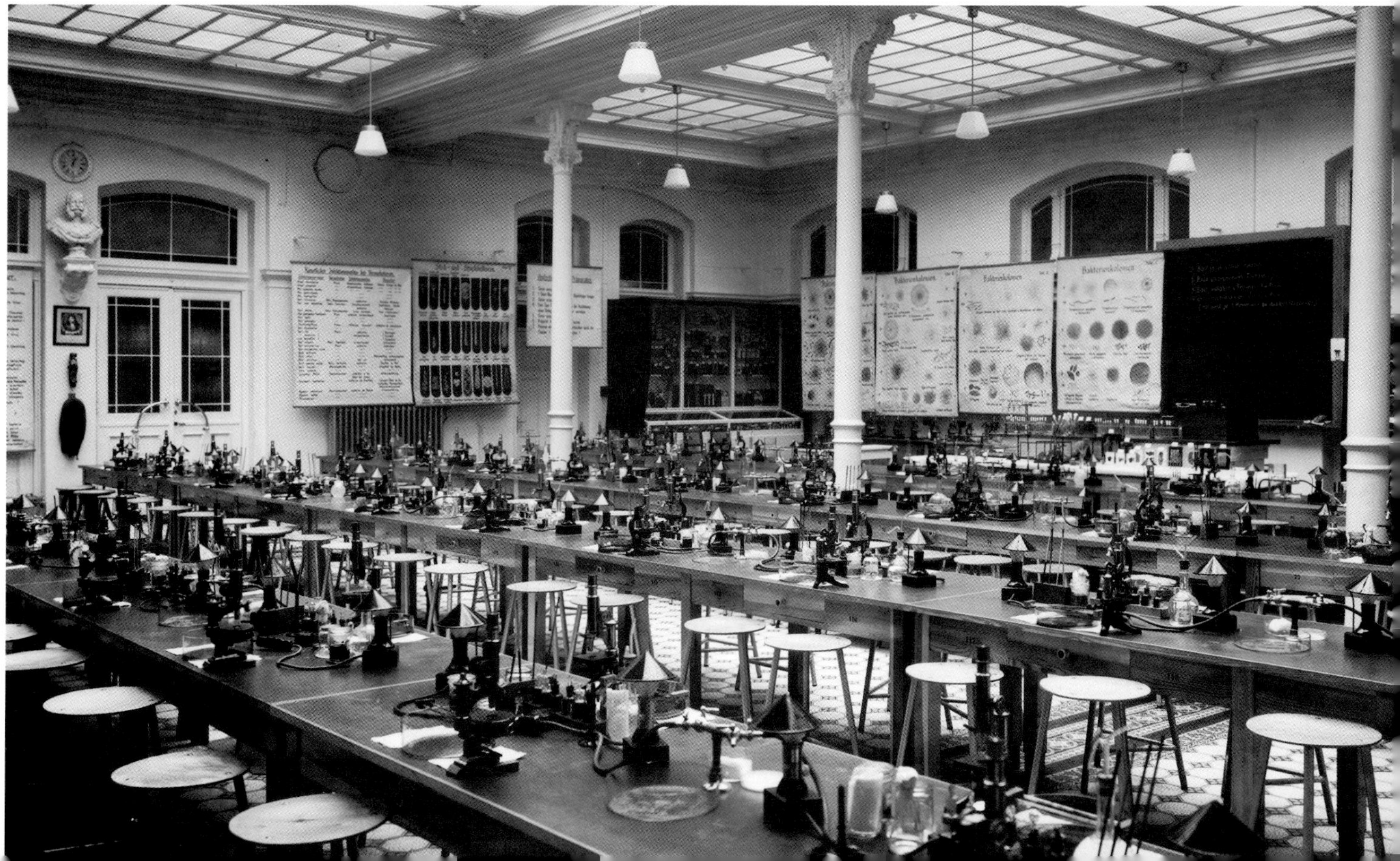

Bakteriologischer Kurssaal (Hörsaal) im neuen Institut am Gorch-Fock-Wall, 1933

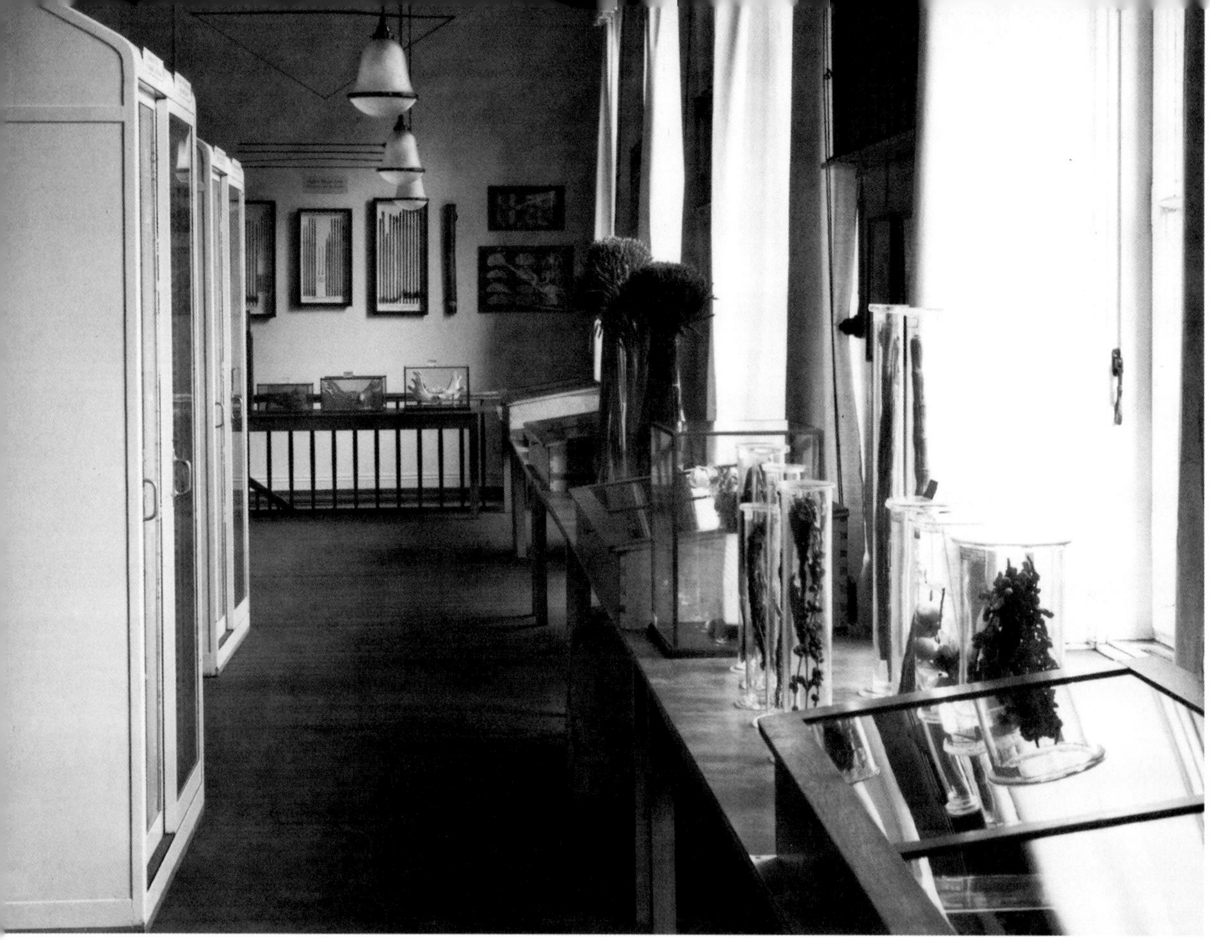

◄
Korridor mit Vitrinen und Schränken aus Neumanns Sammlung zur Hygiene im neuen Institut, 1938

►
Schränke mit Objekten aus Neumanns Sammlung zur Hygiene im neuen Institut, 1938. Nach dem Umzug an der Gorch-Fock-Wall standen Neumann für seine Sammlung rund 620 qm zur Verfügung, damit konnte sie endlich auf ausreichendem Platz gezeigt werden

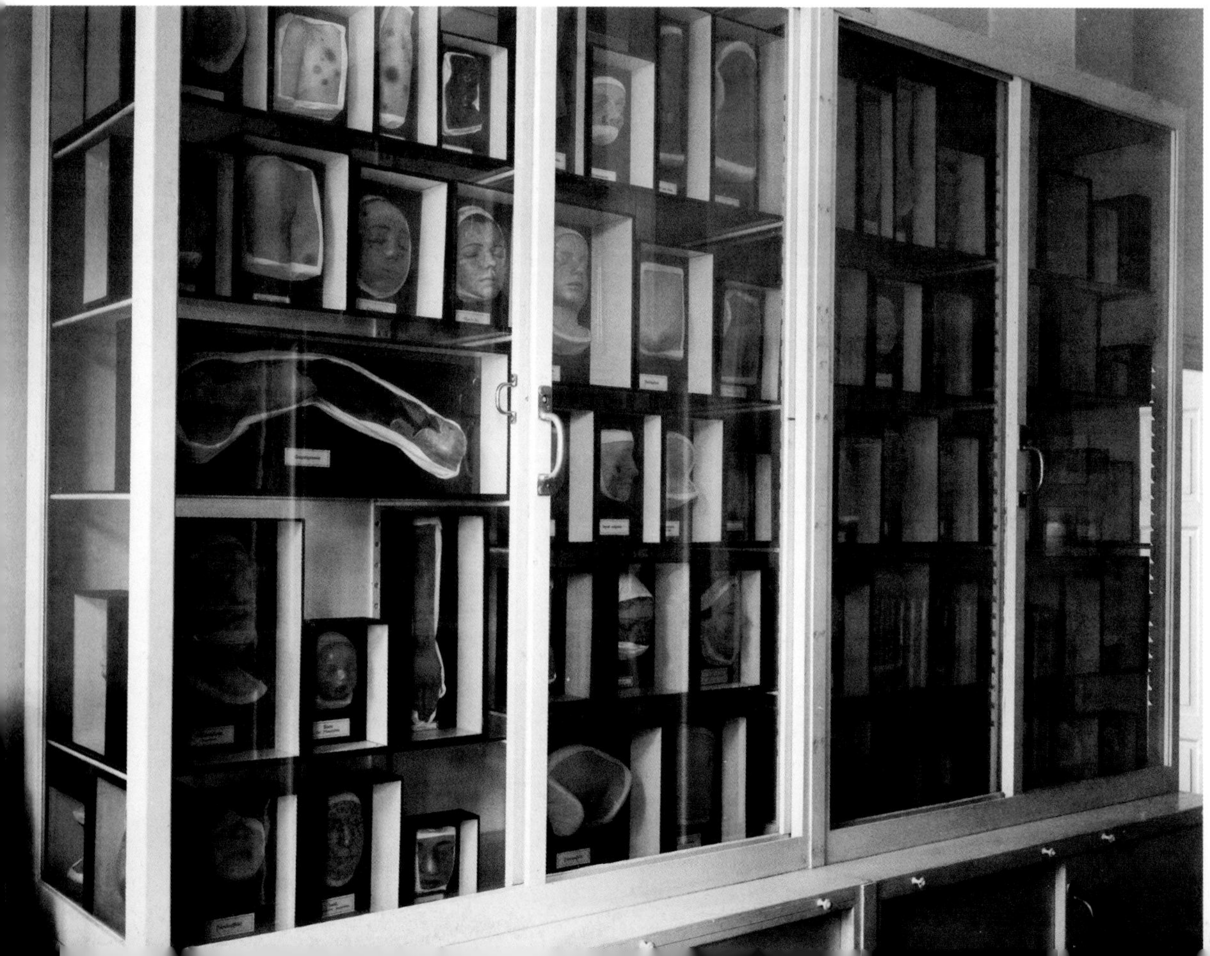

◄
Schränke mit Moulagen aus Neumanns Sammlung zur Hygiene im neuen Institut, 1938

►
Sammlungsraum mit Objekten aus Neumanns Sammlung zur Hygiene im neuen Institut, hier speziell Schuhe, 1938

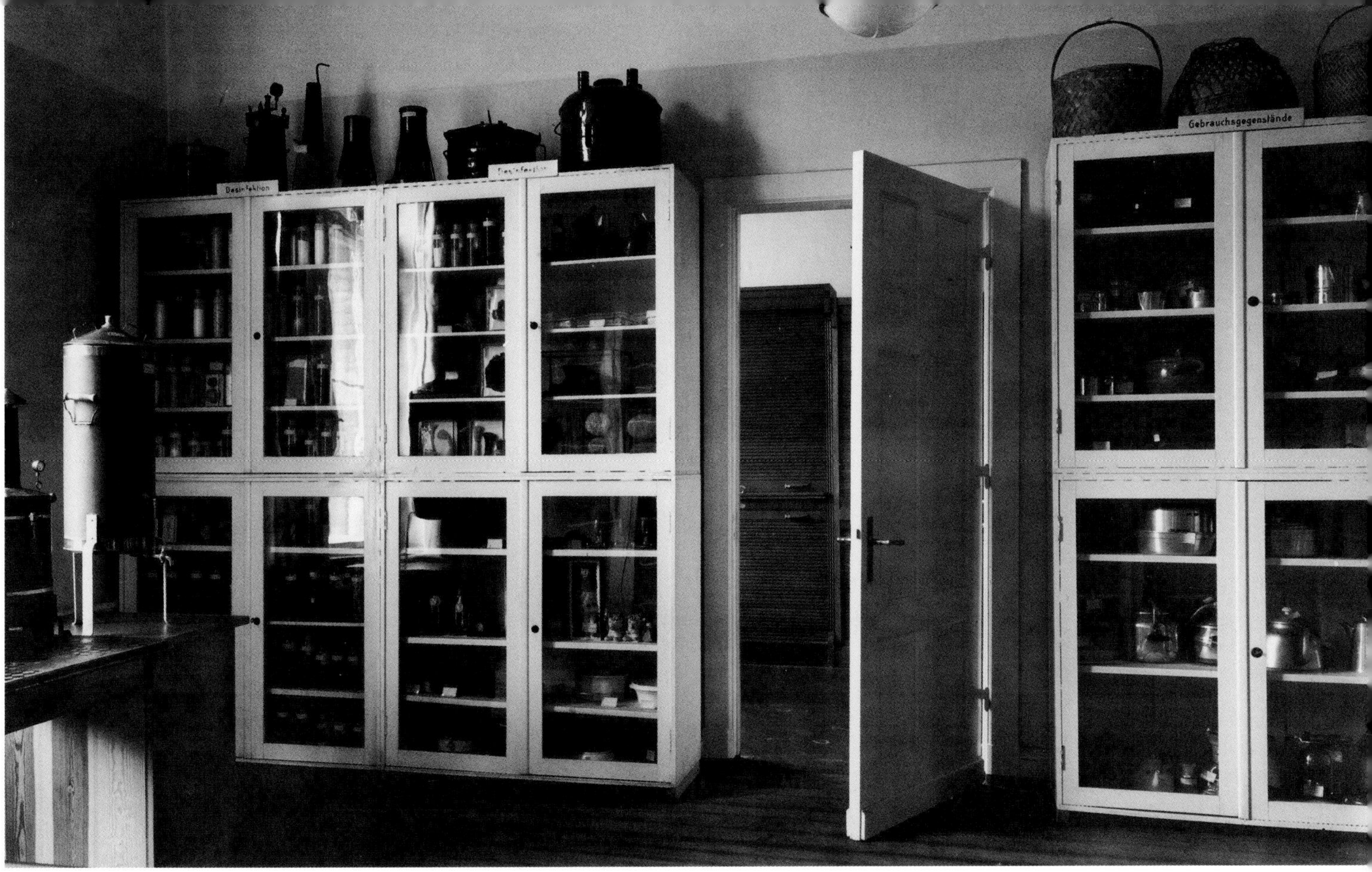
Desinfektion
Gebrauchsgegenstände

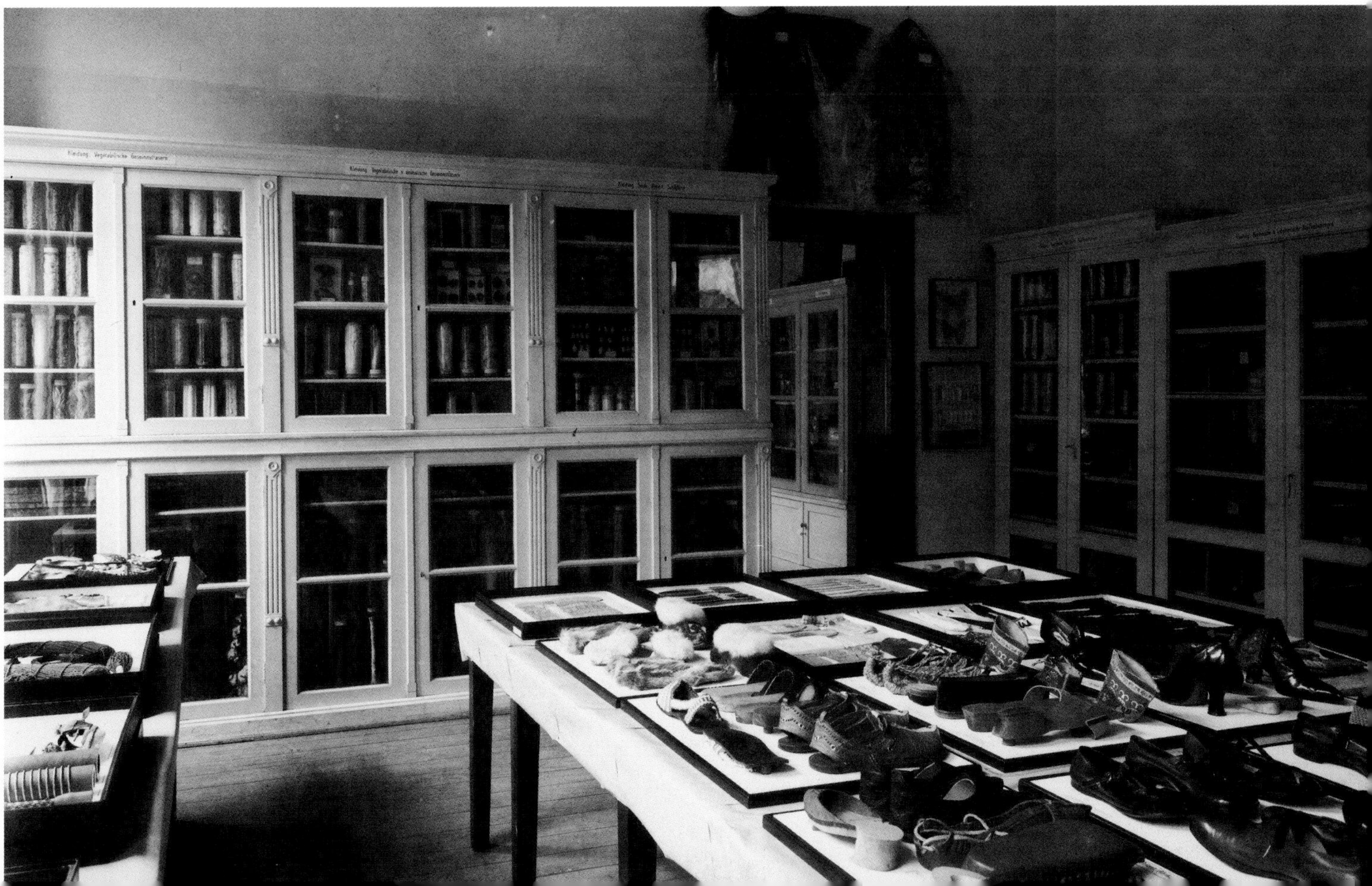

24.3.32

Der Umzug aus dem alten Institut ins Versicherungsgebäude beginnt. 10 alte Tische aus dem Kurssaal werden herüber gebracht!

1.4.32

Im Vorbereitungsraum wird Linoleum gelegt. Die ersten Sammlungssachen werden herüber gebracht.

10.4.32

Präsidentenwahl. Hitler wird zum Präsidenten gewählt.[1]

15.4.32

Parasitenschrank eingeräumt und Zerstörerschrank. Es wird leer im alten Haus. Aber die Hälfte der Sammlung ist noch dort. Meine Sachen sind alle da, bis auf den leeren Schreibtisch.

16.4.32

Gifttiere und Schlangen eingeräumt und Moulagen. Krach mit Löschke[2] *wegen Hausschlüssel. Diese ganzen Tage sind doch sehr unangenehm, weil man nichts zur Hand hat. Einer ist hier, der andre dort.*

19.4.32

3. großer Umzug. Die Transporteure räumten die ganze obere Etage in der Jungiusstraße aus. Hessels Labor, mein Zimmer, Tisch, Eisschrank, Tiere, Aquarium. 2 Möbelwagen voll. Um 11 ausgeladen. Furchtbares Durcheinander im Versicherungsgebäude. Alle Räume standen voll. Es war unheimlich.

21.4.32

Die Bücher werden in mein Bücherzimmer gebracht und aufgestellt. Brutschränke angeschlossen. Tische im bakteriologischen und chemischen Zimmer eingesetzt. Schreibplätze eingerichtet. Laborantinnen sortieren ihre Zimmer.

Um 11 Uhr erste officielle Direktion im Gorch-Fock-Wall.

24.4.32

Landtagswahl. Unzählige Menschen auf dem Gänsemarkt. Wahlresultate werden bis ½1 Nachts veröffentlicht. Die Nazis haben überall sehr viele Stimmen.

6.5.32

1. Colleg im neuen Hörsaal! Pest und Diphtherie. 170 Leute. Kein Platz. Viele mußten stehen. Ging glänzend. Man sprach sich begeistert aus. Die Garderobe war zu klein.

Die Radikalisierung des Alltags

Mit drei Abgeordneten waren 1928 die ersten Nationalsozialisten in die Hamburgische Bürgerschaft eingezogen, 1932 bildeten sie mit 51 Sitzen bereits die stärkste Fraktion. Bei der Bürgerschaftswahl am 24. April 1932 in Hamburg erhielt die NSDAP 31,2% und überholte damit erstmals die SPD mit 30,2% der Stimmen; die KPD musste starke Stimmenverluste hinnehmen und kam nur noch auf 16%, dann folgte die Deutsche Staatspartei mit 11,3%.

Doch wie schon nach der Bürgerschaftswahl 1931, so konnte auch diesmal keine Regierungsmehrheit gebildet werden, denn die Deutsche Staatspartei hielt zu ihrem Bündnis mit der SPD. Sozialdemokraten, Staatspartei und das Zentrum wählten entgegen altem Brauch nicht den Kandidaten der stärksten Fraktion zum Präsidenten der Bürgerschaft, sondern den SPD-Kandidaten.

Die Nazis verstärkten daraufhin ihren Straßenkampf, und die SA unternahm am 17. Juli einen Propagandamarsch durch die Altstadt von Altona. Dies war eine klare und gewollte Provokation, denn Altona war eine traditionelle Hochburg der Kommunisten. Bereits in Bahrenfeld und Ottensen zettelte die SA Schlägereien mit politischen Gegnern an. In der Schauenburger Straße wurde der Zug dann durch KPD-Anhänger gestoppt, die aus Häusern und von Dächern auf die SA-Männer schossen. Beim so genannten „Altonaer Blutsonntag“ starben 18 Menschen, 60 wurden verletzt.

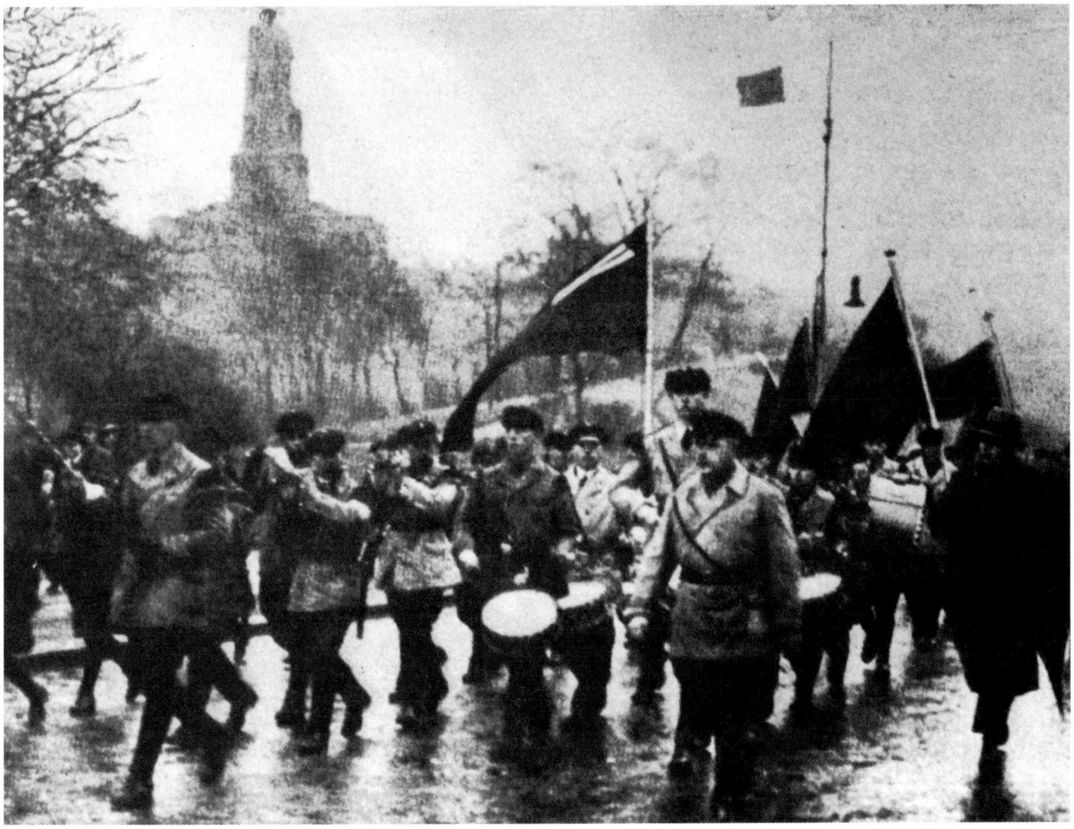

Kommunistischer Umzug am Bismarckdenkmal, 1932

11.6.32
Vierlanden. Zollenspieker. Mit der Bahn bis Tiefstack. Mit der Marschbahn[3] *über Billbrok, Ochsenwerder, Zollenspieker bis Krauel. Die Bahn fährt ganz durch das üppige Vierlanden hindurch, z. T. an der Elbe entlang. In Zollenspieker Kaffee. Um 12 nach Hause. Nachmittag im Zoologischen Garten. Dort war die Kommunistische Internationale versammelt. Es war fürchterlich mit den Kindern und Frauen.*

31.7.32
Reichstagswahl.[4]

10.8.32
Hitler soll Reichskanzler werden.

13.8.32
Hitler bei Hindenburg. Hindenburg lehnt ihn ab.[5]

---

[1] Das ist nicht korrekt, vielmehr wurde Hindenburg im 2. Wahlgang wiedergewählt. Hitler erhielt als Kandidat 30,8%, Ernst Thälmann 12,4%.

[2] Löschke war der Hausmeister des Hygienischen Instituts.

[3] Aus Rentabilitätsgründen wurden die 1912 in Betrieb genommenen Strecken 1961 endgültig stillgelegt. Die Gleise wurden demontiert, mittlerweile sind auf dem Verlauf der ehemaligen Eisenbahnstrecken gut ausgebaute Radwanderwege angelegt worden.

[4] Am 4. Juni war der Reichstag aufgelöst worden und am 31. Juli 1932 erfolgte unter hoher Wahlbeteiligung (83%) die Reichstagswahl. Die NSDAP wurde mit 23 Mandaten und 37,3% der Stimmen die stärkste Fraktion. Die SPD erhielt nur noch 21,6%, die KPD 14,3% und das Zentrum 12,5%. Die Wahl ergab jedoch keine regierungsfähigen Mehrheiten. Am 12. September erfolgte daher wiederum die Auflösung des Reichstags und auf den 6. November 1932 wurden Neuwahlen festgesetzt, bei denen die NSDAP unerwartete Einbußen zu verzeichnen hatte, die Kommunisten hingegen Zugewinne. Die NSDAP blieb aber stärkste Fraktion. Die ergebnislosen Verhandlungen zwischen NSDAP und Zentrum um eine Regierungsbildung führten am 3. Dezember dazu, dass General Kurt von Schleicher Reichskanzler wurde.

[5] Vielmehr lehnte Hitler das Amt des Vizekanzlers ab.

▸
Gerichtssaal des Altonaer Sondergerichts während des zweiten Verhandlungstages, 9. Mai 1933. Nach dem „Altonaer Blutsonntag" waren Mitglieder der KPD und politische Gegner des NS-Regimes verhaftet und angeklagt worden

▸
Zollenspieker Fährhaus, erstes Drittel 20. Jahrhundert. Die erste urkundliche Erwähnung einer Zoll- und Fährstelle an diesem Platz datiert aus dem Jahre 1251. Der Zollenspieker (spieken = ausspähen) liegt an einer Biegung der Elbe, von dort aus konnte der Strom sehr gut auf Schiffe und Frachtgüter kontrolliert werden. Außerdem lag hier der alte Reiseweg von Hamburg nach Lüneburg, daher war mit dem Fährbetrieb traditionell immer auch Gastwirtschaft und Beherbergung verbunden gewesen. Nach einem Überfall im Jahre 1620 war das feste Haus Zollenspieker zerstört, aber bald darauf wieder errichtet worden. Noch immer ist das Hauptgebäude mit seinen starken Mauern von 1621 erhalten, wenn auch inzwischen durch zahlreiche Anbauten vergrößert und verändert. Bis heute ist das Zollenspieker Fährhaus Gasthof und beliebtes Naherholungsziel, nach wie vor existiert dort auch – mit Ausnahme der Wintermonate – ein Fährverkehr

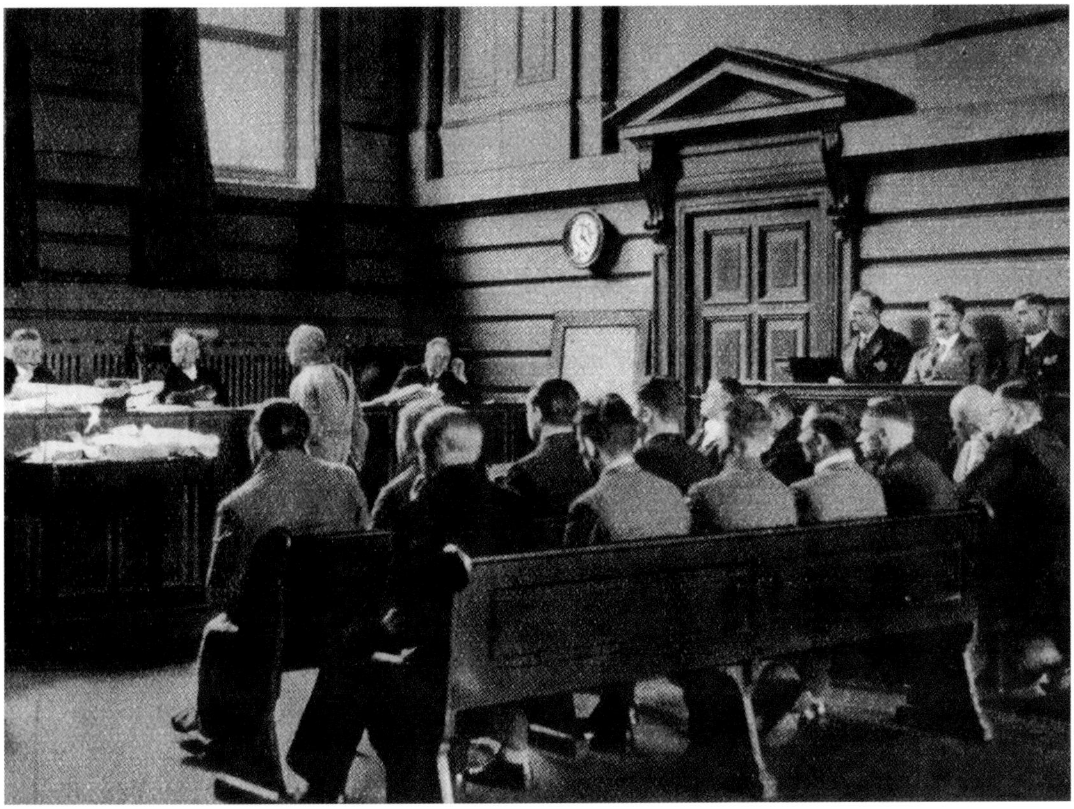

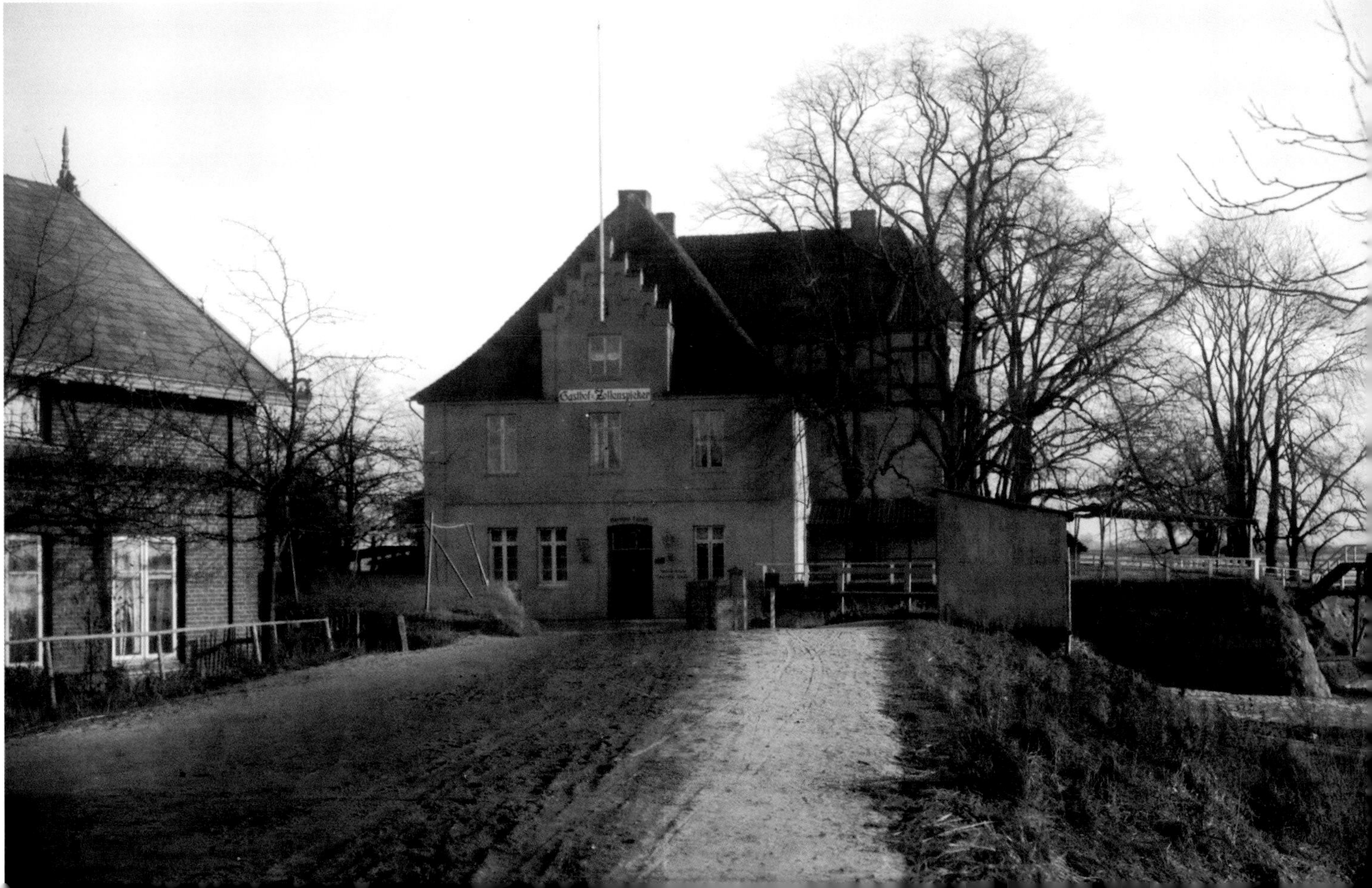

30.1.33
Hitler wird Reichskanzler. Abends großer Fackelzug in Berlin.

10.2.33
Große Rede Hitlers im Rundfunk. Schneidig!

27.2.33
10 auf der Moorweide. Aufstellung der Nazis. Großer Umzug durch Hamburg und Altona.

28.2.33
Das Reichstagsgebäude brennt. Sabotage. Ist angezündet. Schrecklich! [1]

3.3.33
Hitler in Hamburg um 4 im Zoologischen Garten. Schon um 11 warteten die Leute. Um 2 wurde schon abgesperrt, bis um 4 alles von der Polizei abgeriegelt, 15.000 Menschen da. 2. Übertragung bei Sagebiel 10.000 Menschen. In der Stadt großer Rummel.

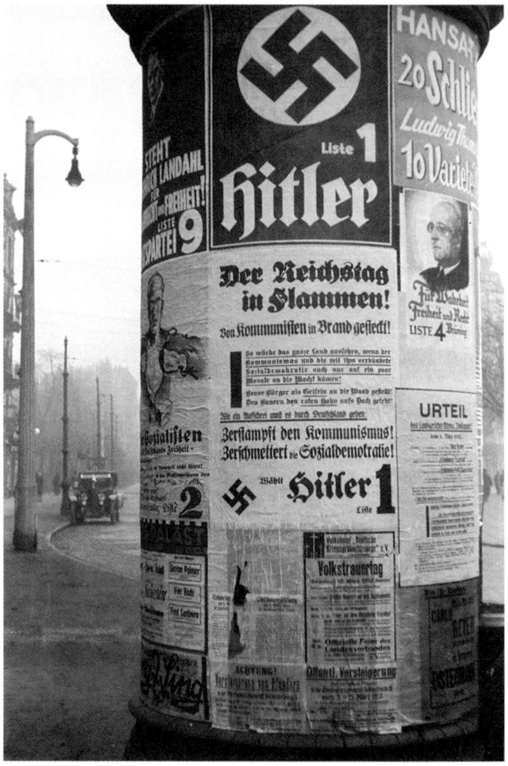

Litfaßsäule an der Kirchenallee, 1933. Wenige Tage nach dem Reichstagsbrand am 27.2.1933 reagierte die NSDAP mit einer reichsweiten Plakatierungsaktion, um rechtzeitig bis zur Reichstagswahl am 5. März noch Wählerstimmen zu mobilisieren

5.3.33
Wahltag.[2] *Das Rathaus ist von Nazis besetzt. Nazifahnen auf dem Rathaus. Nazis und Stahlhelm*[3] *stellen sich auf dem Rathausplatz auf. Bürgermeister Petersen tritt ab.*

6.3.33
Großer Wahlsieg. 17 Millionen für Hitler. Nazis haben überall im Reich die Mehrheit, auch in Hamburg und Altona.[4] *Nazis flaggen schwarz-weiß-rot.*
Brauer flüchtet in die Schweiz.[5] *Chapeaurouge legt den Senator nieder.*

7.3.33
Ofterdinger[6] *wird Senator für die Gesundheitsbehörde. Einführung am 10.3. Er wolle nationalistisch regieren.*

29.3.33
Regierungsgesetz. In den Behörden darf kein Sozi sitzen![7]

1.4.33
Judenboykott. Von 10 Uhr ab durfte Niemand mehr bei Juden kaufen. Massenhaft Leute in der Stadt. Große Aufregung. Besonders auf dem neuen Wall. Naziposten standen überall mit roten Plakaten und ließen Niemand in die Judenläden herein.

Die Machtergreifung

Nach der Reichstagswahl am 5. März, aus der auch in Hamburg die NSDAP mit großem Abstand als Sieger hervorging, wurde am 8. März ein neuer Senat gewählt; die Regierungsmehrheit besaß jetzt die NSDAP, zusammen mit der DNVP/Stahlhelm, der DVP und der Staatspartei. Dies war der entscheidende Tag der „Machtergreifung" der Nationalsozialisten in Hamburg. Erster Bürgermeister wurde Carl Vincent Krogmann, der zu diesem Zeitpunkt noch nicht Mitglied der NSDAP war.

Dann ging es Schlag auf Schlag: Parteien und Gewerkschaften wurden im Mai und Juli 1933 aufgelöst, politische Gegner aus ihren Ämtern vertrieben, die Presse gleichgeschaltet. Bereits unmittelbar nach der Machtübernahme der Nationalsozialisten in Hamburg am 8. März 1933 wurden leitende Positionen neu besetzt, noch bevor am 7. April das so genannte „Gesetz zur Wiederherstellung des Berufsbeamtentums" in Kraft trat. Das Gesetz hatte zum Ziel, alle aus „rassischen" und politischen Gründen unerwünschten Staatsbediensteten zu verdrängen und die freigewordenen Stellen mit der eigenen Klientel zu besetzen. Bis zum Frühjahr 1934 waren in Hamburg diese politischen und „rassenpolitischen" Entlassungen und Zwangspensionierungen weitgehend abgeschlossen. Über 1.600 Hamburgische Staatsbedienstete mussten zwangsweise aus ihrem Amt ausscheiden, das war eine Quote von annähernd 10%.

Wahllokal während der Reichstagswahl, 1933

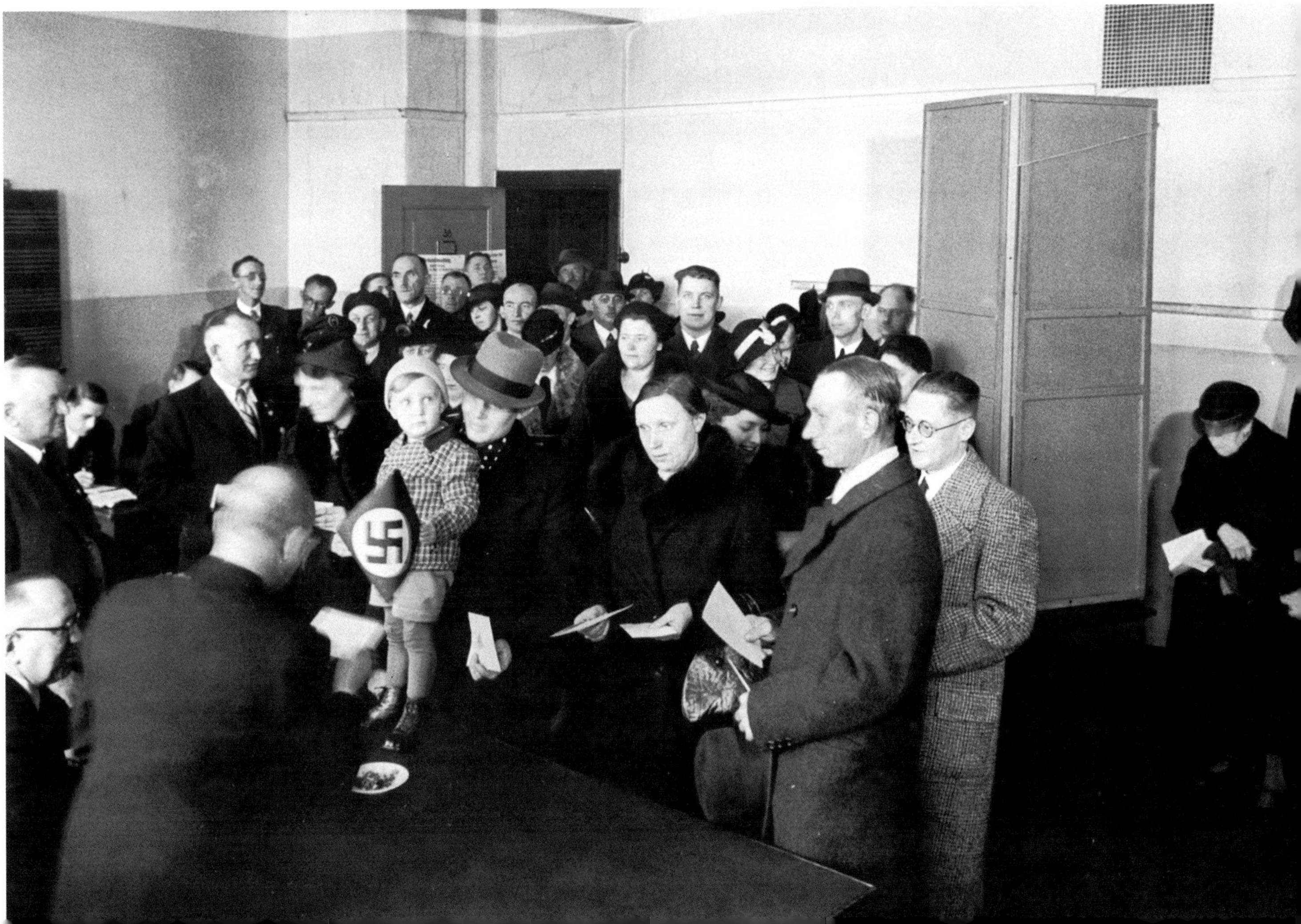

21.4.33

Von Seiten der Gesundheitsbehörde soll im Hörsaal ein Nazivortrag gehalten werden. Der Vortragende kommt nicht. Lorenz[8], der schon begeisterter Nazi ist, übernimmt die Sache und fühlt sich.

26.4.33

Lorenz verteilt Zettel, daß alle Beamten und Angestellten aufgefordert werden, am 1. Mai bei einem Nazifestzug teilzunehmen. Das war ein starker Tobak! und mir sehr unangenehm, daß ich mit ziehen sollte.

Unter dem Druck der Verhältnisse mußte ich mich auch widerwillig zur Partei bei Schütte[9] melden, obwohl ich niemals einer Partei angehört hatte und dazu keine Lust hatte!

27.4.33

Wer noch keine Hakenkreuzfahne hatte, mußte an seine schwarzweißrote Fahne einen Wimpel mit dem Hakenkreuz hängen.

28.4.33

Für das Beamtengesetz müssen alle Assistenten einen Fragebogen ausfüllen. Man will daraus ersehen, wer Nazi ist.[10]

Lorenz bringt einen Brief an Cohnheim, den er absägt.[11] Wie kommt Lorenz dazu. Cohnheim wird aus dem Ärztebund entfernt.

Lorenz teilt mit, daß zum 1. Mai alle Institutsleute im Zuge mitmarschieren müssen. Welcher übler Druck! Lorenz tritt schon sehr energisch als Nazi auf.

30.4.33

Prof. Schwarz kam sehr geknickt und erzählte, daß er von seiner Großmutter Judenblut hätte.

1.5.33

Nationaler Arbeitertag.[12] Hier in Hamburg große Feier und Umzug. ½11 in der Universität. Ziemlich langweilig. Rede von Prof. Rein.[13] 12½ zu Ende. Dann schnell geeilt zum St. Georg-Krankenhaus. Aufstellungen zum Festzug hinter dem Lübeckertor-Bade. Dort stand das Hygiene Institut. Ich fügte mich ein in der blauen Hafenmütze ohne Orden und der NSPB-Binde am Arm.[14] Schrecklich! Daß ich da auch mit mußte! 2¼ Abmarsch in 5 Zügen bis in den Stadtpark auf den holperigen Straßen. Im Stadtpark ½ Millionen Menschen. Alles beflaggt. Große Reden. Todmüde vom marschieren um 6 nach Hause.

5.5.33

Oberbaudirektor Schumacher wird abgesägt.

Ein neuer Wind im Institut

Die Machtübernahme brachte auch für das Hygienische Institut einschneidende Veränderungen: Am 6. Mai 1933 wurde die Deutsche Arbeitsfront (DAF) gegründet, eine Einheitsorganisation der Arbeitnehmer und Arbeitgeber, die in privaten und staatlichen Betrieben durch DAF-Obmänner vertreten wurde. Wenige Monate später, am 20. Januar 1934, wurden mit dem „Gesetz zur Ordnung der nationalen Arbeit“ die bisherigen Betriebsräte durch so genannte Vertrauensräte ersetzt; sie wurden nicht mehr gewählt, sondern vom DAF-Obmann und dem Betriebsführer vorgeschlagen – die Belegschaft verlor somit jegliche Einflussnahme auf die Besetzung der neuen „Vertrauensräte“. Die DAF betrieb außerdem die politische Schulung der „Gefolgschaft“, wie die Belegschaft nun genannt wurde, wo – so Neumann – *„langweiliger unnützer Kram“* verbreitet wurde.

Auch am Hygienischen Institut wurde der bisherige Betriebsrat abgesetzt, Friedrich Lorentz und der Mitarbeiter Witthöft wurden Obmänner. Lorentz wurde schnell eine politisch dominante Figur im Institut, er war berüchtigt für seine Denunziationen und sein anmaßendes Auftreten und lag in ständigem Zwist mit Neumann. Wie viele Mitarbeiter tatsächlich aufgrund der neuen Rechtslage aus politischen und „rassenpolitischen“ Gründen aus dem Hygienischen Institut ausscheiden mussten, ist bisher nicht bekannt. Aber in der Gesundheits- und Fürsorgebehörde wurden zahlreiche Beamte, mit denen Neumann engen Kontakt gehabt hatte, ihrer Ämter enthoben, so etwa v. Wrochem, Dr. Groth und Kuck. Insbesondere tat sich der aktive Nationalsozialist Dr. med. Friedrich Ofterdinger, der am 1. Oktober 1933 zum Senator für das Gesundheits- und Fürsorgewesen ernannt wurde, bei den „Säuberungsaktionen“ der Behörde hervor und setzte auch im Hygienischen Institut eine Abbaukommission ein.

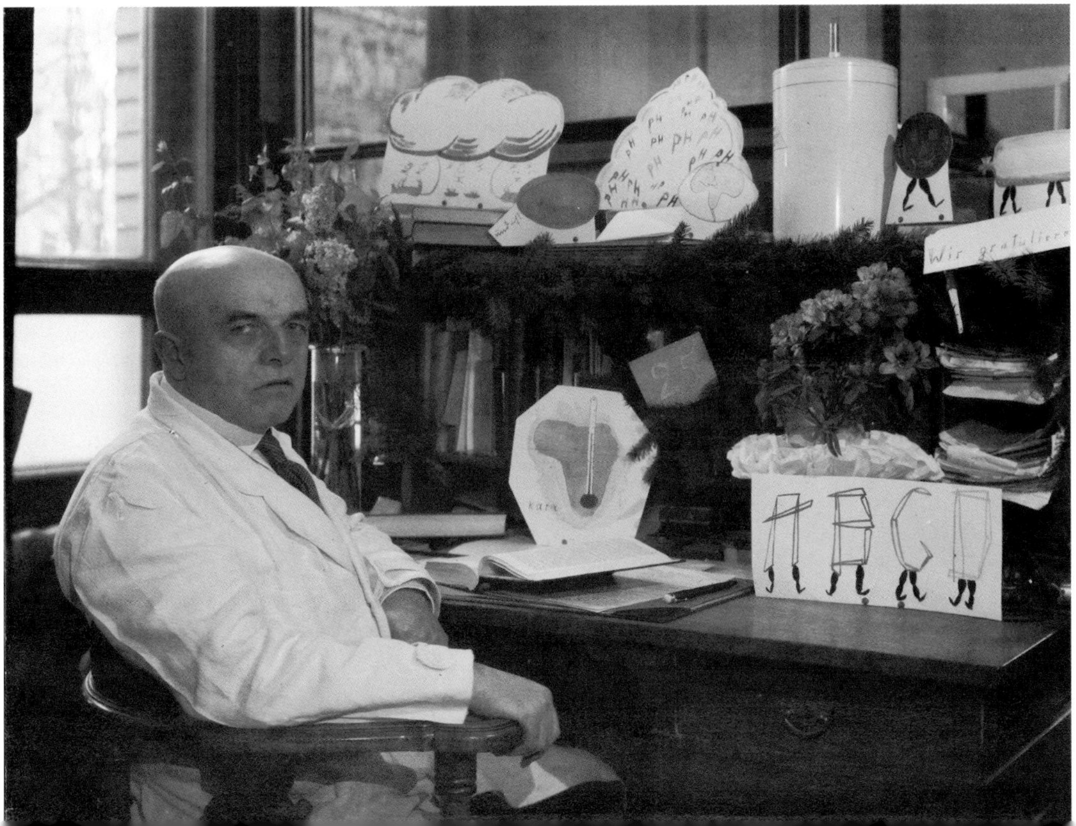

8. 11. 33
Eine Hakenkreuzfahne mußte angeschafft werden 5,50. Fahnenstange 2,50.

10. 11. 33
Große Hitlerrede in Berlin, in den Siemenswerken zur Reichstagswahl. Sie wurde ins Institut übertragen. Das ganze Versicherungsgebäude war da. Ca. 200 Leute. Es war Befehl zu kommen!

22. 11. 33
Ich wurde zum Mitglied der Kaiserlichen Leopoldinischen Carolinischen Akademie in Halle ernannt.[20] *Ernennung am 17. 11. Diplom vom 22. 11.*

29. 11. 33
Lorenz zeigt sich erhaben, setzt sich über den Direktor hinweg, ist unaufrichtig und hinterlistig. Er sollte für die Nazis eine Liste vorlegen von den Leuten, die keine Winterhilfe[21] *und keinen monatlichen Beitrag gezahlt hatten. Da stand, wie mir Koppenberg mitteilte, auch mein Name drauf, obwohl ich alles ordnungsgemäß bezahlt hatte. Ich reklamierte, aber Lorenz hatte die Liste eigenmächtig, wie er war, weitergegeben, ohne sie mir vorher, dem Direktor, vorzulegen. Nach meinem Nachfragen erfuhr ich, daß die Liste schon durch viele Nazihände gegangen war, ich konnte sie aber trotz aller Bemühungen nicht zur Korrektur zurück kriegen. Schließlich ist sie bei Ofterdinger, der sehr streng auf die Liste achtete, eingegangen. Erst später am 2. 12. wurde die Sache zu meinen Gunsten geregelt. Lorenz machte immer die bequemsten Ausreden und verhandelte mit einem Herrn Falke, dem Oberleiter der Fachschaften, der ihm sehr gewogen war und den er vollkommen eingewickelt hatte. Bei einer persönlichen Rücksprache mit Falke konnte ich nur feststellen, daß sich Lorenz auch über mich abfällig geäußert hatte.*

10. 12. 33
Bis jetzt mußte ich für die Nazi-Partei 120 Mk. ausgeben!

23. 12. 33
Todesurteil gegen Lubbe[22]*, dem Anzünder des Reichstagsgebäudes.*

►
Jüdische Synagoge in den Kohlhöfen während der Abrissarbeiten, 1934.
Die „Reichskristallnacht" vier Jahre später, am 9. November 1938, markierte dann das dramatische Fortschreiten der Judenverfolgung: Geschäfte wurden geplündert und verwüstet, Juden misshandelt und in Konzentrationslager verschleppt. 4.000 Juden emigrierten aus der Stadt und im Dezember 1938 vermeldete das „Hamburger Tageblatt", „dass im Zuge der Maßnahmen zur Entjudung der deutschen Wirtschaft" die noch bestehenden rund 1.200 jüdische Gewerbebetriebe „arisiert" worden seien

Judenboykott in Hamburg

Schon bald nach der Machtübernahme erreichten die zahlreichen Übergriffe gegen die Juden einen ersten Höhepunkt, und es begannen gezielte Maßnahmen gegen jüdische Geschäfte und Berufsgruppen. So entließ zum Beispiel das Schauspielhaus am 22. März 1933 alle jüdischen Schauspieler, am 28. März 1933 wurden Richter jüdischer Herkunft vom Dienst suspendiert und mit dem Gesetz gegen die Überfüllung der Schulen und Hochschulen vom 25. April 1933 wurden jüdische Schüler von den Schulen verdrängt.

Als in England und Frankreich negative Presseberichte über die Behandlung der Juden und der politischen Gegner in Deutschland erschienen, wurde in den gleichgeschalteten deutschen Zeitungen gegen *„Greuel-Lügen des Auslands“* und eine angebliche Verschwörung des jüdischen Finanzkapitals und des Bolschewismus massiv Front gemacht. Als „Gegenmaßnahme“ rief das neue Regime für den 1. April 1933 zum Boykott jüdischer Geschäfte, Arztpraxen und Rechtsanwaltskanzleien auf.

Während der Aktion, die von Julius Streicher geleitet wurde, postierte sich die SA mit hochgehaltenen Schildern vor jüdischen Geschäften und versuchte, potenzielle Kunden vom Betreten der Läden abzuhalten. Demoliert werden sollten die Betriebe allerdings – noch – nicht, um den Eindruck eines friedlichen „Bevölkerungsboykotts“ aufrecht zu erhalten. In der Tat kam es auch kaum zu Ausschreitungen, wie überhaupt in der Bevölkerung der Boykott nicht so positiv aufgenommen wurde, wie es sich die Nationalsozialisten erhofft hatten.

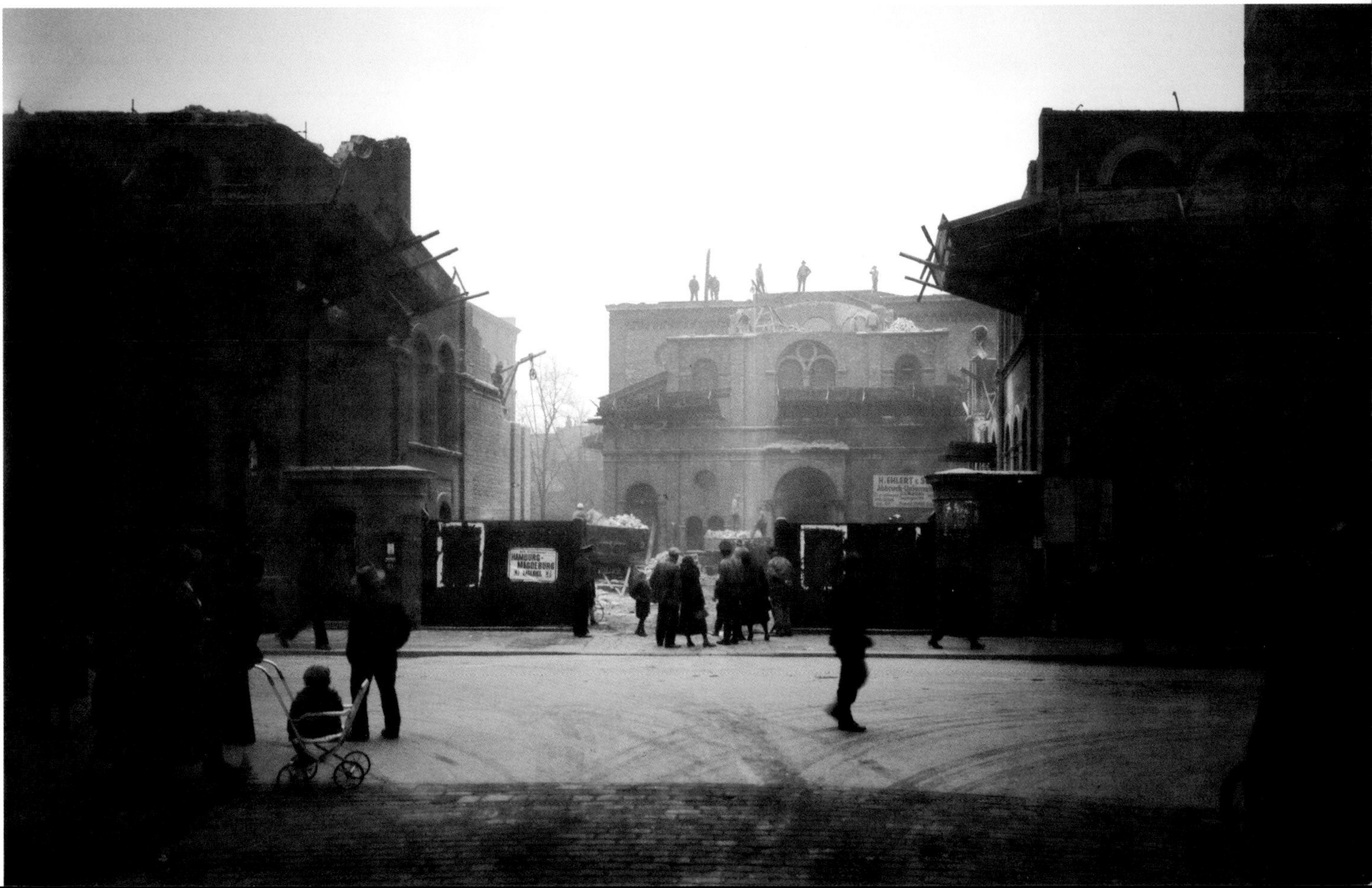

[1] Der Brand des Reichtages war bereits am Tag zuvor, am 27. 2. 1933. Bis heute konnten die genauen Umstände des Reichstagsbrandes nicht geklärt werden.

[2] Ergebnisse der Reichstagswahl: NSDAP 43,9%, SPD 18,3%, KPD 12,3%.

[3] Stahlhelm: rechtsradikale Vereinigung, zunächst von Weltkriegsveteranen, gehörte zur „Harzburger Front". 1933 teilweise in die SA eingegliedert.

[4] Das Wahlergebnis in Hamburg: NSDAP 38,8%, SPD 26,9%, KPD 17,6%, DNVP 8%, Staatspartei 3,5%, DVP 2,4%.

[5] Max Brauer (1887–1973), SPD; Oberbürgermeister von Altona, nach dem Zweiten Weltkrieg Erster Bürgermeister von Hamburg. Brauer emigrierte in die USA. Nach dem Krieg kehrte er nach Hamburg zurück.

[6] Friedrich Ofterdinger (geb. 1896), Mitglied der Bürgerschaft ab 1931 (NSDAP), ab 1933 Gesundheitssenator.

[7] Am 29. März 1933 untersagte der Hamburgische Senat allen Beamten, Angestellten und Arbeitern die Zugehörigkeit zu „marxistischen" Parteien.

[8] Friedrich Lorentz, geb. 1884, wurde 1919 Wissenschaftlicher Rat und Leiter der Abteilung für Sporthygiene, Heizung, Lüftung, Verkehrs- und Badewesen am Hygienischen Institut Hamburg. 1933 trat er der NSDAP sowie der SA bei, 1934 dem NS-Ärztebund. In der SA wurde er Sturmbannführer und 1939 Sportreferent. Im NS-Ärztebund wurde Lorentz Obmann im Hygienischen Institut, wo er eine ausgeprägte Tätigkeit als Denunziant entfaltete. Im Entnazifizierungsverfahren verlor Lorentz 1947 den Anspruch auf Wiedereinstellung und Pension. Stadtoberinspektor Anker stellte in der Begründung fest: „Er [Lorentz] hat in dieser Eigenschaft [als Obmann] eine erhebliche Aktivität entfaltet, insbesondere politische Leumundszeugnisse mit betont negativem Inhalt über Betriebsangehörige des Hygiene Instituts abgegeben ...", was sich mit den Erinnerungen Neumanns deckt. Lorentz wurde am 5. 9. 1947 in Kategorie III eingestuft, die Lehrbefugnis wurde entzogen, Konten und Vermögen blieben gesperrt. Sein weiteres Schicksal ist nicht aktenkundig.

[9] Vermutlich Georg Schütte, SA-Truppenführer.

[10] Vielmehr sollte durch das „Gesetz zur Wiederherstellung des Berufsbeamtentums" festgestellt werden, wer aus politischen oder „rassischen" Gründen entlassen oder zwangspensioniert werden sollte.

[11] Otto Cohnheim (1873–1953), seit 1913 Abteilungsleiter der Physiologie im Eppendorfer Krankenhaus, seit 1919 Ordinarius für Physiologie. Cohnheim wurde 1934 aufgrund seiner jüdischen Herkunft entlassen, er emigrierte nach England.

[12] Der 1. Mai war mit Beschluss vom 10. April 1933 zum Feiertag der Nationalen Arbeit erklärt worden. Der bisherige Kampftag der Arbeiterschaft wurde damit zum gesetzlichen Feiertag mit bezahlter allgemeiner Arbeitsruhe. An der Kundgebung auf der Festwiese im Stadtpark nahmen rund 500.000 Hamburger teil.

[13] Adolf Rein, Rektor der in „Hansische Universität" umbenannten Hamburger Universität.

[14] Eventuell ist NSDAP gemeint, von Neumann oft NSPD abgekürzt.

[15] Karl Kaufmann, Gauleiter und Reichsstatthalter von Hamburg.

[16] Vor allem wurden Bücher, Zeitschriften und Werbeschriften kommunistischer, sozialistischer und jüdischer Autoren verbrannt.

[17] Die Speiseküchen entstanden seit Anfang 1932 und waren eine Selbsthilfe-Einrichtung der Erwerbslosen, wie z.B. die im August 1932 eingerichtete Speiseküche in einer Baracke der Maschinenfabrik Nagel & Kaemp in der Jarrestraße 18. Für Mitglieder kostete hier eine Mahlzeit 30 Pfennig, für Erwerbslose 15 Pfennig. Die Vereinsmitglieder, die Arbeit hatten, spendeten für die erwerbslosen Mitglieder. 1932 entstanden ca. 15 Speiseküchen in Hamburg, und das Hygienische Institut überprüfte gemäß seiner Kontrollpflicht auch die Mahlzeiten, die hier ausgegeben wurden.

[18] Die SPD wurde bereits am 21. 6. 1933 im gesamten Reichsgebiet verboten.

[19] Adolph Schönfelder (1875–1966), Senator; nach dem Zweiten Weltkrieg Bürgermeister und Vertreter Hamburgs im Parlamentarischen Rat.

[20] Die traditionsreiche „Deutsche Akademie der Naturforscher Leopoldina" in Halle nahm nur wenige ausgewählte Mitglieder auf. Sie wurde 1652 gegründet und ist damit die älteste naturforschende Gesellschaft in Deutschland. Bis heute ist die Mitgliedschaft in dieser Akademie eine hohe Auszeichnung für Naturwissenschaftler und Mediziner.

[21] Gemeint ist ein Beitrag zum „Winterhilfswerk", der umfangreichsten Spendenorganisation der NS-Volkswohlfahrt.

[22] Der niederländische Anarchist Marinus van der Lubbe hatte angegeben, allein das Feuer gelegt zu haben, um die deutsche Arbeiterschaft zum Widerstand gegen das NS-Regime aufzurufen. Ob er tatsächlich der Brandstifter war und wenn ja, ob es noch weitere Täter gab, ist bis heute nicht zweifelsfrei geklärt.

▸ **Jüdische Synagoge in den Kohlhöfen, Neustadt, vor dem Abriss, 1934. Die Synagoge galt als eine der schönsten in Deutschland und fiel der Sanierung des Gängeviertels zum Opfer, mit der die Nationalsozialisten bald nach der Machtübernahme begannen. Offiziell diente der Abriss der Beseitigung maroder Bausubstanz und schlechter hygienischer Bedingungen, inoffiziell der vorsorglichen Zerschlagung eines möglichen „Widerstandsnestes". In der Neustadt lebten überwiegend Arbeiter und kleine Handwerker, viele von ihnen waren jüdischen Glaubens**

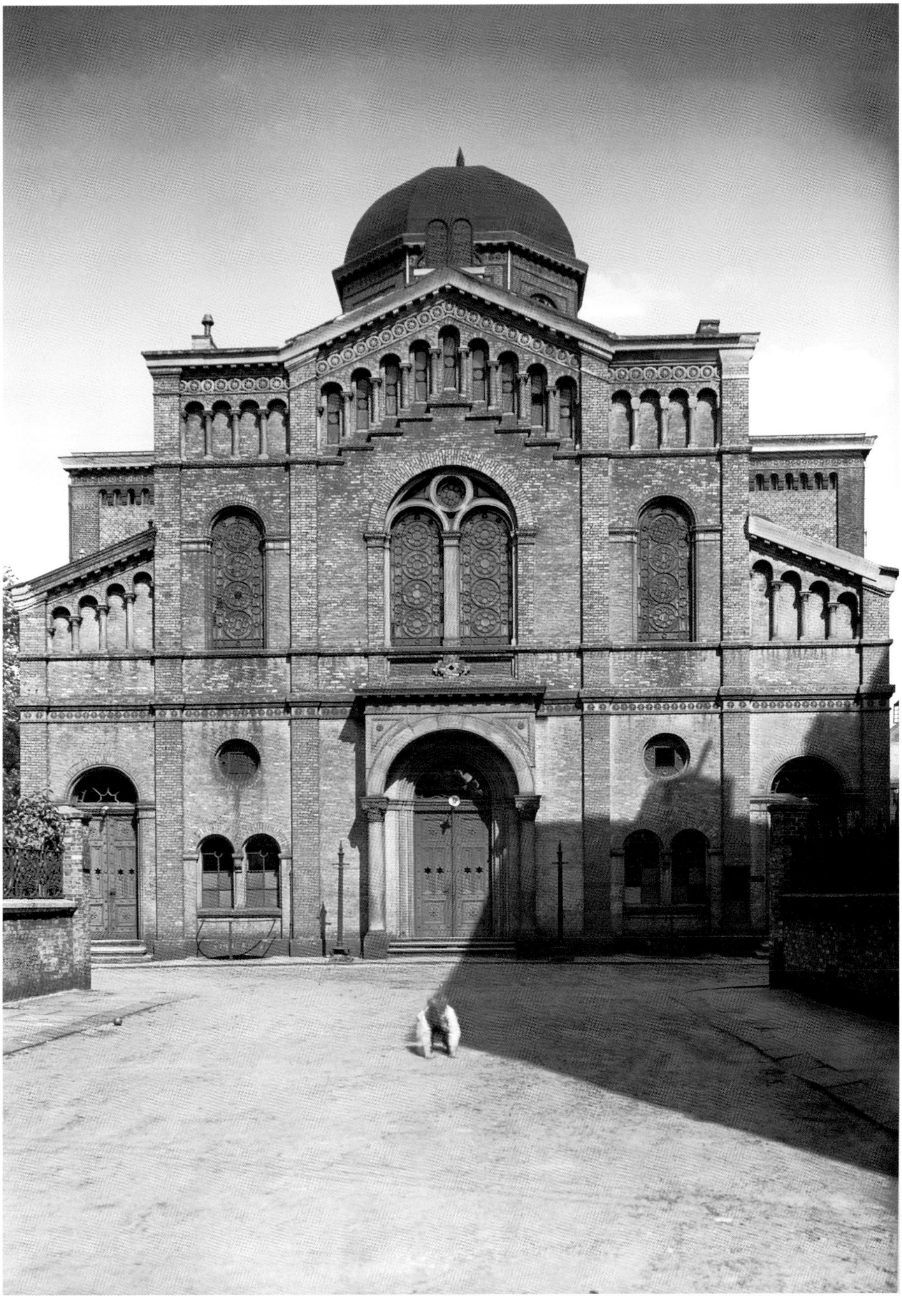

23.1.34
Lorenz will ein Nazikreuz im Patzenhofer[1] *benageln lassen.*

Die Nagelung kommt am 10.2. im Patzenhofer zustande. Lorenz hielt natürlich die Ansprache und Schellemacher als Obmann war auch dabei. Das Institut war versammelt. 800 Nägel wurden genagelt, selbstverständlich mußten wir sie kaufen.

31.1.34
Lorenz telephoniert: Es müßten am Institut in der Milchabteilung 3 Hitlerreden gehört werden! Der Rundfunkapparat wird dort sofort aufgestellt. Das ganze Institut mußte zuhören! Ich ging um 2 weg.

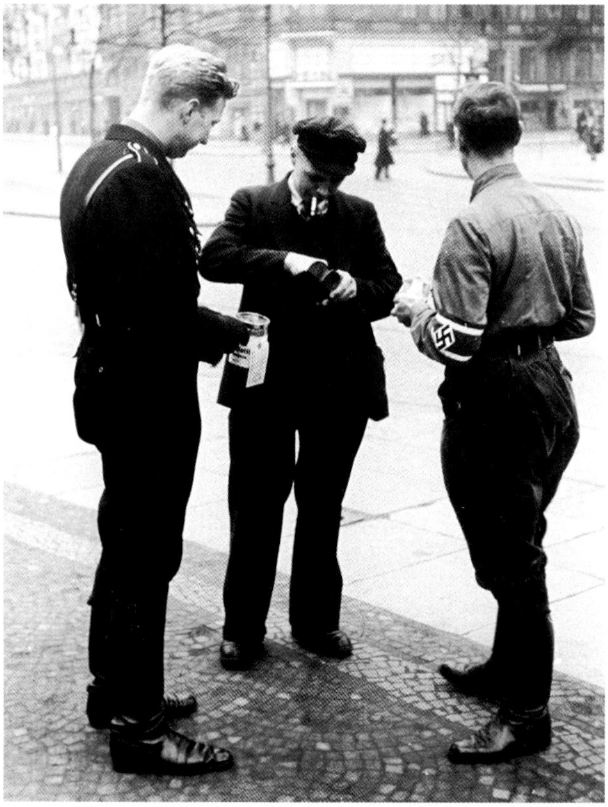

◄
Studenten sammeln für das Winterhilfswerk, 1940er Jahre

16.3.34
Lorenz wird als Obmann abgesägt und von Schellenmacher seines Postens enthoben. Unglaubliche Freude im Institut, daß der Tyrann nichts mehr zu sagen hat. Ich war ganz glücklich. Der skrupellose Mensch, der alles beseitigen wollte, was ihm im Wege stand, auch mich, ist endlich erledigt!

Als Beamte sollen nur noch Direktoren, Büroleute und Abteilungsvorstände gelten.

19.3.34
Attacke auf das Institut: Timpke[2] *telephoniert, daß wir das Hotel in der Renzelstraße haben sollten, wo jetzt die Wohlfahrt drin ist, denn das Reich wolle das Versicherungsgebäude kaufen. Wir müßten daher hinaus! Ich bekam wieder einen schockartigen Schreck und sagte gleich, das Hotel paßte nicht für uns. Es nutzte aber nichts und wir mußten es besichtigen und ich einen Bericht (den wievielten?) machen.*

20.3.34
Mit Kister und Bruns Besichtigung des Hotels. Äußerlich gut aussehend. Innen 160 Zimmer und 3400 qm Raum. Aber keine größeren Räume für Colleg und Kurs, keine Sammlungsräume, Keller und Bodenräume unmöglich. Schlechte Diehlen, verbraucht. Keine Centralheizung, zu alt. Es paßt nicht für uns.

Trotz meines Berichtes und mündlicher Besprechung mit Timke, telephoniert man 23.3. wieder, daß wir heraus müßten. Er sprach sich aber für eine nochmalige Besichtigung aus.[3]

►
Öffentlicher „Eintopfsonntag".
In Hamburg fand er zum ersten Mal am 1. Oktober 1933 statt

Die (un-)freiwilligen Spendensammlungen

1934

Unter den nationalsozialistischen Machthabern wurde das Spendenwesen massiv ausgebaut. Zu allen Jahreszeiten liefen Spendenaktionen und Straßensammlungen, und die Teilnahme an diesen Sammlungen wurde streng kontrolliert.

Das 1931/32 ins Leben gerufene Winterhilfswerk der NS-Volkswohlfahrt, die größte Spendenorganisation, behielt ab Herbst 1933 gleich einen festen Prozentsatz vom Lohn ein: 0,5% bei Geringverdienern, 10% bei denen mit hohem Einkommen. Eine weitere Maßnahme waren die „Eintopf-Sonntage": Zu Advent sollten alle Hamburger sonntags Eintopfgerichte essen und das an Fleisch eingesparte Geld an das Winterhilfswerk geben.

Sehr beliebt waren auch öffentliche Nagelungen zum Beispiel eines hölzernen Hakenkreuzes, an denen sich ganze Betriebe beteiligten, so auch das Hygienische Institut. Dieses Ritual, bei dem einzelne Nägel gekauft und eingeschlagen wurden, verband in idealer Weise die gemeinschaftliche politische Sympathiebekundung mit der Sammlung von Spenden. Eine Freiwilligkeit gab es nicht; wer nicht mitmachte, musste mit Entlassung oder zumindest Sanktionen rechnen.

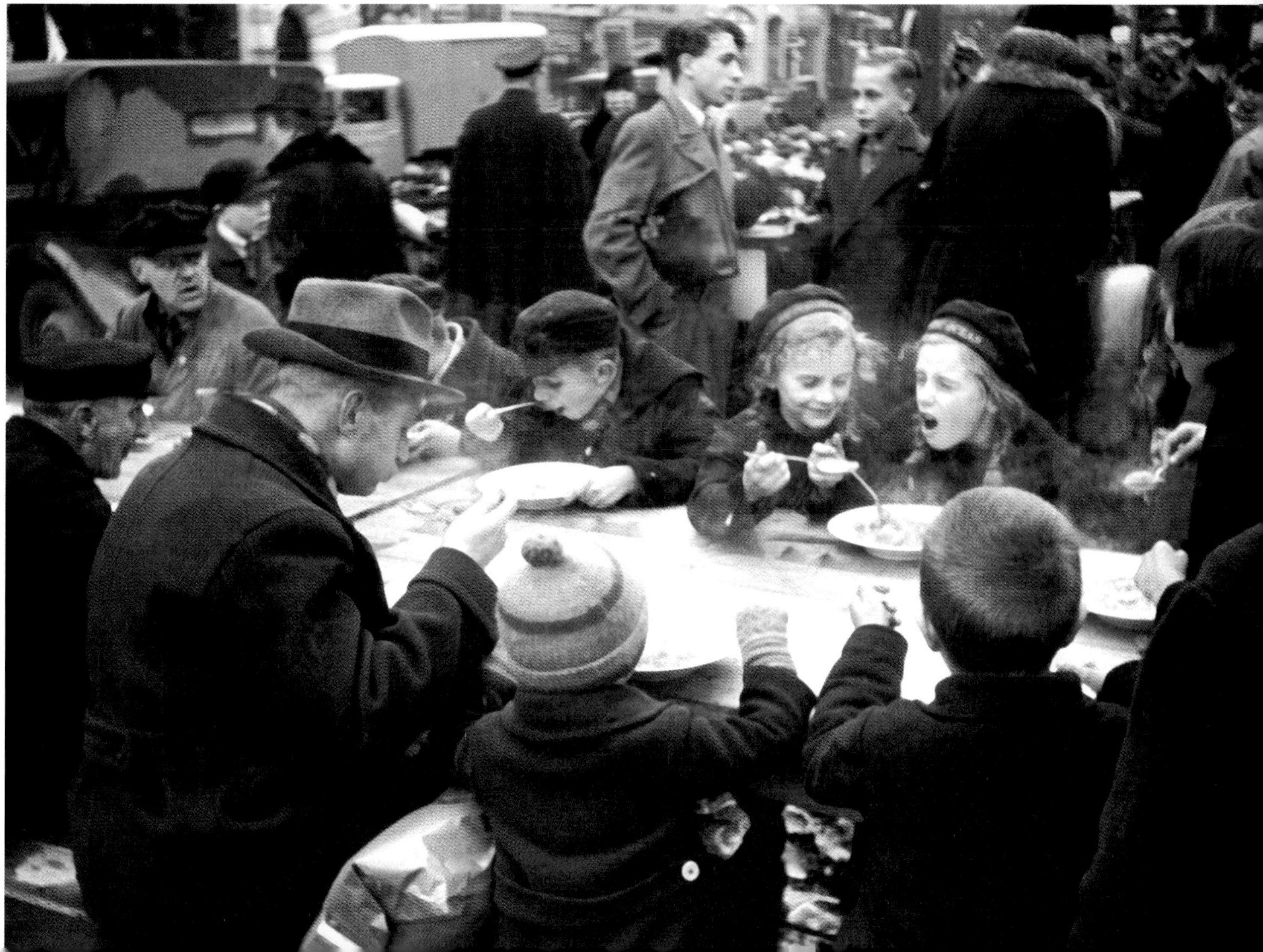

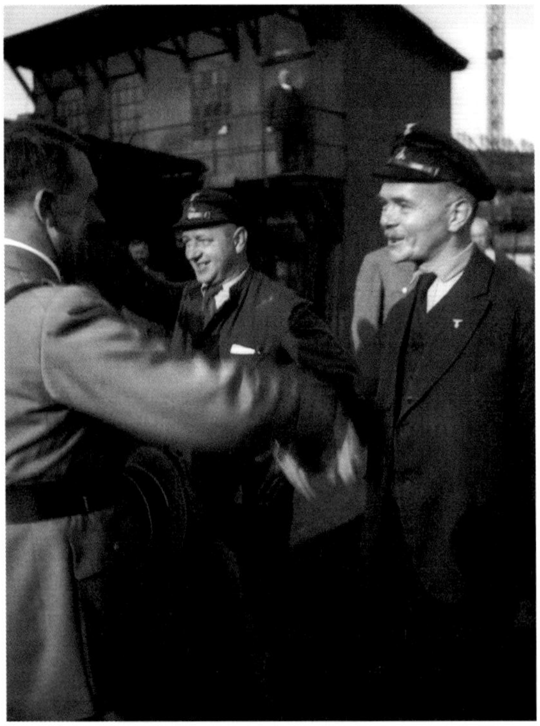

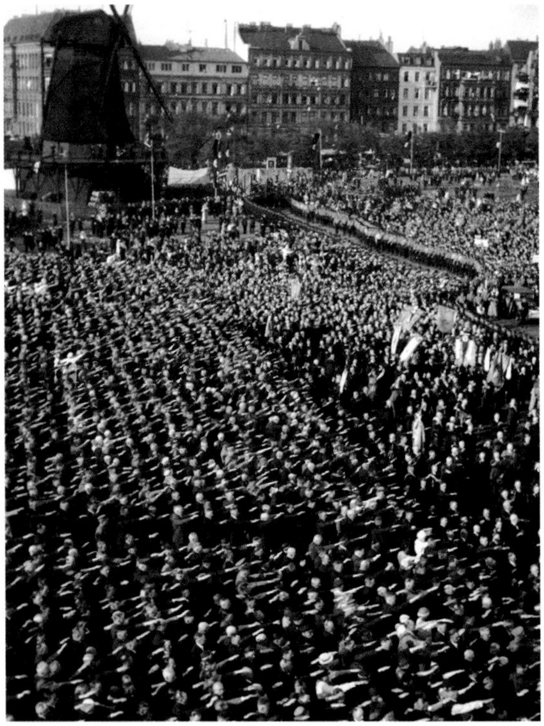

◄◄
Erster Staatsbesuch Hitlers in Hamburg, 17. 8. 1934. Auf der Werft Blohm & Voss

◄
Heiligengeistfeld, 1. Mai 1934

21.3.34
Hitlers große Rede. Ofterdinger telephoniert, daß ich in der Versammlung des Instituts im Hörsaal, wo die Rede abgehört werden sollten, die Ansprache halten muß. Ich war wie erschlagen. Um 10 telephonierte er und um 2 sollte ich reden. Ausgerechnet ich, eine politische Rede, wo mir die ganze Sache nicht lag! Ich zitterte, raffte mich aber zusammen und legte mir ein Paar schöne Worte zurecht. Und siehe da, es ging. Freilich ohne Enthusiasmus. Ich fand aber die Worte und blieb nicht stecken. Die Leute waren zufrieden. Aber das „Sieg Heil" auf Hitler hatte ich falsch gemacht.

27.3.34
Im K.G.A. ½10 Sitzung über Bespritzung mit Arsenlösungen bei Wein und Obst. Reiter war zum ersten Mal Vorsitzender, aber kein Licht! Ältere Leute waren nicht mehr eingeladen, nur ich noch. Sonst lauter junge Dachse, 2 junge Pharmakologen ohne Erfahrung. Es war ziemlich ärmlich der neue Aufzug. Ich mußte einige Male eingreifen. ½3 zu Ende. ¼4 zu Juckenack. Er redet auffällig viel und bleibt nie bei der Stange. Er hört sich gern erzählen. Er ist sehr pessimistisch gegen die NSDP-Politik und glaubt, daß sie nicht lange vorhält. Die Finanzen seien sehr schlecht. [...]

►
Der 1933 in Adolf-Hitler-Platz umbenannte Rathausmarkt anlässlich des ersten Staatsbesuchs Hitlers am 17. 8. 1934

18.4.34
Vortrag für die NSDP im Institut über Nutzen und Schaden der Bakterien und über Infektionskrankheiten. ½8 sollte es anfangen. ¼9 kamen die Blockwarte, ¾9 erst die Leiter. Erst dann konnte ich anfangen. Schließlich kamen später noch 150 Mann. Welche Bum-

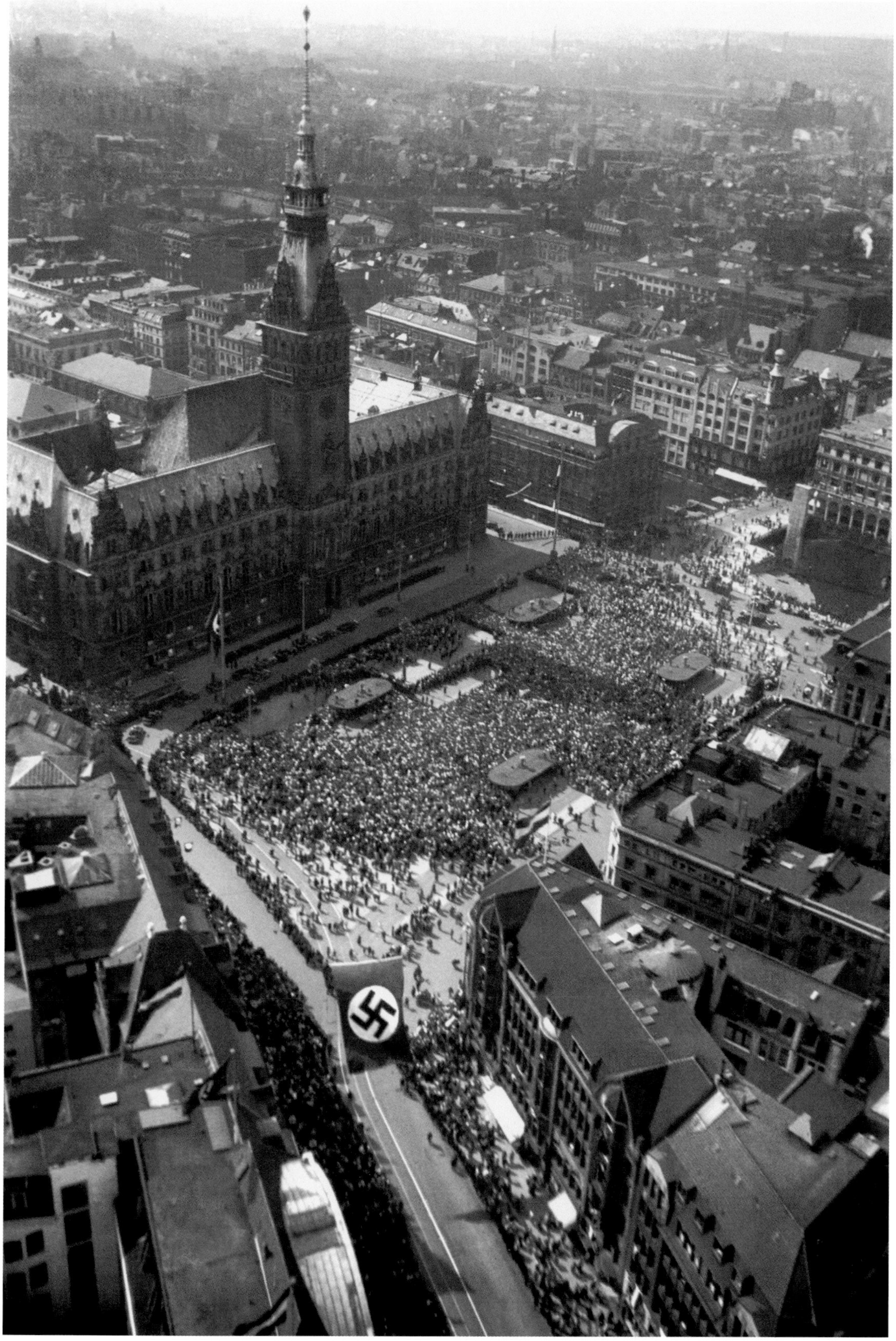

melei. Alle in Uniform. Ich stellte in einer Pause 45 Mikroskope auf. Nachher noch über ansteckende Krankheiten. Ich fand sehr viel Beifall, aber es hat auch viel Arbeit und Vorbereitungen gekostet.

1.5.34

Feiertag: „Volkstag". Festzug aller Beamten, Behörden und des Instituts. Ofterdinger und Timke in Uniform. ½11 aufstellen an der Alsterstraße. Erst ½1 ging der Zug los bis ½3 auf dem steinigen Pflaster bis zum Heiligengeistfeld. Große Hitze, viel Schwitzen. Dort war keine Gelegenheit zum setzen. Der Zug dauerte bis 3 Uhr. Wohl ½ Million Leute da. Weil mir die Sache zu öde war ging ich um 3 Uhr weg. Abends ½8 großer Korso auf der Alster mit Schuten der Gewerkschaften[4] bis ½ 12. Auch wieder viele Menschen.

14.9.34

Hauskauf. Rothenbaum Chaussee 193. 63.000,–

Blankenese. Da heute das Haus Rothenbaumchaussee gekauft, vor Freude einen Ausflug. Bummel in der Stadt. Dann die steile Stufenstiege (Baursweg) bis zur Elbe herunter, an der Elbe entlang bis zum Krankenhaus. Dort Kaffee. ½8 zurück nach Hamburg per Bahn.

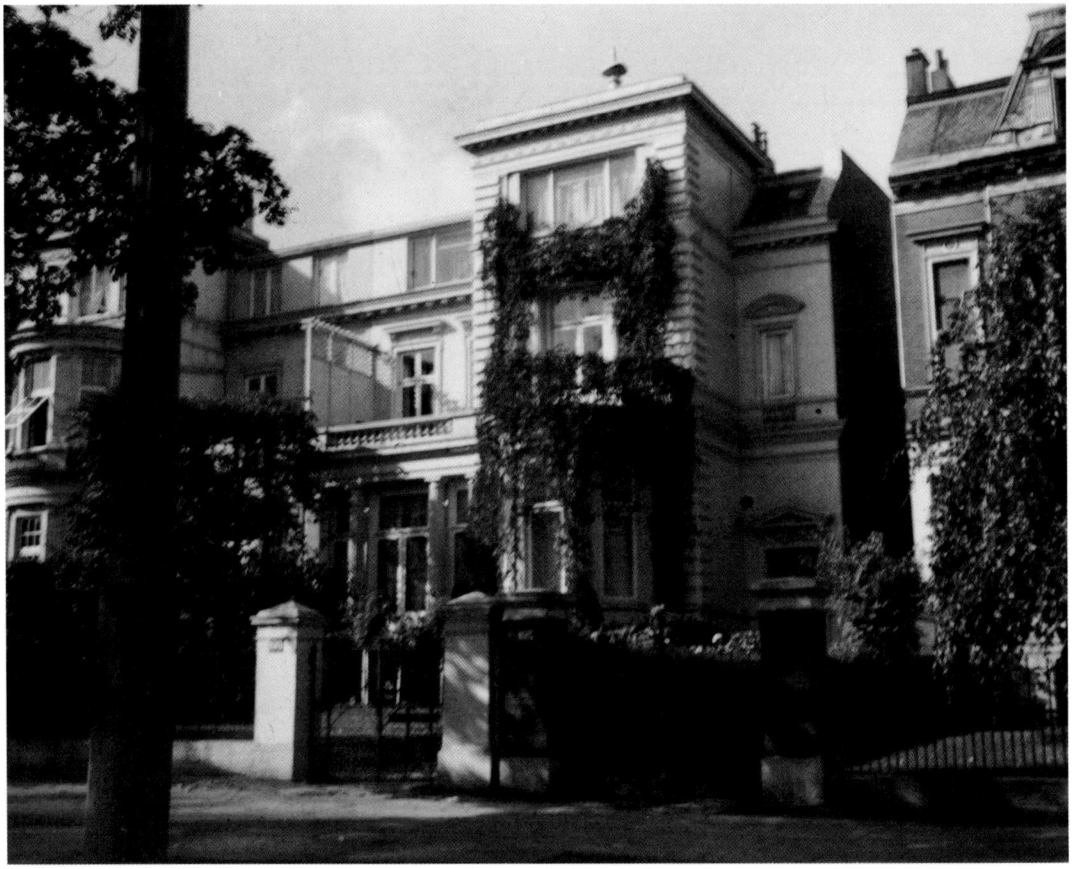

Neumanns Wohnhaus an der Rothenbaumchaussee 193, Sommer 1935

„Die Alten sollen weg!"

Kurz bevor am 21. Januar 1935 das „Gesetz über die Entpflichtung und die Versetzung von Hochschullehrern aus Anlass des Neuaufbaus des deutschen Hochschulwesens" erlassen wurde, hatte Neumann vermutlich schon von den beunruhigenden Neuigkeiten gehört. Das Gesetz bewirkte, dass alle beamteten Hochschullehrer zum Schluss des Semesters, in dem sie ihr 65. Lebensjahr vollendet hatten, von ihren amtlichen Verpflichtungen entbunden wurden. Vorher hatte es in den Ländern unterschiedliche Regelungen gegeben, in Hamburg zum Beispiel lag die Altersgrenze für Professoren erst bei 70 Jahren.

Der inzwischen 66jährige Neumann wurde dann auch folgerichtig zum 31. 3. 1935 emeritiert; da jedoch kein geeigneter Nachfolger gefunden werden konnte, wurde er verpflichtet, den Lehrstuhl zunächst vertretungsweise weiterzuführen.

Zwar bedeutete die Entpflichtung Neumanns als Universitätsprofessor nicht automatisch den Verlust seiner Stellung als Institutsdirektor, obwohl beide Ämter eigentlich in Personalunion besetzt werden sollten. Allerdings ging die Furcht vor drohenden Entlassungen aus Altersgründen auch im Hygienischen Institut um: *„Große Aufregung im Institut. 30% Beamte sollen abgebaut werden. Lorenz hat schon 8 Leute angegeben. Zunächst sollen die Alten weg!"* notierte Neumann am 8. März.

Die Maßnahmen der NSDAP zur Verjüngung der Dozentenschaft an den Universitäten und des Beamtentums insgesamt beruhten auf der Erfahrung, dass das nationalsozialistische Gedankengut bei der jüngeren Generation auf besonders fruchtbaren Boden fiel und man erhoffte sich, so die politischen Ziele leichter umsetzen zu können.

Neumanns neues Haus

Mit 66 Jahren entschied sich Neumann noch einmal zu einer gravierenden Veränderung seines Lebensumfeldes. Er und seine Frau zogen aus der Dienstwohnung an der Jungiusstraße in ein eigenes Haus, eine Gründerzeitvilla in der vornehmen Rothenbaumchaussee 193. Den Ausschlag hatte vermutlich gegeben, dass eine komplette Verlegung des Hygienischen Instituts in das neue Gebäude am Gorch-Fock-Wall absehbar war und die alte Institutswohnung über kurz oder lang ohnehin hätte freigemacht werden müssen – nicht zuletzt für seinen Nachfolger.

Das neue Haus der Neumanns hatte zwei Geschosse und verfügte über knapp 190 qm Wohnfläche. Damit bot es viel Platz für Wohn-, Arbeits- und Gästezimmer; außerdem hatte es einen großen Garten und eine Veranda, in der zahlreiche Pflanzen Platz fanden, die Neumann von seinen Reisen mitgebracht hatte.

Die Villa hatte zuvor einer jüdischen Familie gehört, die die Immobilie unter dem Druck der Verhältnisse zu schlechten Bedingungen verkaufen musste – zumindest lässt das der vergleichsweise geringe Kaufpreis von 63.000,– RM vermuten. Nach Ende des Zweiten Weltkrieges machten die jüdischen Vorbesitzer Schadensersatzforderungen geltend, die von einem Gericht jedoch abgewiesen wurden.

13.10.34
Grundbucheintragung 198,- Schlüsselübergabe des Hauses. Wir fangen an einzupacken für den roten Baum.[5] *Kisten 6–10. Silberkiste.*

4.11.34
Winterhilfswerk. Jetzt ging die Bettelei los. Das ganze Institut mußte antreten, ich auch! Schulze und ich waren zum Schäferkamp dirigiert und mußten auf kleiner, enger Straße, wo nur kleine Leute wohnten und gar kein Verkehr war Blumen für 20 Pf. verkaufen. Das Geschäft war schwer und ging schlecht. Wir sollten alle Blumen, ca. 200 loswerden. Die meisten Leute verhielten sich kalt. Die Bettelei dauerte von 8–12. Es war kalt und ich kam ganz erfroren nach Hause. Um 4 nochmals nach dem Schäferkamp um abzurechnen. Ich hatte nur 3,60 in der Büchse.

28.11.34
Darboven will Coffein in Gerstenkaffee haben. Ich lehne ab. Er wendet sich an die Gesundheitsbehörde, ich muß am 2. Dezember Bericht machen.

15.12.34
Gesetz: Alte Professoren müßen mit 65 Jahren gehen. Großer Schlag für mich![6]

18.12.34
Umzug von der Jungiusstraße in die Rothenbaumchaussee 193. Herrlicher Tag. 4 Möbelwagen, 2 3x4 m, 2x8 m, 3x6 m. Vormittag 8–12 eingeladen, 2–5 in 193 ausgeladen. Die weiteren Tage eingeräumt und aufgebaut.

24.12.34
12 Maler, Elektriker und Tapezierer sind noch im Hause. Es werden die Bilder aufgehangen. Ich hole noch schnell einen kleinen Tannenbaum. Wir machen im Eßzimmer im 1. Stock den Weihnachtsbaum und die Bescherung zurecht. ½9 Bescherung. Zuvor 3 Lieder auf dem Klavier mit Gesang. Emmy erhält Lederlack Stadtkoffer, 1 Wintermantel 35,– und Winterhandschuhe etc. Elly Halskette mit Turmalin 245,– Vorstecknadel, seidene Strümpfe. Emil Paket Fische. Frau Voß, Hessel, Semmler, Fr. Wönn. Es war ein schönes gemütliches Fest. ½12 im Bett. Kalt und gefroren.

---

1 Patzenhofer: ein Lokalbetrieb in Hamburg.

2 Timpke, Amtmann in der Gesundheitsbehörde ab 1933.

3 Der Plan wird nach weiteren Besichtigungen und Diskussionen ein halbes Jahr später fallen gelassen, u. a. wegen zu hoher Umbaukosten.

4 Gemeint ist vermutlich die Einheitsgewerkschaft „Deutsche Arbeitsfront", die freien Gewerkschaften waren bereits 1933 zerschlagen worden.

5 Gemeint ist Rothenbaum.

6 Neumann war 66 Jahre alt.

▸
Von links nach rechts/ von oben nach unten:

„Gute Stube" mit Blick in den Vordergarten, August 1945

Esszimmer im Erdgeschoss, August 1945

Oberes Esszimmer im 1. Stock, August 1945. An den Wänden Ölbilder von Neumanns Eltern

Schreibzimmer im Erdgeschoss, August 1945

Schlafzimmer im 1. Stock mit Blick zum Hintergarten, August 1945

Wohnstube im 1. Stock, August 1945

Sammlungsraum und „Malstube" im 2. Stock, August 1945. Im Regal Auswahl mikroskopischer Präparate

Vordergarten mit Kastanienlaube, August 1945

Veranda mit Kakteen aus Mexiko und Yuccapalmen aus Guatemala, August 1945

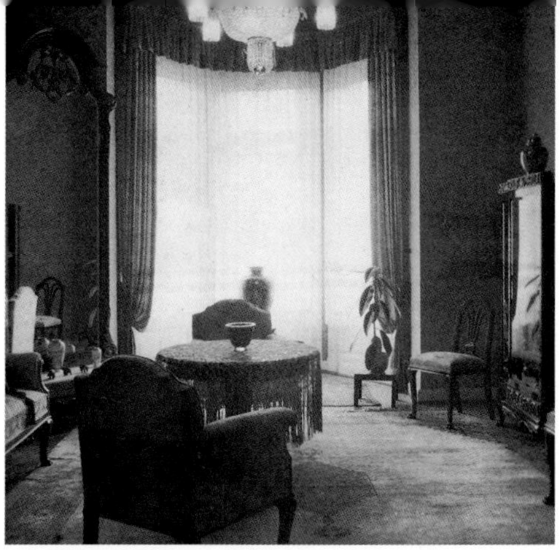
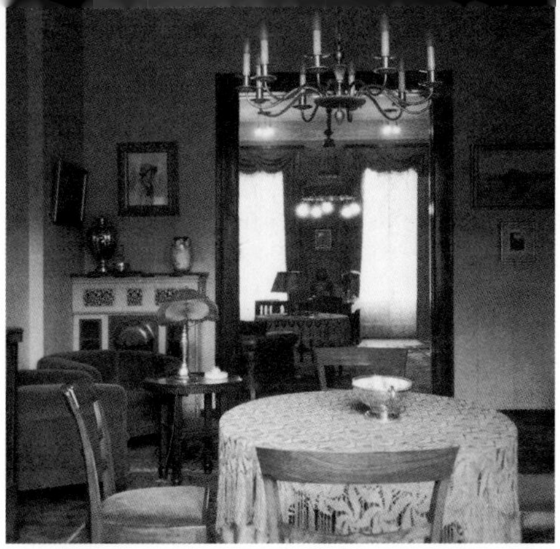
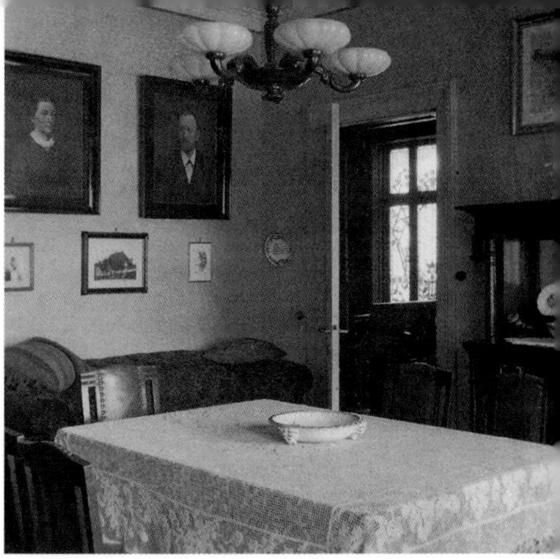
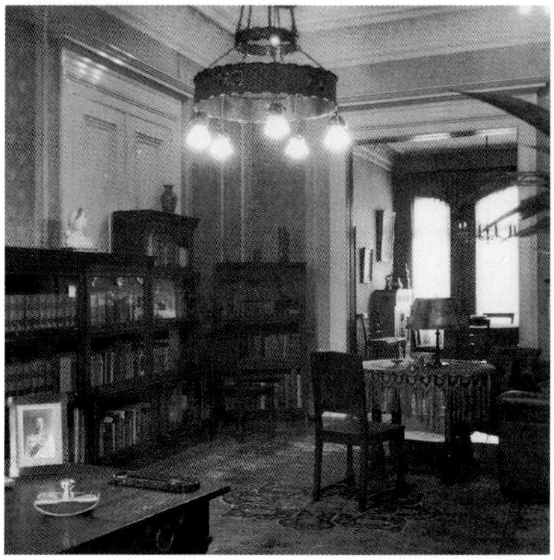
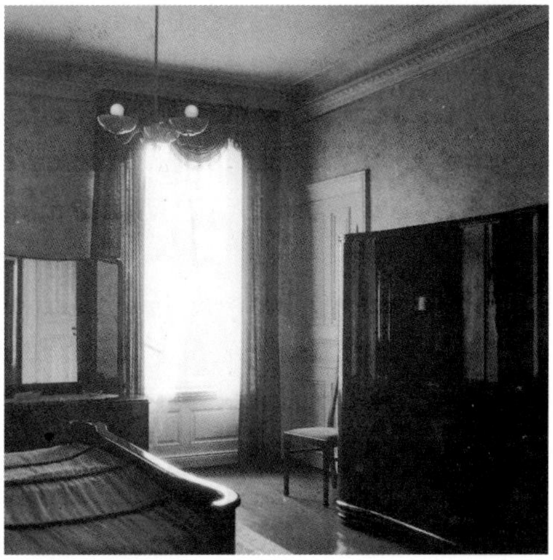
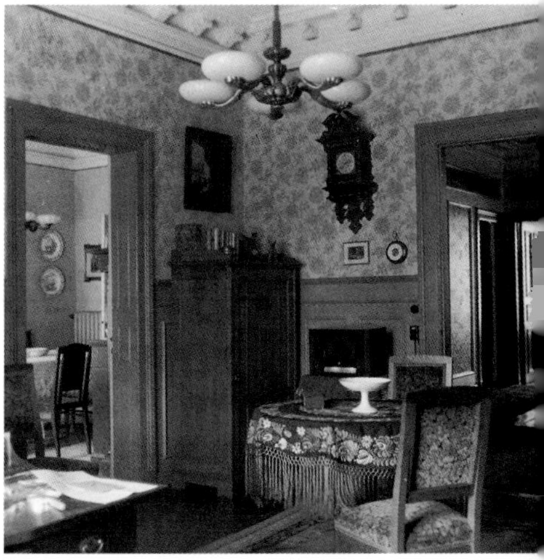
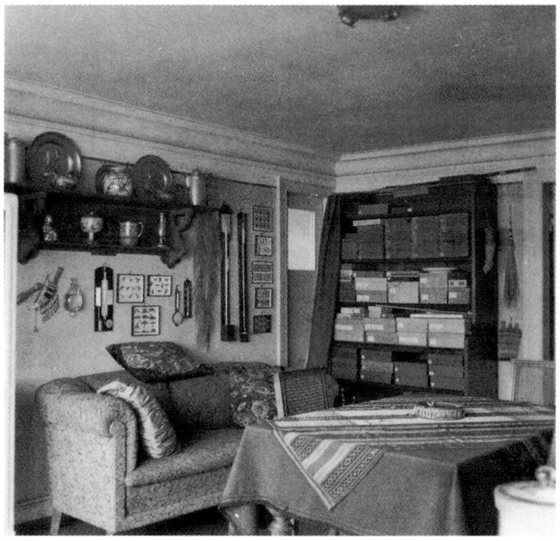
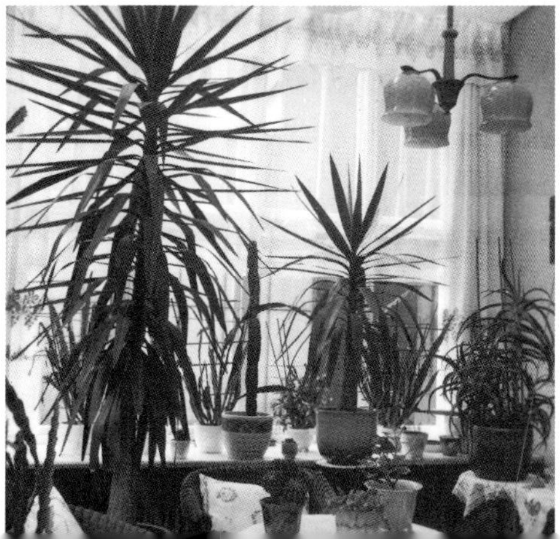
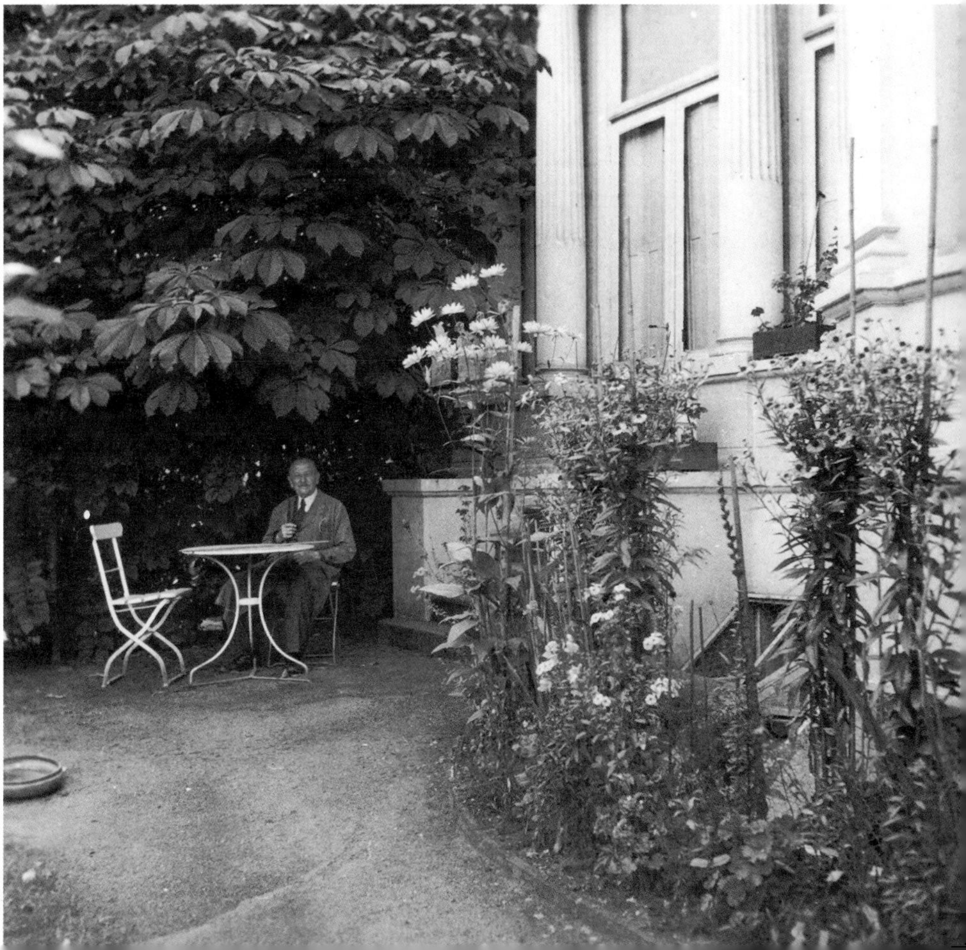

Vorbemerkung zu den Einträgen SS 1935
Man hatte schon lange davon gesprochen, daß alle Professoren über 65 Jahre abgebaut werden sollten. Da ich 67 Jahre alt war, gehörte ich also auch dazu. Die Emeritierung sollte am 31. März erfolgen.

Da ich aber bis zu diesem Termin nichts weiteres hörte, glaubte ich, der Kelch sei an mir vorüber gegangen.

Umso mehr war ich daher überrascht, als die Hochschulbehörde mir in einer Zuschrift vom 12.4.35 mitteilte, daß ich am 31. März 1935 von den Pflichten als Professor entbunden sei, ich aber den Lehrstuhl vertretungsweise weiter zu führen hätte. [...]

Diese Verfügung war offenbar unvernünftig, und es befremdete auch, daß in der Zuschrift der Hochschulbehörde kein Wort des Dankes oder der Anerkennung für die 13jährige Professorentätigkeit in Hamburg enthalten war. Ich fand das unhöflich, herzlos und kalt. Etwas mehr Anstand hatte ich der Behörde zugetraut. [...]

Am 30. Juli kam der Dekan Keser zu mir, um mit mir über die Nachfolgeschaft von mir zu verhandeln. Ich schlug Zeiß, Rodenwald und Süpfle vor. Von Rodenwald wollte er nichts wissen, weil er sich überall vordrängt, auch das Ministerium möchte ihn nicht. Die ganzen Verhandlungen waren wieder überflüssig gewesen, denn Abends 6 Uhr telephonierte Keser, daß das Ministerium in Berlin geschrieben hatte, meine Emeritierung sollte erst S.S. 1936 erfolgen.

Am folgenden Tage, den 31.7.35 kam tatsächlich das officielle Schreiben vom Ministerium.

Ich war sehr überrascht darüber, es bewies aber, daß man keinen passenden Nachfolger gefunden hatte. Das ganze Theater hätte dann bleiben können.

Bezeichnenderweise hatte Geheimrat Abel[1] *auf eine Anfrage der Fakultät, wen er für Hamburg vorschlagen würde, geantwortet: Für Neumann gibt es überhaupt keinen Ersatz. [...]*

23.1.35
Fakultät. Wegen meines Abbaues mit 65 Jahren. Es wird beschloßen, daß ich nicht gehen brauche: Ich sei wegen meines großen Wissens nicht entbehrlich und die Gesundheitsbehörde hat gesagt, ich sei nicht ersetzlich! Sehr schmeichelhaft! Also noch 1 Jahr Zeit!

6.2.35
Pestfriedhof im Zoologischen Garten. Der alte, 200 Jahre alte Pestfriedhof mit 8000 Leichen wurde ausgehoben. 15 Kisten mit Pestknochen. Ich durchwühlte sie und fand außer Stoffmaterial 2 gut erhaltene Schädel für die Sammlung. Der ganze Bereich wird planiert.

► Plan vom Zoologischen Garten und dem Gelände der Begräbnisplätze westlich und östlich der Jungiusstraße, 1909. Der alte Pestfriedhof lag östlich der Jungiusstraße, begrenzt von der Straße Bei den Kirchhöfen; heute heißt dieses Teilstück Marseiller Straße

Ein Friedhof wird zum Park

Das Gelände des alten Pestfriedhofs stieß südlich unmittelbar an das Gebiet des ehemaligen Zoologischen Gartens an und wurde begrenzt von der Jungiusstraße und Bei den Kirchhöfen. Im Zuge der Umbaumaßnahmen für Planten un Blomen wurde der Bereich planiert und in die Neugestaltung mit einbezogen.

Zu Beginn des 18. Jahrhunderts hatte die Pest ein letztes Mal Europa heimgesucht. Ende September 1712 traten die ersten Pestfälle in Hamburg auf, betroffen waren vor allem die Armenviertel der Stadt, in denen enge Bebauung, Überbelegung und katastrophale hygienische Bedingungen herrschten. Die Seuche, die durch Stiche von Rattenflöhen übertragen wird, breitete sich dort besonders rasch aus, und die chronisch unter- und fehlernährten Menschen konnten einer Infektion nicht genügend Abwehrkräfte entgegensetzen.

Erst nach 18 Monaten, am 9. Februar 1714, wurde das Ende der Pest in der Stadt gemeldet. In dieser Zeit fielen der Seuche etwa 10.000 Menschen zum Opfer. Sie wurden auf dem neu geschaffenen Pestfriedhof begraben, der vor dem Dammtor – also außerhalb der Stadtmauern – angelegt worden war.

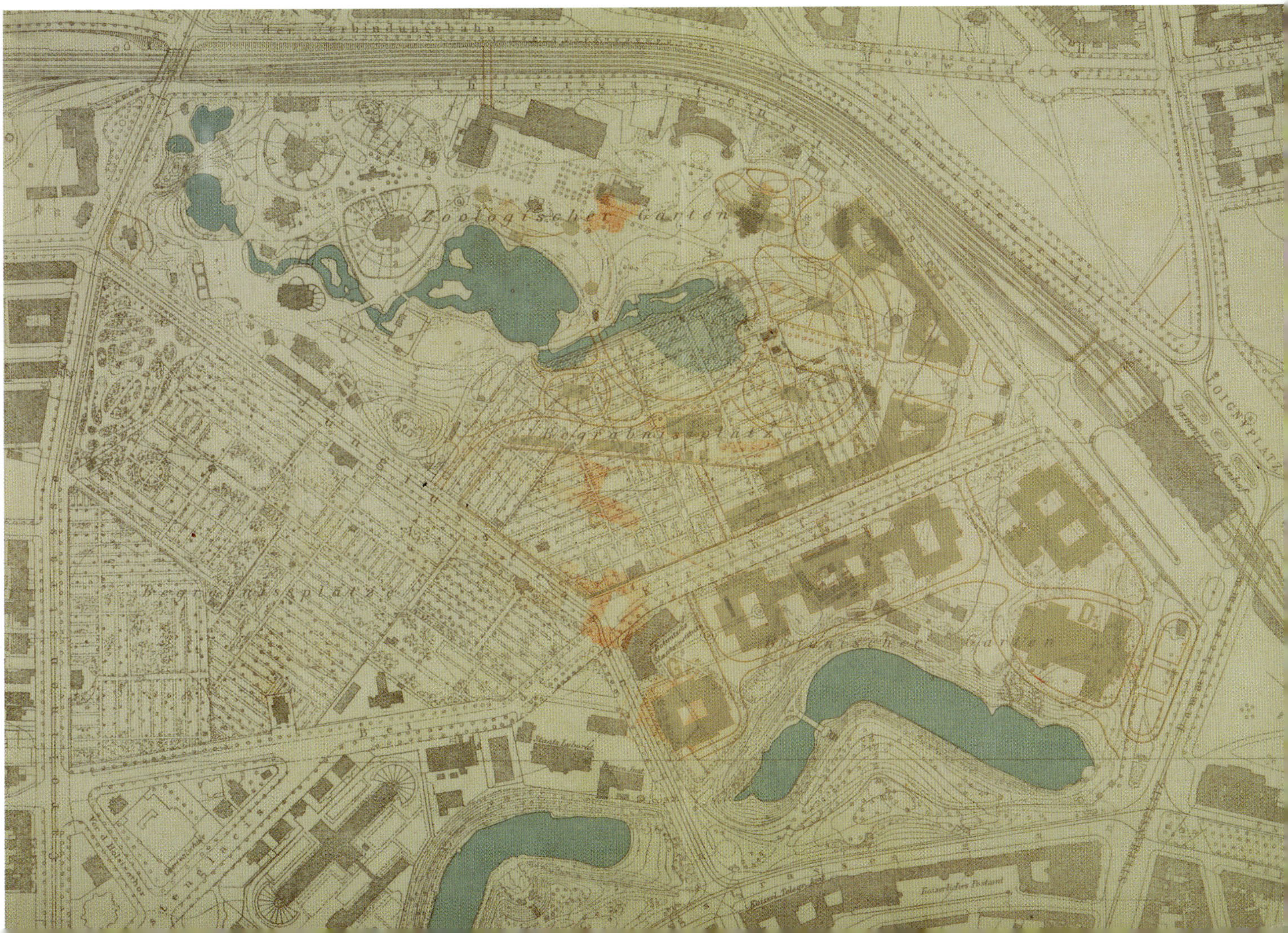

30.3.35
Die Arierzeugnisse hängen mir zum Hals hinaus. Eine aufgeblähte Sache. Ich bekam es von Ofterdinger zweimal zurück. Widerliche Nazi-Riecherei.

Vorbemerkung zu den Einträgen SS 1935
Eine langweilige und zeitraubende, auch ganz unnötige Arbeit machte die Herbeischaffung der Dokumente für die arische Abstammung. Da die Unterlagen bis zum Urgroßvater gehen mußten, bei den SS und SA-Leuten sogar bis Anfang 1800, so mußte für mich und meine Frau an die Pfarrämter in Leutensdorf, Sohland, Steninztwolsendorf[2], Weida schreiben und um Zusendung der Taufscheine, Trauscheine, Todesscheine bitten. An viele Ämter mußte ich 2 mal schreiben, weil das alles bei den Pastoren zu bummelig ging und hier zur Abgabe gedrängt wurde. In Steniztwolsendorf z.B. hatte ich die Taufzeugnisse von der Mutter, dem Großvater, der Großmutter, das Trauzeugnis von beiden, den Geburts- und Todestag der Urgroßmutter einzufordern. Welcher Wahnsinn! Die Ausfertigung kostete natürlich auch viel Zeit und so vergingen immer 14 Tage bis 3 Wochen, ehe man die Sachen bekam. Einige Pfarrämter verlangten auch die Kosten im voraus einzuschicken. Jedes Zeugnis kostete 1.80–3,00. Da ich 18 Zeugnisse beizubringen hatte, machte die Geschichte mit den Portis an die 30–40 Mk. aus.

Das tollste und lächerlichste ist aber folgendes: Die Großmutter meiner Mutter war eine geborne Wolf, ein Name, der in der dortigen Gegend von Weida bis Sohland/Spree sehr häufig ist und mit Juden nichts zu tun hat, denn dort waren niemals Juden und auch jetzt nicht, denn es ist alles evangelisch lutherisch. Man glaubte hier in Hamburg auf dem Rasseamt meinen Angaben, die doch an Eides statt abgegeben waren, nicht und schickte sie wieder zurück. Ich verwahrte mich aufs äußerste dagegen, mußte aber nochmals beim dortigen Pfarramt in Weida eine Bescheinigung erbitten, daß die dortigen „Wölfe" sämtlich arischer Abstammung sind. Das ist ein starkes Stück und eine böse Riecherei nach Juden! […]

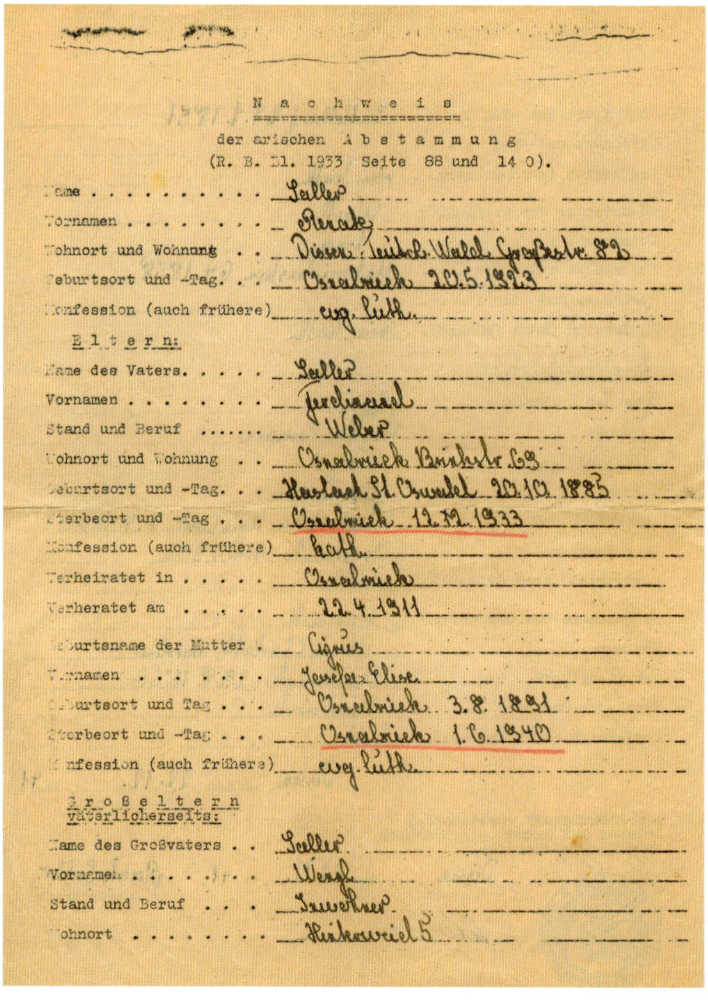
Nachweis
der arischen Abstammung
(R. B. Bl. 1933 Seite 88 und 14 0).
Name .... Seller
Vornamen .... Renate
Wohnort und Wohnung .. Dissen Teutob. Wald Großestr. 82
Geburtsort und -Tag. .. Osnabrück 20.5.1923
Konfession (auch frühere) ev. luth.
Eltern:
Name des Vaters. .... Seller
Vornamen .... Ferdinand
Stand und Beruf ...... Weber
Wohnort und Wohnung .. Osnabrück [illegible]
Geburtsort und -Tag. .. [illegible] 20.10.1883
Sterbeort und -Tag ... Osnabrück 12.12.1933
Konfession (auch frühere) kath.
Verheiratet in ..... Osnabrück
Verheratet am 22.4.1911
Geburtsname der Mutter . [illegible]
Vornamen .... Josefa Elise
Geburtsort und Tag ... Osnabrück 3.8.1891
Sterbeort und -Tag ... Osnabrück 1.6.1940
Konfession (auch frühere) ev. luth.
Großeltern väterlicherseits:
Name des Großvaters .. Seller
Vornamen .... Wenzl
Stand und Beruf ... Inwohner
Wohnort .... [illegible] 5

Ariernachweis, Vorder- und Rückseite 1941

„Widerliche Nazi-Riecherei“

Das „Gesetz zur Wiederherstellung des Berufsbeamtentums“ vom 7. April 1933 hatte bestimmt, dass *„Beamte, die nicht arischer Abstammung sind“* in den Ruhestand zu versetzen seien. Darunter fielen alle, die *„von nicht arischen, insbesondere jüdischen Eltern oder Großeltern“* abstammten. *„Es genügt, wenn ein Elternteil oder ein Großelternteil nicht arisch ist. Dies ist insbesondere dann anzunehmen, wenn ein Elternteil oder ein Großelternteil der jüdischen Religion angehört hat.“*

Daher mussten alle Beamten bereits seit 1933 einen „Abstammungsnachweis“, den so genannten Ariernachweis, vorlegen. Ausgenommen davon waren zunächst noch diejenigen, die bereits seit dem 1. August 1914 Beamte gewesen waren, die im Weltkrieg an der Front für das Deutsche Reich oder seine Verbündeten gekämpft hatten oder deren Väter und Söhne im Weltkrieg gefallen waren – sie fielen unter die so genannte Frontkämpferregelung.

Der Ariernachweis bestand aus Heirats-, Geburts- oder Sterbeurkunden, die offiziell beglaubigt werden und bis zu den Großeltern zurückreichen mussten, um eine „arische“ Herkunft einwandfrei zu beweisen. Die NSDAP forderte für ihre Mitglieder, zu denen auch Neumann seit dem 26. 4. 1933 gehörte, sogar einen Beleg, der bis 1800 zurückging. Obwohl sich das Gesetz zunächst nur auf Beamte bezog, wurden auch „nicht-arische“ Angestellte und Arbeiter des öffentlichen Dienstes vielfach schon entlassen. Auch die meisten Privatunternehmen und Verbände nahmen in vorauseilendem Gehorsam bereits 1933 den „Arierparagraph“ in ihre Personalpolitik auf.

Mit den Nürnberger Gesetzen von 1935 wurde der Ariernachweis zu einem Teil des Alltags, jeder musste ihn notgedrungen vorlegen, wenn er nicht zu einem Bürger zweiter Klasse degradiert werden wollte.

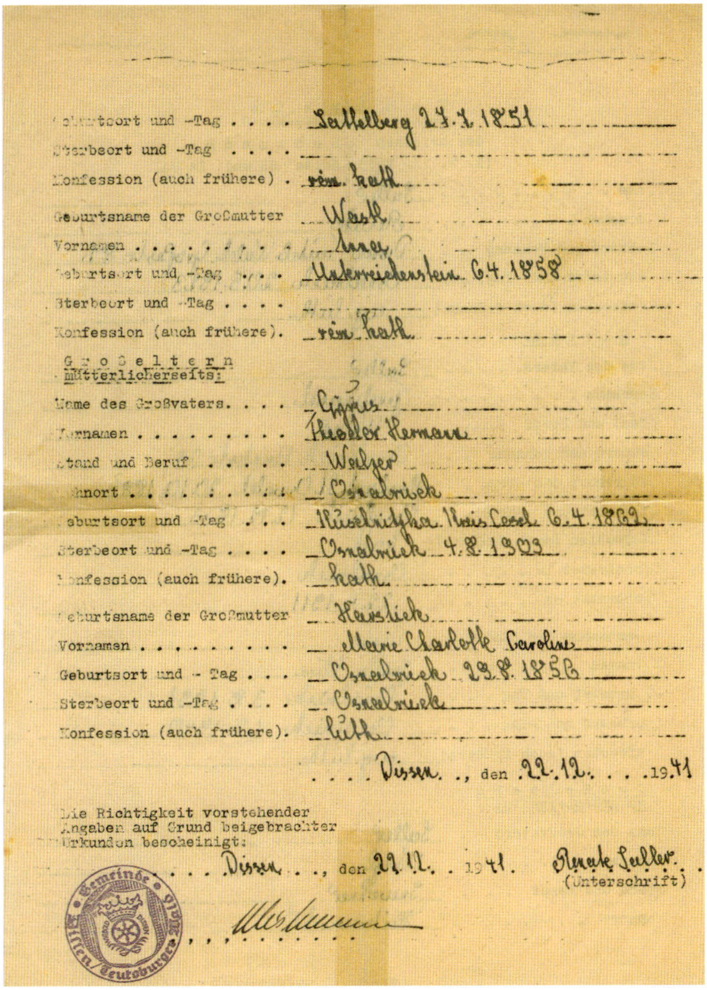
Geburtsort und -Tag .... Sattelberg 27.7.1851
Sterbeort und -Tag ....
Konfession (auch frühere) . rein. kath.
Geburtsname der Großmutter West
Vornamen .... Anna
Geburtsort und -Tag ... Unterreichenstein 6.4.1858
Sterbeort und -Tag ....
Konfession (auch frühere). rein kath.

Großeltern
mütterlicherseits:
Name des Großvaters. ... Gröner
Vornamen .... Theodor Hermann
Stand und Beruf ..... Walzer
Wohnort .... Osnabrück
Geburtsort und -Tag ... Ruschnitzka Kreis Cosel 6.4.1862
Sterbeort und -Tag .... Osnabrück 4.8.1923
Konfession (auch frühere). kath.
Geburtsname der Großmutter Harslick
Vornamen .... Marie Charlotte Caroline
Geburtsort und - Tag ... Osnabrück 29.8.1856
Sterbeort und -Tag .... Osnabrück
Konfession (auch frühere). luth.

.... Dissen ., den 22.12. . . .1941

Die Richtigkeit vorstehender
Angaben auf Grund beigebrachter
Urkunden bescheinigt:
.... Dissen .., den 22.12. . 1941. Renate Seller
(Unterschrift)
Gemeinde Dissen/Teutoburger Wald

4.4.35
Ich „muß“ in den Deutschen Lehrerverband eintreten, obwohl ich nicht wollte, weil der Verband ein Aggregat der NSDAP ist.

11.4.35
Ich „muß“ in den Deutschen Beamtenbund eintreten.

12.4.35
Die Gesundheitsbehörde verlangt bis 15. Nov. einen Personalaktenbericht, in dem die wissenschaftlichen, politischen und charakterlichen Eigenschaften aller Angestellten des Instituts enthalten sind. Ich hielt dies für eine üble Riecherei und eine sehr verantwortungsvolle Aufgabe.

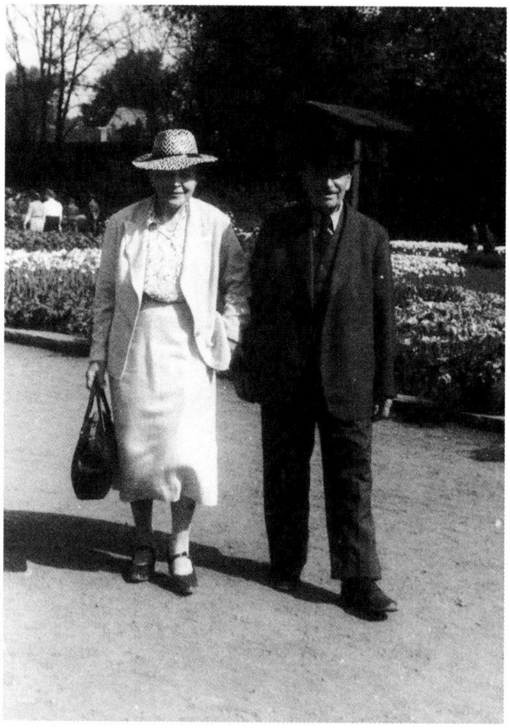

◄
Rudolf und Elisabeth Neumann in Planten un Blomen, 1944

13.4.35
Bauausstellung im Zoologischen Garten. Der alte schöne Zoologische Garten ist erledigt. Die großen Bäume sind umgehauen, der herrliche Teich eingeengt und verändert, alles gärtnerisch umgewandelt. Die große Grotte und der Bärenzwinger sind weg. Die Tiergebäude verschwunden. Bei der Restauration hat man auch die schattigen Bäume geopfert. Beim Eingang am Dammtorbahnhof ist eine rote Mauer gebaut und diese an der linken Seite längs gezogen. Dort sind Kakteen drin. Hinter der Eingangsmauer große Blumenanlagen und Rosenchausseen. Die alten Kirchhöfe sind stark avisiert und gärtnerisch umgewandelt. Mit einem Wort: Das Hamburger Kleinod „Zoologischer Garten“ ist verschwunden und jetzt ein ödes Land geworden unter dem Namen „Planten un Blomen“. […]

1.5.35
Maifeier, Nationalfeiertag. Der ganze Gau St. Pauli der deutschen Arbeitsfront, zu der ich auch gehörte, mußte sich in der Eckernförder Straße aufstellen. Es war kalt und ich fror trotz warmen Unterzeuges, da wir 1 ½ Std. warten mußten. Endlich ging der kilometerlange Zug ab und endete um 12 Uhr auf der Moorweide. Es redete Hennigsen[3], dann Göbbels und dann Hitler.[4] Die Reden fand ich weniger inhaltsreich, schlimmer empfand ich, daß auch ich als fast 70jähriger Universitätsprofessor stundenlang durch die Straßen „mitziehen“ mußte. Da genau kontrolliert wird, kann man sich der Sache nicht entziehen. Das ist Hitlerdisciplin!

►
Großer Teich mit Wasserspielen und Gasthof „Bauernschänke“ in Planten un Blomen, 2. Hälfte 1930er Jahre

Ein gigantischer Kraftakt: Planten un Blomen entsteht

Nach der Schließung des Zoologischen Gartens im Jahr 1930 wurde eine Umgestaltung dieses *„Kleinods mitten in der Stadt"*, wie Neumann es genannt hatte, immer dringlicher. Unter den Nationalsozialisten wurde das Projekt dann in Angriff genommen. Innerhalb kürzester Zeit und mit einer gewaltigen Kraftanstrengung wurde der ehemalige Zoologische Garten, erweitert um das Gelände des alten Pestfriedhofs, 1935 mit einer „niederdeutschen Gartenschau" wiedereröffnet.

Am 2. Januar 1935 erfolgte der erste Spatenstich und am 6. Juni 1935, nach nur fünf Monaten, fand die Eröffnung der ersten niederdeutschen Gartenbauausstellung unter dem Namen *Planten un Blomen* statt.

Das gesamte Gelände erhielt unter dem Gartenarchitekten Karl Plomin ein vollkommen neues Aussehen, die alten Tierhausfundamente wurden gesprengt, Blumenbeete, Wasserbecken und Rasenflächen, Kakteen- und Rosengärten und anderes mehr angelegt.

Der Umbau diente in erster Linie als gigantische Arbeitsbeschaffungsmaßnahme. Nur eine riesige Zahl von Arbeitskräften, überwiegend Langzeitarbeitslose, die vorübergehend hier wieder Beschäftigung fanden, konnte das Projekt überhaupt in so kurzer Zeit bewältigen. In der *„Arbeitsschlacht"*, wie es im Begleitheft zur Gartenschau heißt, wurden anfänglich 150 Männer eingesetzt, im Mai schließlich waren 1800 Arbeiter auf dem Gelände beschäftigt, um den Eröffnungstermin einhalten zu können. Gleichzeitig sollten mit dem Vorhaben die einheimischen Gartenbaubetriebe gestärkt und gefördert werden.

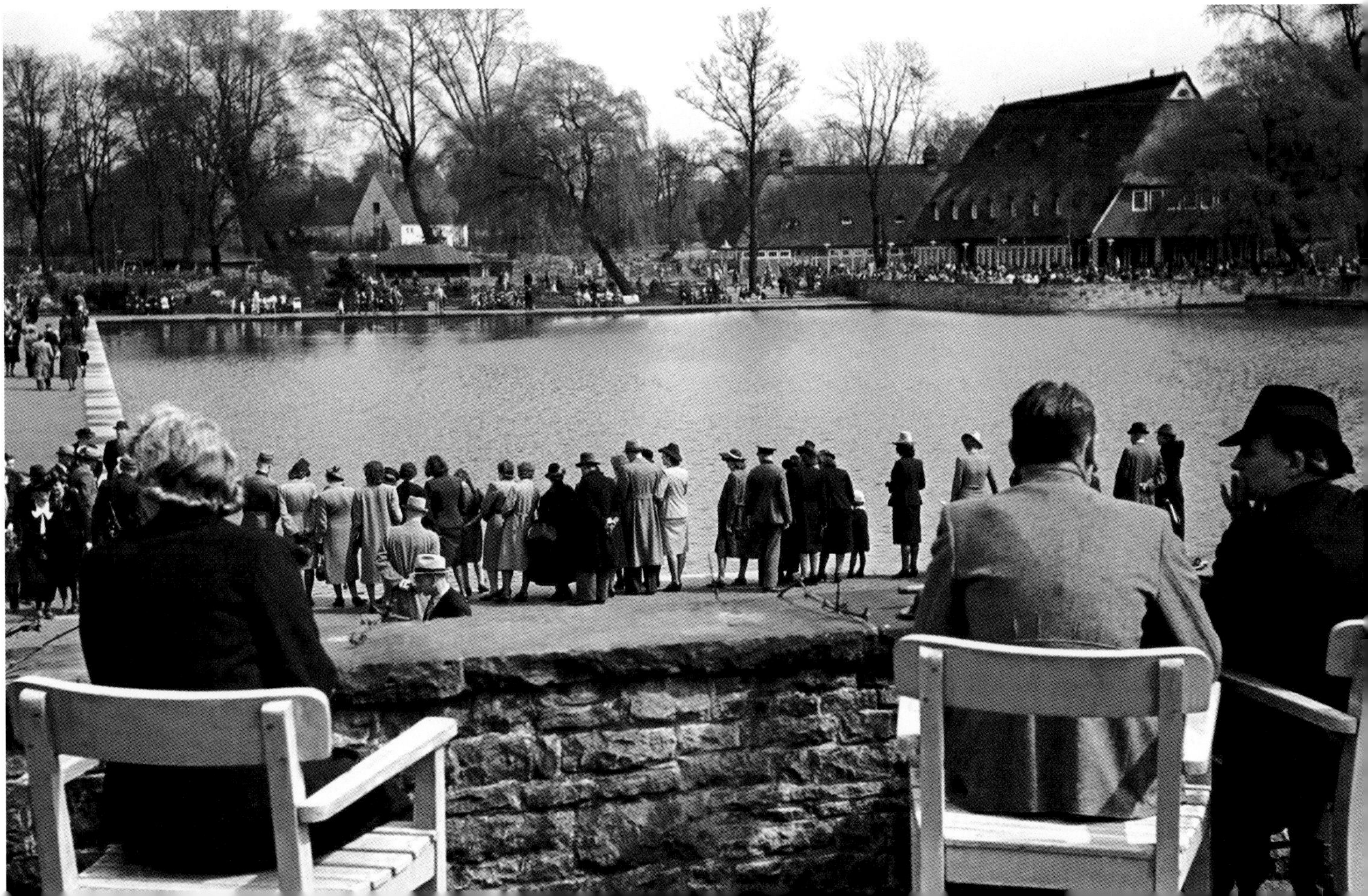

9.5.35
Aus dem Institut werden Regale, Bücher und wissenschaftliches Material in die Wohnung gebracht, da meine Zeit im März 1936 zu Ende ist.

6.6.1935
Blumenausstellung in Planten un Blomen. Sehr schön. Tausende von Sonnenblumen in schönen Beeten. Rosenlauben prächtig. Die Kaktushallen mit interessanten Kakteen. Man hat den Garten allmählich gut aufgezogen. Um den Teich herum Lilien und Wasserpflanzen. [...]

12.6.35
Mit einem Schreiben an die Gesundheitsbehörde (Schenkungsurkunde) mache ich dem Staat, der Gesundheitsbehörde und dem Institut meine große Sammlung von 15.000 Objekten zum Geschenk und 317 Bücher.

9.12.35
Winterhilfe „Volksweihnachtsfest" 6,– Bettelei für Kinder. Haussammlung.

Jetzt begann die Winterhilfssammlung auf den Straßen, eine gewiß gut ausgedachte Beitreibung von Geldern, aber wen es da gerade traf den „Bettler" zu spielen, für den war die Situation nicht gerade angenehm, besonders wenn es kalt war, regnete oder schneite.

Mich traf das Geschick am 7. Dezember 1935, einem kalten Sonnabend, wo ich mir erst auf dem Holzdamm eine Sammelbüchse holen mußte und dann an der Bahnhofsbrücke und bei dem Fremden Kiosk am Hauptbahnhof die Leute um eine Gabe anbetteln mußte. Ich hatte „kleine Blümchen aus Stoff" zu verkaufen, keine besonders anziehende Ware und mußte sehr zufrieden sein, in 2 Std. 50 Stück davon verkauft zu haben. Den Erlöß von 10,80 trug ich um 4 zur Sammelstelle und stärkte mich dann mit Elly bei Vemient[5] mit einer Tasse Kaffee.

18.12.35
Man einigt sich in der Fakultätssitzung, Prof. Süpfle aus Dresden an 1. Stelle für das Ordinariat der Hygiene an meiner Stelle vorzuschlagen.[6]

▸
Planten un Blomen, Blick Richtung An der Verbindungsbahn, 1941

---

1 Rudolf Abel (1868–1942), Hygieniker. Nachdem sich Abel 1893 für Hygiene habilitiert hatte, war er kurzzeitig Medizinalrat in Hamburg, bevor er nach Berlin und 1915 als Professor für Hygiene nach Jena wechselte.

2 Name undeutlich.

3 Eigentlich Harry Henningsen, stellvertretender Gauleiter der NSDAP in Hamburg.

4 Gemeint ist hier vermutlich eine Rundfunkübertragung über Lautsprecher.

5 Wort undeutlich.

6 Karl Süpfle (1880–1942), Hygieniker. Nach Ende seines Medizinstudiums war er als Assistent an der Universität Heidelberg, wechselte dann nach Freiburg, habilitierte sich und kam nach München, wo er 1922 Ordinarius wurde. 1927 übernahm er die Leitung des Dresdener Hygiene Instituts. Auf Vorschlag Neumanns wurde Süpfle 1937 – nach einigem Hin und Her – sein Nachfolger als Direktor des Hamburger Hygienischen Instituts.

▸
Planten un Blomen, 1938

Nicht zuletzt aber konnten die nationalsozialistischen Machthaber mit dieser Gartenschau auch einen bedeutenden Imagegewinn für sich verbuchen: Viele hatten Arbeit gefunden, die regionale Wirtschaft war – vorübergehend – gestärkt worden und der allgemein als sehr gelungen empfundene neue Park wurde nach Beendigung der Ausstellung dem Publikum als kostenlose Naherholungsstätte zur Verfügung gestellt.

Nach dem Krieg wurde Planten un Blomen recht schnell wieder in einen ansprechenden Zustand versetzt. 1953 wurde das Gelände erweitert und auch der benachbarte Botanische Garten, der jenseits der heutigen Marseiller Straße lag, in das Areal mit einbezogen.

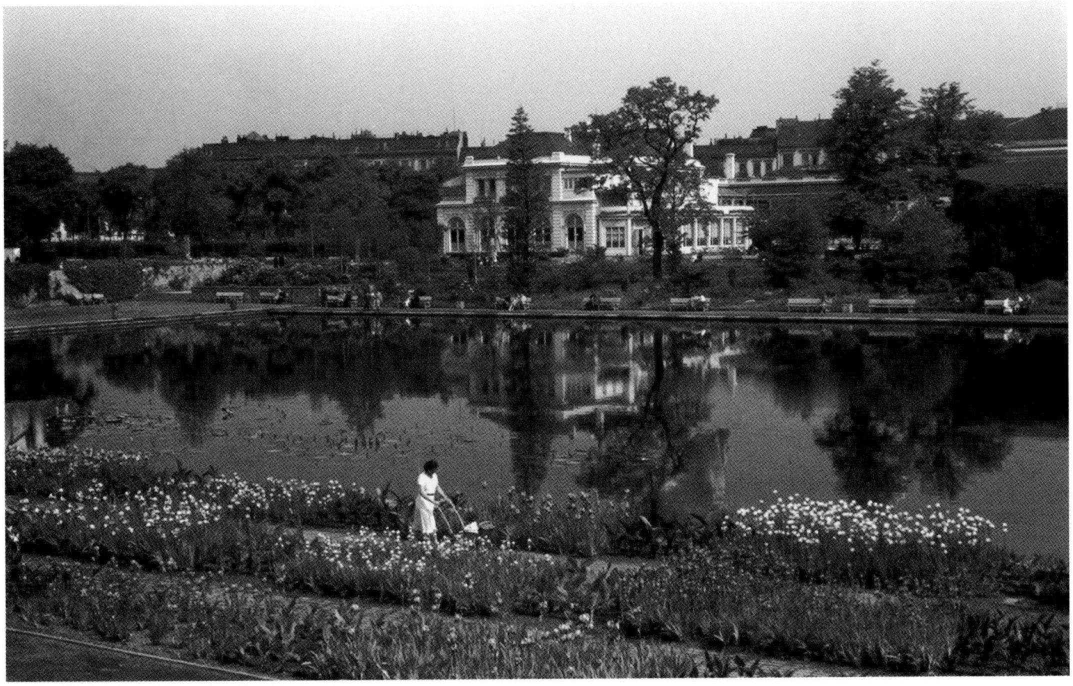

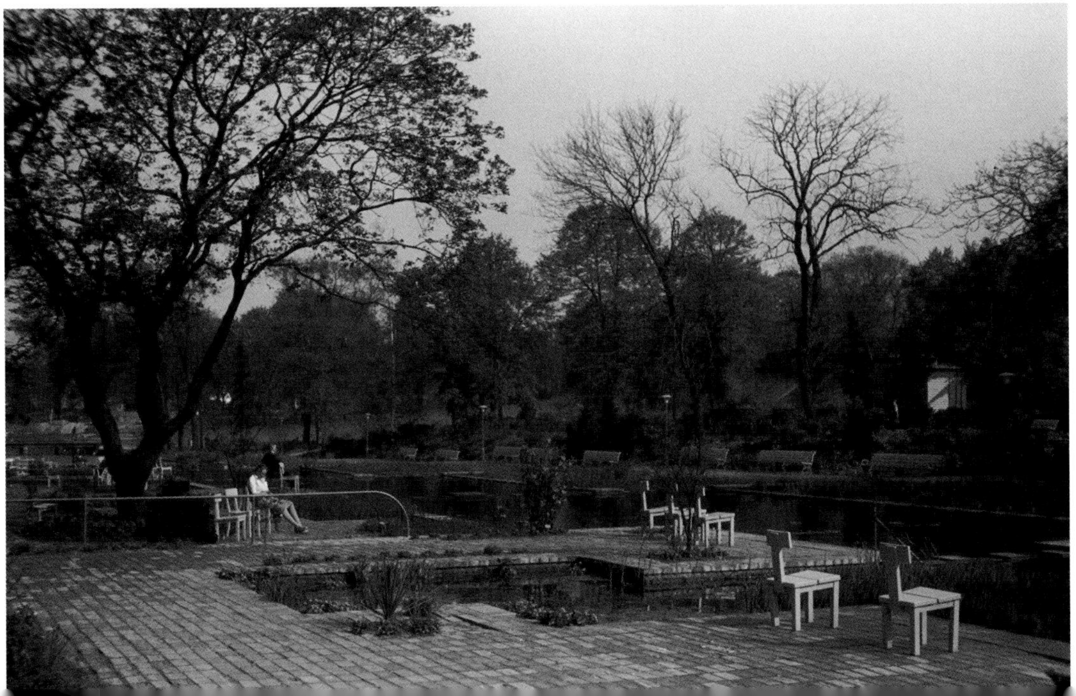

7.3.36
Großartige und gewaltige Reichstagsrede in Berlin von Hitler. Um 12 im Institut großer Empfang des Versicherungsamtes und des Instituts. Hitler zog gegen die Sowjets und Franzosen los, zerriß den Lokarnopakt[1] und meldete, daß zur gleichen Stunde deutsches Militair in die Rheinprovinz eingezogen sei. Überall natürlich große Begeisterung.[2] Nach der 1½ stündigen Rede mußte ich das Hoch auf Hitler ausbringen. Die Stadt war im Flaggenschmuck.

Um 2 Uhr zogen 3000 Mann in 3 Colonnen (Institut, Tropeninstitut und Hafenkrankenhaus) zum Steintor, wo genagelt werden mußte. Ofterdinger hielt eine Rede.

Abends überall Freudenappelle: Düsseldorf, Rheinprovinz und Pfalz. Es war ein erhebender Tag! Ich kaufte eine neue Fahne 9,00 Mk.

9.3.36
Eine neue Geldsammelaktion waren die Zahlungen für den „Eintopf", 2,30 pro Mann.

15.3.36
Einweihung des Denkmals der 76iger am Stephansplatz.

21.3.36
Eine neue Methode, sich beim Publikum beliebt zu machen, auf Kosten der Bevölkerung. Wir mußten für das „Volkswohl" „Ostertüten" schenken, d.h. Nahrungsmittel. Wir gaben 3 Pfd. Mehl und 3 Pfd. Reis.

Prof. Holzmann telephoniert 11.5.36.
Ich müßte noch bleiben. Er wolle dafür sorgen, daß ich noch 3 Jahre bliebe. Es gebe keinen Ersatz und man hätte das Vertrauen zu mir. Alles müßte ich für das Vaterland opfern und einen Egoismus des Abgangs gebe es nicht. Ich wäre auch noch gesund. Vieles wäre jetzt faul und er wolle mit mir durchgreifen. Er gab sich viele Mühe mich umzustimmen, ich lehnte aber erstmal ab.

3.6.36
Vereidigung der Institutsangestellten auf Hitler.

4.6.36
Vereidigung der Angestellten von Kuhwärder auf Hitler.

13.6.36
Stapellauf des Schulschiffs „Horst Wessel".[3] Hitler war anwesend. Großer Rummel am Hafen und in der Stadt bei schönstem Wetter.

▸
Einweihung des 76er Denkmals am 15. März 1936. In seiner Einweihungsrede wünschte sich Senator Ahrens, dass das Denkmal „für uns alle eine ständige Aufforderung sein [solle], so wie hier die Soldaten in Stein, auch in der Arbeit des Tages zu jeder Stunde in Reihen geschlossen hinter der Fahne zu marschieren, die der Führer uns voranhält..."

Das umstrittene Denkmal

Das am 15. März 1936 eingeweihte Denkmal des Hamburger Infanterie-Regiments Nr. 76 sollte an die mit Hamburgs Hilfe errungene Reichseinigung erinnern und Nationalgefühl und Lokalpatriotismus stärken.

Schon seit Jahren war ein solches Denkmalprojekt diskutiert worden, doch erst mit dem Machtwechsel im März 1933 hatte das Vorhaben einen entscheidenden Aufschwung erfahren, denn es bot sich in idealer Weise für die NS-Propaganda an: Die „Helden" des Ersten Weltkrieges konnten hier zu gesellschaftlichen Leitbildern erhoben werden, die für Deutschland ihr Letztes gegeben hatten. Das umlaufende Relief des Bildhauers Richard Kuöhl (1880–1961), das eine gleichförmige, entindividualisierte Gruppe von marschierenden Soldaten darstellt, sowie die Inschrift „Deutschland muß leben und wenn wir sterben müssen" setzte diesen Gedanken in idealer Weise um.

Das 76er-Denkmal wurde nach 1945 nicht beseitigt, erhielt allerdings 1956 zusätzlich einen Gedenkstein – gestaltet von dem damals 76jährigen Kuöhl selbst –, der den Gefallenen und Vermissten des Regiments gewidmet war. Nach 1968 nahmen die öffentlichen Auseinandersetzungen um das umstrittene NS-Denkmal an Heftigkeit zu, und 1982 schrieb die Kulturbehörde einen Wettbewerb für eine künstlerische Umgestaltung der Anlage aus, die die kriegsverherrlichende

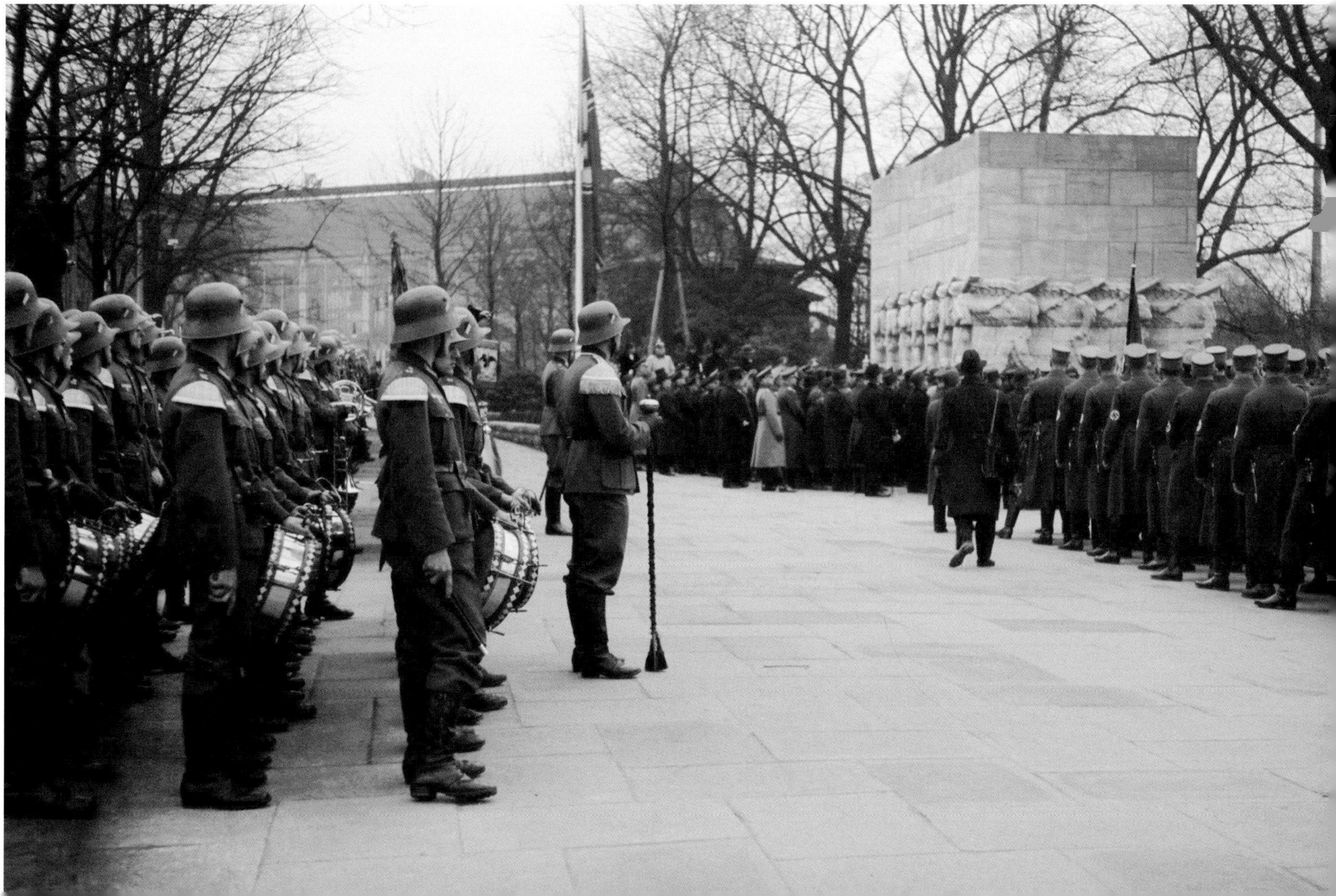

30.6.36

Am 30. Juni 1936 war ich zum letzten Mal im Institut zum Dienst und begann meinen Ruhestand, obwohl das Staatsamt meine Emeritierung auf den 31. Juli 1936 festgesetzt hatte. Zu meinem Vertreter hatte ich am 16.6.36 der Gesundheitsbehörde Prof. Schwarz vorgeschlagen.

Brauer vom Büro bringt noch einen prachtvollen Rosenstrauß aus seinem Garten und spricht dankende Worte.

Um 10 Uhr kommt Frau Präsident Peters und brachte einen großen Rosenstrauß und einen Abschiedsbrief von Präsident Peters, der sehr sinnig und nett gehalten war. Sie sah sich noch einmal die Sammlung an.

Dann begann meine Reise durch das ganze Institut, um in jedem Labor und bei jedem Institutsmitgliede Abschied zu nehmen.

Eigentlich war es eine wehmütige Reise, nachdem man 14 Jahre lang das Institut geleitet hatte. Nachmittag gab es noch einen Abschiedskaffee im Labor mit Adler und Brügmann.

Am Spätnachmittag brachte Holm noch einen schönen Strauß von Kornblumen und Margariten und sagte adieu!

1.9.36

Ich wurde zum Senator Ofterdinger gerufen. Er eröffnete mir, daß das Ministerium in Berlin mich ersucht, vom 15. September 1936 noch ein Jahr im Dienst zu bleiben. Das war so unerwartet ein harter Schlag für mich, wo ich nun glaubte mit 68 Jahren von allen Lasten entbunden zu sein. Ich hatte keine Lust mehr, von neuem wieder anzufangen, da ich mich ja auch überall für definitis verabschiedet hatte. Außerdem möchte ich endlich den vielen Ärger im Institut und mit Nottbohm vom Halse haben.

Der Senator, offenbar scharf gemacht vom Ministerium, verlegte sich jetzt aufs betteln. Er sagte er und das Ministerium hätten Niemanden. Süpfle wollte man nicht und da hätte Jansen nur mich im Auge. Ich sollte es doch im Interesse des Instituts und der Universität tun. […]

Nachdem wir über eine Stunde verhandelt hatten, ging ich ziemlich geknickt weg und wußte faktisch nicht was ich tun sollte. Die Schriftstücke vom Ministerium gab er mir im Original mit.

Als ich „voll geladen" ins Institut kam, um diese neueste Wendung zu erzählen, redete man mir von allen Seiten gut zu, ich sollte wieder kommen.

2.9.36

Ich hatte 2 unruhige Nächte.

3.9.36

Erneute Besprechung beim Senator.

Ich hatte mich noch nicht entschieden, und machte dem Senator den Vorschlag, er

► Militärische Einweihungszeremonie des 76er Denkmals, 15. März 1936

► Kunden und Angestellte eines Kaufhauses während der öffentlichen Übertragung eine Rede Adolf Hitlers, 1937

Wirkung des Denkmals brechen sollte. Der Bildhauer Alfred Hrdlicka wurde daraufhin mit der Errichtung eines so genannten Gegendenkmals beauftragt, das aus insgesamt vier Teilen bestehen sollte. Die ersten beiden wurden 1985 und 1986 der Öffentlichkeit übergeben, aufgrund kontroverser Ansichten über die künstlerische Ausführung blieb das Gegendenkmal jedoch unvollendet.

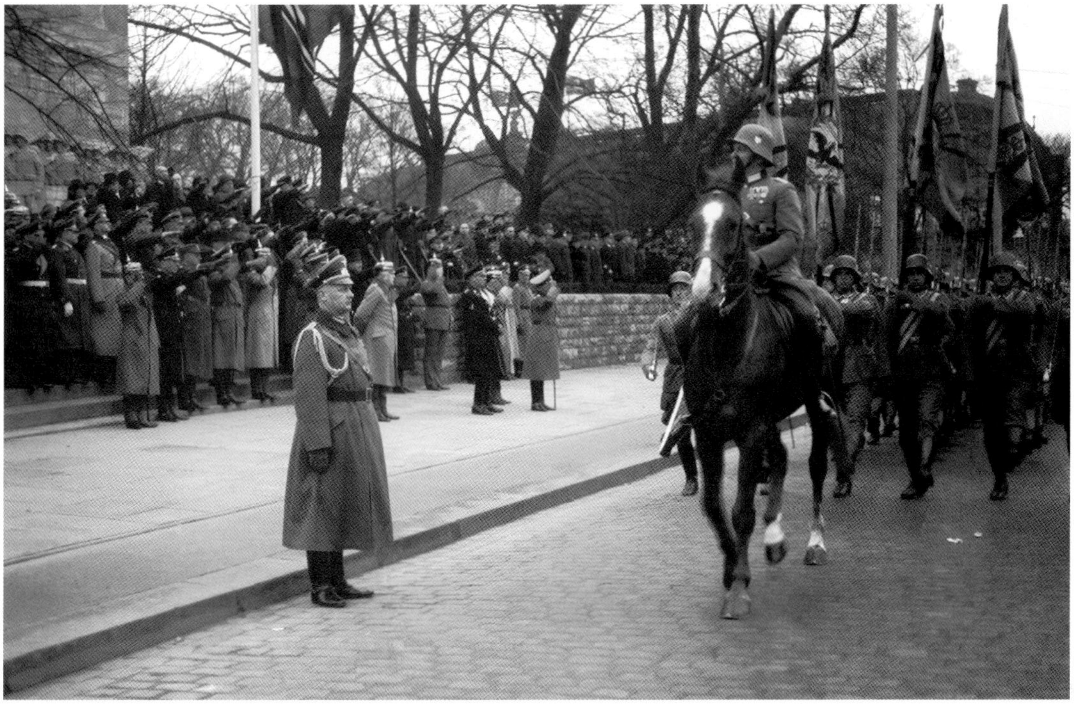

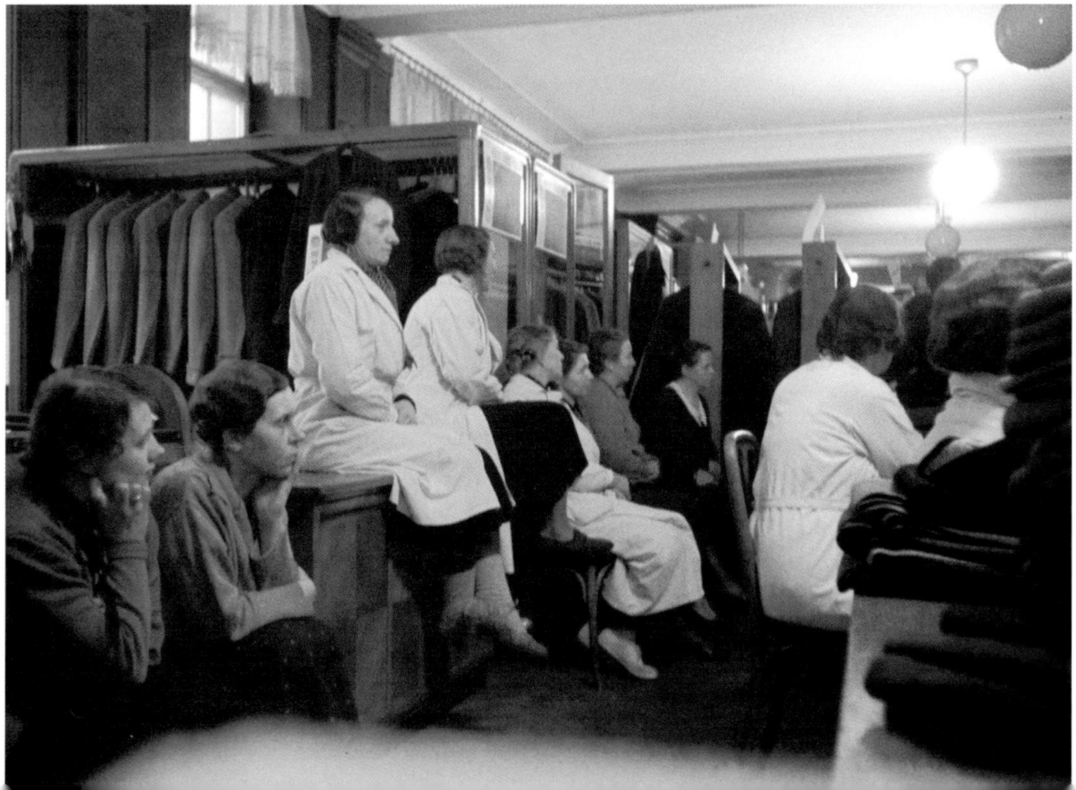

solle Kollath aus Rostock, für den er schon einmal Vorliebe gezeigt hatte, nehmen oder Schwarz sollte die Hygiene lesen und Kister Bakteriologie. Er lehnte alle 3 ab. Schwarz käme sowieso bald weg und Kister möchte er nicht mehr. Peters mag Schwarz nicht.

Der Senator bat mich nun von neuem die Direktion und die Vorlesungen noch einmal zu übernehmen. Schließlich konnte ich dem Betteln nicht widerstehen und sagte halb zu, falls die Sache mit der Rassenhygiene[4] *in Ordnung käme, daß ich wieder in mein früheres Gehalt eingesetzt würde und die Prüfungen weiter fortführen könnte.*

Er wollte die Sache dem Senator Witt vortragen und mir am Montag, den 7.9.36 Bescheid sagen.

Dann ging ich zu Präsident Peters, um ihm von dem neuen Vorgang Mitteilung zu machen. Ofterdinger hatte ihm nichts mitgeteilt. Er war sehr überrascht. Die beiden „Collegen" stehen sich nicht.

7.9.36

Zusage an den Senator, daß ich bleiben will, resp. am 15. Sept. wiederkommen.

Große Freude im Institut. Alles bewillkommnete mich wieder, nur Schwarz, mein Vertreter, war, als ich ihm Mitteilung davon machte sehr „bedäppert" und wenig erfreut, weil er im Stillen gehofft hatte, er käme dran. Aber der Senator wollte ihn nicht.

14.9.36

Dienstantritt von Neuem. Examina.

Im ganzen Juni werden meine wissenschaftlichen Geräte, Bücher, Kästen, Mappen, Papier, Präparate, Chemikalien, Mikroskope, Bücherregale und Arbeitsmaterial aus dem Institut nach der Wohnung expediert und dort auf den Gängen, in der 2. Etage in meinem Chemie und Malzimmer aufgestellt.

Nachdem ich auf Bitten des Ministeriums vom 15.9.36 ab die Stelle des Direktors wieder übernahm, mußten die in die Wohnung geschafften Dinge wieder z. T. ins Institut zurückgeführt werden. Heute kamen die Schreibmaschine und die Bücher. Eigentlich eine tolle Comödie!

21. 10.36

Wie nach „Irrenhaus" roch aber eine Sitzung im Gesundheitsamt, bei der ein Baurat von der Landherrschaft, 2 Vertreter von der Finanz, Direktor Timpke und ich anwesend waren.

Es sollte – man glaubt es kaum – darüber beraten werden, ob das Institut überhaupt nach dem Gorch Fock Wall kommen sollte, nachdem jetzt seit 10 Jahren bereits an dem Projekt herumgedoktert wird und Teile vom alten Institut schon in das Versicherungsgebäude überführt sind.

Man wollte endlich daran gehen, die Gebäude, den Sprinkenhof und die Kaisergallerie freizumachen, damit die Leute aus dem Versicherungsgebäude dort untergebracht würden.

Ich machte gegen die Verschleppung sehr energisch Front, weil die Sache nun wieder bis 1. Okt. 1937 hinausgeschoben wurde.

17. 11. 36
Verfügung von Senator Ofterdinger, daß Niemand zu einem jüdischen Arzt gehen darf.[5]

26. 11. 36
(Wieder ein Rückschritt!!) Ich bitte den Verwaltungsdirektor Timpke um 50 Mk für Anschaffung von Brettern und von Lampen für die Sammlung. Die Paar Pfennige werden verweigert, obwohl man mich angeblich immer unterstützen will.

Da wir kein Licht in der Sammlung haben, schenke ich 20 Mk. für 4 Lampen! Die Gesundheitsbehörde schämt sich aber nicht!

---

1 Gemeint ist der Locarno-Pakt von 1925, ein komplexes Vertragswerk zwischen Deutschland, Frankreich, Belgien, England, Polen und der Tschechoslowakei, das ein Sicherheitssystem für Mitteleuropa im Rahmen des Völkerbundes begründen sollte.

2 Ein wichtiger Grund, warum Hitler gerade auch in konservativen Kreisen Zustimmung fand, waren die außenpolitischen „Erfolge" der 1930er Jahre.

3 Das Segelschulschiff „Horst Wessel" war ein Schwesterschiff der „Gorch Fock". 1946 wurde es in die USA überführt, wo es unter dem Namen „Eagle" bis heute im Hafen von New York liegt und zu gelegentlichen Fahrten genutzt wird. Der Namensgeber Horst Wessel (1907–1930) war Student und seit 1926 Mitglied der NSDAP. Das von ihm verfasste Horst-Wessel-Lied („Die Fahne hoch ...") wurde vom Nationalsozialismus neben dem Deutschlandlied zur Nationalhymne erhoben.

4 Die Hansische Universität in Hamburg hatte im Mai des Jahres 1936 verfügt, „Rassenhygiene" als eigenes Fach zu prüfen, ohne dies vorher mit Neumann als amtierenden Ordinarius für Hygiene abzusprechen. Neumann war empört, zum einen, weil dem dafür vorgesehenen Mediziner und Rassentheoretiker Wilhelm Weitz die Hälfte der Prüfungsgelder aus dem Bereich Hygiene zuerkannt wurden, vor allem aber, weil die Rassenhygiene in der Prüfungsbewertung der gesamten Hygiene gleichgesetzt wurde. Neumann verlangte eine Beibehaltung des bisherigen Status, der vorsah, die Rassenhygiene in nachgeordneter Bedeutung innerhalb der Vorlesung zur allgemeinen Hygiene mitzubehandeln; anderenfalls würde er keine Vorlesungen mehr abhalten. Mit seinen Forderungen konnte er sich nur zum Teil durchsetzen. Weitz erhielt zwar weniger Prüfungsgelder als zunächst veranschlagt, den erhöhten Stellenwert der Rassenhygiene musste Neumann jedoch akzeptieren. Soweit aus den Quellen ersichtlich, hat Neumann selbst keine Spezialvorlesungen zur Rassenhygiene abgehalten.
Die Rassenhygiene war im „Dritten Reich" staatlich legitimiert und zu einer staatstragenden Ideologie ausgebaut worden, die die Überlegenheit der „arischen Rasse" propagierte, die Ausgrenzung vermeintlich „minderwertiger Rassen" betrieb und auch eugenische Maßnahmen gegen Kranke und Behinderte befürwortete. Die Rassenhygiene war nicht erst im „Dritten Reich" entstanden, sondern bereits seit der Jahrhundertwende auf dem Vormarsch und erlebte einen ersten Höhepunkt nach dem Ersten Weltkrieg.

5 Die Streichung der Approbationen aller jüdischer Ärzte folgte ab 30. 9. 1938. Danach konnten jüdische Ärzte nur noch als „Krankenbehandler" für Juden tätig sein.

3. 4. 37

Diphtherieepidemie. Tausende von Untersuchungen. Material und Personal langt nicht zu.

Senator und Direktor Timpke kommen ins Institut und besichtigen die bakteriologische Station wegen der häufigen Diphtherieuntersuchungen. Es handelte sich um hunderte von Untersuchungen zu denen uns die Versandröhrchen fehlten, ebenso der Löffleragar mit Serum. Wir entschieden uns zu Clauberg-Agar bei den Massenuntersuchungen und nur die andren Einsendungen auf Löffler Serum.

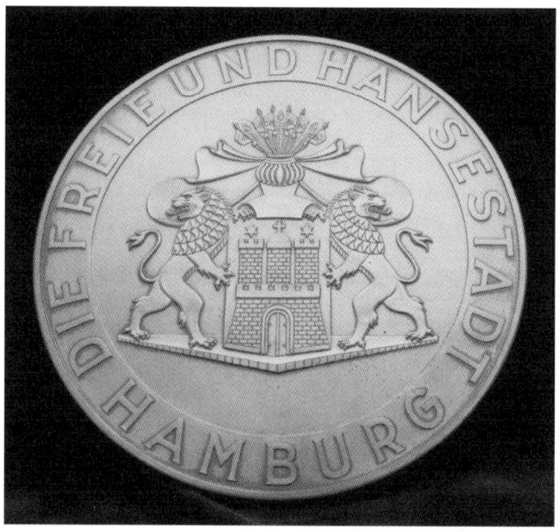

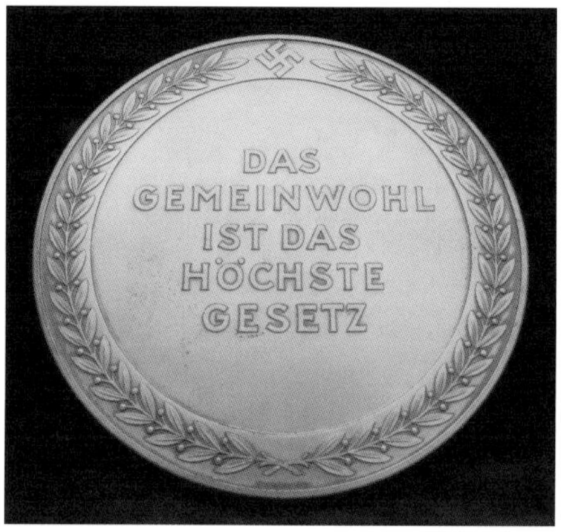

Vorder- und Rückseite der bronzenen Ehrenmedaille der Stadt Hamburg, verliehen an R. O. Neumann am 30. 4. 1937

30. 4. 37

Verleihung der großen bronzenen Medaille des Hamburger Staates „Das Gemeinwohl ist das höchste Gesetz".

Im Bürgermeistersaal im Rathaus versammelten sich 57 Mann, Bürgermeister, Ortsvorsteher, städtische und ländliche Beamte sämtlich in amtlichen Stellungen. Ich war der einzige Universitätsangehörige. Ein Teil gehörten der Hamburger Landherrschaft an.

Bürgermeister Krogmann[1] *hielt an die im Kreis aufgestellten 40 Auserwählten einen Ansprache, kam dann auf mich zuerst zu, begrüßte mich sehr freundlich und überreichte mir im Namen des Staates die Medaille für Verdienste um den Staat Hamburg. Als Vertreter des Senats war Senator Witt und als Vertreter der Gesundheitsbehörde war Prof. Peters zugegen, die wohl bei dem Vorschlag für mich „Pate gestanden" haben mögen. Jedenfalls gratulierten sie mir herzlich.*

Dann ließ mich Krogmann und Witt bitten, mit ihnen einen Tasse Kaffee im Ratssaal einzunehmen, bei der wir in anregender Unterhaltung ¾ Std. beisammen saßen.

Die Medaille ist 10 cm im Durchmesser und wiegt ca. 1 Pfund. Rotgelb. Kupferbronce, Avers: „Die Freie & Hansestadt Hamburg", Revers: „Die Gemeinschaft ist das höchste Gesetz".[2]

Ich war natürlich sehr stolz auf diese Ehrung.

Als ich um ½5 ins Institut zurückkam, wurde ich von den Studenten mit „Getrampel" empfangen. Sie hatte schon im Colleg seit 4 Uhr auf mich gewartet und unterdessen den Staatsakt erfahren. Es war ein schöner Tag für mich.

3. 5. 37

Ich hatte für die Nationalspende 6 Mk. in der Innocentiastraße eingezahlt. Ein Nazikassierer hatte in der Liste 6 ausradiert und 1 hingeschrieben. Da es aufgefallen war, daß ich nur 1 Mk. gezahlt haben sollte, kamen 2 Nazis und ein S.A. Sturmführer zu mir und befragten mich. Der Kassierer wurde mir konfrontiert und gestand schließlich. Er ist sofort von den Nazis entlassen worden.

→ Seite 138

Kraft durch Freude

Am 27. November 1933 war die Freizeitbewegung „Kraft durch Freude" nach dem Vorbild der italienischen Bewegung „Dopolavoro" (übersetzt: nach der Arbeit) gegründet worden. Sie hatte das Ziel, dem *„schaffenden deutschen Menschen in seiner Freizeit eine völlige Ausspannung seines Körpers und seines Geistes"* zu geben, wie der Leiter der Organisation Robert Ley es in seiner Gründungsrede formulierte.

Zu Beginn des Jahres 1934 gab es die ersten Angebote und Leistungen: In Berlin wurde ein KDF-Theater eröffnet, und für besonders verdiente Personen aus der Arbeiterschaft gab es organisierte Urlaubsreisen per Schiff oder Bahn. Neben vielfältigen kulturellen Angeboten und Reisen standen bald aber auch Sport- oder Bildungsveranstaltungen auf dem Programm, die für wenig Geld besucht werden konnten. Großangelegte Massenveranstaltungen wie etwa die regelmäßig stattfindenden Kongresse mit ihren beliebten Festumzügen sollten die Attraktivität der Bewegung erhöhen.

Die Freizeitgestaltung wurde fortan zentralisiert und monopolisiert, sämtliche bestehenden Vereine wurden in die NS-Gemeinschaft „Kraft durch Freude" eingegliedert und unterlagen damit ihrer Kontrolle und ihrem Einfluss. Freizeit war nicht länger der individuellen Gestaltung des Einzelnen überlassen, sondern – so die Grundidee – konnte sinnvoll nur in der „Volksgemeinschaft", zusammen mit anderen, praktiziert werden.

Besucher des KDF-Umzuges, Juni 1938

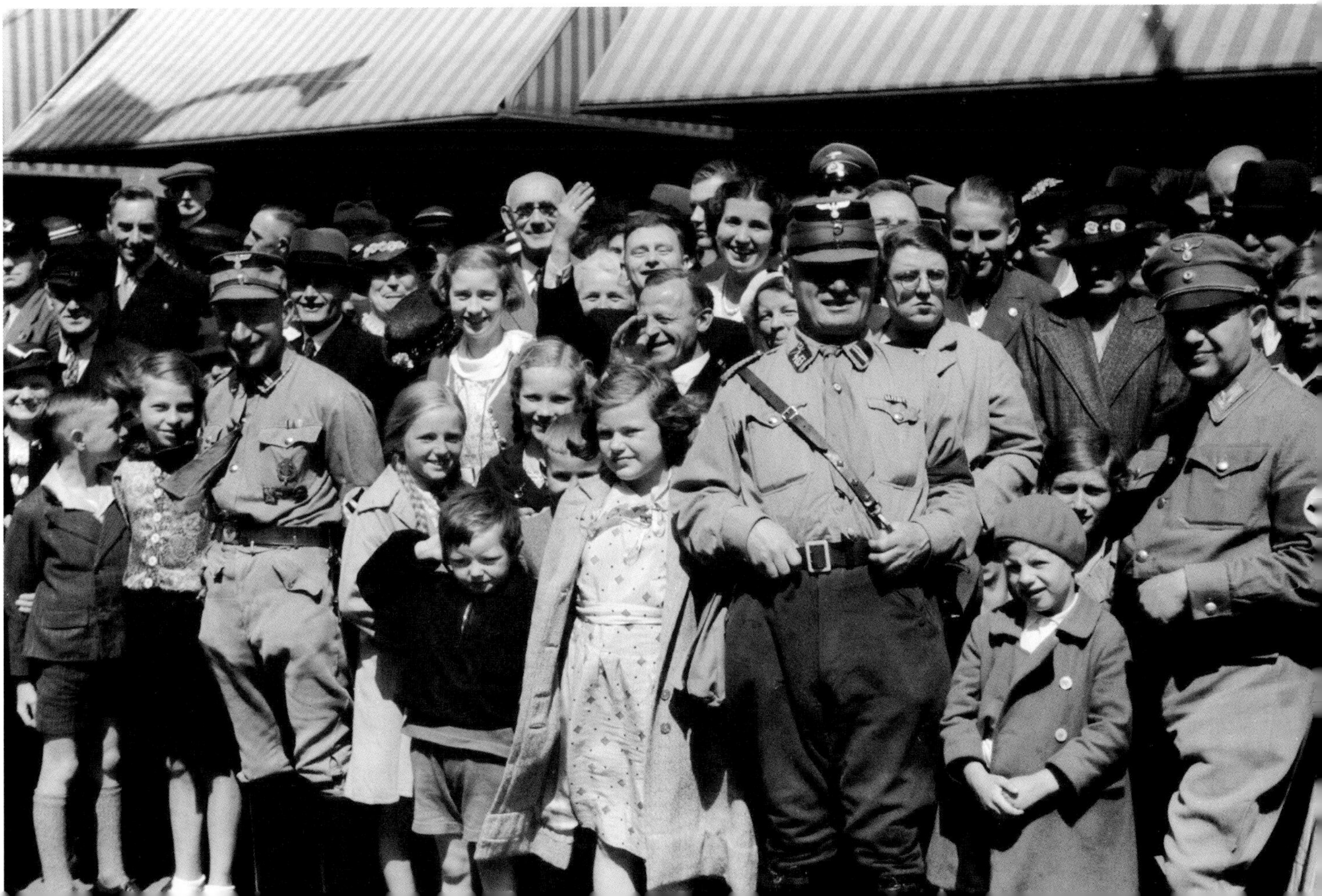

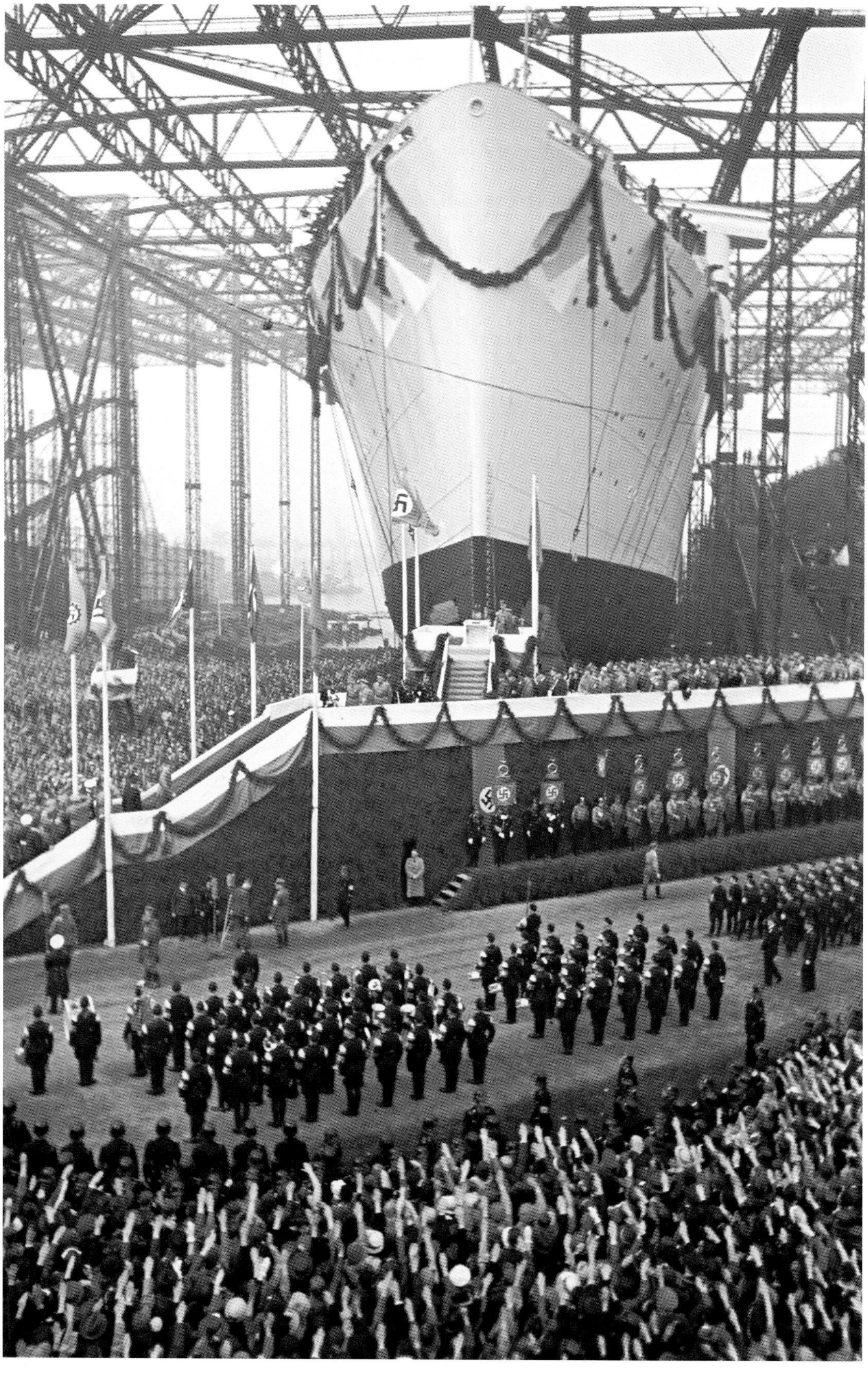

◄
Stapellauf des KDF-Schiffes „Wilhelm Gustloff", 5. Mai 1937

►
Umzug anlässlich der 4. Reichstagung „Kraft durch Freude", Juni 1938 Mehrere Stunden lang zog der Festzug durch die Innenstadt, vorbei an Hunderttausenden von Besuchern

►
KDF-Umzug, Juli 1936.
Im Hintergrund der Alsterpavillon, geschmückt mit den Olympischen Ringen, die Olympischen Spiele 1936 begannen kurz darauf

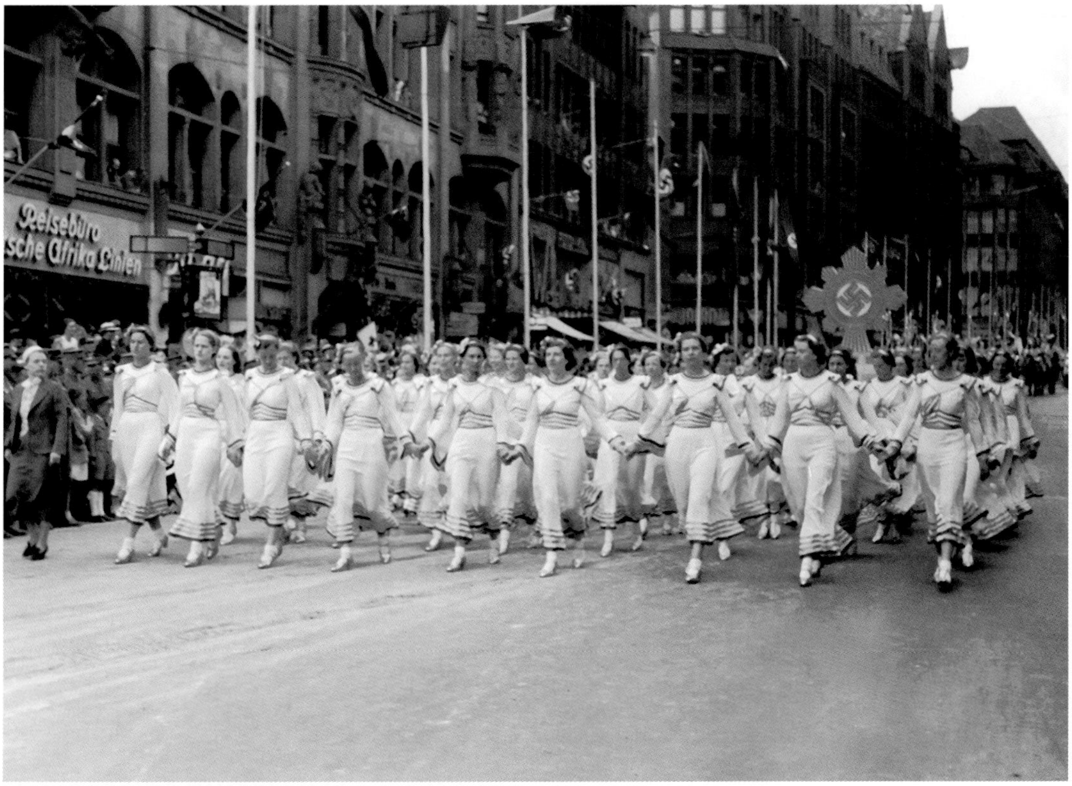
Reisebüro
sche Afrika Linien

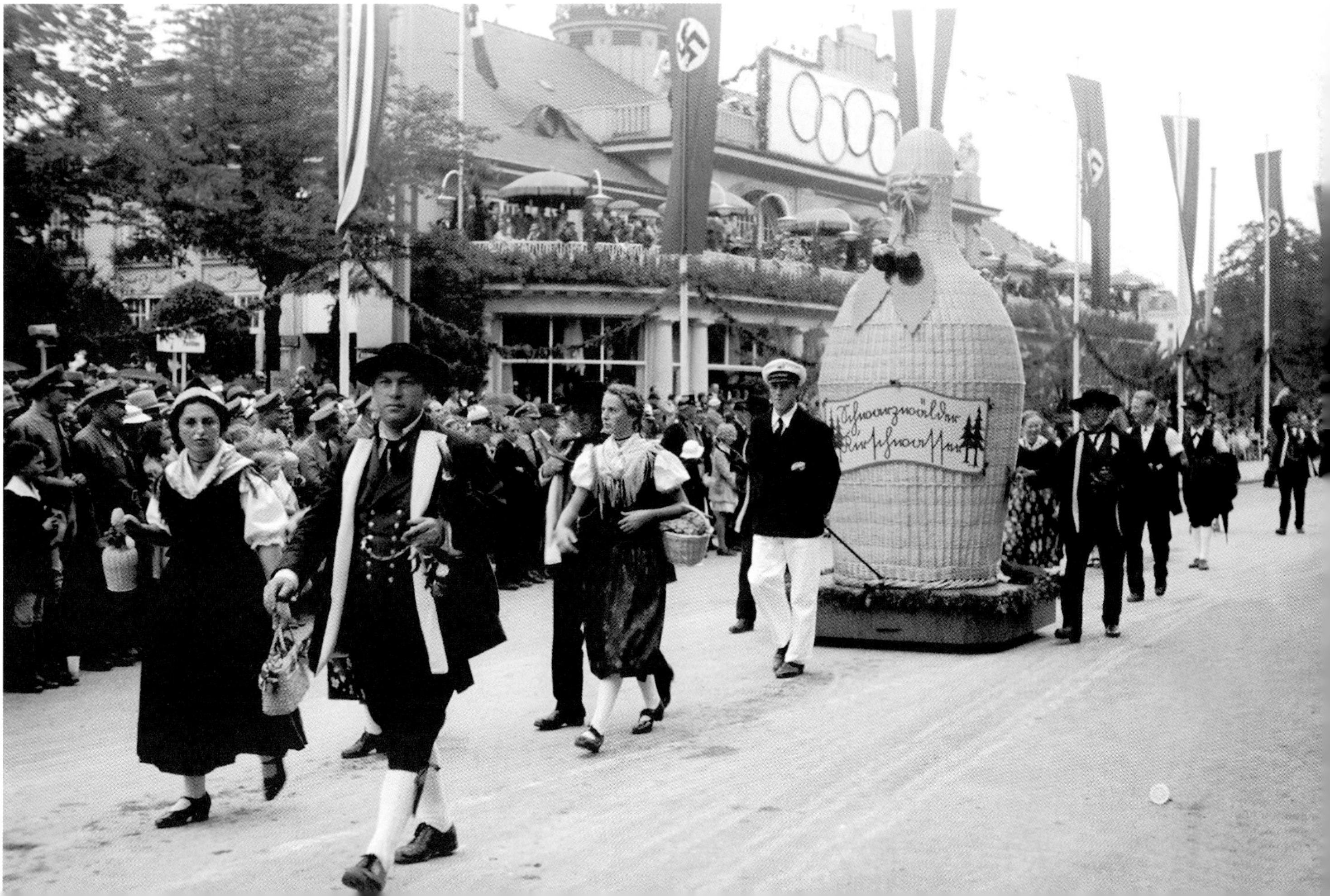

5. 5. 37
½8 waren auf dem Dammtor und auf dem Gorch Fock Wall ungeheure Menschenmassen, denn Hitler sollte zum Stapellauf[3] kommen. Das Institut wurde belagert. Es kamen der Corpsarzt mit Frau, der Zahnarzt mit Frau, Timpke mit Frau und 2 Kindern, die Assistentinnen von hinten und oben und viele Leute von der Straße. Sie belagerten unsere Fenster, daß wir selbst kaum etwas sehen konnten. Freche Hitlerjungen krochen von draußen auf die Simse und versperrten uns die Aussicht. Alles schimpfen nutzte nichts. Sie gingen nicht herunter.

Endlich 11 ¼ kam Hitler mit Gefolge vorbei. Und wegen dieser 1 Minuten langen Vorbeifahrt dieses fürchterliche Manöver!! Um 2 war die Taufe im Hafen. Um 3 fuhr Hitler wieder weg. Um 1 war Schluß im Institut. Hitler fuhr mit der „Grille" ab.[4]

14. 6. 37
K.D.F.-Freizeitkongreß. Der Congreß dauerte viele Tage. Es waren eine Unmenge Leute, die sich bei dieser Gelegenheit Hamburg ansehen wollten. Der Hauptfestakt war der Festzug und die Spiele und Vergnügen im Zoologischen Garten. Am Festzug nahmen 25.000 Menschen teil. Er dauerte von 9 – ½2 Uhr. Wir standen Streitshotel gegenüber und konnten alles gut sehen. In der Stadt waren eine Unmasse Menschen. Im Festzug waren viele hübsche Wagen der verschiedenen Länder und Phantasiewagen. Alle Straßen prangten von hunderten von Hitlerfahnen, die dem Ganzen die Weihe geben mußten. Besonders hübsch machten sich die verschiedenen Trachten und die Ländergruppen mit ihren eigenartigen Gewohnheiten. Nachmittags im Zoologischen Garten war es dick voll. Vor der Spielwiese konnte kein Apfel zur Erde. Die Hauptsache war, den Durst zu löschen und so saßen alle Wirtschaften bis auf den letzten Platz voll.

18. 6. 37
Das Staatsamt verlängert meinen Vertrag bis 31. Dez. 37. Am 15. Sept. fange ich wieder an zu arbeiten.

22. 9. 37
Der Luftschutzdienst wird im Institut eingerichtet und organisiert.

23. 9. 37
Als ich zu Mittag im Institut Examina abhielt, gab es unerwarteter Weise Fliegeralarm![5] Alle Institutsinsassen flüchteten in den Keller, auch die Examinanden. Von der Straßen kam auch viel Publikum. Wir hatten Sitzgelegenheit und mußten 1 ½ Std. im Keller stehen.

Die Verdunkelung setzte ein.

► R.O. Neumann und Karl Süpfle im Amtszimmer des Hygienischen Instituts, 1939

Endlich ein Nachfolger: Karl Süpfle

Die Aufnahme von Berufungsverhandlungen mit Karl Süpfle, den Neumann als seinen Nachfolger vorgeschlagen hatte, zog sich hin und immer wieder musste er schweren Herzens seinen endgültigen Abschied aus dem Institut hinausschieben. Probleme bereitete vor allem, dass Süpfle kein Parteimitglied war und ihm somit eine maßgebliche Voraussetzung für eine leitende Position am wichtigsten Hygiene Institut in ganz Deutschland fehlte.

Neumann und Süpfle kannten sich gut und vertraten auch wissenschaftlich dieselbe Richtung: Wie er war auch Süpfle ein Universalhygieniker, der die verschiedenen Arbeitsbereiche des Hygienischen Instituts in ihrer Gesamtheit gut vertreten und eine Kontinuität in der Direktion gewährleisten konnte. Süpfle beschäftigte sich etwa mit Pockenimpfungen ebenso wie mit Schulhygiene, Bakteriologie und Desinfektion, sein Spezialgebiet war die Städtehygiene.

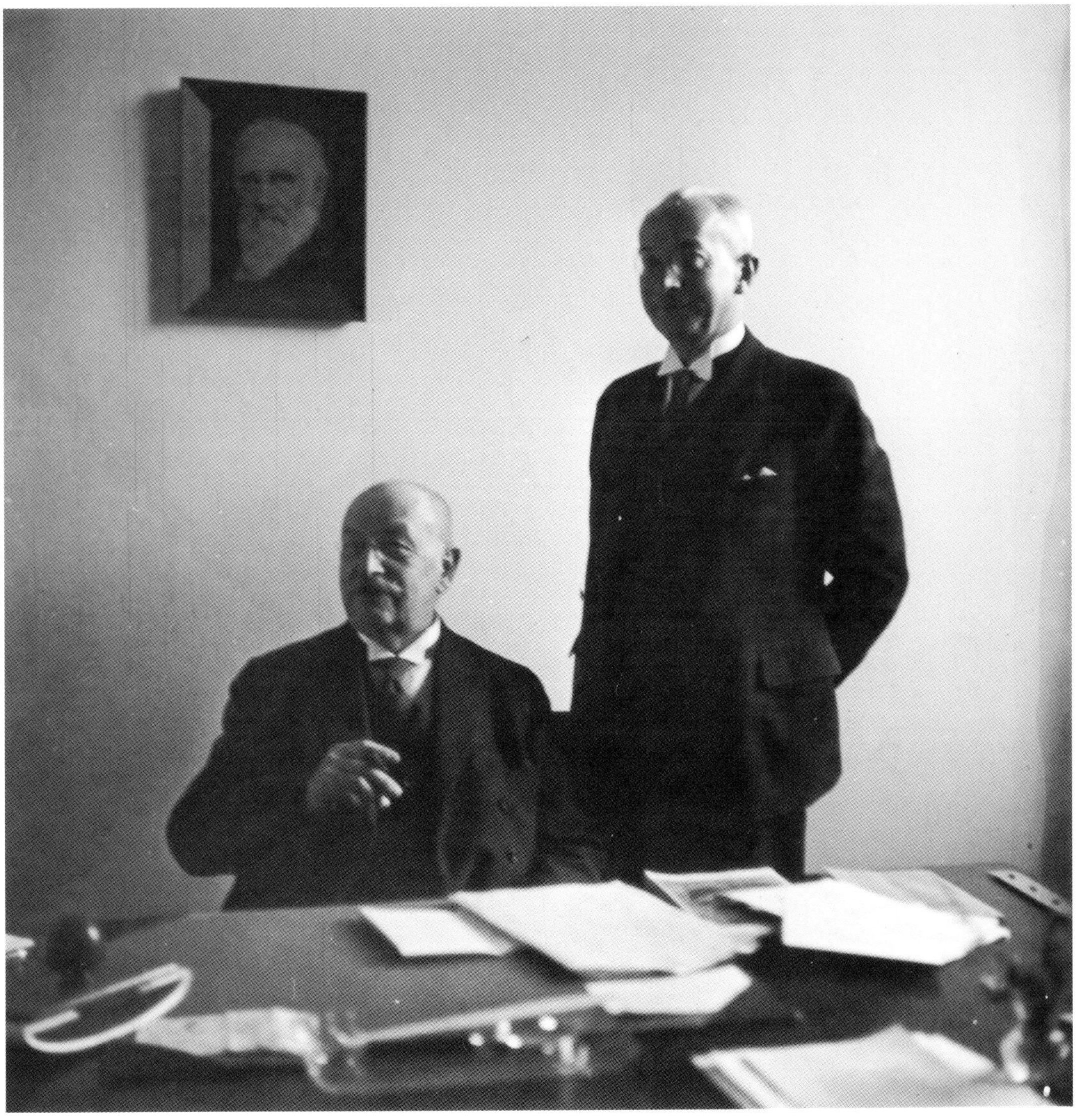

16. 10. 37

Prof. Süpfle aus Dresden ist nach Hamburg als Direktor des Instituts und als o.ö. Prof.[6] *berufen. Er wird am 2. 11. vom Senator Ofterdinger im Institut eingeführt.*

28. 10. 37

Prof. Schwarz mußte auf Anweisung des Dekans die Dozentur aufgeben weil seine Großmutter Jüdin ist!!

30. 10. 37

Letzter Tag im Institut: Abschiedsappell der ganzen Gefolgschaft! Der Senator hält mir eine ausgezeichnete Ansprache. Wo und was ich war. Was ich dem Institut für Dienst geleistet habe. Schenkt im Namen des Senats eine große Kassette mit Hundert Specialaufnahmen von Hamburg und verlas ein Dankesschreiben vom Senator Richter für meine Tätigkeit. Es war ein zu Herzen gehender Abschiedsappell, der auf alle großen Eindruck gemacht hat.

Vom 1. 11. war ich „Freiherr" und nicht belastet mit Institutsangelegenheiten. Mir blieb aber im Institut noch ein Zimmer, mein „Gedinge", in dem ich arbeiten konnte und kommen konnte, wann ich wollte.

Dafür mußte ich nun zu Hause wieder anfangen zu räumen und mich hier wissenschaftlich einzurichten.

---

1 Carl Vincent Krogmann, 1933–1945 Regierender Bürgermeister von Hamburg.

2 Die Medaille befindet sich im Tresor des Instituts für Hygiene und Umwelt.

3 Gemeint ist der Stapellauf des KDF-Schiffes „Wilhelm Gustloff"; benannt nach dem NSDAP-Aktivisten, der mit großem Erfolg in der Schweiz agitierte, bis er am 4.2.1936 in Davos getötet wurde. Die „Wilhelm Gustloff" wurde, vollbesetzt mit Flüchtlingen, am 30. Januar 1945 in der Danziger Bucht torpediert, versank und riss etwa 9.000 Menschen mit in den Tod.

4 Die „Grille" war die persönliche Yacht Adolf Hitlers.

5 Es handelte sich hierbei um einen Probealarm. Im Ersten Weltkrieg waren zwei neue, verheerende Kriegswaffen erstmals zu größerem Einsatz gekommen: Giftgas und Bombenflieger. In der Zwischenkriegszeit wurden daher wirkungsvolle Abwehrmaßnahmen gegen Giftgasangriffe entwickelt, insbesondere Gasmasken für Soldaten und die Zivilbevölkerung sowie Luftschutzbunker. Gegen Brandbomben hingegen war kein wirksamer Schutz möglich, deshalb hatten sie im Zweiten Weltkrieg auch wesentlich größere Bedeutung als Giftgaseinsätze. Durch Probealarme wurden Fliegerangriffe bereits im Zuge der Kriegsvorbereitungen simuliert.

6 o.ö. Prof.: ordentlicher öffentlicher Professor (Ordinarius).

Karl Theodor Süpfle wurde am 9. Dezember 1880 in Metz geboren, das damals zum Deutschen Kaiserreich gehörte. Nach einem Medizinstudium wurde er Assistent am Hygienischen Institut in Heidelberg, wechselte dann 1907 nach Freiburg, habilitierte und kam 1911 nach München zu dem bekannten Universalhygieniker Max Gruber, von dem er die universalhygienische Ausrichtung übernahm. 1927 ging Süpfle nach Dresden als Leiter des dortigen Hygiene Instituts. 1937 wurde er schließlich nach langwierigen Verhandlungen als Nachfolger R. O. Neumanns auf den Lehrstuhl für Hygiene und als Direktor des Hygienischen Instituts in Hamburg berufen.

Doch Süpfle hatte wenig Zeit, sich in Hamburg beruflich zu entfalten, denn unmittelbar nach Kriegsausbruch 1939 wurde er als Beratender Hygieniker zur Wehrmacht eingezogen und war fortan, ausgenommen von kurzen Heimaturlauben, ständig an der Front eingesetzt. Dennoch gelang es ihm, das Versicherungsgebäude am Gorch-Fock-Wall endgültig für die Zwecke des Hygienischen Instituts zu sichern und auszubauen, und er förderte auch den Bereich der Luftuntersuchungen. Am 26. September 1942 starb Süpfle bei einem Fliegerangriff auf die 6. Armee vor Stalingrad.

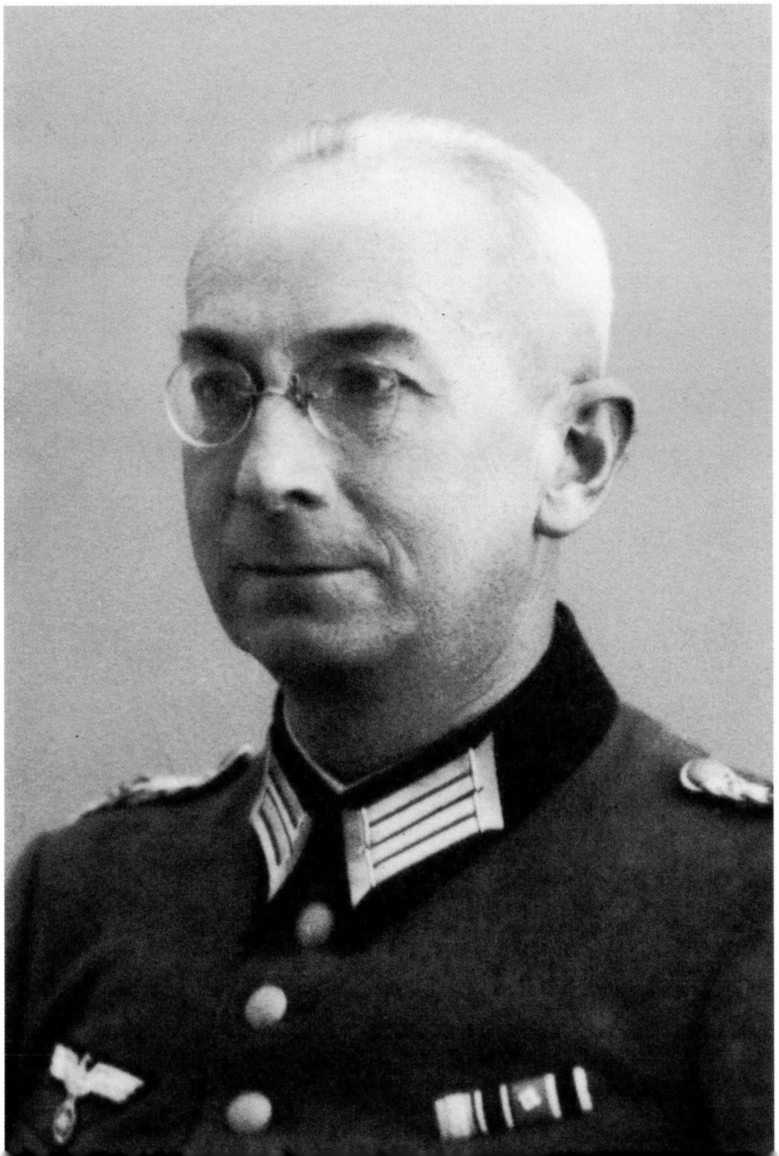

Karl Süpfle als Oberkriegsarzt im Felde, 10.5.1940

Anfang 1938
Leider kamen nun für Elly und auch für mich 7 schwere Wochen, denn Elly mußte ins Eppendorfer Krankenhaus.

Am 30.12.37 hatte sie heftiges Drücken, wie schon oft, brach aber auf der Treppe zusammen. Sie lag 31. 12.37 und am 1. 1.38 schwer krank im Bett, voller Schmerzen, schwach und appetitlos. Ich telephonierte an Prof. Schulte. Als er kam verordnete er Überführung ins Krankenhaus. Um 1 kam das Krankenauto. Sie wurde von den Trägern herunter gebracht und sah wie tot aus. Mir wurde hiernach angst. Ich fuhr mit ins Krankenhaus. Schwester Bertha war nett. Was Elly eigentlich fehlte, konnte Prof. Schulte nicht ermitteln. Er hatte die Idee, es müße am Herz liegen, und war von diesem Gedanken nicht abzubringen, weil meine Frau auch an Tachykardie [1] litt und er Spezialist für Herzkrankheiten war. Später haben wir bei der Consultation andrer Ärzte gehört, es müße mit dem Darm zusammen hängen und die Schmerzen würden auf Darmspasmen zurückzuführen sein. Neuerdings nach 10 Jahren ist man der Ansicht (Dr. Brokate) daß es Angiospasmen, also Blutgefäßkrämpfe sind. Vielleicht ist das nun der Grund der Krankheit. Das schlimmste ist, daß bisher kein Mittel geholfen hat. Prof. Schulte gab Digitalis und spritzt Chinidin und Strophantin über 20 Mal ein ohne jeden Erfolg. Jetzt nimmt meine Frau Bellargal oder Novoballal und Schering Nitrotabletten. Die Schmerzanfälle gingen tagelang hintereinander fort, dann setzen sie einen oder 2 Tage aus, um alsbald wieder zu kommen. So ging es 7 Wochen im Krankenhaus, und als sie wieder heraus kam, war sie genau so krank wie vorher.

1.4.38
„Groß Hamburg" wird gefeiert. Sitzung im Rathaus. Schulfrei.

Sommer 1938
Obwohl nun Prof. Süpfle als Direktor im Institut eingezogen war, und ich nur als „Gast" mein „Gedinge", d. h. ein kleines Zimmer mein eigen nannte, von dem aus die Sammlung auf der Höhe gehalten wurde, war ich doch im Semester mehr als 20x bei ihm im Institut, um Ärger des Instituts und seiner Stellung mit ihm zu besprechen. Wir standen uns sehr gut.

6. 9. 38
Es riecht nach Krieg: Süpfle erzählt von Probemobilmachung. Im Institut wird Impfstoff hergestellt.[2] Ich komme auf die Liste der Aushelfer. Die Arbeitsmänner in Nürnberg marschieren[3].

Ich arbeite für die Sammlung: Bilder aufkleben, beschreiben, einordnen.

1.10.38
Truppen besetzten das Sudetenland. Hitler in Berlin. Großer Empfang.

▸
Binnenalster mit Rathaus und St. Nikolai kirche, 1938

Hamburg wächst

Am 1. April 1937 war das Großhamburggesetz verkündet worden, das eine Gebiets- und Verwaltungsreform beinhaltete. Es hatte zur Folge, dass eine Reihe, hauptsächlich an der Peripherie gelegenen bislang preußischen Gebiete, an Hamburg abgetreten wurden: nämlich Altona, Wandsbek und Harburg-Wilhelmsburg. Im Gegenzug gab Hamburg Cuxhaven und Geesthacht an Preußen ab. Damit vergrößerte sich die Fläche der Stadt erheblich von 41.000 Hektar auf 74.700 Hektar und die Einwohnerzahl stieg von rund 1,2 Millionen auf 1,7 Millionen Menschen.

Das Großhamburggesetz hatte Auswirkungen auch auf das Institut. Mit dem Inkrafttreten des „Gesetzes über die Verfassung und Verwaltung der Hansestadt Hamburg" vom 9.12.1937 wurde die bislang einheitlich geführte Hamburgische Senatsverwaltung nun aufgeteilt in eine staatliche und eine Gemeindeverwaltung. Der Gesundheitssektor wurde der Gemeindeverwaltung zugeordnet, und damit war das Hygienische Institut kein Organ der staatlichen Landesregierung mehr. Das brachte eine Namensänderung mit sich: Die 1923 eingeführte Bezeichnung *Hygienisches Staatsinstitut* wurde am 10. Mai 1938 geändert in *Hygienisches Institut der Hansestadt Hamburg.*

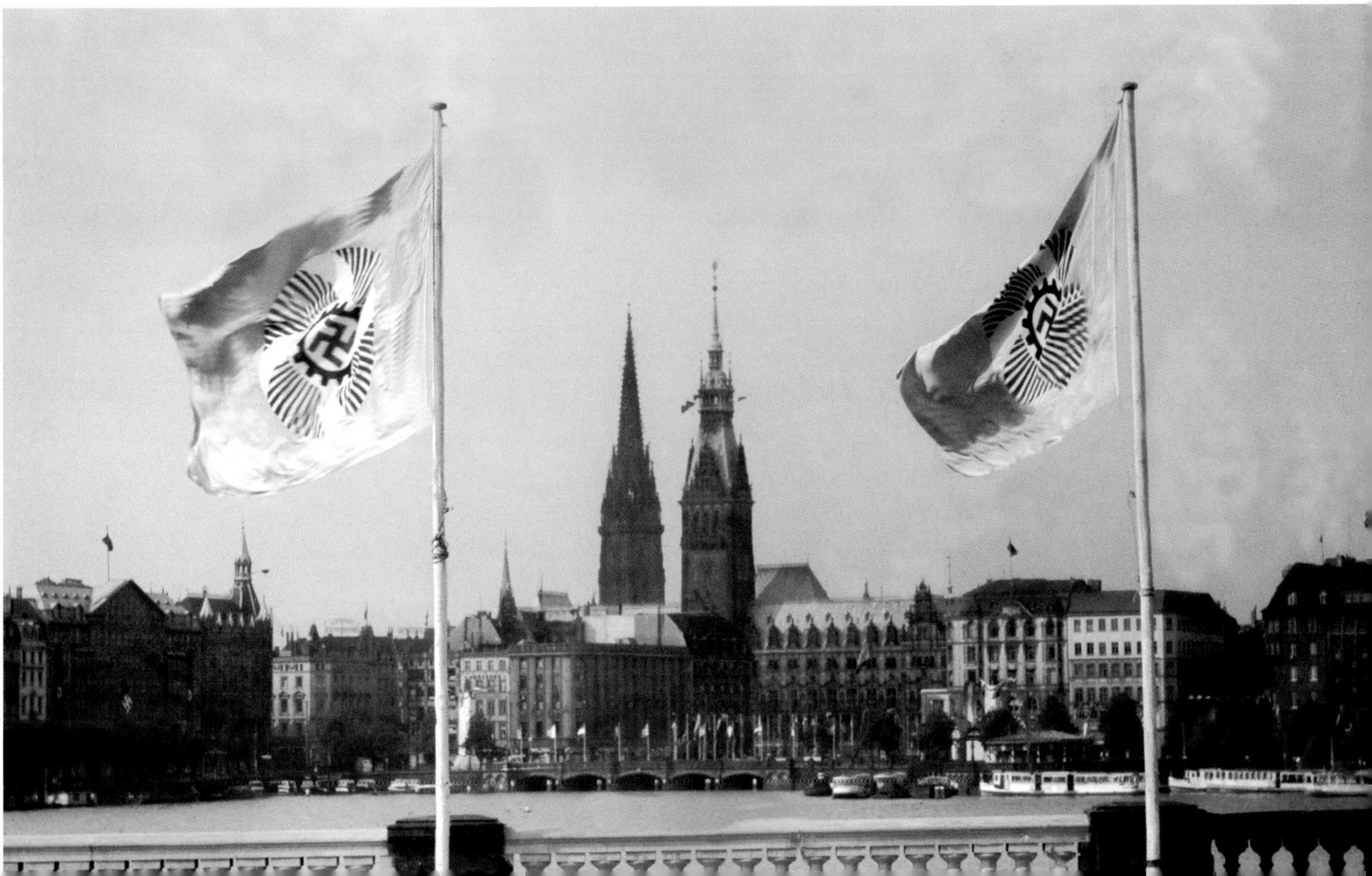

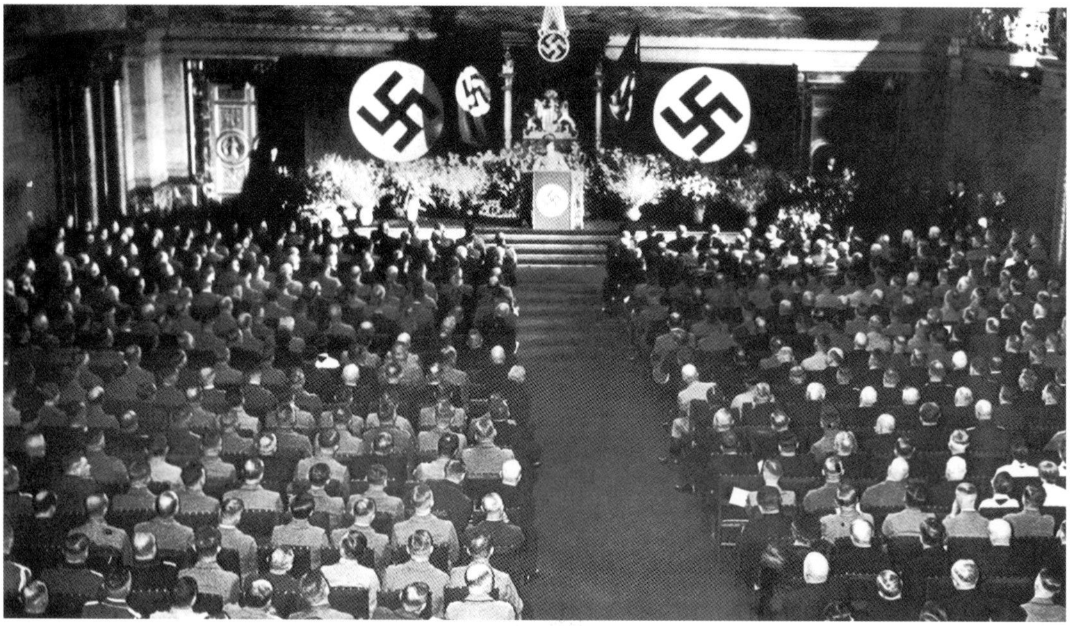

◄ Feier zum Großhamburggesetz, Auditorium im Hamburger Rathaussaal, 1.4.1937

10. 11. 38

Judenpogrome: In der Nacht kommen Lastautos mit Nazis angefahren und zertrümmern bei Hirschfeld[4], Campbell[5], Unger, Robinson[6] die Ladenfenster und werfen die Auslagen in das Fleet. Auch in allen Straßen werden die Judengeschäfte demoliert, die Scheiben eingeschlagen etc. Nichts bleibt heil. Ein fürchterliches schamloses Ereignis. Wer hat das veranlaßt? Doch nur die Nazis. Darob in der Stadt die größte Aufregung. Am nächsten Morgen besichtigten wir die Stadt und fanden auf allen Straßen Trümmer und Glasscherben und Kleider im Fleet. Man fing bereits an, die Fenster und Türen der geschädigten Läden mit Brettern zu vernageln.

Die rücksichtslose Verfolgung der Juden hat uns und wird uns dauernd in der Welt schädigen. Es ist eine ganz ... [unleserl.] Handlung.

27. 11. 38

Es sollen jetzt die Eisenzäune vor den Gärten verschwinden, angeblich, weil die Eisenzäune veraltetes Aussehen demonstrierten. Eine andere Auslegung sagte, man brauchte Eisen. Wieder waren es die Nazijünger, die sich gefügig in den Dienst der Sache stellten und mit großer Eile den Abbau betrieben. Besonders einer uns gegenüber war der „Rufer im Streit". Es kamen mehrere als Nazis ins Haus und forderten uns auf, die Zäune wegzureißen und drohten, wenn wir es nicht täten. Aber es half alles nichts. Auch Prof. Sieveking, der sich energisch wehrte, erreichte nichts. Ihm montierte man den Zaun ab, während er im Dienst war. Er appellierte auf der Straße gegen das unberechtigte Verfahren, ohne Erfolg.

Zuerst begann man in der Innocentiastraße. Ein jüdischer Besitzer willigte 3. 12. 38 dann nicht ein. Der Zaun wurde aber ohne weiteres weggerissen. Ein Nazi weigerte sich. Er wurde sofort aus der Partei ausgestoßen. Die Candelaber an den Eingangstüren und

► Geflaggte Stadt zur Volksabstimmung über die „Wiedervereinigung mit Österreich" am 10. April 1938

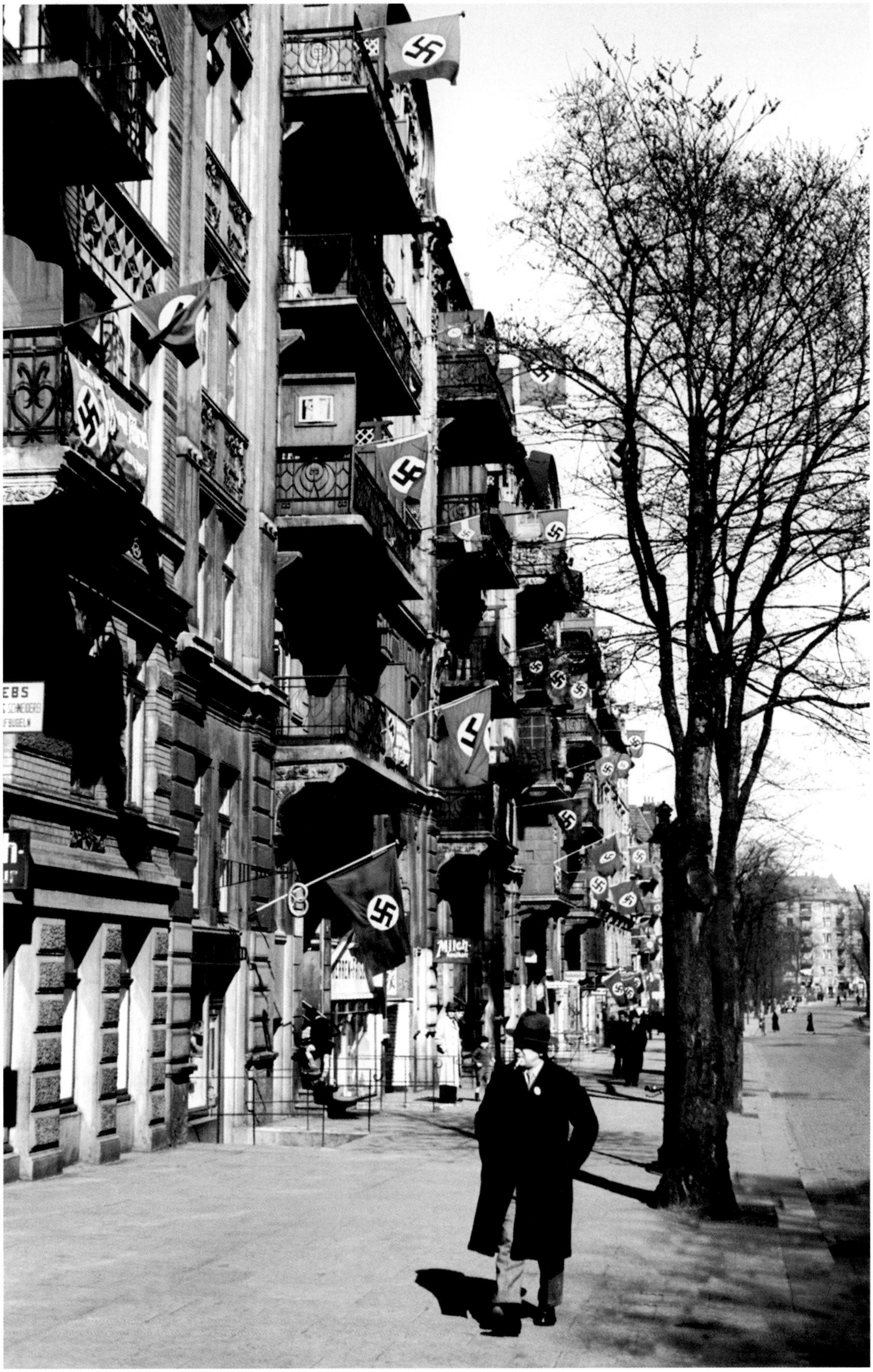
EBS
Milch-

die Gasleitungsröhren kommen auch weg. Ebenso die steinernen Säulen. Die eigenen Gärtner haben nichts mehr zu sagen.

4.12.38

reißt man bei uns die erste Hälfte Gartenzaun weg, dann folgen die Abbrüche des Tores und der Säulen. Die Gartenmauer wird beschädigt. Man brennt die Zäune mit Glühbrennern ab. Im Volkswohl schlägt man auch 3 schöne Ahornbäume ab, weil sie das Gartenbild angeblich verunglimpfen.

Nun stand bei uns die schöne Buchenlaube mit 13 Buchen schüchtern und allein an der Straße. Sie mußte auch weg. Ich arbeitete tagelang, um die tiefen Wurzeln von 13 Buchen auszugraben.

Nachdem die Buchenlaube weg war, sah es scheußlich im Garten aus. Der kahle Fleck konnte nur ausgemerzt werden durch Verpflanzung der großen Rhododendronsträucher. Der Gärtner Schnauder verpflanzte die Sträucher. Dabei war der ganze Garten verunreinigt und mußte umgegraben werden. Dann mußte eine Hecke an Stelle des Eisenzaunes gepflanzt werden. Wir entschieden uns zu einer stachligen Hecke. Ein Holztürchen, zu dem die Bauverwaltung erst eine Zeichnung verlangte, mit 2 Holzpfählen kostete 90 Mk. Und die ganzen unnützen Gartenarbeiten und Maurerarbeiten kosten 340 Mk. Welch ein Unfug! Vor allem waren wir vor Gartendiebstahl nicht mehr sicher, weil Jeder ohne weiteres in den Garten kommen konnte. Es dauerte im nächsten Sommer auch nicht lange, dann stahlen sie uns die ganzen Blumen, angefangen von den Tulpen bis zum Herbst zu den Herbstastern … Wir haben uns fort geärgert und die Hitlerei verflucht. Erst im Januar 1939 war alles beseitigt.

22. und 23.12.38

Kolossal Schnee 30 cm hoch. Ich mußte 2x am Tage Schnee schieben im Garten und auf der Straße. In der Stadt lag der Schnee hoch. Hunderte von Arbeitslosen schaufelten.[7]

---

[1] Stark beschleunigte Herztätigkeit, Herzrasen.

[2] Die Impfstoffherstellung stand vermutlich in Zusammenhang mit der Kriegsvorbereitung und sollte der Impfung der Soldaten dienen. Welche Impfstoffe genau hergestellt wurden, lässt sich den vorliegenden Quellen nicht entnehmen.

[3] Gemeint ist ein Aufmarsch von Arbeitsdienst-Verpflichteten. Seit 1935 war in NS-Deutschland ein halbjähriger „Reichsarbeitsdienst" für männliche Jugendliche zwischen 18 und 25 obligatorisch, nach Beginn des Krieges 1939 auch für weibliche Jugendliche. Es wurden Arbeitskolonnen gebildet, die z.B. Moore trockenlegten und am Bau der Reichsautobahnen und des Westwalls mitwirkten. Die weiblichen Arbeitsverpflichteten wurden überwiegend im karitativen Bereich und in der Landwirtschaft eingesetzt, später auch als Flakhelferinnen. Der Arbeitsdienst war einerseits eine Arbeitsbeschaffungsmaßnahme für die vielen Arbeitslosen, diente aber gleichzeitig der nationalsozialistischen Schulung und der Bildung einer schichtenübergreifenden „Volksgemeinschaft".

[4] Modehaus Hirschfeld, gelegen am Neuen Wall.

[5] Photo- und Optikgeschäft W. Campbell & Co.; der Betrieb wurde 1938 „arisiert": NSDAP-Ortsgruppenleiter Arthur Riebniger übernahm das Geschäft zu einem Bruchteil seines Wertes.

[6] Gebr. Robinsohn, großes Modehaus am Neuen Wall.

[7] Gemeint ist vermutlich eine Kolonne Arbeitsdienst-Verpflichteter.

► Erster Jahrgang der Arbeitsdienstmänner, 1935

Der Krieg rückt näher

Seit 1936 bereiteten Hitler und sein Regime offen den Krieg vor. Bereits im Oktober 1936 war dazu der so genannte Vierjahresplan in Kraft getreten, der innerhalb dieser Zeitspanne die Einsatzfähigkeit der Armee und die Kriegsfähigkeit der deutschen Wirtschaft herstellen sollte.

Zum Jahresbeginn 1938 entließ Hitler dann den Reichskriegsminister Werner von Blomberg und den Oberbefehlshaber des Heeres, Werner von Fritsch, die beide die Kriegspläne strikt abgelehnt hatten. Hitler übernahm nun als Chef des neu geschaffenen Oberkommandos der Wehrmacht selbst den Oberbefehl. Seine außenpolitischen Pläne zielten auf einen Anschluss Österreichs und die Unterwerfung der Tschechoslowakei und Polens.

In diesen Zusammenhang fällt auch die Besetzung des Sudetenlandes im Jahr 1938: Hitler forderte ultimativ die Abtretung des überwiegend deutsch besiedelten Sudetenlandes im Westen der Tschechoslowakei. England und Frankreich, die noch nicht auf einen Krieg vorbereitet waren, versuchten zu vermitteln und als Ergebnis wurde am 29. September 1938 das Münchener Abkommen geschlossen, in dem die Abtretung des Sudetenlandes an Deutschland gebilligt wurde. Deutschland besetzte daraufhin zunächst wie vereinbart das Sudetenland, doch im März 1939 brach Hitler das Münchener Abkommen, die Deutschen marschierten in der Rest-Tschechoslowakei ein und errichteten das Reichsprotektorat Böhmen und Mähren.

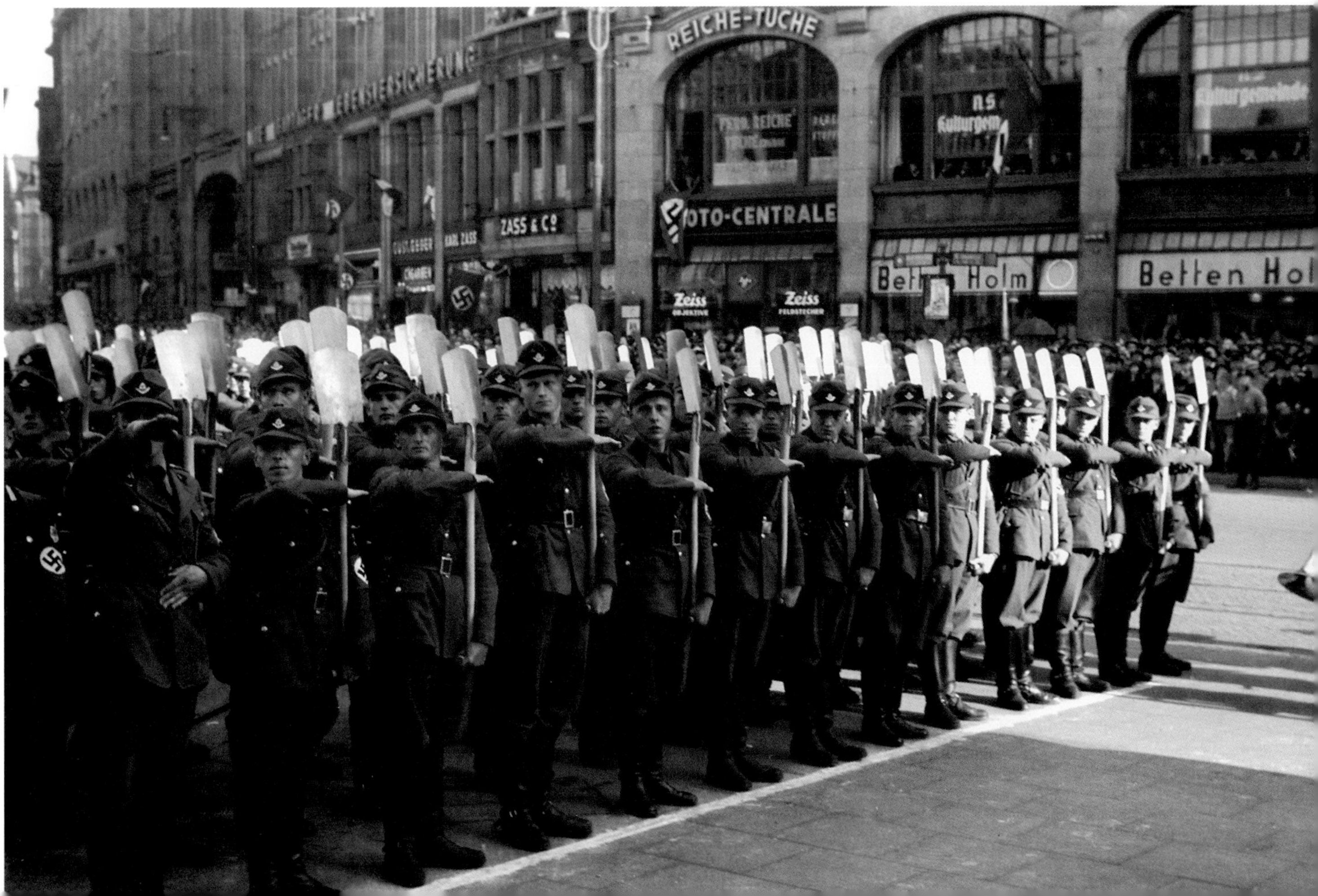

14.3.39
Es gibt keinen Kaffee, keine Flocken, keine Milch. Mit vieler Mühe erhält man bei Tietz[1] 2/10 Kaffee. Wo ist das Material? In 3 Läden keine Eier!

15.3.39
Deutsche Truppen ziehen in Prag ein. Einnahme von Böhmen und Mähren. Die Tschechei hat ausgespielt.[2]

21.3.39
Unser Diensthaus Jungiusstraße wird Bürohaus.

22.3.39
Die Reichsärztekammer schickt zum 5. Mal Fragebogen zur Ausfüllung. Ein unerhörter Druck zum Eintritt!

28.3.39
Der Baugrund zum Hochhaus auf der Steinstraße wird ausgehoben. Man findet alte Pfahlreste, die seit 1000 Jahren stehen.

15.4.39
Die Eisengitterbeseitigung in den Vorgärten sistiert. Jeder kann jetzt machen was er will. Schade um die 340 Mk., die uns der Schwindel gekostet hat. Und die Sicherheit, daß niemand in den Garten kommt, ist weg. Was war das für ein Wahnsinn!

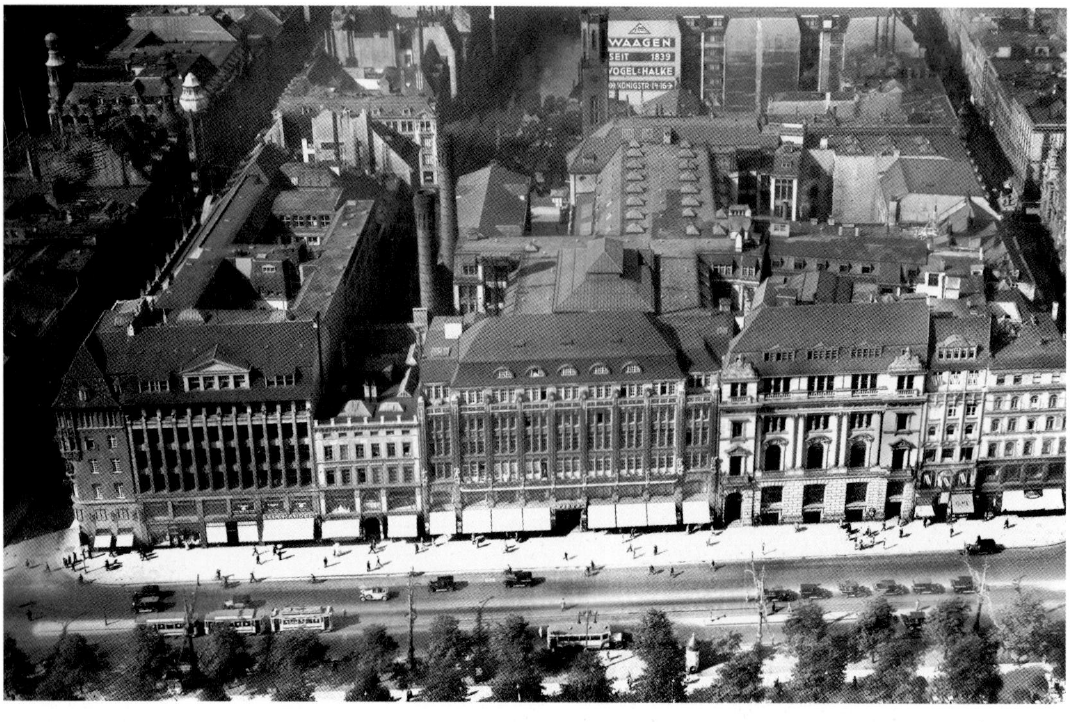

Jungfernstieg mit dem Kaufhaus Tietz, heute „Alsterhaus", Luftaufnahme um 1930

Keimzelle der Stadt: die Hammaburg

Bei den von Neumann erwähnten Pfahlrestfunden, *„die seit 1000 Jahren stehen"*, handelte es sich möglicherweise um die Reste der Hammaburg, deren Name sich von der altsächsischen Bezeichnung *ham* für: Ufergelände, Marschland ableitet. Die um 834 vollendete Hammaburg war Sitz des Bischofs: Im Jahr 831 hatte Kaiser Ludwig der Fromme das Bistum Hamburg gegründet und den Benediktinermönch Ansgar zum Erzbischof ernannt. Von der an der Alster gelegenen Hammaburg aus sollte die Heidenmissionierung im Norden Deutschlands und in Skandinavien fortgesetzt werden.

Die Hammaburg lag an der heutigen Steinstraße, teilweise überbaut vom jetzigen Pressehaus, und hatte eine Grundfläche von 130 x 130 Metern. Bei zwei gezielten Grabungen in den Jahren 1949–56 und 1979–86 wurde das Gelände genau untersucht. Im Inneren eines umlaufenden 6–7 Meter hohen Walls ließen sich Standspuren von Eichenpfosten erkennen, die einst das Dach einer kleinen hölzernen Taufkirche getragen hatten. In der Hammaburg selbst mögen etwa 40–50 Menschen gelebt haben. Die meisten der frühen Siedler – Kaufleute, Handwerker und Fischer – lebten außerhalb der Burg am ersten und ältesten Hafen Hamburgs, dem 1877 zugeschütteten Reichenstraßenfleet, dessen Wasser von der Bille gespeist wurde.

Die Hammaburg wurde bereits 845 bei einem Wikingerüberfall zerstört und nicht wieder aufgebaut; das Bistum wurde nach Bremen verlagert. Die kleine Siedlung am Hafen aber hatte kaum gelitten, sie erstand schon bald wieder und entwickelte sich allmählich zu der großen und bedeutenden Handelsstadt Hamburg.

Hammaburg-Grabung, 1956

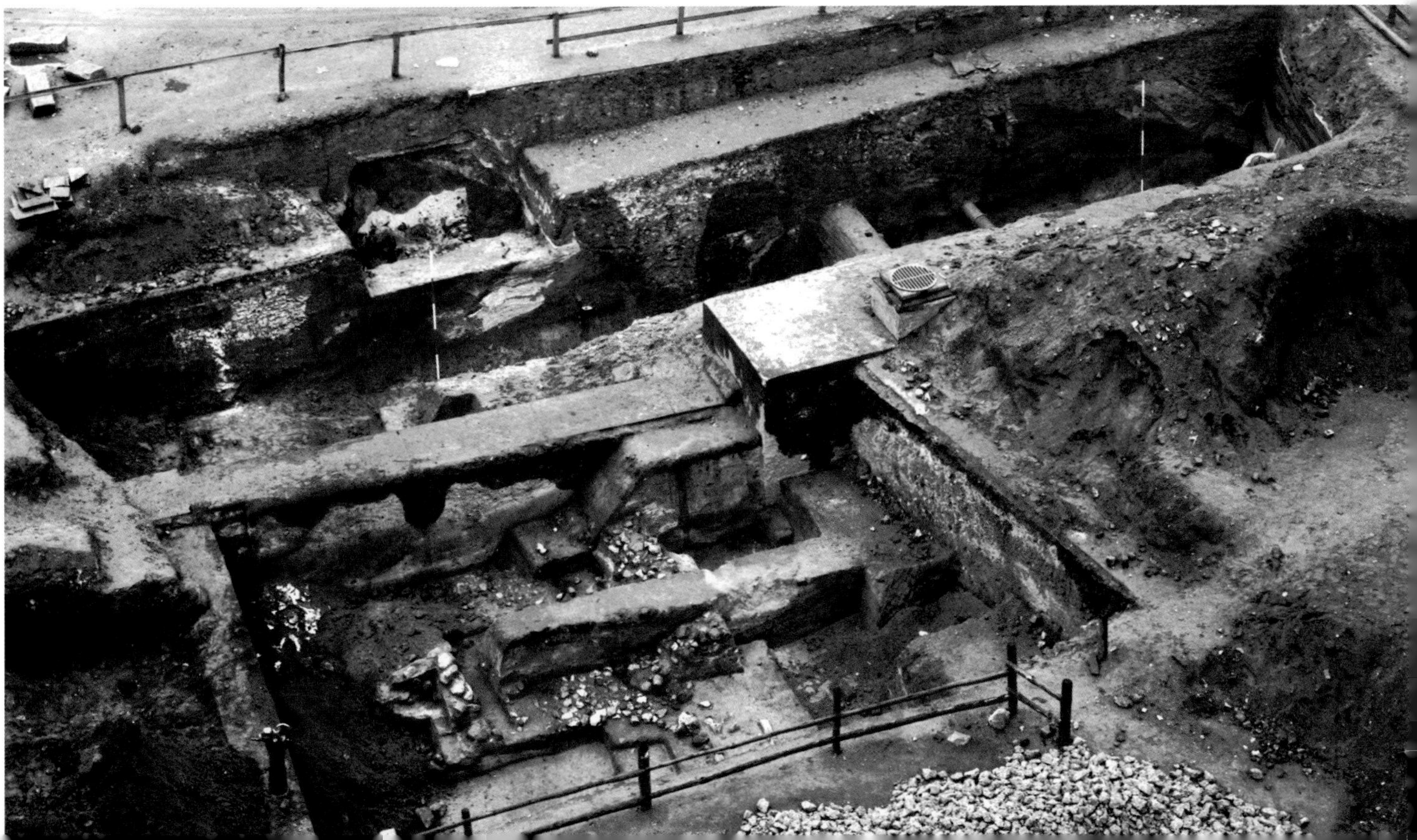

28.4.39
Hitler redet im Reichstag und rechnet mit Roosevelt ab.[3] *Törichtes Unternehmen! Die Amerikaner werden es uns noch besorgen!*

27.7.39
Wieder neue Formulare ausfüllen für den Luftschutz und für den Hausbesitz. Die Formularausschreiberei nimmt überhand! Das ist Diktatur!

27.8.39
Einführung der Lebensmittelkarten. Es gab in den Läden nichts mehr ohne Karte. Für 1 Monat nur 600 [undeutlich, Gramm?] Seife.

28.8.39
Kriegsgefahr. Es werden viele Leute eingezogen und Lasttragende Autos repariert. Die Polen koncentrieren 1 ½ Mill. Truppen.

29.8.39
Süpfle wird zum Militair eingezogen.
Lange Conferenz mit Süpfle wegen der Übernahme der Direktion.
Senator telephoniert, daß ich wieder als Direktor fungieren muß![4] *Schreiben der Gesundheitsbehörde: Vom 31. August ab Dienst als Direktor.*

1.9.39
Reichstagssitzung. Danzig kommt wieder zum Reich.[5]
Deutsche Truppen in Polen. Bomben auf polnische Flugplätze.
Ich werde zum Luftschutzwart für die Nachbarhäuser ernannt. Drucksachen verteilen als Walker [unleserl.]
Hitler redet im Reichstag. Appell im Institut anzuhören.

3.9.39
England und Frankreich erklären den Krieg!
Mehrere Memoranden an das Volk, Partei und Wehrmacht und gegen England. Ganzen Tag Marschmusik im Rundfunk.
2x Sirene! Englische Flieger kamen bereits nach Wilhelmshaven und Cuxhaven. 5 wurden abgeschossen.

6.9.39
Abends darf nirgends Licht brennen. Fenster mit schwarzem Papierrollo verhangen. Kostet wieder alles Geld. Papier allein 4,60. Blaue Lampen im Schlafzimmer.

▶
Die SA marschiert mit „klingendem Spiel" durch den Glockengießerwall, 1. Mai 1939

Der Ausbruch des Weltkrieges

Mit dem völkerrechtswidrigen Einmarsch in die Tschechoslowakei und der Proklamation des „Reichsprotektorats Böhmen und Mähren" am 16. März 1939 wurden die wahren Absichten Hitlers offenkundig, doch dies war erst der Anfang.

Nur wenige Tage später, am 21. März, forderte Hitler von Polen ultimativ die „Rückgabe" Danzigs sowie einen extraterritorialen Korridor nach Danzig. Die polnische Regierung verweigerte das Ansinnen. Am 31. März gaben daraufhin Großbritannien und Frankreich eine Garantieerklärung für Polen ab – jetzt war klar, dass ein Überfall auf Polen einen Weltkrieg provozieren würde.

Gleichzeitig leitete Moskau eine Annäherung an Deutschland ein. Am 23. August wurde der deutsch-sowjetische Nichtangriffspakt unterzeichnet, der in einem geheimen Zusatzprotokoll – dem so genannten Hitler-Stalin-Pakt – die „vierte Teilung Polens" zwischen Deutschland und der Sowjetunion regelte. Ein erneuter Vermittlungsversuch Großbritanniens am 28. August scheiterte, zwei Tage später begann die deutsche Mobil-

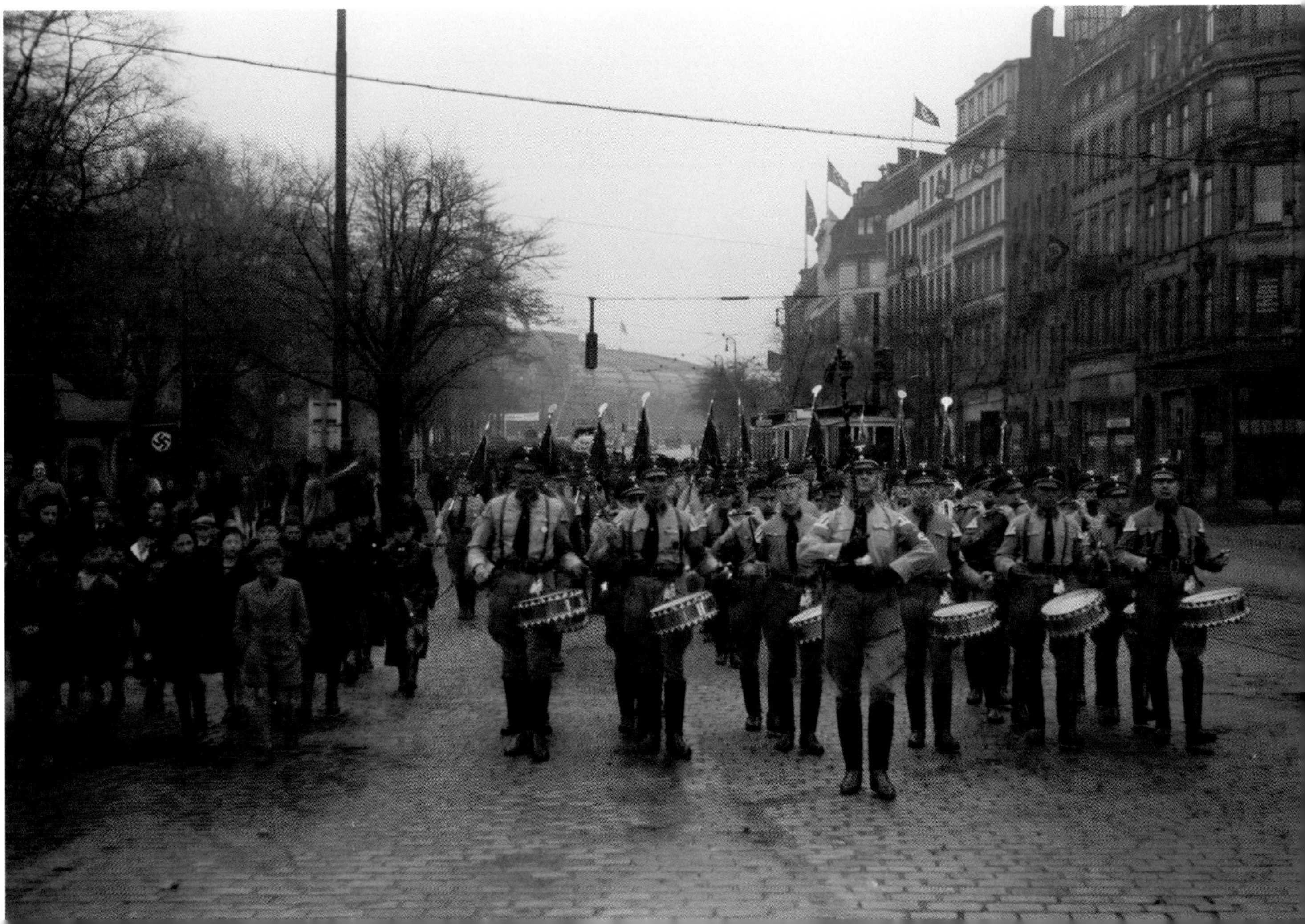

11.9.39

In der Sammlung wird die Kellertreppe abgebrochen und viel umgebaut, weil der ganze Keller zum Luftschutzraum ausgebaut wird. Kolossaler Dreck und Schweinerei in der Sammlung von Kalkstaub.

12.9.39

Es sollen 6000 Brunnen untersucht werden.[6] *Daher Einstellung von neuem Personal. Der pensionierte Dr. Kaiser soll wieder kommen.*

23.9.39

Es gibt so wenig zu essen, daß Hunderte vor den Pferdeschlachterläden stehen. Keine Semmel mehr, kein Fisch.

23.10.39

Süpfle kommt unerwartet wieder zurück und übernimmt am 25. Oktober wieder die Direktion. Senator bedankt sich für meine Vertretung.

31.10.39

Es gibt keinen Pfeffer, Zimt, Glycerin, Kümmel, Leberthran.

9.11.39

Süpfle wird wieder eingezogen (nach Jülich).

10.11.39

Ich muß den Dienst im Institut wieder übernehmen.

---

[1] Im ehemaligen jüdischen Warenhaus von Leonhard Tietz ist heute das „Alsterhaus" untergebracht.

[2] In den frühen Morgenstunden des 16.3. marschierten deutsche Truppen unter wütenden Protesten der Tschechen in die „Tschechei" ein, noch am selben Tag proklamierte Hitler von der Prager Burg das „Reichsprotektorat Böhmen und Mähren".

[3] Am 28.4.1939 hielt Hitler eine Rede vor dem Reichstag, in der er der Aufforderung Roosevelts vom 15.3., auf weitere Gewaltaktionen zu verzichten, eine Absage erteilte. Am selben Tag kündigte Hitler den deutsch-polnischen Nichtangriffspakt und das deutsch-britische Flottenabkommen.

[4] Mit Beginn des Zweiten Weltkrieges wurde der neue Direktor Karl Süpfle vom Institut abgezogen und als Beratender Hygieniker eines Truppenverbandes einberufen. Wiederum musste Neumann ihn, zusammen mit anderen Abteilungsleitern, vertreten und hielt bis 1943 auch wieder studentische Kurse und Vorlesungen ab.

[5] Seit 1813 hatte Danzig zu Preußen gehört; nach dem Ersten Weltkrieg wurde Danzig Freie Stadt unter dem Schutz des Völkerbundes, in enger Anlehnung an Polen (Zollunion, außenpolitische Vertretung durch Polen).

[6] Grundsätzlich gehörte die Untersuchung von Brunnen zum Aufgabenbereich des Hygienischen Instituts. Die verstärkte Kontrolle der Brunnen stand jedoch möglicherweise in Zusammenhang mit dem Kriegsbeginn und der begründeten Angst, das städtische Trinkwassernetz könnte durch Bombenangriffe in Mitleidenschaft gezogen werden.

machung gegen Polen, und am 1. September um 4:45 Uhr folgte ohne Kriegserklärung der deutsche Angriff. Die Reaktion ließ nicht lange auf sich warten: Am 3. September erklärten Großbritannien und Frankreich dem Deutschen Reich den Krieg – der Zweite Weltkrieg hatte begonnen.

Der „Blitzkrieg" gegen Polen verlief aus deutscher Sicht sehr erfolgreich. Das lag unter anderem daran, dass am 17. September die Sowjetarmee den Polen in den Rücken gefallen war, um sich entsprechend dem Hitler-Stalin-Pakt die im polnisch-sowjetischen Krieg 1920 verlorengegangenen Gebiete wieder anzueignen. Die letzten polnischen Truppen ergaben sich am 6. Oktober. Polen wurde zwischen dem Deutschen Reich und der Sowjetunion aufgeteilt.

Veranstaltung zum 1. Mai 1939

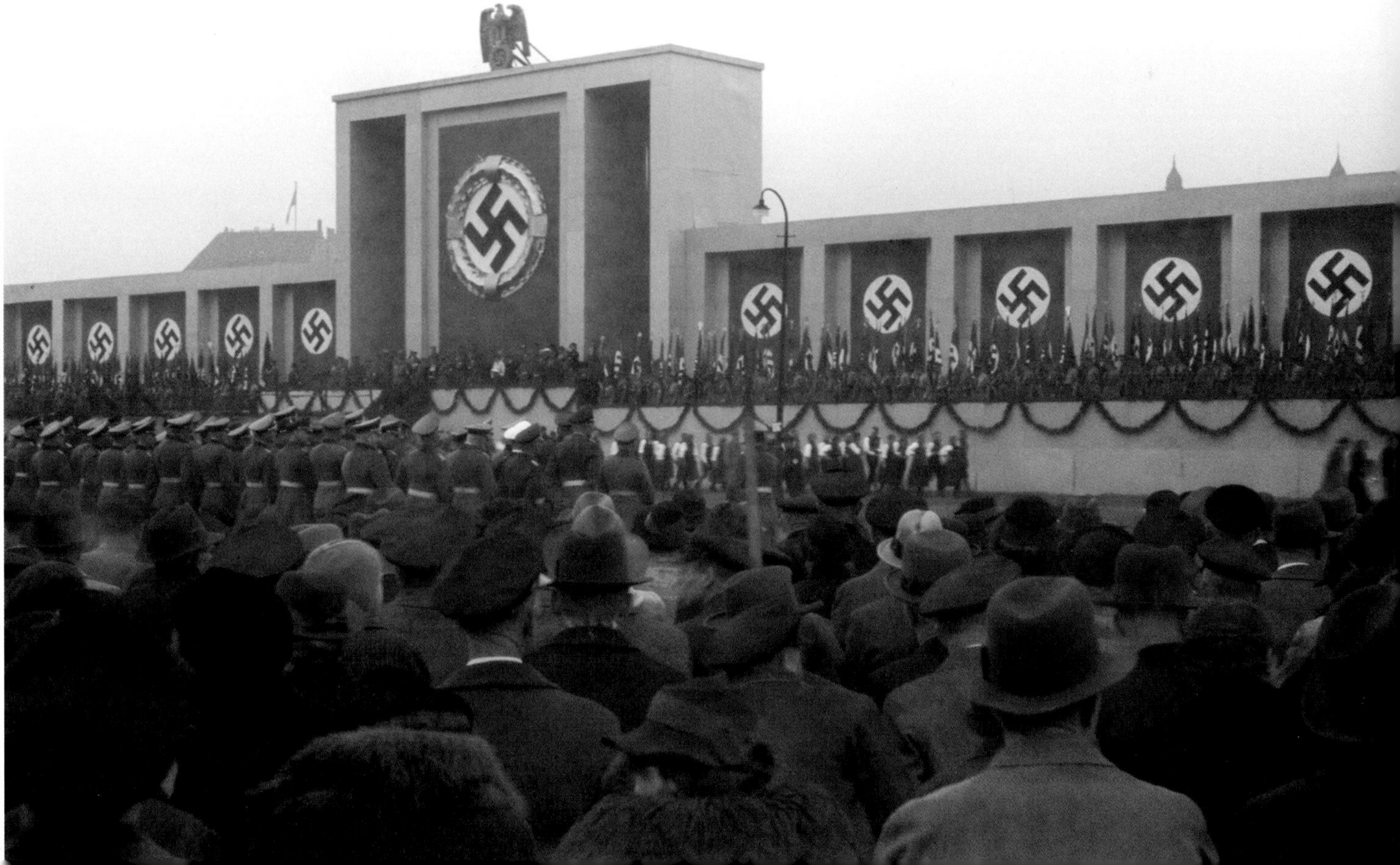

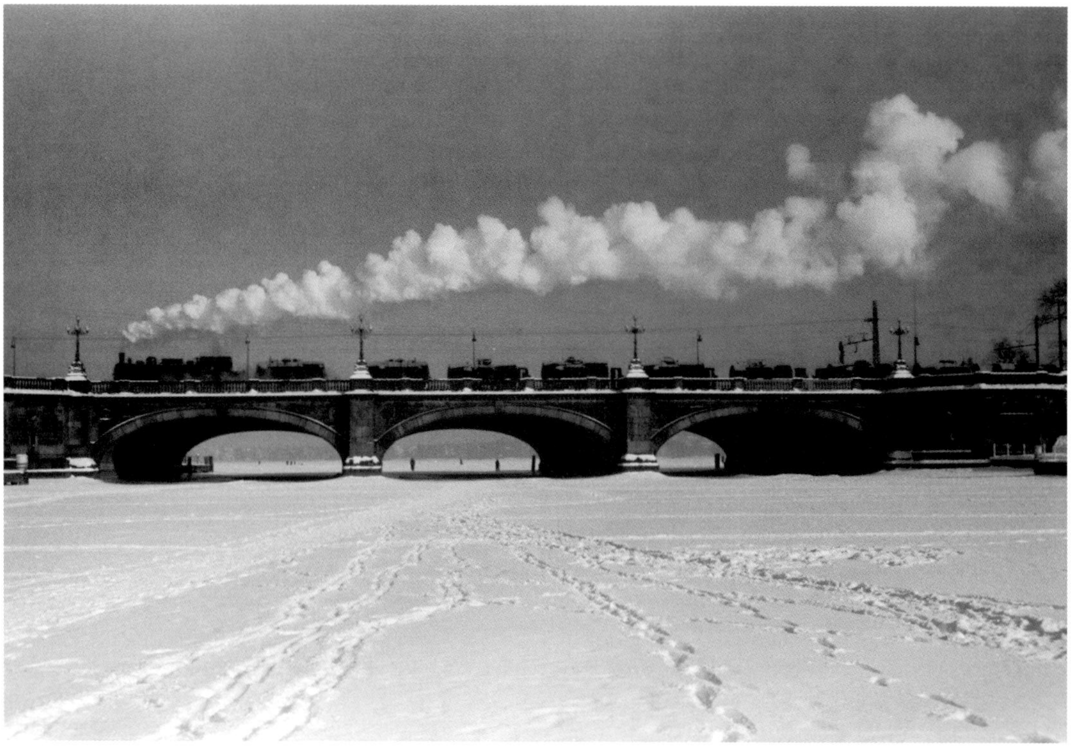

◄
Die Lombardsbrücke zwischen zugefrorener Binnen- und Außenalster, Februar 1940

10. 1. 40
16° kalt. Es gibt keine Kohlen mehr!, da Eisenbahnzüge eingeschränkt werden. In der Hundestube 3 – 10°, Veranda ½°. Die Außenalster ist gefroren.

13. 2. 40
20° K[älte]. Radiator platzt in der Veranda. Schwerer Winter! Schnee im Hintergarten ½ m hoch. Die Ostsee ist gefroren. Daher keine Fische.

Seit 10 Wochen eisige Kälte und Schnee. Alles ist gelähmt.

Keine Streichhölzer, kein Klosettpapier, kein Fett, kein Petroleum, vom Fleisch wird vorher alles Fett abgeschnitten, keine Kerzen, keine Würstchen, keine Kohlen. Die Flüsse sind gefroren. Keine Kartoffeln. Es kommt nichts heran. Kein Speck. Keine Liköre, keine Gewürzgurken.

5. 3. 40
Süpfle wird Oberkriegsarzt.

7. 3. 40
Brief an Süpfle. Ich mag nicht mehr und will 1. April weg.

11. 3. 40
Süpfle schreibt, daß er Ostern kommen will.

►
Mönckebergstraße und St. Petrikirche, 1940

In Hamburg beginnt der Krieg

Bis Ende des Jahres 1939 war auf das deutsche Festland noch keine einzige Bombe gefallen. Die Versorgung mit Lebensmitteln und die Kohlenlieferungen waren ausreichend, Kinos und Theater spielten, das Leben lief weiter, fast wie in Friedenszeiten.

Diese Illusion wurde am 18. Mai 1940 morgens um 0:41 Uhr zerstört: Auf Hamburg fielen die ersten Bomben, der Krieg hatte die Stadt erreicht. Bei dem nächtlichen Luftangriff auf das Industriegebiet in Harburg kamen 34 Menschen ums Leben, wenige Wochen später, am 3. Juli fielen Bomben erstmals auch am Tag.

Der Luftschutz war schon vor Beginn des Krieges fortlaufend ausgebaut worden, dennoch gab es bis Ende April 1940 nicht einmal für 5% der Hamburger Bevölkerung ausreichende öffentliche Luftschutzräume.

Verdunkelungszeiten und Fliegeralarme begannen jetzt zunehmend den Tagesablauf zu bestimmen. In den Geschäften verschwand die frei verkäufliche Ware fast ganz aus den Auslagen, „unter der Hand" war jedoch noch vieles zu bekommen, und das System der Lebensmittel-Bezugskarten funktionierte relativ reibungslos.

Im Verlaufe des Jahres verloren in Hamburg bei insgesamt 70 Luftangriffen 125 Menschen ihr Leben und 567 wurden verletzt; die Zerstörungen in der Stadt waren indes nur gering.

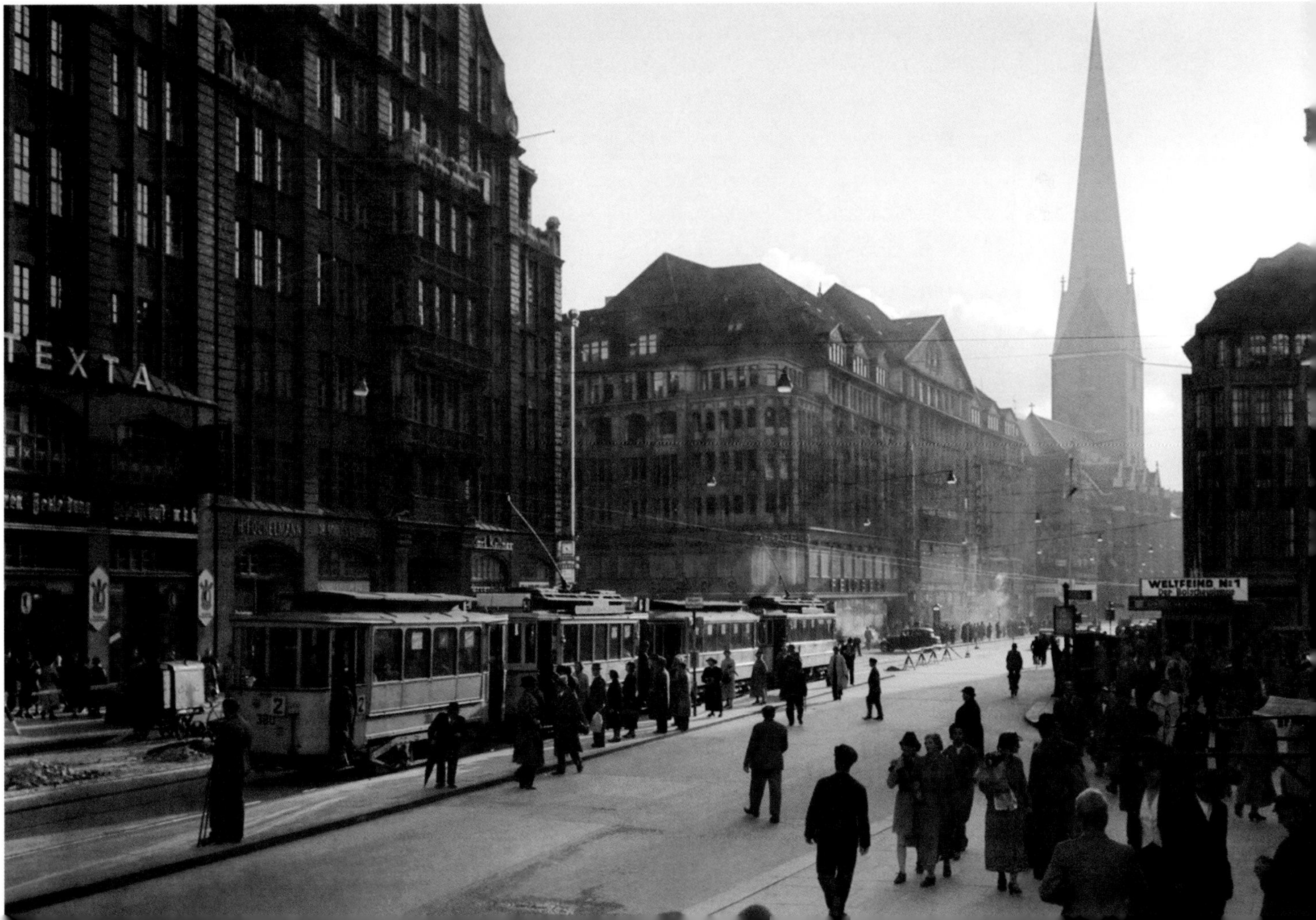

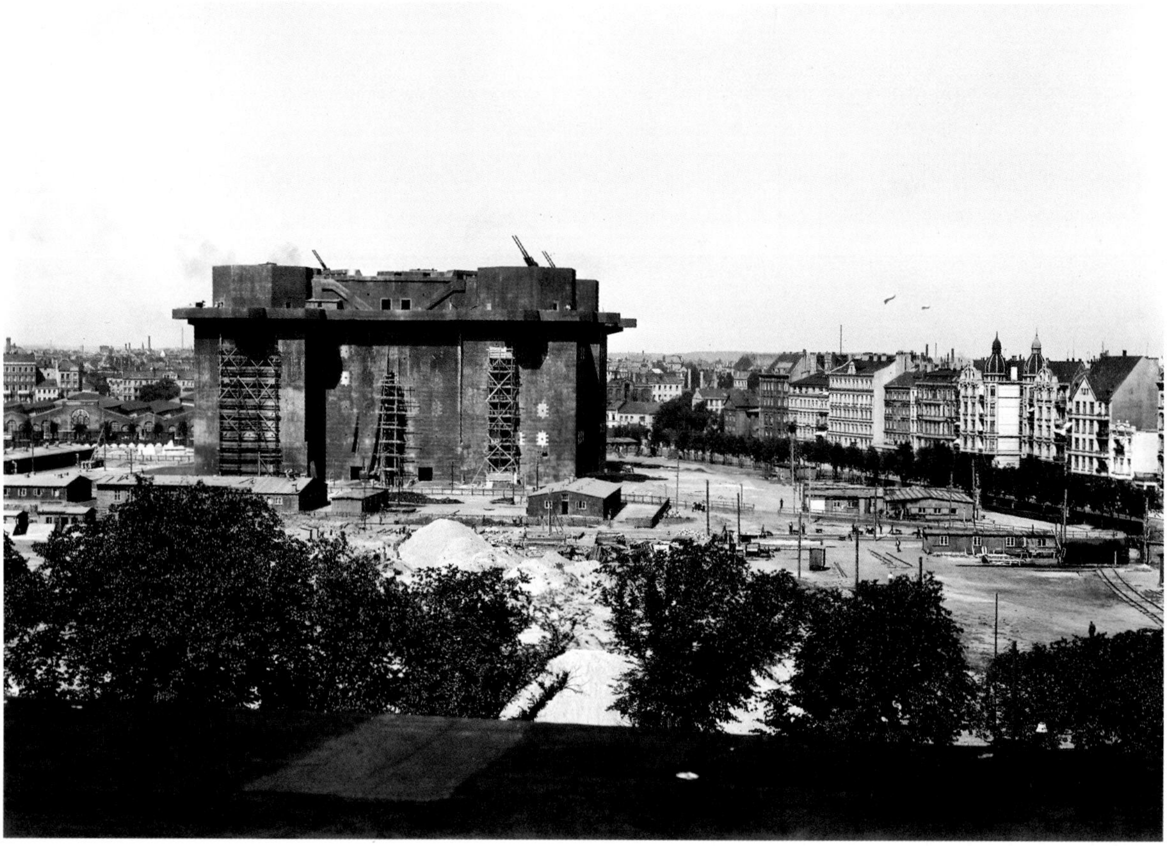

Heiligengeistfeld mit Hochbunker im Bau, 1941. Auf dem freien Gelände inmitten der Stadt wurden 1941 zwei große Hochbunker mit Flakstellungen für jeweil mehrere Tausend Menschen errichtet

21.3.40

Sitzung beim Senator. Süpfle und ich: Der Senator ist einverstanden, daß ich am 13. IV. abdankte. Erismann[1] *leitet das Institut. Gäthgens die Bakteriologie. Der Senator wollte Kister haben (seinen Nachbar). Wurde abgelehnt, auch Finsterwalder.*

Schließlich gab der Senator seine Zustimmung.

22.–30.3.40

Süpfle täglich im Institut, aber ich habe noch die Direktion.

30.3.40

Metallablieferung: Messinglampe. Fensterblei. Heidelberger Becher. Kupferner Holländer Teller. Klavierleuchter. Lampenkrone. Kupfermünzen.

4.4.40

Der Senator schickt mir meine Entlassung für 13. IV. mit Dank.

12.4.40

Abschied im Institut. 13.4.40 Letzter Tag Dienst.

15.4.40
Erismann übernimmt die Direktion.

18.5.40
Mecheln, Löwen, Brüssel, Antwerpen genommen.
Engländer bombardieren Hamburg, 29 Tote. Nachts 1 ½.

---

[1] Otfried Ehrismann (1898–1945), Hygieniker und Bakteriologe; Ehrismann war 1938 als Nachfolger Kisters als Abteilungsleiter ins Hygienische Institut eingetreten. Am 15. April 1940 übernahm Ehrismann für Süpfle kommissarisch die Geschäfte des Institutsdirektors. Im Herbst 1943 wechselte er an das Hygienische Institut nach Düsseldorf.

„Glockenfriedhof" beim Kaispeicher B am Brooktorhafen, 1947.
Auch Glocken wurden im Zuge der Metallsammlungen konfisziert, nicht alle aber wurden bis Kriegsende noch eingeschmolzen

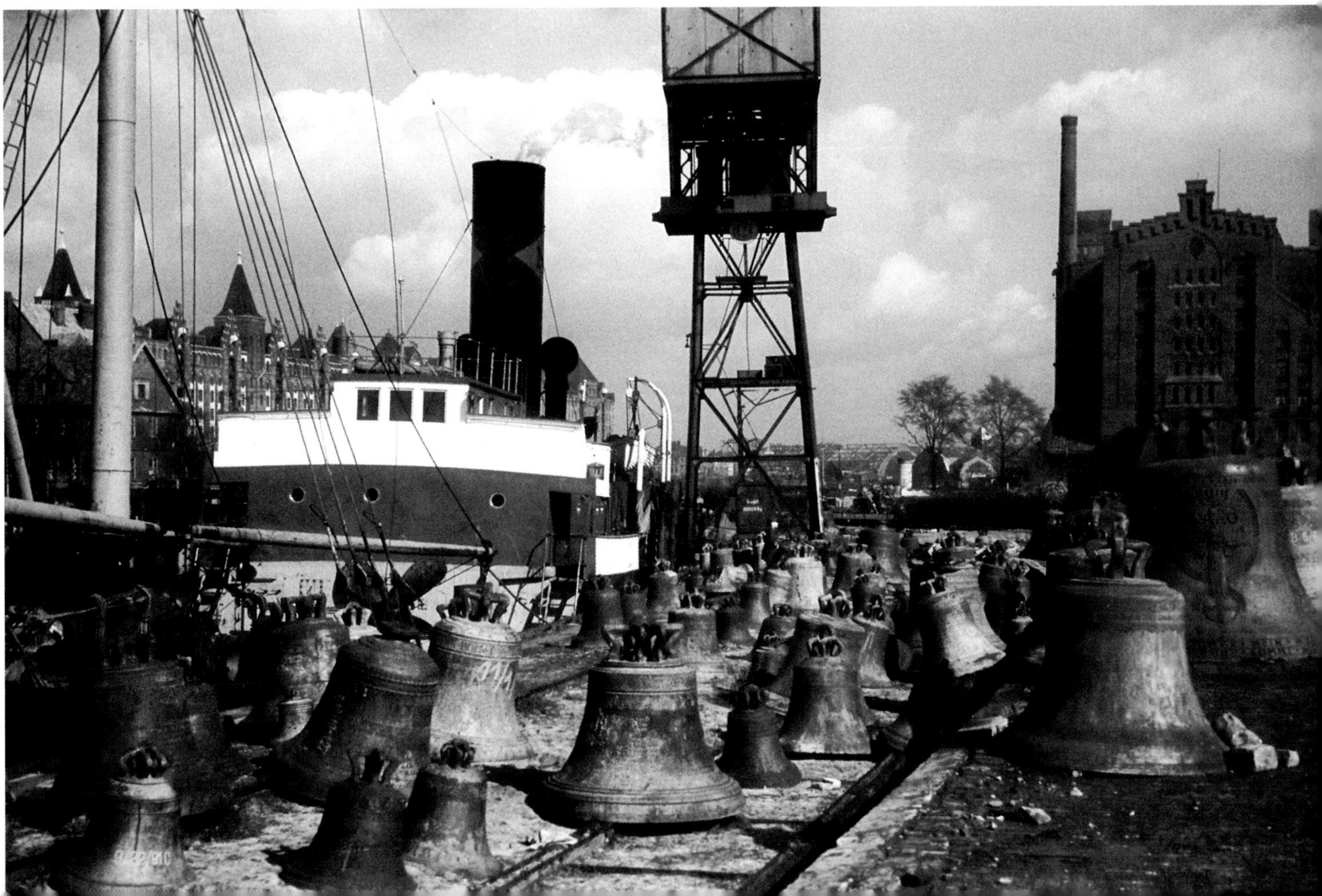

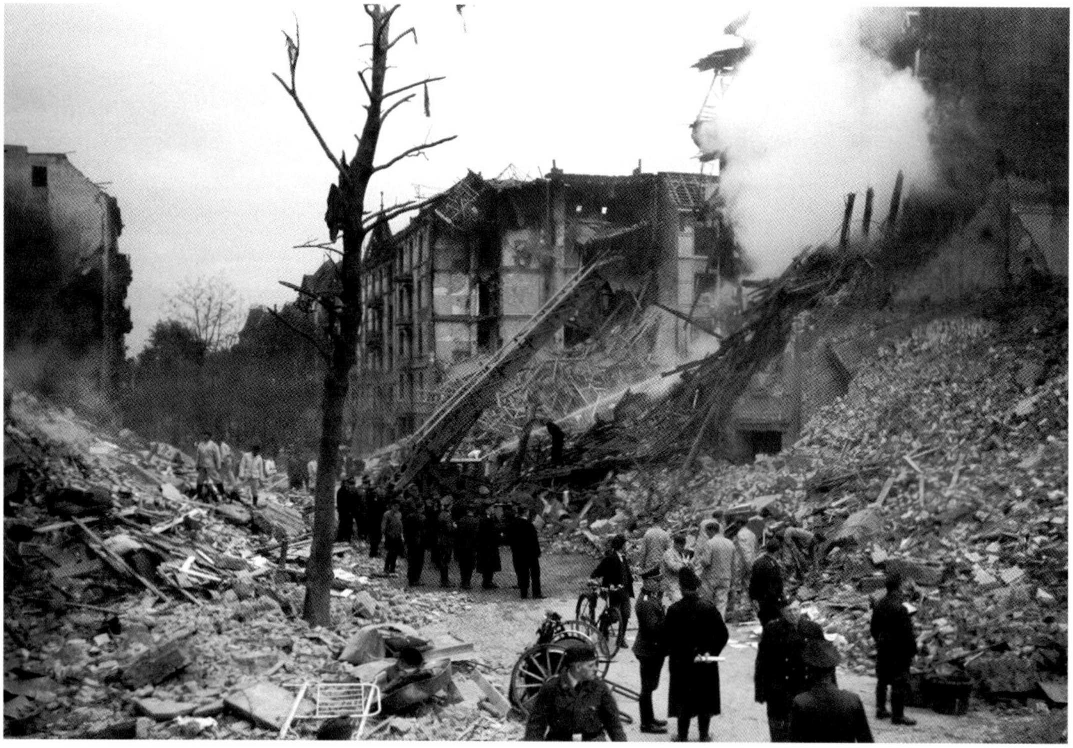

Bombentreffer eines Wohnhauses in der Wielandstraße, Eilbek, September 1941

9.5.41
Großangriff auf Hamburg: 94 Tote 35 Vermißte. Institut: Chemie, [unleserl.] Wasserbruch, Kurssaal, Sammlung, alle Fenster bei Gäthgens, Zollgebäude, Hochhaus, Kaiser-Denkmal, Justizgebäude, Speckstraße, Brandbomben im Valentinskamp, Kaffamacherreihe, Shell im Hafen brennt, Wandsbek, Mittelweg, Deichstraße.

10.5.41
Großangriff auf Hamburg: 3 Std. Ungezählte Brandbomben. Alster, Amerikalinie 3 Häuser brennen, Post, Jungfernstieg, Tietz 8 †.

11.5.41
Großangriff auf Hamburg: 25 Tote, 5 Vermißte. Post, Kino, Apotheke, Opel, Patzenhofer, Botanischer Garten, Ansgarkirche, Deutsche Bank, Buntsch, Petrikirche.

13.5.41
In der Außenalster wird eine zweite Brücke gebaut als Tarnung vor Fliegern.

16.5.41
Großangriff auf Hamburg: Mönckebergstraße, Petrikirche, Bibliothek, Rathaus, Apotheke, Versicherungsgebäude, 19. V. Sternschanze, Dammtorbahnhof, Planten un Blomen, Fuhlsbüttel, Sierichstraße.

¬ Seite 162

Hamburg im dritten Kriegsjahr

1941

Die ersten schweren Bombenschäden in der Stadt entstanden ab dem 9. Mai 1941, als in drei aufeinanderfolgenden Nächten Angriffe mit jeweils über 100 Kampfflugzeugen geflogen wurden. Getroffen wurden vor allem Ziele in Barmbek und im Wilhelmsburger Industriegebiet, doch auch in der Innenstadt – am Rathaus und bei der Börse – richteten die Bombardierungen große Schäden an. Die deutsche Rüstungsindustrie aber, an der die Hamburger Werften den größten Anteil hatten, arbeitete nach wie vor auf vollen Touren. Bisher hatten die Luftangriffe auf dem ausgedehnten Gelände von Blohm & Voss keine wirkungsvollen Treffer verzeichnen können.

Am Ende des Jahres hatte der Luftkrieg in Hamburg fast überall seine Spuren hinterlassen. Er war härter geworden, Angst und Sorge breiteten sich in der Bevölkerung aus; dazu kamen auch Einschränkungen in der Lebensmittelversorgung: Die Zuteilungsmenge wurde gegen Ende des Jahres von 2.435 Kalorien pro Tag und Normalverbraucher auf nunmehr 1.928 Kalorien gekürzt.

Mittlerweile war der Schutzraumbau vorangetrieben worden. Es gab jetzt Luftschutzbauten für fast 250.000 Menschen, das entsprach etwa 14% der Bevölkerung. Als besonders sicher galten die runden Luftschutztürme und die rechteckigen Hochbunker, die jeweils einige tausend Menschen aufnehmen konn-

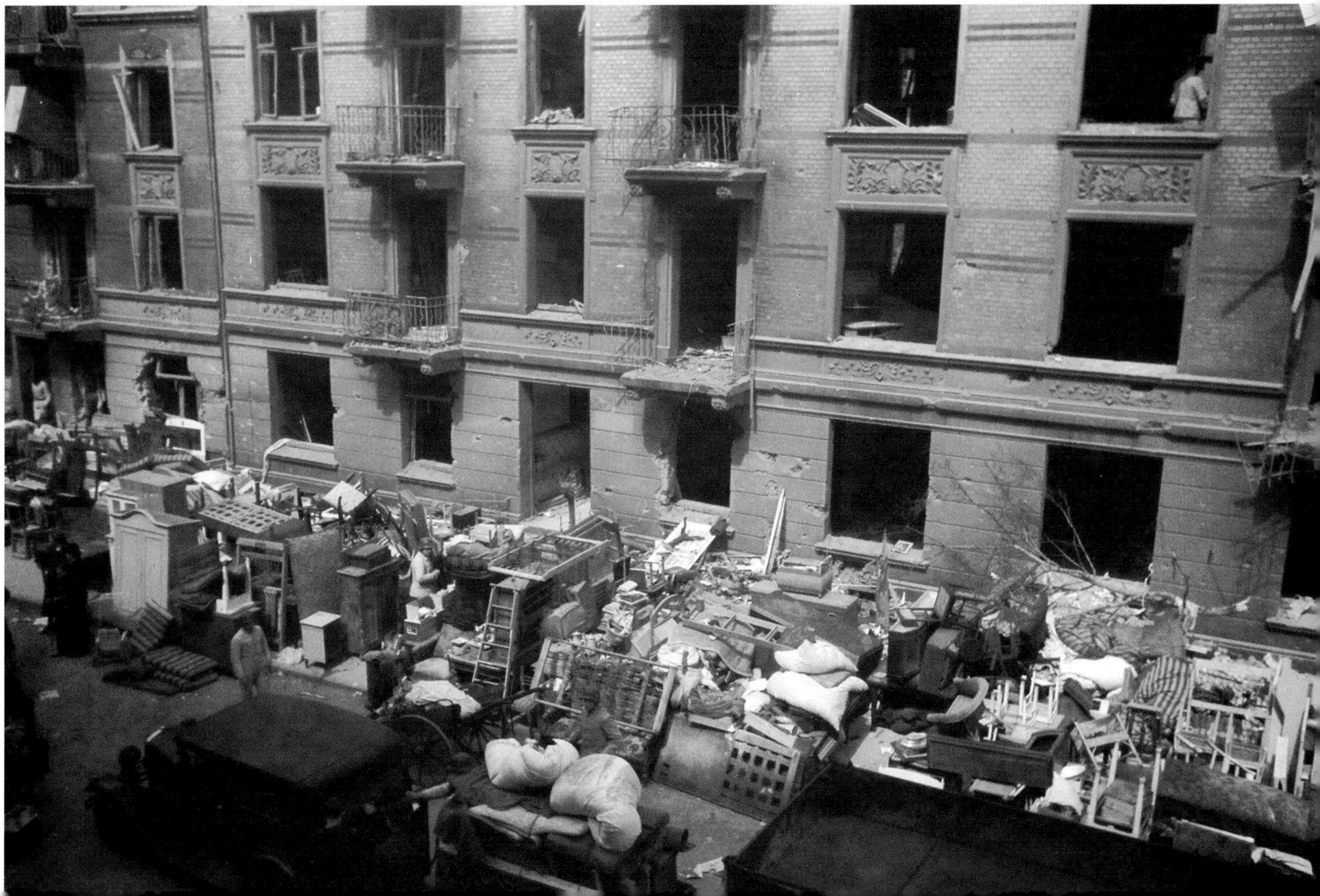

Zerstörungen in der Straße Tieloh in Barmbek nach dem ersten großen Luftangriff, Mai 1941

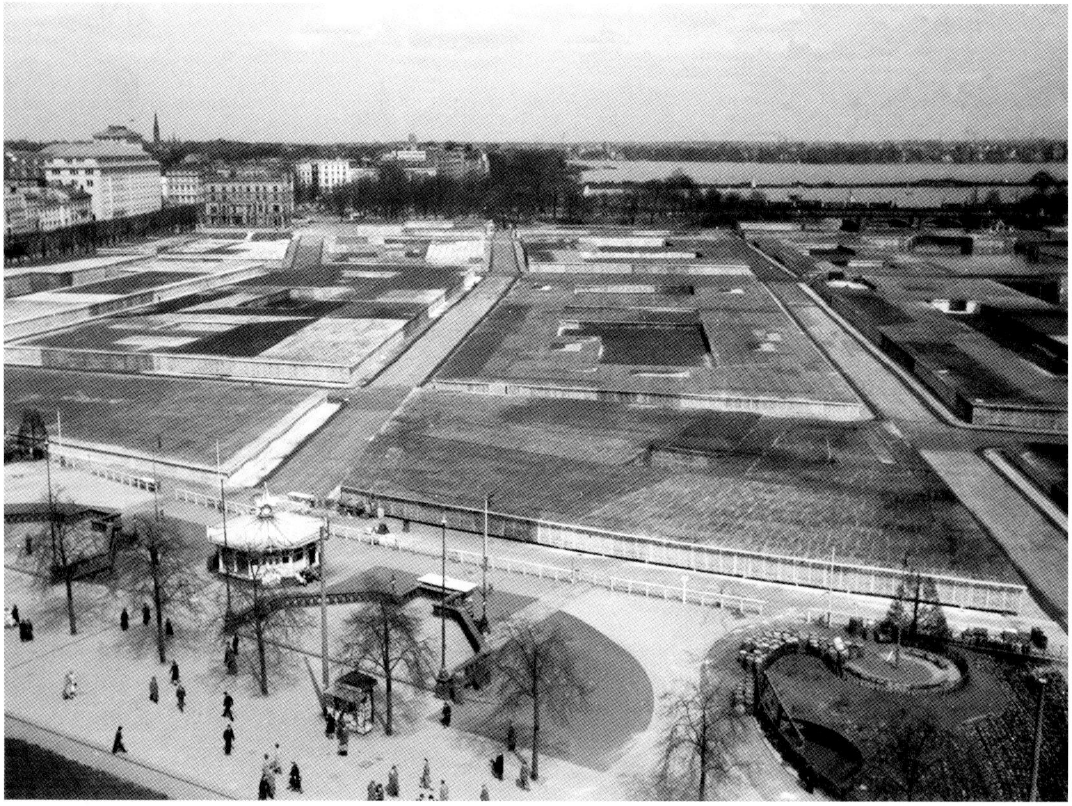

Getarnte Binnenalster, Mai 1941. Blick vom Jungfernstieg Richtung Außenalster

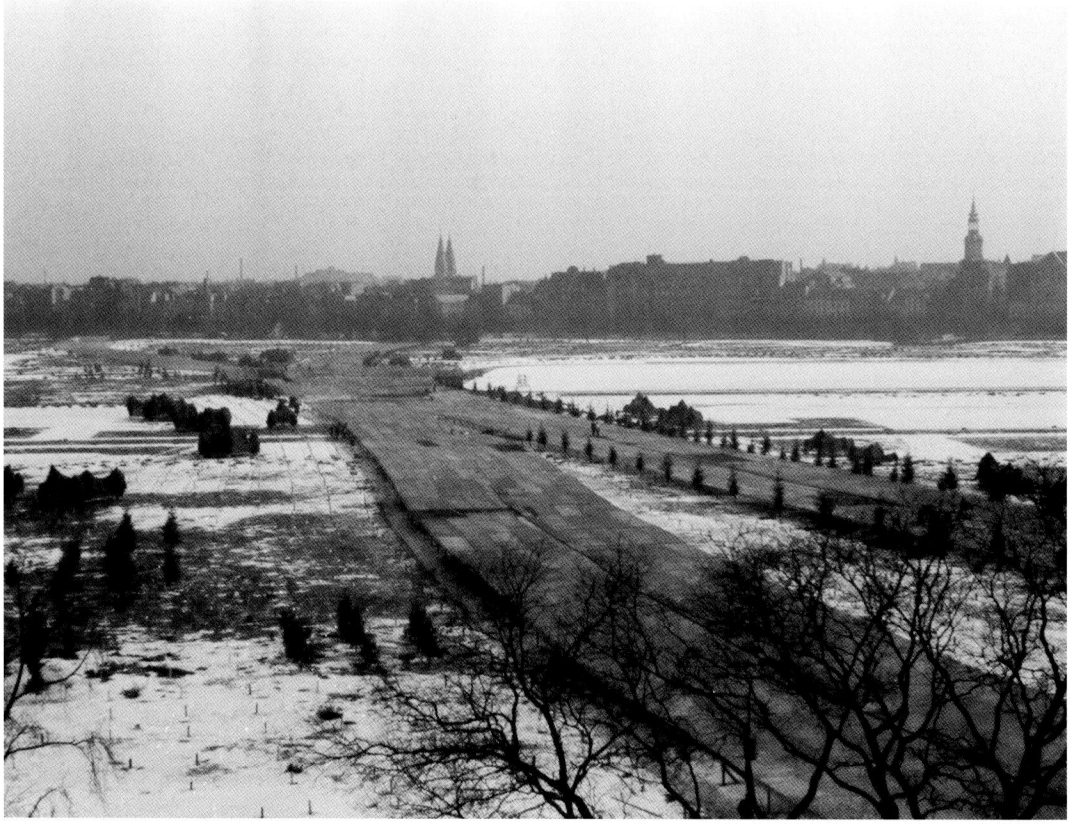

Tarnbrücke in der Außenalster, Februar 1941

ten. Die vorhandenen Keller wurden abgestützt und mit Splitterschutz versehen, und schon ab Winter 1940 war damit begonnen worden, in den Häuserzeilen Mauerdurchbrüche zwischen den Kellern zu schaffen, um im Ernstfall zusätzliche Fluchtwege zur Verfügung zu haben.

Bei 42 Luftangriffen in diesem Jahr kamen in Hamburg 626 Menschen ums Leben und es gab fast 2.000 Verletzte.

Die getarnte Alster

Die Binnen- und die Außenalster stellten für die Zielmarkierungen der Flugzeuge besonders markante Orientierungspunkte dar. Um diese auffälligen Ziele optisch in schlichte Stadtarchitektur zu verwandeln entstand der Plan, die Binnenalster mit Holzaufbauten und Tarnnetzen zu überdecken.

Im Frühjahr 1941 wurde mit dem Bau einer festen Tarnanlage über die gesamte Binnenalster begonnen – das waren immerhin rund 250.000 bis 300.000 Quadratmeter! Außerdem wurde in der Außenalster, 600 Meter nördlich der echten, eine falsche Lombardsbrücke errichtet, um zu verhindern, dass noch einmal – wie im Oktober 1940 – ein Zufallstreffer die dort entlangführende Eisenbahntrasse vorübergehend unpassierbar machte.

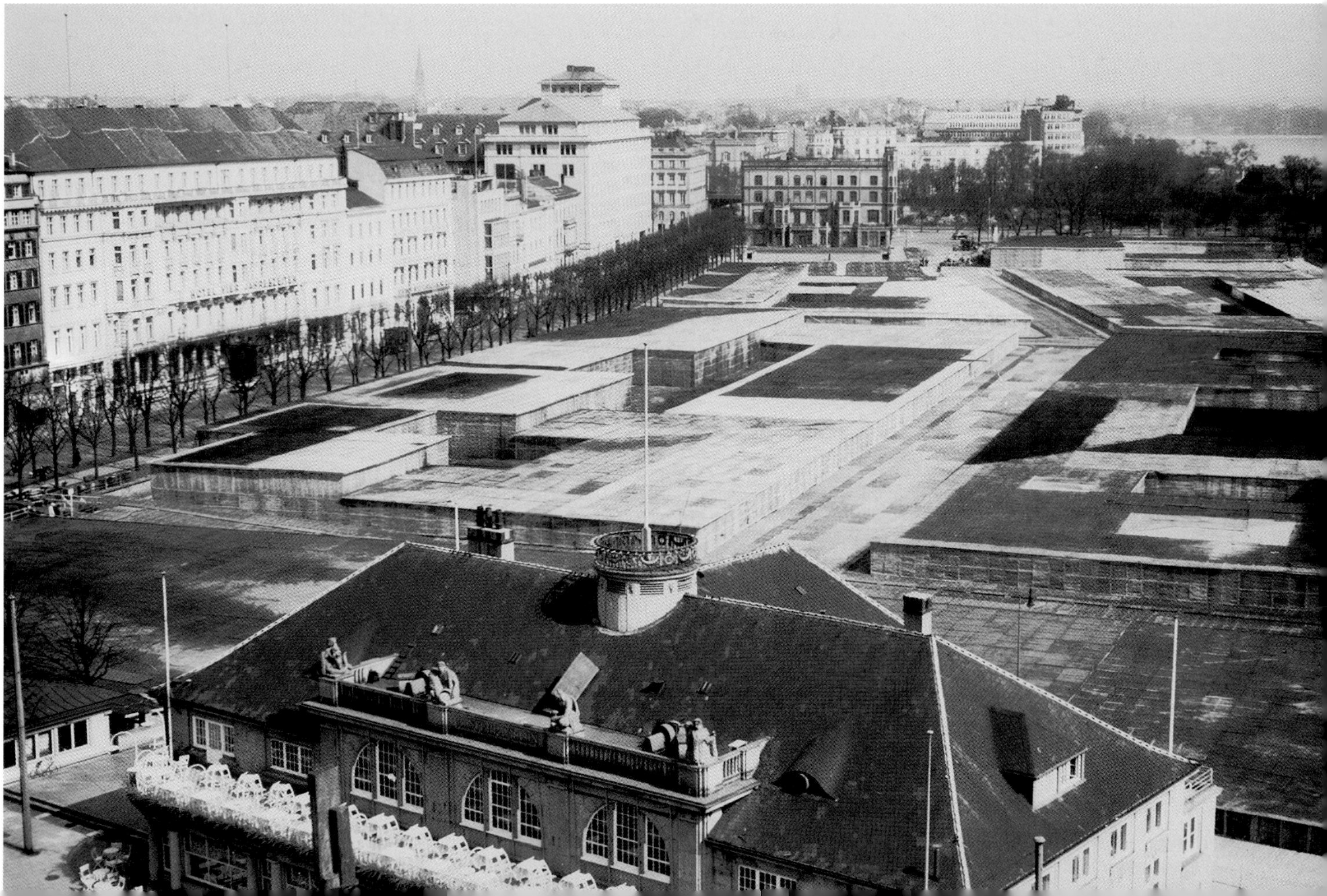

Binnenalster mit Tarnvorrichtung, April 1941. Im Vordergrund der Alsterpavillon

23.7.41
Erismann ist eingezogen. Gäthgens vertritt ihn.

13.8.41
Die Gesundheitsbehörde wünscht, daß die Sammlung verpackt würde wegen der Bomben. Ich bin nicht damit einverstanden.

5.9.41
Im September gibt es nur 2 Eier.

10.9.41
Süpfle ist wieder da.

11.9.41
Es gibt keine Cigarrentüten mehr, keine Handbürste, keine Wäscheleine, kein Band, nur Papier. Obst nur „unterm Ladentisch", keine Zwiebel, keine Batterien.

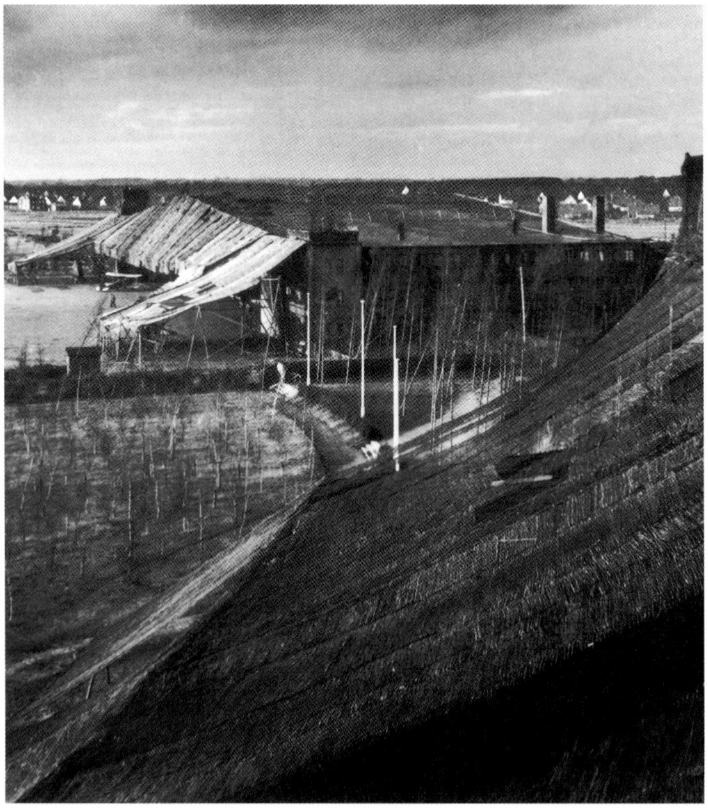

Blick vom Kontrollturm des Flughafens Fuhlsbüttel, um 1940. Während des Krieges verwandelten Hunderte von Birken und Tannen, riesige geflochtene Matten und Tarnnetze das Gelände in ein Stück vermeintlich unberührter Natur

5.11.41
Es fehlt an allem: Korke, Bast, [unleserl.], Benzin, Glycerin, Terpentinöl, Dextropur, tiefe Schüsseln, Teller, Feudel, Bürsten, Besen, Blechschachteln, Kammnägel, Lederwaren, Batterien, Quark, Syrup, Wild beschlagnahmt und Geflügel. Äpfel nur bis 18 Jahr. Alkohol.

12.11.41
Süpfle muß am 14.XI. wieder ins Feld. Erismann kommt als Ordinarius nach Düsseldorf. Ich soll wieder Curse und Colleg lesen.

1.12.41
Verboten wird das Anhören ausländischer Sender.

Für das Vorhaben waren ungeheure Mengen an Holz, Matten und Netzen erforderlich, mit denen eine Szenerie von Straßen und Häuserblocks vorgetäuscht wurde; diese durchaus beindruckende Kulisse wurde überdies aufwendig farblich gestaltet. Allerdings konnte ein solches Mammutprojekt mitten in einer Millionenstadt natürlich nicht geheimgehalten werden, so dass auch die britische Luftwaffe bald darüber informiert war und der Erfolg dieser Bemühungen höchst fragwürdig blieb. Bereits in der Nacht zum 28. Juli 1943 brannte die gesamte Tarnung vollständig ab.

Schon in den Jahren zuvor waren verschiedene Möglichkeiten genutzt worden, um die feindlichen Bomber zu irritieren: Im Sommer 1940 waren zum Beispiel vor den Toren Hamburgs im Niederelbegebiet „Scheinanlagen" errichtet worden, die ein schlecht verdunkeltes Stadt- oder Industriegebiet vortäuschen sollten. Bis zur Nutzung der Radartechnik durch die alliierten Streitkräfte ab Anfang 1943 waren diese Versuche mitunter sogar erfolgreich.

Auch der Hamburger Flughafen wurde während des Krieges durch aufwendige Tarnvorrichtungen optisch wieder in einen Naturzustand zurückversetzt. Tatsächlich blieb Fuhlsbüttel im Gegensatz zu vielen anderen Flughäfen im Zweiten Weltkrieg unzerstört.

Beschädigte Hamburger Börse nach den Angriffen im Mai 1941

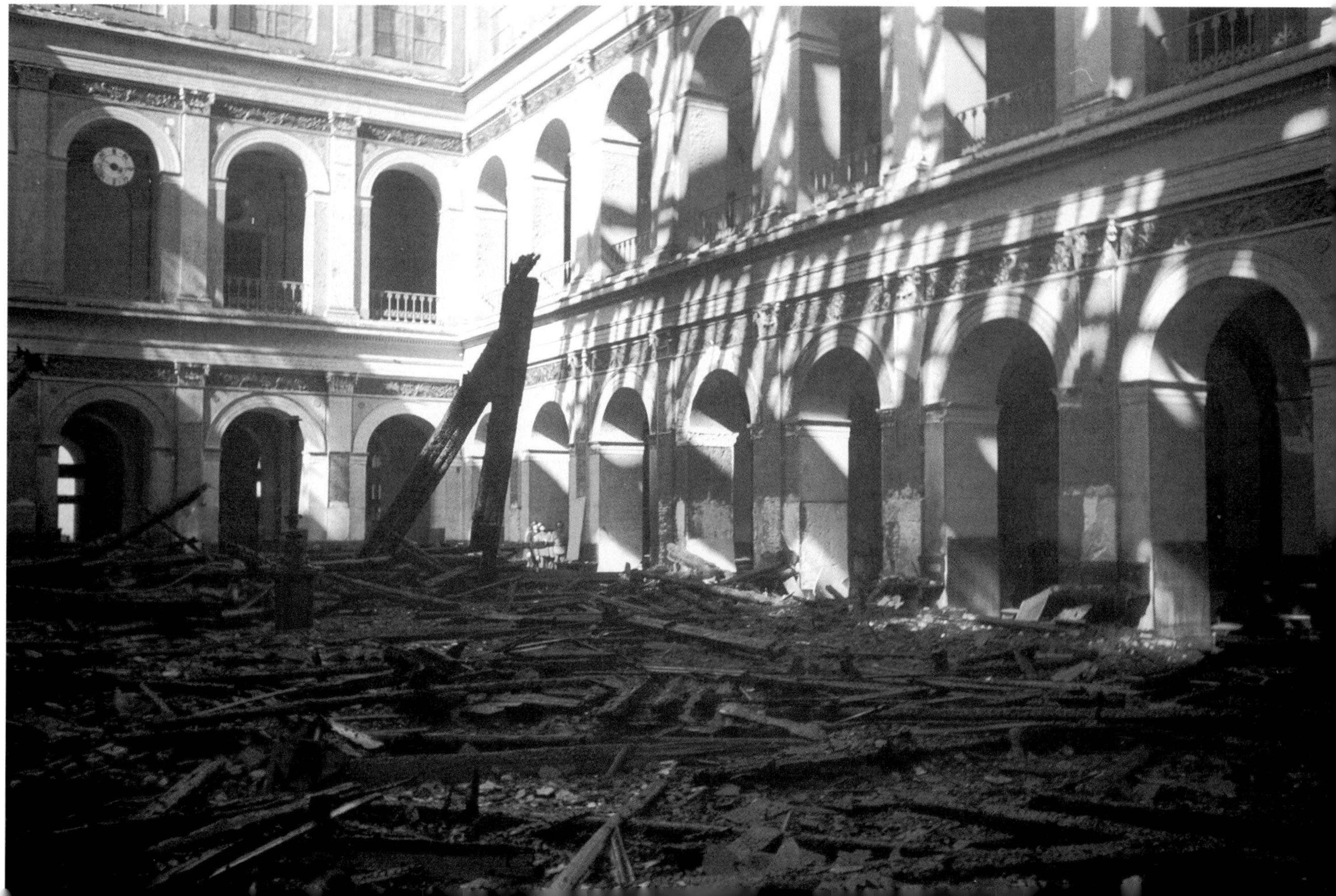

28. 1. 42

Keine Fische, kein Pansen, kein Vogelfutter, keine Knochen, Cigarrenkarte! 14° Kälte. Außen 20°. Viel Schnee, seit 4 Wochen 10–14°.

22. 2. 42

Glocken werden eingeschmolzen, Kupferpfennige eingezogen. Es gibt kein Lauch, keine Möhren, keine Zwiebeln, kein Pansen.

31. 3. 42

Die Sozialverwaltung verlangt Zimmer für Bombengeschädigte. Wir stellen das Fremdenzimmer zur Verfügung.

22. 4. 42

Der Dekan bittet im S.S. zu lesen. Sage zu!

6. 5. 42

Es gibt keine Briefkuverts, Blocks, Tinte. Man muß Einwickelpapier, Flaschen, Töpfchen mitbringen. Brötchen seit ¾ Jahr nicht mehr. Zeitungen nur ½ so dick.

10. 6. 42

Magere sehr ab. Früher 75 Kilo, jetzt nur 57.[1] *38 K. abgenommen [gemeint sind 18 Kilo]. Es fehlt das Fett.*

27. 7. 42

Schwere Bomben auf die Stadt. Nachts ½1–3. 279 Tote. Über 80 Bomben. Himmel glühte. Furchtbare Brände: Alsterpavillon, Tietz, Dresdner Bank, Hamburger Hof, Münchner Bräu, Rathausturm, Neuer Wall, Bremer und Danziger Straße, Steinstraße, Siechenheim, Harburg, Wilhelmsburg, Eppendorfer Krankenhaus, Harvestehude, Hochbahn geht nicht, Elektrische z. T. Lombardsbrücke bis Rödingsmarkt alles abgesperrt, weil brennende Häuser. Im Institut 7 Brandbomben, Jungiusstraße 10 Brandbomben, Barmbek, die ganze Hamburger Straße, Bahnhof Dehnheide, 49 Häuser auf der Hamburger Straße, Hammerbrook, Oberstraße, Mittelweg, Hagedornstraße.

28. 8. 42

Es ist jetzt scheußlich beim Einkaufen. Alle Läden stehen voll Leute. Jeder drängt sich vor. Man steht entweder stundenlang Schlange oder bekommt nichts. Die Händler sind anmaßend und z. T. frech. Auch Proleten machen Krach. Es ist direkt demütigend.

Es gibt keine Eisenwaren mehr, keine Nägel, kein Klebemittel, Sohlen nur auf Bezugschein. Nur noch ⅙ Ltr. Magermilch. Saure Fische nur auf Karten. ¬ Seite 166

Hamburg im vierten Kriegsjahr

1942

Den ersten wirklichen Großangriff erlebte Hamburg in der Nacht auf den 27. Juli, als das Stadtgebiet von über 300 Maschinen der alliierten Luftwaffe angegriffen wurde. Die Schäden waren so groß, dass zum ersten Mal auch auswärtige Löschkräfte aus Bremen, Kiel, Lübeck und Hannover herangeholt werden mussten. Industriebetriebe, gewerbliche Anlagen, öffentliche Gebäude und Verkehrseinrichtungen erlitten beträchtliche Schäden. Mehr als 12.000 Menschen wurden obdachlos.

Danach wurde Hamburg in diesem Jahr nur noch viermal angeflogen.

Es gab in diesem Jahr in Hamburg insgesamt 15 Luftangriffe mit 494 Toten und 1.662 Verletzten.

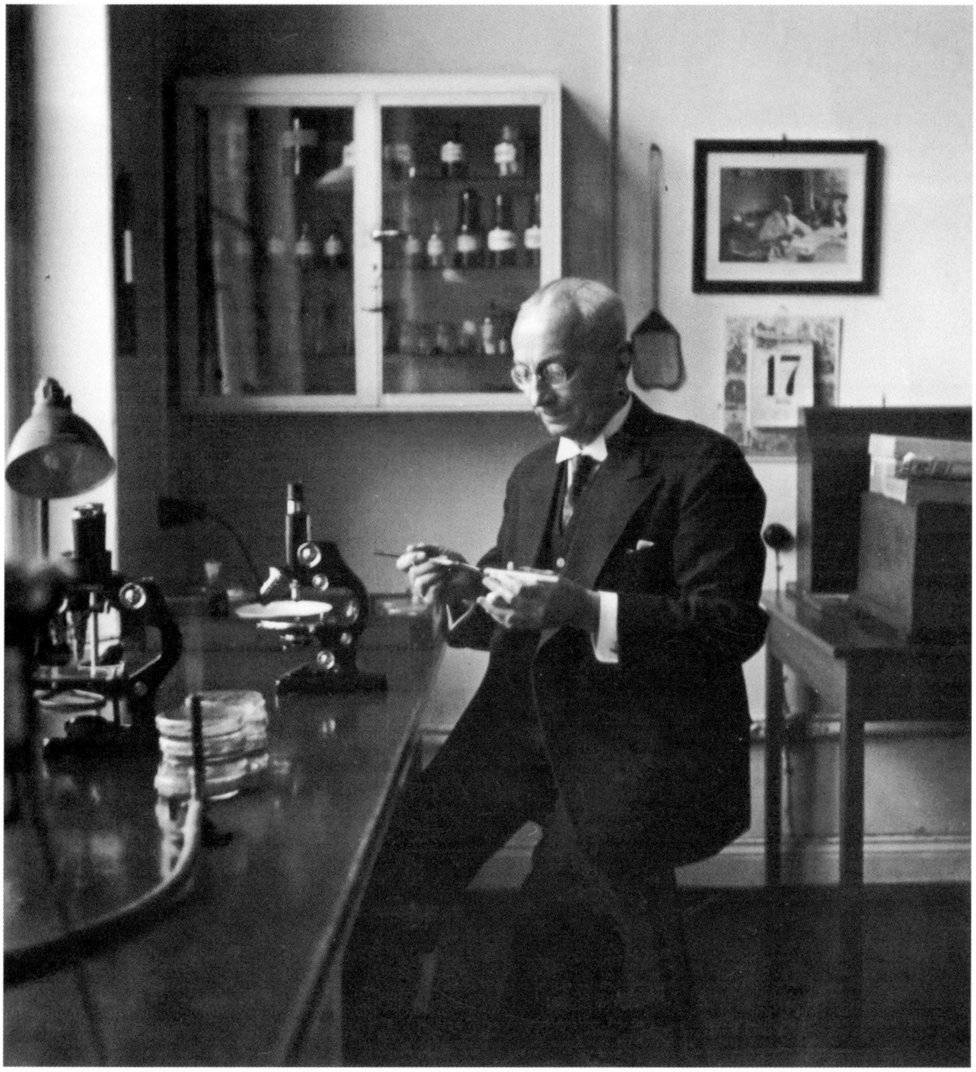

Direktor Karl Süpfle
in seinem Büro, 1939

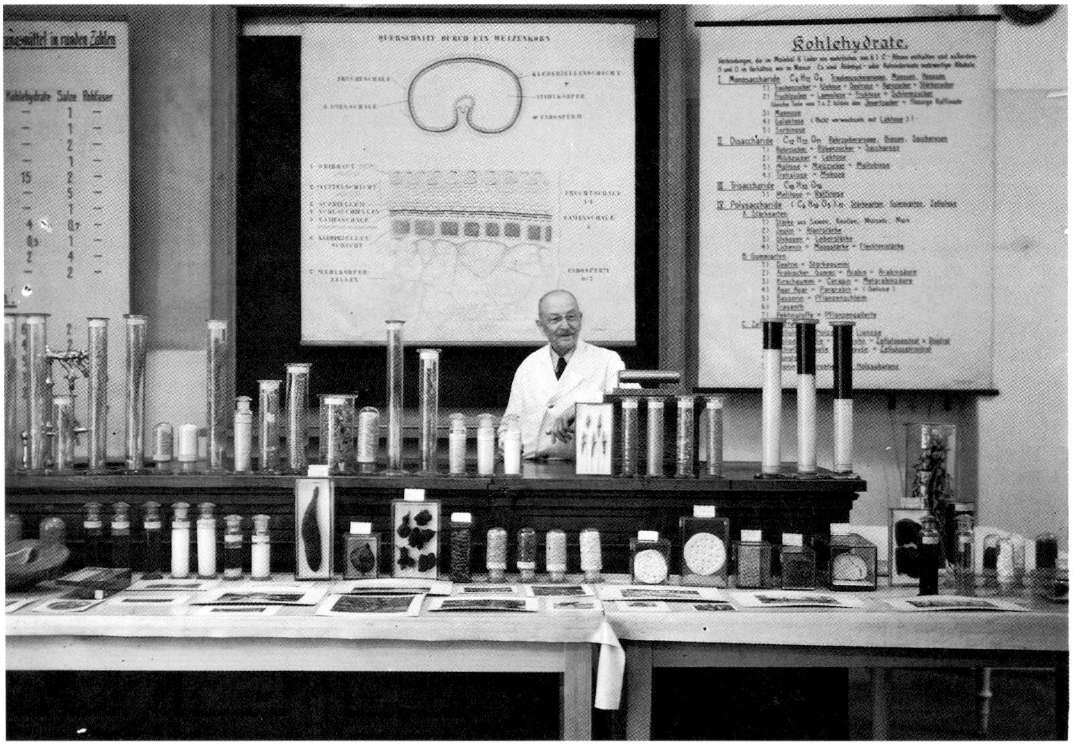

◄
R. O. Neumann an seinem 75. Geburtstag bei einer Vorlesung über Getreide und Brot, 29. 6. 1943. Im Sommersemester 1943 hielt Neumann seine letzten Vorlesungen

16. 9. 42
Süpfle teilt mit, daß er nicht nach Hause kommt. Ich muß also wieder Curs halten und Colleg im Winter.

28. 9. 42
Süpfle durch Bomben † bei Stalingrad. Schreckliches Unglück!

31. 10. 42
Trauerfeier für Süpfle im Collegienhaus in Eppendorf. Bürger-Prinz Rede auf Süpfle. Lebensweg und Wissenschaft. Frau und Frl. Süpfle anwesend. Rektor, Senator, Oberstabsarzt, Dekan, Fakultät. Feierlich.

18. 11. 42
Senator überreicht Dienstkreuz für 20 Jahre im Institut.

23. 11. 42
Es gibt nur noch Dienstag und Donnerstag Milch, auch nicht mehr [als] ¼ Liter.

---

[1] Neumann hatte eine Körpergröße von 1,59 m.

►
Rauchschwaden nach Bombentreffern über dem Hamburger Hafen, 26./27. Juli 1943

Hamburg in Flammen – die Operation Gomorrha

1943 nahmen die Bombardierungen Hamburgs an Häufigkeit zu, die neue Strategie der Alliierten zielte auf eine Demoralisierung der Bevölkerung in der Hoffnung, eine allmähliche Kriegsmüdigkeit zu bewirken. Ab März jedoch war alles ruhig geblieben. Der Sommer wurde heiß und schön, es war Ferienzeit. Dann begann die Operation Gomorrha.

Die systematische Bombardierung mit ihren verheerenden Folgen ging als „Feuersturm über Hamburg" in die Geschichte ein und führte, begünstigt durch die heiße, trockene Wetterlage, zu ungeheuren Flächenbränden und orkanartigen Feuerstürmen von einem Ausmaß, wie sie noch nie zuvor bei einer Brandkatastrophe beobachtet worden waren. Vorrangiges Ziel dieser Luftangriffe war es, die in Hamburg konzentrierte Rüstungsindustrie auszuschalten, gleichzeitig sollten aber auch systematisch die Wohngebiete der dort arbeitenden Bevölkerung zerstört werden.

Während der Angriffe, die vom 24. Juli bis zum 2. August dauerten, flog die alliierte Luftwaffe mit jeweils mehr als 700 Bombern kombinierte Tag- und Nachteinsätze gegen Hamburg. Dank einer neuen Taktik hatten die Bombergeschwader die Stadt ungehindert erreichen können: Sie warfen in großen Mengen Stanniolstreifen ab, so dass die deutschen Radargeräte gestört wurden und eine Ortung der anfliegenden Maschinen nicht möglich war. Die Nikolaikirche als höchstes Bauwerk Hamburgs diente als Orientierungs- und Zielpunkt. Der erste Angriff begann am 24. Juli gegen 1 Uhr nachts. Dabei wurden besonders

¬ Seite 171

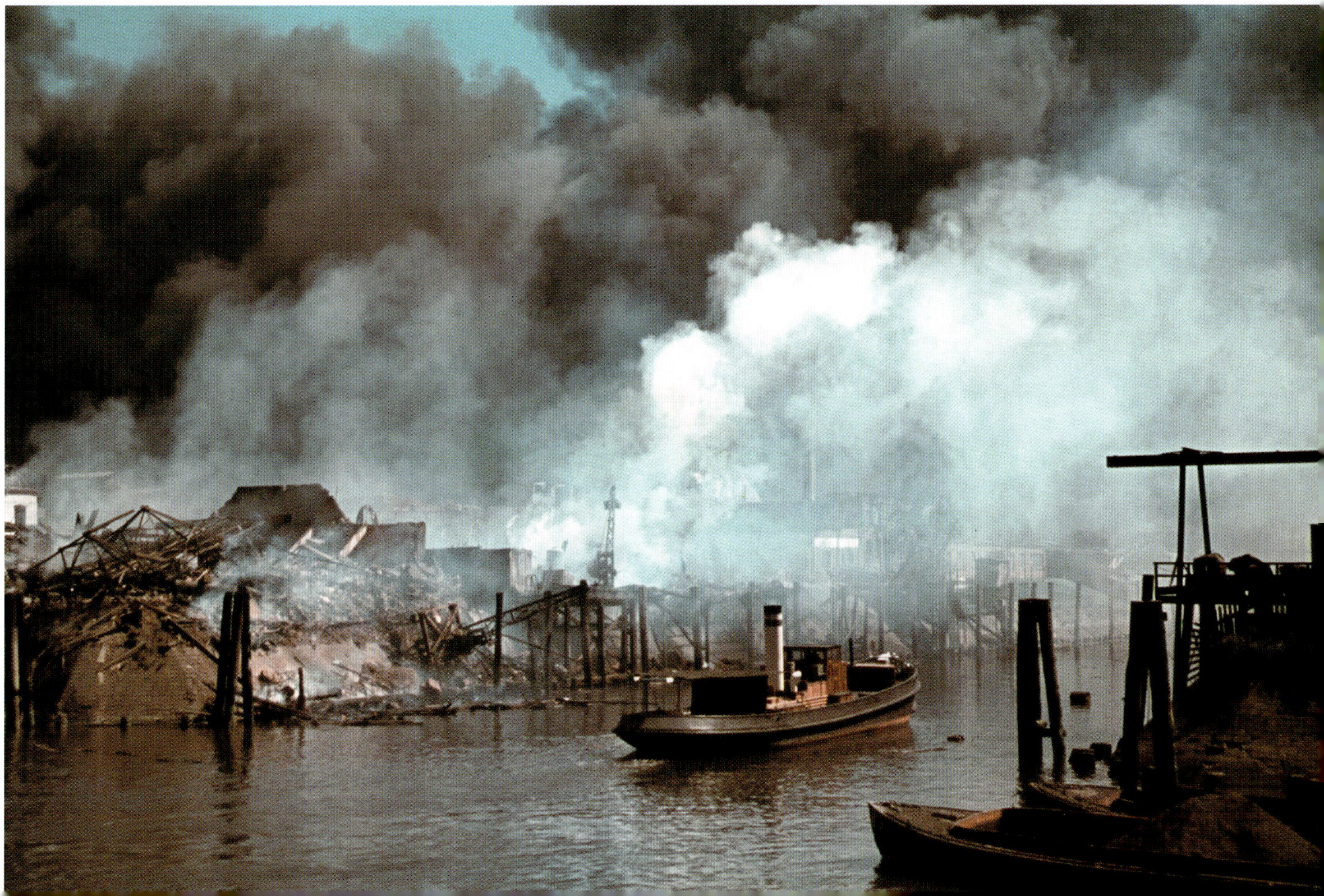

23. 1. 43
Habs[1] schreibt aus Berlin, daß er am 25.–30. Januar frei ist und nach Hamburg kommen kann.

27. 1. 43
Habs ist im Institut und stellt sich Mittags dem Dekan vor, bleibt bis 28. 1. hier und sieht sich die Sammlung an.

10. 2. 43
50jähriges Jubiläum des Institutes. 250 Einladungen. Schwarz hielt die Rede. Senator sprach. Es war gut aufgezogen. Es wurde viel versprochen, aber nichts wird gehalten.

21. 3. 43
Totaler Krieg wird erklärt. Frauen werden eingezogen. Ebenso Schreibmaschinen. Werkzeuge auch für Handwerker nur auf Schein.

23. 6. 43
Frau Welker wird mit 150 anderen Juden nach Theresienstadt ins Getto gebracht.

28. 6. 43
Große Feier im Collegienhaus in Eppendorf. Verleihung der Goethemedaille.[2]

Zeiß holte mich ½12 Uhr ab. Der Saal war voll [...]. Reden: Rektor, Senator verlieh Medaille und übergab vom Statthalter ein Buch: Hamburg im Reich und in der Welt. Zeiß brachte Ehrenmitgliedschaft der Berliner Hygienischen Gesellschaft und die Ehrenmitgliedschaft der Mikrobiologischen Gesellschaft.

Dekan sehr lausig [undeutlich]. 3 Schwestern mit Rosenstrauß, [unleserl.] und Cigarren. Ich fuhr mit Zeiß nach Hause. Dann ins Institut. Abends 8 – ½11 war Zeiß in der Wohnung.

29. 6. 43
Geburtstagsfeier im Institut. Großartig arrangiert. Alles voll Blumen und Geschenke. Große Gratulation ... [unleserl.]. Schwarz hielt Ansprache. Deputation: Schwarz, Nachtigall, Gesche und Rückert. Großes Festkaffee und Frühstück [...].

28. 7. 43
2. Großer Terror auf Hamburg.

1. 8. 43
Großes Heerlager von Ausgebombten und Flüchtlingen auf der Moorweide. Es wurde Brot und Butter verteilt mit Selterwasser. Auch unverschämte Raffker fanden sich sofort ein. In der NSV in der Innocentiastraße gab es Suppe und Brotschnitte.

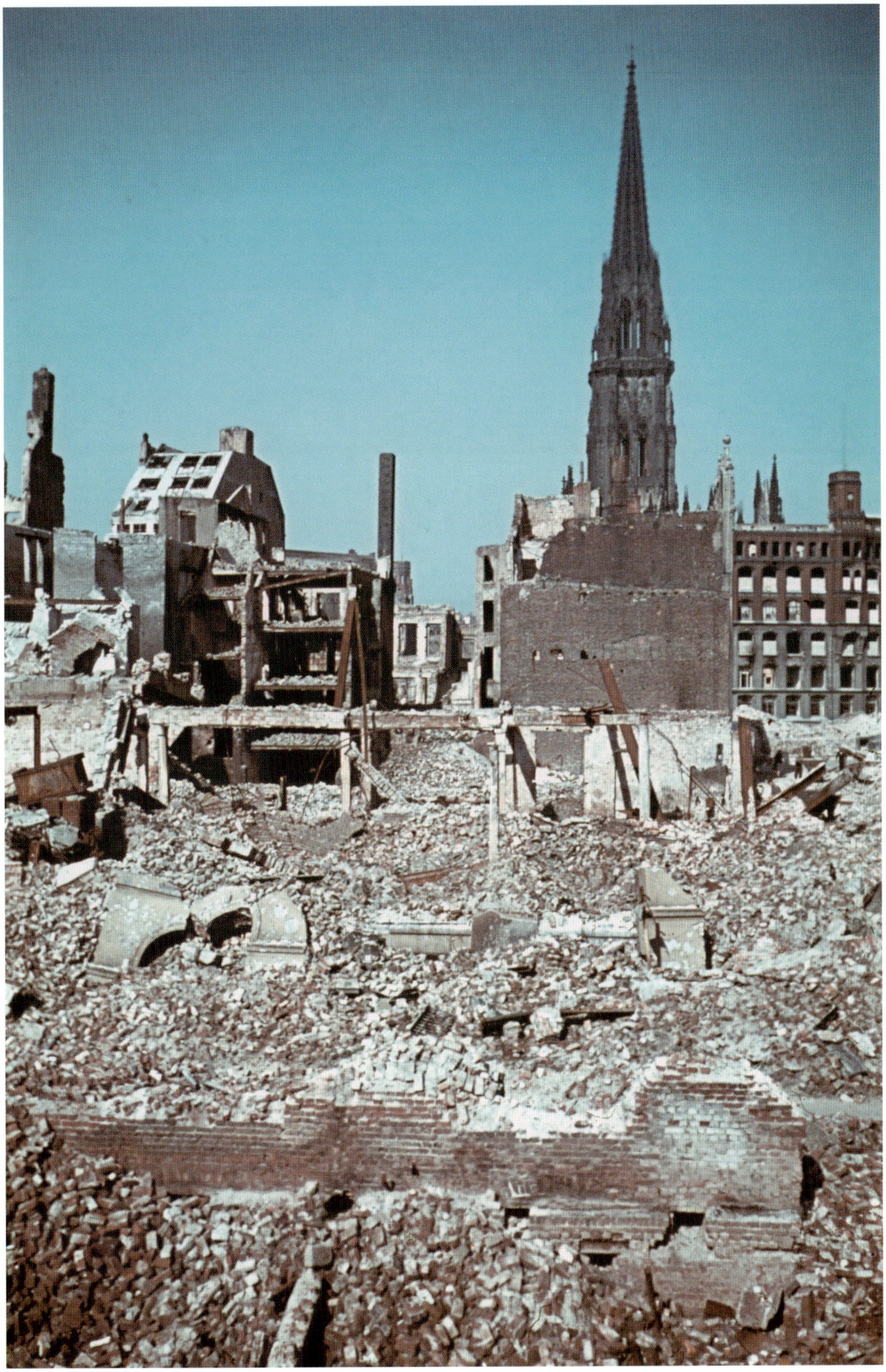

Die Nikolaikirche wurde bei den Juliangriffen völlig zerstört. Seit 1977 dient die ausgebrannte Turmruine als Mahnmal für die Schrecken des Krieges

3.8.43
Da kein Glas und keine Pappe und kein Holz zu kriegen war, konnten im Hause die gesprengten Scheiben nicht repariert werden. Es gab kein elektrisches Licht, kein Gas, es fuhren keine elektrischen Bahnen. Das Wasser mußten wir aus einem Brunnen im Rundfunk[3] holen. In den Bunkern war es unerträglich. Alles von Menschen vollgepfropft. Üble Luft. Keine Ventilation.

5.8.43
Da voraussichtlich der Terror noch weiter anhalten würde, entschlossen wir uns in Hamburg eine kurze Zeit auszusperren und in eine Terror freie Gegend zu fahren und zwar nach Sohland/Spree.[4] Wir mußten über Dresden, da aber von Hamburg ab keine Zügen gingen (nur von Bergedorf aus) und wir erfuhren, daß von Hamburg mit einem Lauenburger Dampfer die Reise auf der Elbe bis Dresden gemacht werden konnte, griffen wir zu.

6.8.43
Versammlung der „Auswanderer und Flüchtlinge" an den Landungsbrücken, die auch verbrannt waren, um ½11 Uhr. Der „Dampfer" war aber nur eine große gedeckte Elbzille, ausgeräumt, ohne Sitzgelegenheit. Sie wurde mit gepreßtem Stroh ausgefüttert zum Liegen während der Nacht. Es waren so viel Mitfahrer, daß die Zille voll wurde. Meist kleines Publikum. Wir fanden in einer Ecke Platz. [...] Das „Schiff" ging erst um 5 Nachmittag ab.

Abends 8 in Lauenburg. Man brachte aus der Stadt Milchbrei und Limonade. In der Zille erhielten wir Commisbrot und ... leberwurst. [unleserl.].

Die Nacht auf dem Stroh ohne Kopfkissen und in der Kleidung höchst unerfreulich, da es durch das „Deck" zog. Für 120 Mann ein Closett!

9.8.43
Früh 6 Uhr in Magdeburg. Hier die Nachricht, daß die Zille wegen zu geringen Wasserstandes nicht bis Dresden fahren kann. Daher mit der Bahn weiter. Kolossales Durcheinander und Entsetzen. ½1 kam ein Lastauto und nahm uns und das Gepäck mit zum Bahnhof. Dort letzte Verpflegung. ½5 kam der Zug dick voll. Stehen im Gang der 2. Cl. Später bis Dresden sitzen. 9 Uhr in Dresden. Kein Zug mehr nach Sohland. Im Wartesaal die Nacht auf Stühlen kampiert.

8.9.43
Man wollte die Sammlung ... [unleserl.] verlegen.

Der Nahverkehr will 36 Zimmer im Institut haben und auch die Sammlungsräume. 14 fremde Betriebe sind im Institut untergebracht.

▸
Rothenburgsort nach der Feuersturmnacht vom Wasserturm aus gesehen, 1943. In der Bildmitte die Kreuzung Billhorner Deich und Vierländerstraße

die Innenstadt, Hoheluft, Eimsbüttel, Altona und die nordwestlichen Vororte schwer getroffen. An den folgenden beiden Tagen wurden Ziele im Hafen, Wilhelmsburg und in Harburg bombardiert und stark zerstört.

Der entscheidende Großangriff aber – die Nacht des Feuersturms – erfolgte vom 27. auf den 28. Juli. Dabei trafen die daran beteiligten britischen Bomber vorwiegend die im Osten der Stadt gelegenen Arbeiterquartiere von Hammerbrook bis Barmbek und von St. Georg bis Horn, dazu weite Teile der Innenstadt und den Hafen. Das Hauptfeuersturmgebiet lag in Hammerbrook, Rothenburgsort und Hamm. Zwischen den brennenden Häusern suchten sich die heißen Luftmassen ihren Weg durch die verwinkelten engen Straßen, Hinterhöfe, offenen Fenster und Türen und rissen dabei nicht nur Funken mit sich, sondern brennende Balken und Gebäudeteile, die wiederum neue Brände entfachten. Bis zu 1000° Hitze entzogen der Umgebung Sauerstoff auf das Brandzentrum hin, von allen Seiten saugten sich die Flächenbrände ihren Frischluftbedarf an. Der Feuersturm wurde zum Orkan, der flüchtende Menschen mit sich riss und tötete. Am nächsten Tag lagen bis zu 7.000 Meter hohe Qualmwolken über der Stadt, die kaum noch Sonnenlicht durchließen.

Die genaue Zahl der Toten konnte nie ermittelt werden, Schätzungen liegen bei etwa 35.000 Opfern allein bei diesem Angriff. Doch die Bombardements hörten damit nicht auf, der siebte und letzte Großangriff erfolgte erst in der Nacht zum 3. August. Da allerdings musste ein Großteil der anfliegenden Bomber wegen eines über der Stadt tobenden Gewittersturms vorzeitig abdrehen.

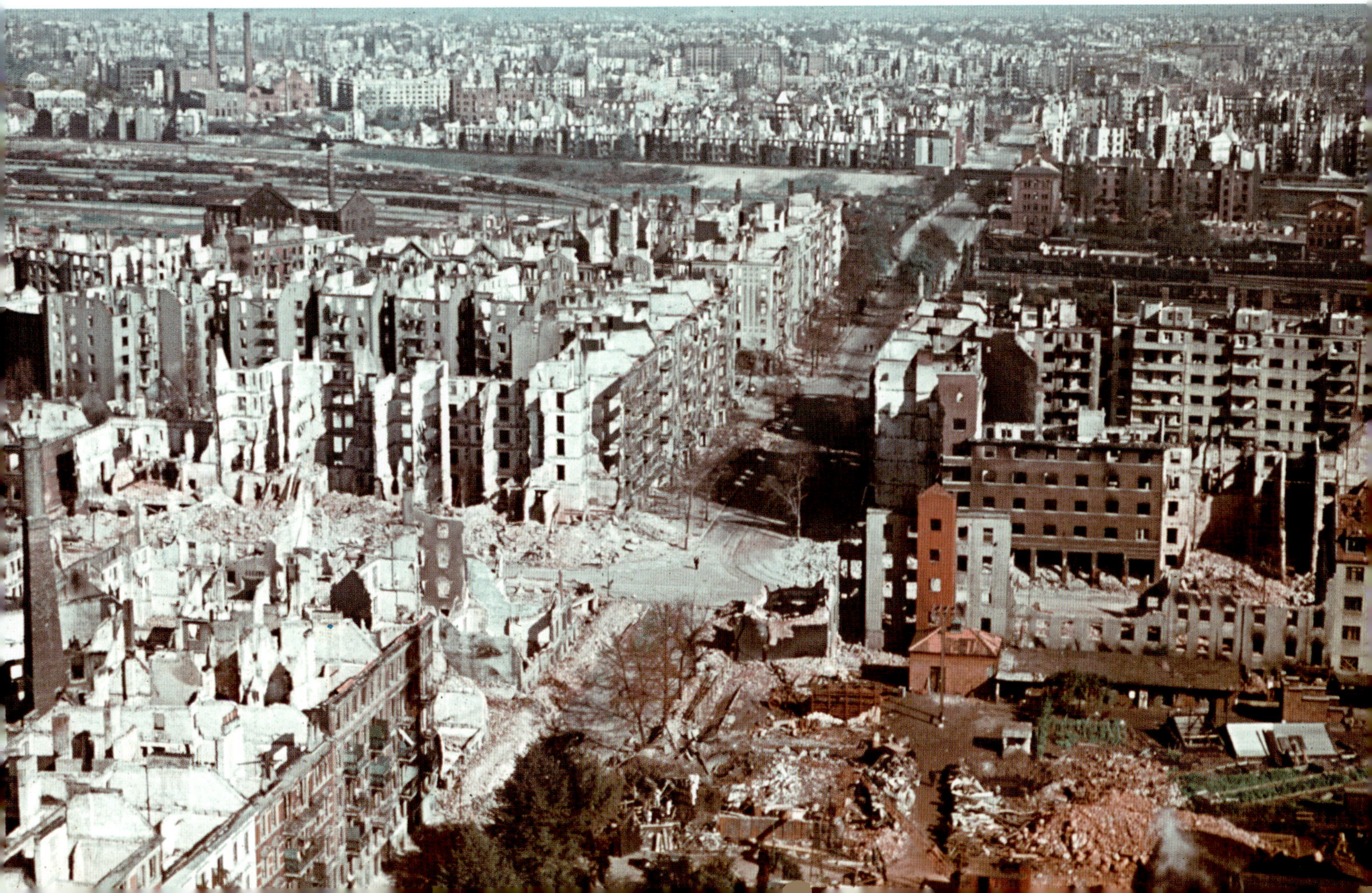

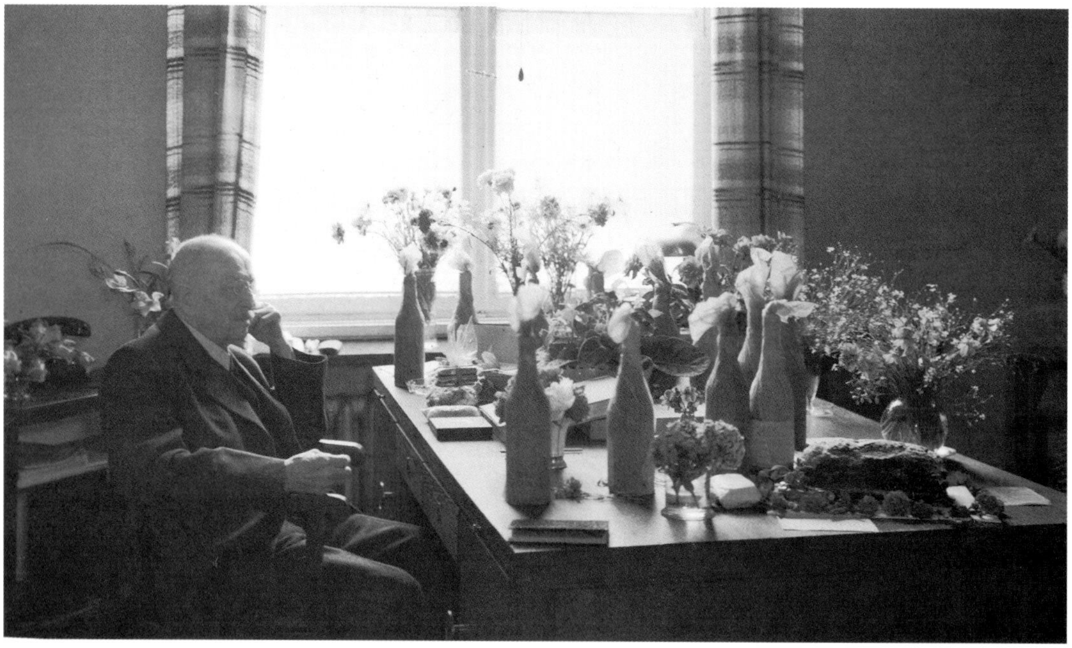

◄
R. O. Neumann an seinem 75. Geburtstag im Direktorzimmer des Hygienischen Instituts, 29. 6. 1943

18.9.43

Baurat Gutschow, Struve wegen der Sammlung. Große aufregende Auseinandersetzung, denn Gutschow wollte einpacken und wegschaffen lassen. Er war sehr rigoros und unzugänglich. Ich führte die beiden herauf in die Zimmer des Nahverkehrs und zeigte ihnen die Verschwendung der Ausstattung. Ich war sehr empört und deputierte und kämpfte eine Stunde lang über das Ansinnen. Es sei unmöglich, 15.000 Sachen einzupacken. Wer soll das machen? Die Sammlung muß hierbleiben. Resultat: Der Senator, Gutschow und der Statthalter sollen endgültig abstimmen.

►
Suppenverteilung auf der Moorweide nach dem Feuersturm, 1943

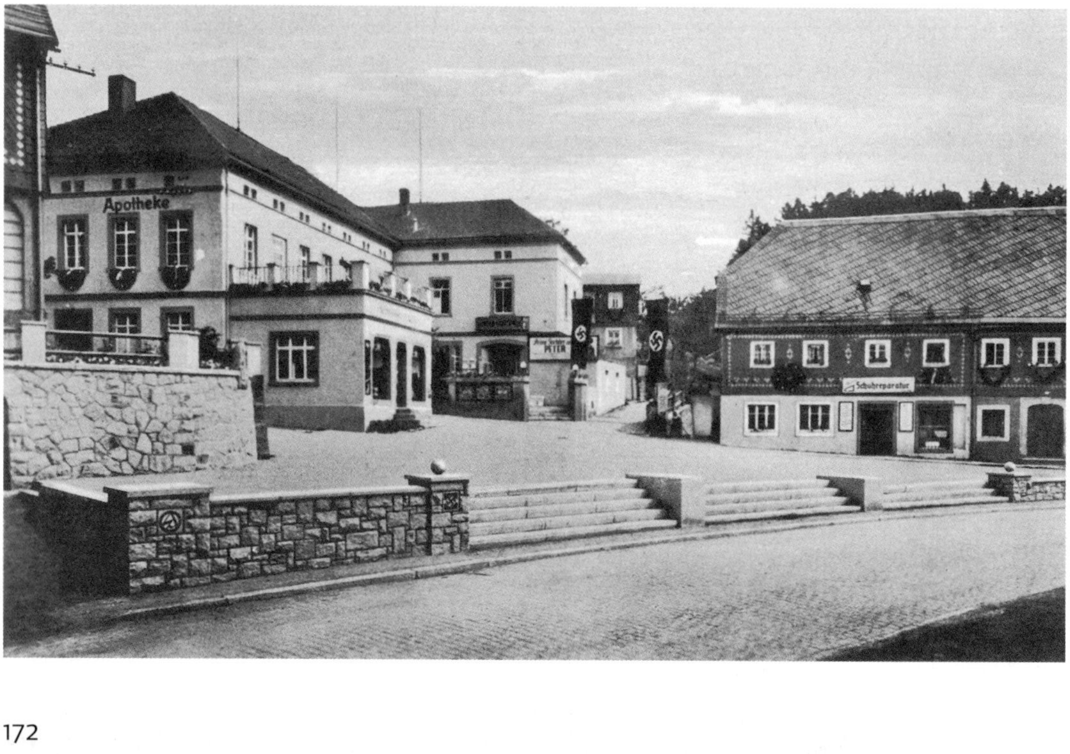

◄
Ansichtspostkarte, um 1940. Marktplatz von Sohland an der Spree, wohin Neumann und seine Frau nach dem Feuersturm geflüchtet waren

Nach dem Feuersturm

Nach den Bombenangriffen lag mehr als die Hälfte der Stadt in Trümmern. Die Wohnviertel im Osten und die Altstadt von Altona waren praktisch ausgelöscht, doch das eigentliche Ziel, die Rüstungsindustrie, konnte zunächst kaum beeinträchtigt weiter produzieren. Zwischen 43.000 und 55.000 Menschen starben bei den Angriffen, sie wurden in Massengräbern auf dem Ohlsdorfer Friedhof beigesetzt; etwa 750.000 Einwohner wurden obdachlos.

In den betroffenen Gebieten waren etwa 56% der Wohnungen völlig zerstört; Nah- und Fernverkehr waren unterbrochen, ebenso die Gas- und Stromversorgung; der Bedarf an Trinkwasser konnte jedoch, u. a. durch die zahlreichen öffentlichen und betriebseigenen Brunnen, einigermaßen gedeckt werden.

Rund 900.000 Menschen waren bereits nach dem zweiten Angriff aus der Stadt geflüchtet, darunter auch Neumann und seine Frau. Sie hatten sich in einer fünftägigen mühevollen Fahrt nach Sohland aufgemacht, in Neumanns Heimat; das Städtchen lag nahe der tschechischen Grenze, unweit von Neumanns Geburtsort Seifhennersdorf. Viele Hamburger kamen bald nach Ende der Bombardierungen zurück: Mitte August lebten schon wieder rund 800.000 Menschen in der Stadt – aber 620.000 weniger als vor den Juli-Angriffen. Neumann und seine Frau blieben rund vier Wochen in Sachsen, sie kehrten am 7. September nach Hamburg zurück.

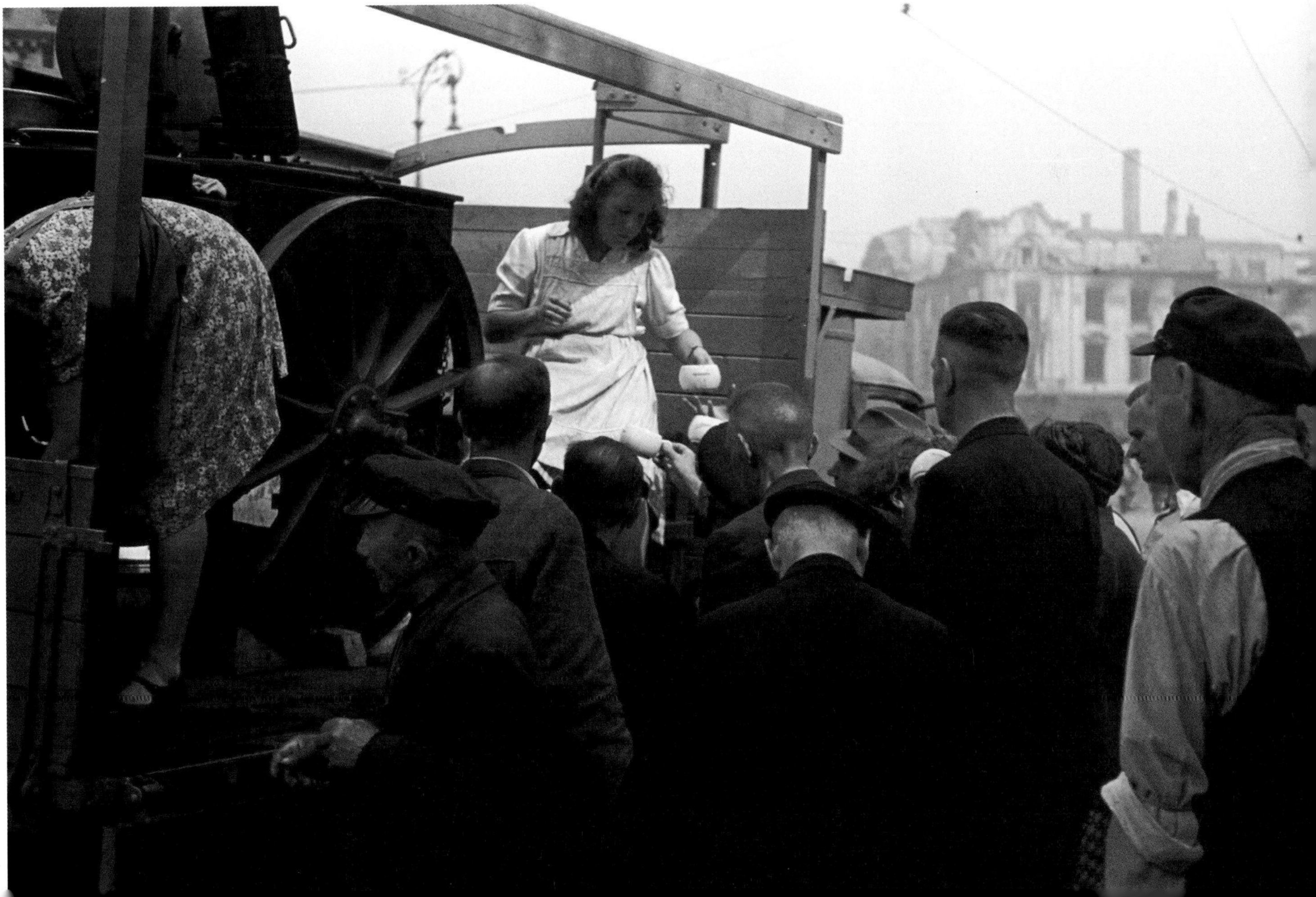

8. 10. 43
Habs tritt im Institut an. Ich trete ab. Mein letztes Examen heute.

24. 11. 43
Da es gar keinen Tabak mehr gibt, fange ich an mit Johannisbeer und Himbeerblättern.

13. 12. 43
Großer Terror der Amerikaner, Mittag ½1–2 Uhr. Harburg, Blankenese, Othmarschen, Flottbek, ...[unleserl.] Stadtpark, Rödingsmarkt, Dammtor, Moorweide 6 Bombentrichter, Fremdenblatt, Wexstraße, Burstah. Über 100 Tote!

Wir bleiben jetzt nicht mehr im Keller, sondern gehen in die Untergrundbahn oder in den Bunker in der Binderstraße.

15. 12. 43
Es gibt kein Material, keine Arbeiter. Die gesprungenen Fenster in der Halle, Treppenhaus, Keller, Speisekammer, Veranda, gewellte Fenster dürfen nicht repariert werden, nur Wohn- und Schlafzimmerfenster. Ein Pole wird uns zugebilligt.

Die Stiefel klebe ich mit Alleskleber, weil die Schuster kein Leder haben. Sie kaufen alle Stiefel auf. Kalender gibt es nicht. 100 Mann standen Schlange wegen Haarkämmen. Die Elektrische ist zum Brechen voll. Die Ascheimer sind seit 4 Wochen nicht mehr abgeholt. Elly hat gar keine Ruhe mehr, ist ganz aufgelöst wegen der immerwährenden Flieger und Bunkeraufenthalte.

---

[1] Horst Habs (11. 9. 1902–6. 3. 1987), Hygieniker, Bakteriologe. Medizinstudium an mehreren deutschen Universitäten, Examen 1925, Promotion 1926. Assistent in Kiel und Heidelberg, dort Privatdozent für Hygiene und Bakteriologie, 1936 außerordentlicher Professor, dann Abteilungsleiter des Hygiene Instituts der Berliner Universität. Im Zweiten Weltkrieg wurde er an der Westfront und in Südosteuropa als beratender Hygieniker eingesetzt. Horst Habs übernahm zum 1. Oktober 1943 das Direktorat des Hygienischen Instituts in Hamburg. Noch am 15. März 1945 wurde Habs zum ordentlichen Professor ernannt. Direkt nach Kriegsende wurde er von seinen Ämtern suspendiert, da er Mitglied der SS gewesen war. Dennoch wurde Habs 1950 auf den Lehrstuhl für Hygiene in Heidelberg und 1958 nach Bonn berufen, wo er auch das Hygiene Institut bis 1971 leitete. 1973 wurde er mit der Paracelsus-Medaille geehrt, der höchsten Auszeichnung der Deutschen Ärzteschaft.

[2] Die „Goethemedaille für Kunst und Wissenschaft“ wurde 1932 anlässlich von Goethes 100. Todestag gestiftet und war die höchste Auszeichnung des Deutschen Reiches im Bereich der Wissenschaften und Künste. Sie wurde zwischen 1932 und 1945 vom Reichspräsidenten vergeben.

[3] Gemeint ist das nahegelegene Gelände des NORAG-Rundfunks.

[4] In Sohland an der Spree lebten Verwandte Neumanns, Onkel Emil und Tante Anna. Sie hatten dort ein eigenes Haus. Auf dem Lande bestand kaum die Gefahr einer Bombardierung, auch war die Nahrungsmittelsituation dort besser.

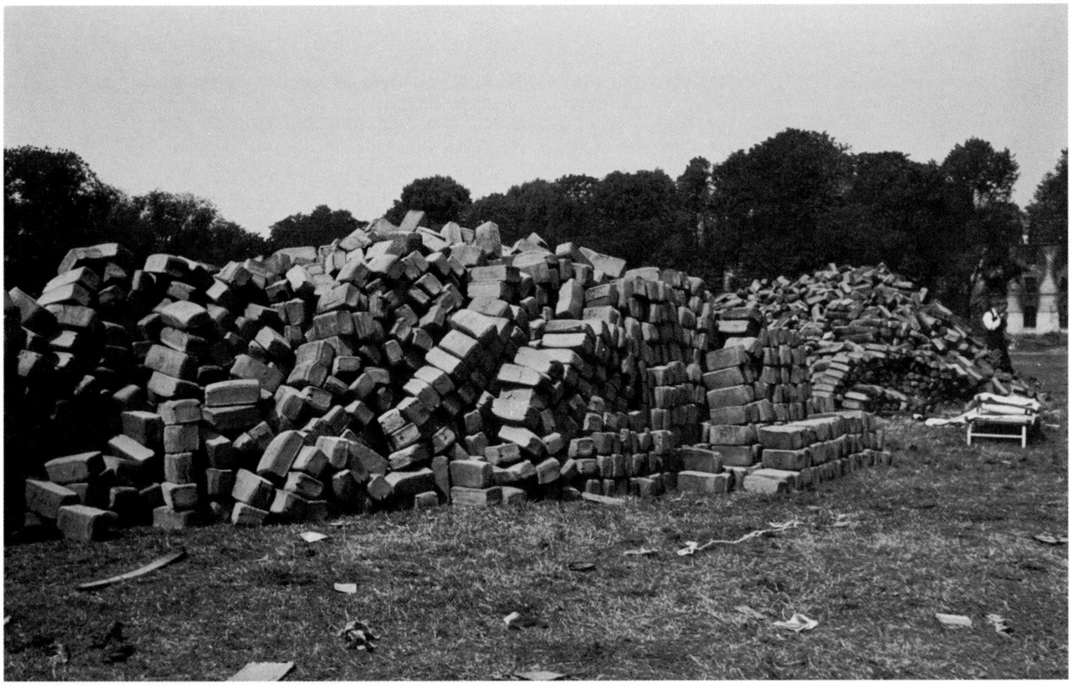

Moorweide, Sommer 1943. Berge von Broten wurden an die Notleidenden verteilt

Die Aufräum- und Wiederherstellungsarbeiten in der Stadt besorgte das 1941 eingerichtete „Amt für kriegswichtigen Einsatz" (AKE), das auch für den Bau von Notwohnungen, Luftschutzeinrichtungen und den Einsatz und die Verteilung von Baumaterial und Arbeitskräften zuständig war. Bei den Arbeitern handelte es sich zumeist um Kriegsgefangene oder Zwangsarbeiter, rund 66.000 Ausländer waren im Juni 1943 bei der AKE in Hamburg erfasst.

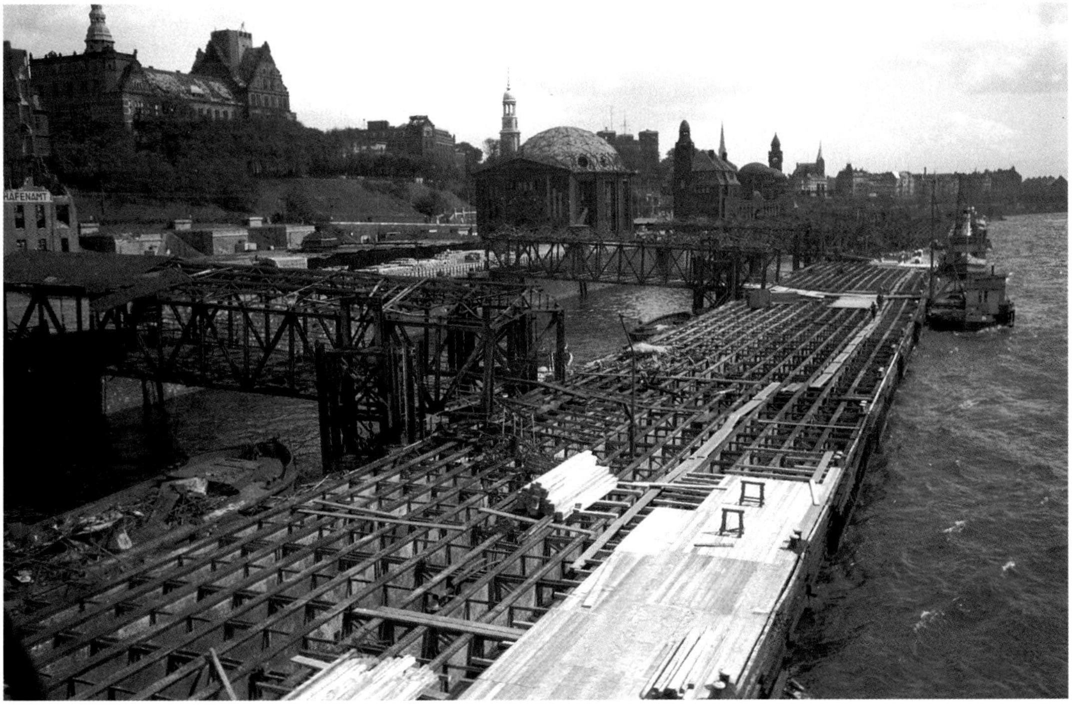

Die zerstörten Landungsbrücken werden neu überdacht, 1943

8.2.44

Die seit Wochen fortgesetzten Fliegereinflüge tagsüber von den Amerikanern und nachts von den Engländern machen die Leute mürbe. Das immerwährende Bunkerlaufen bei Tag und besonders bei Nacht kostet Zeit und macht müde.

Hunderte von Leuten sieht man beim Alarm mit Sack und Pack, Koffern und Kisten, Rucksäcken und Päckchen dahineilen und einem Luftschutzkeller oder Bunker zueilen. Es ist wirklich schlimm und unerträglich. Der Bombenwurf geht fast täglich weiter.

9.4.44

Ostersonntag. Fürchterlicher Tag. Viele Fliegerverbände von Westen und Norden und Süden. Große Luftschlacht. 3x im Bunker um 10 und 3 Uhr und Nachts 12.

Kein Mittag, kein Abendessen wegen der Aufregung und Zeitvergeudung.

Viele Stunden saßen wir in der Untergrundbahn.

Ostermontag derselbe Jammer. Um 4, um ½6 und ¾11 Abends.

Osterdienstag dasselbe. 11 Uhr im Keller des Instituts. Elly im Bunker. Um 1 Uhr und Abends 10 Uhr.

18.4.44

8 mal Alarm. Um 8, ½10, 12, 12½, 6, 10½, 11, ½1 Nachts. Grauenhaft. Nachts lagen wir schon im Bett und mußten wieder heraus in die Untergrundbahn.

Starke Verbände zogen von Westen über die Stadt und ließen Bomben fallen. Keine Flak mehr, die abgeschossen war. Häuser und Schaufenster sind z. T. vernagelt.

20.4.44

Wir wagten kaum mehr uns auszuziehen und ins Bett zu gehen und schliefen teils in der Hundestube oder in der Verandastube auf dem Chaiselongue.

24.5.44

Der Alarm erwischte mich in der Stadt. Der nächste Schutz war die Untergrundbahn am Jungfernstieg. Wir mußten aber (Hunderte) auf den Straßen stehen bleiben und durften nicht herunter, denn wenn es hier in den Tunnel einschlüge, käme das Wasser aus der Alster hinein und wir ertränken alle!! 1 Std. mußten wir so ausharren.

1.7.44

50jähriges Dienstjubiläum. „Gedinge" im Institut wieder mit Blumen gefüllt. Der Senator kam sogar selbst zur Gratulation. Dann Kaffee: Senator, Brügmann, Habs, Fr. Tilge und Dr. Müller.

28.7.44

Der schwerste Nachtangriff seit 1943. 150 Flieger. 30 Bombenschläge. Volltreffer Hygienisches Institut, Botanischer Garten, Chemisches Institut, Instituts-Wohnhaus. Alle Bäume weg. Vor dem Dammtor 3 Minentrichter. Botanischer Garten, Institut Gorch Fock Wall, Sammlung beschädigt.

¬ Seite 180

Das Ende beginnt

1944

Bis zum Juni 1944 blieb Hamburg von weiteren Luftangriffen nahezu verschont, ab dem Sommer aber änderte sich das. Die Angriffe konzentrierten sich auf das Industrie- und Hafengebiet, trafen aber auch die Innenstadt erneut schwer. Dennoch gelang es den alliierten Truppen wiederum nicht, die U-Boot-Fertigung auf der Werft Blohm & Voss zu zerstören, im Gegenteil: Die Produktivität erreichte gerade im Jahr 1944 ihren Höchststand.

Nach nunmehr fünfjährigem Kriegsverlauf hatte sich in der Bevölkerung eine dauerhafte Angst ausgebreitet, die auch in Neumanns Aufzeichnungen anschaulich zutage tritt. Diese unterschwellige Panik wurde geschürt durch die immense Zahl von fast 600 öffentlichen Luftwarnungen und Fliegeralarmen in diesem Jahr, denen 39 tatsächliche Luftangriffe folgten. Die Warnungen zwangen jedes Mal zum Aufsuchen von Luftschutzräumen und hielten die Menschen in permanenter Fluchtbereitschaft. Im Vergleich zum Katastrophenjahr 1943 war damals die Zahl der Alarme mit 200 drastisch niedriger gewesen und hatte sich weniger gravierend auf das tägliche Leben ausgewirkt.

Die furchtbaren Zerstörungen in der Stadt, die allgemeine Mangelsituation und die beständige Furcht vor neuen Angriffen zermürbten die Bevölkerung, deren Zuversicht auf einen deutschen „Endsieg" angesichts des Kriegsverlaufs rapide schwand.

Insgesamt fanden in diesem Jahr 3.671 Menschen bei Luftangriffen den Tod und 4.319 wurden verletzt. Nach den Zahlen der Lebensmittelkarten-Abgabe verzeichnete Hamburg im Dezember wieder rund 1.066.000 Einwohner, die sich in Behelfsunterkünften und überbelegten Wohnungen zusammendrängten.

Eckhaus Rothenbaumchaussee/Moorweidenstraße, Oktober 1944. Gegen Ende des Krieges wurden auch vereinzelt die bislang kaum zerstörten Stadtteile Harvestehude und Rotherbaum getroffen

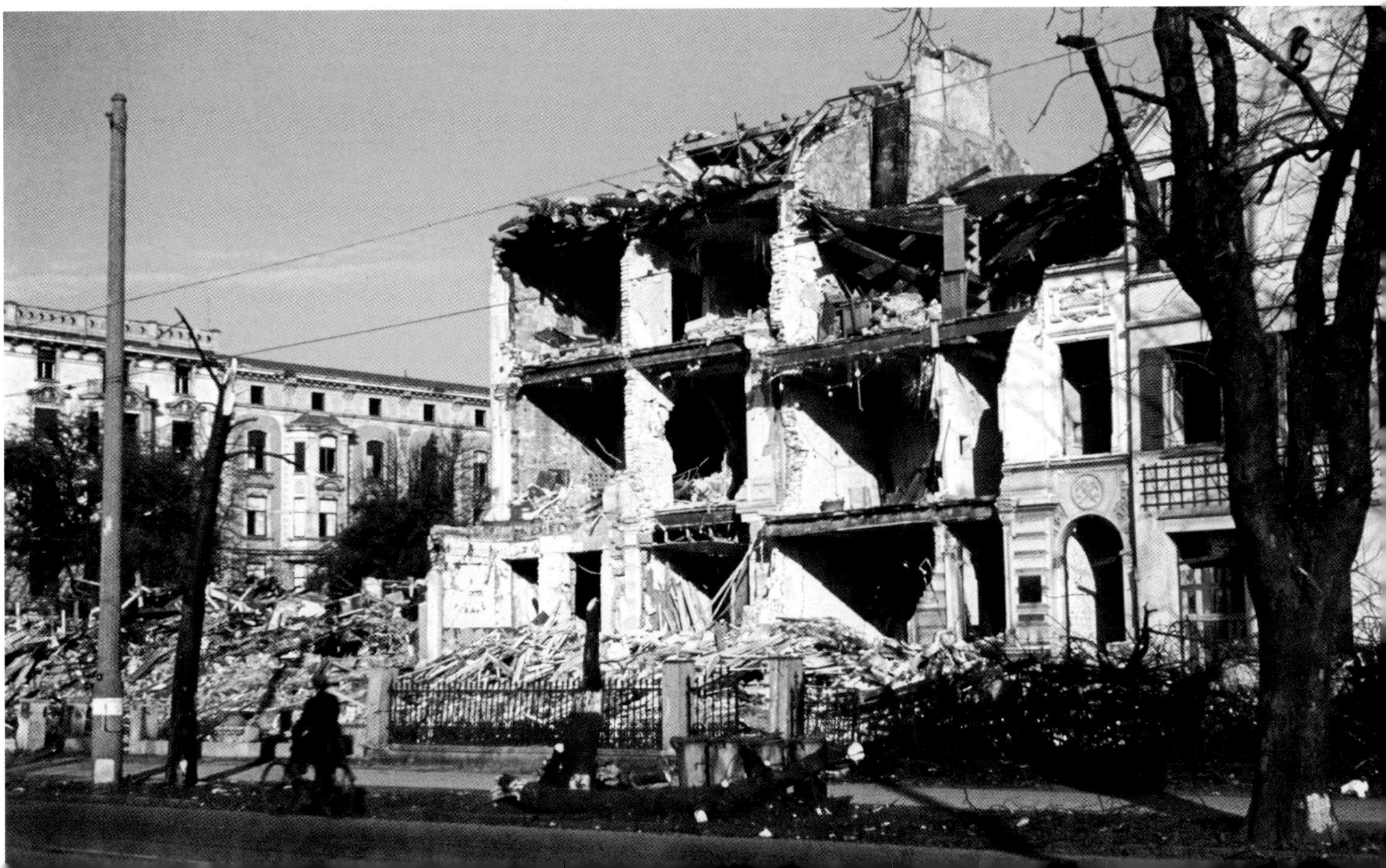

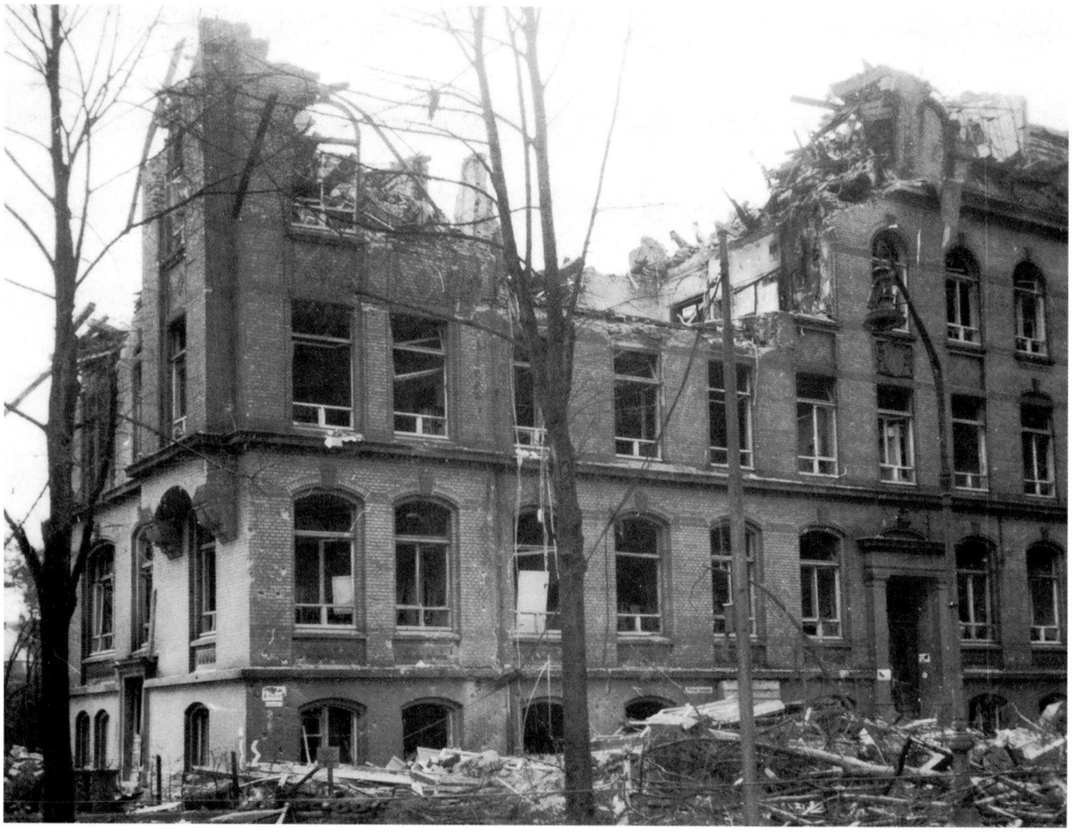

◄
Ruine des Hygienischen Instituts an der Jungiusstraße, Vorderansicht, 28. 7. 1944

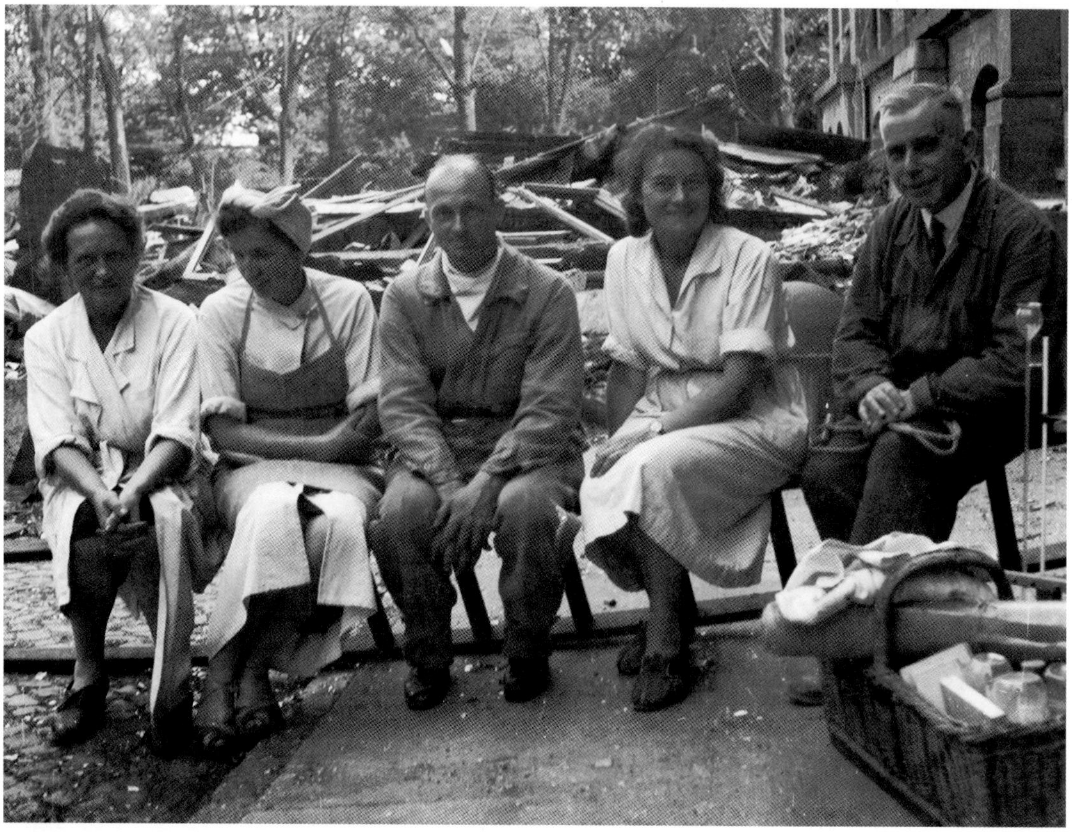

◄
Mitarbeiter vor dem Eingang des zerstörten Hygienischen Instituts an der Jungiusstraße, August 1944

►
Finanzbehörde am Valentinskamp
Ecke Gänsemarkt nach einem Bombentreffer, Juni 1944.
Der Architekt des Gebäudes war Fritz Schumacher

Arbeiten so gut es geht...

An eine geregelte Arbeit und die routinemäßige Fortführung der Kontroll- und Überwachungsfunktion des Hygienischen Instituts war mittlerweile nicht mehr zu denken, auch wurden immer mehr bislang als unabkömmlich gestellte Mitarbeiter einberufen und dienstverpflichtet.

Ohnehin hatten sich die Arbeitsschwerpunkte mit Beginn des Krieges verschoben: In der Serologie und Bakteriologie gehörte nun die Impfstoffproduktion und -kontrolle zu den Aufgaben; die Lebensmittelchemiker mussten häufig durch Luftangriffe beschädigte Nahrungsmittelvorräte und Vorratslager kontrollieren und entscheiden, ob die Lebensmittel noch verwendbar waren, außerdem waren sie für die Überwachung der eilig eingerichteten Groß- und Behelfsküchen zuständig; die Abteilung für Wasserhygiene kümmerte sich vordringlich um die Kontrolle der Notwasserversorgung.

Das bisher noch immer teilweise vom Hygienischen Institut genutzte ehemalige Dienstgebäude in der Jungiusstraße erhielt in der Nacht zum 29. Juli 1944 einen Volltreffer. Die darin untergebrachte Bibliothek konnte zwar gerettet werden, das Gebäude selbst war jedoch so schwer beschädigt, dass es 1949 abgerissen werden musste.

Jetzt wurde der Platz im Versicherungsgebäude am Gorch-Fock-Wall, der ohnehin schon seit den Angriffen vom Juli 1943 mit nicht weniger als vierzehn fremden Dienststellen geteilt werden musste, noch mehr eingeschränkt.

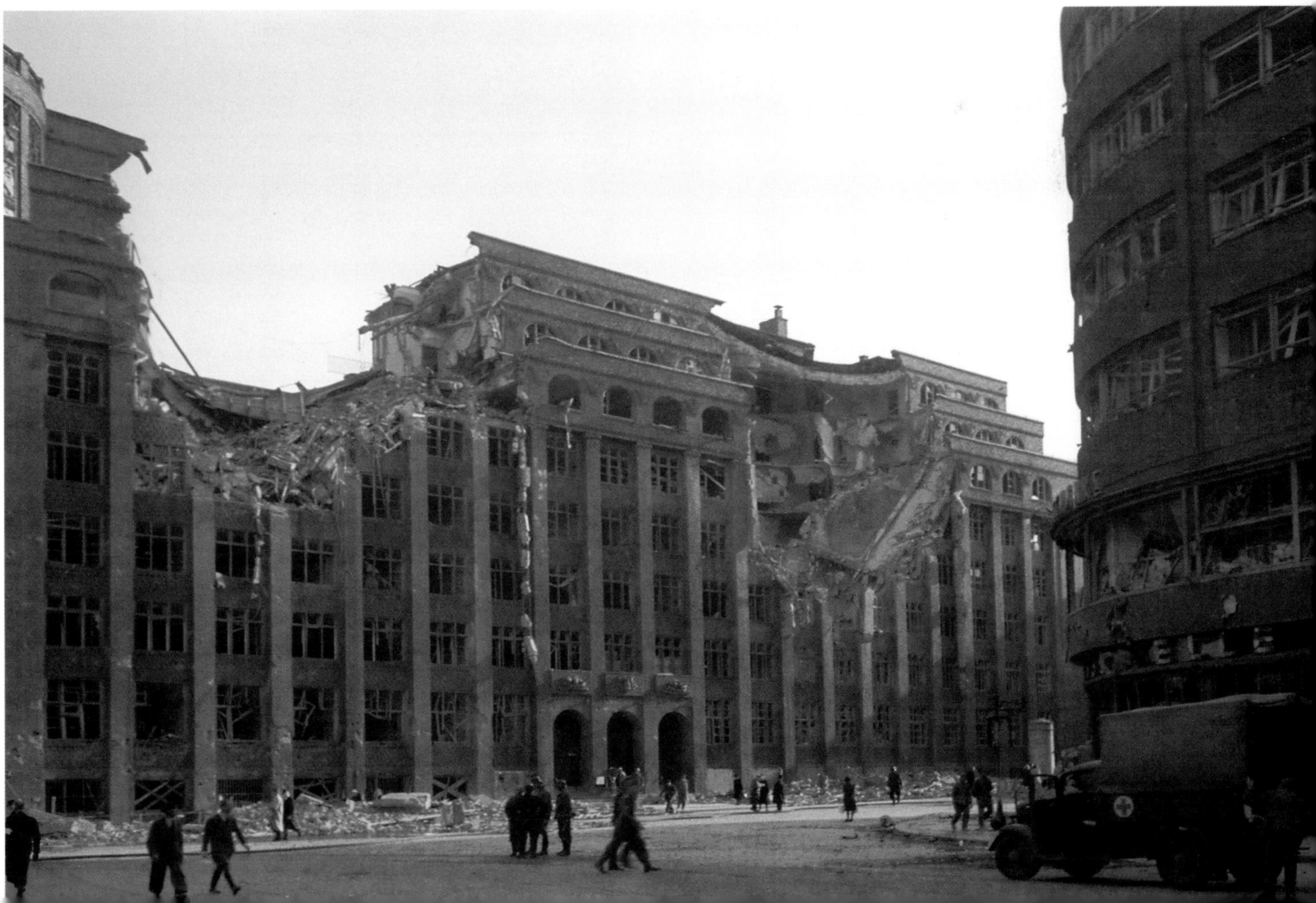

2.8.44

Bomben. Volltreffer auf das Hauptinstitut und Bürohaus [Hygienisches Institut in der Jungiusstraße]. Beide erledigt. In der Post alle Scheiben kaputt. Zollgebäude Dach eingestürzt.

In der Sammlung viel Schaden. 2 Mauern eingestürzt [...]. Das Gemeinste war, daß aus dem Kaffeeschrank 30 Gläser Rohkaffee gestohlen wurden.

Fürchterlich wurde nun die Situation, weil alles Bewegliche aus dem Institut in der Jungiusstraße in den Gorch Fock Wall geschafft werden mußte, wo gar kein Platz war. Das Büro machte sich häuslich in den 3 Zimmern des Wassers und der Kleidung, unter Benutzung meiner Sammlungsschränke. Im Hörsaal lag die Institutswäsche. Im Kurssaal tausende Sachen, alles durcheinander.

3.8.44

Grenzenloses Chaos im Institut.

6.8.44

Elly 4 Std. im Bunker, Bomben. Elbbrücken, Eisenbahnbrücke kaputt. Kein Verkehr mehr. Deutsche Werft, Rhenania brennt. Furchtbares Feuer und 100 Meter hoher Qualm. Explosion von Zeitzündern.

30.8.44

Im Institut viel gearbeitet. Schränke in Ordnung gebracht. Französische Glaser (?!) machen Pappe vor die Fenster, weil es kein Glas gibt.

7.9.44

Fast täglich im Institut. Geräumt in der Sammlung und auf dem Gang. Sieht noch böse aus. Das Glasdach im Curssaal total kaputt. Es regnet hinein.

Ich falle: Nase, Mund, Hand bluten. Knie aufgeschlagen. Hand verstaucht. Rechte Zehe verrenkt.

30.9.44

Fürchterlicher Tag. Luftminen und Bomben. Bereits Mittags 2 Alarme. Abends 9 Uhr wieder Alarm. 3 Min. später Hauptalarm. Sofort in die Untergrundbahn. Auf dem Weg dahin unglaubliche Schießerei, rote und grüne Leuchtkugeln[1], kolossales Gezische und Gekrache. Als wir um 11 aus der Untergrundbahn zurückkamen telephonierte Brügmann, es seien Bomben und Luftminen gefallen auf den Gorch Fock Wall und ins Institut. Wir entschlossen uns, noch nachts hinzugehen. Elektrische ging nicht, weil Kabel kaputt. Auf dem Rothenbaum standen Hunderte von Elektr. Wagen.

¾12 Nachts im Institut. Fr. Schmidts machte auf. Mit Taschenlampe ins Haus. Elektrisches Licht brannte nicht mehr. Große Zerstörungen im Haus und in der Sammlung [...].

Appetit auf die Sammlung

Die Stadt lag in Trümmern, wer noch eine intakte Wohnung besaß, musste sie mit Ausgebombten teilen, es gab nicht einmal mehr das Nötigste zu kaufen und wenig zu essen. In einer derartigen Situation verwundert es nicht, dass die im Hygienischen Institut gelagerte Sammlung von Neumann plötzlich Begehrlichkeiten weckte. Nach einem Bombentreffer 1944 war es nicht mehr sehr schwierig, über die zerstörten Fenster im Erdgeschossflügel in die Institutssammlung einzudringen und sich mit allem zu bedienen, was irgend von Nutzen schien.

Und so kam es bis in die Nachkriegszeit immer wieder zu Diebstählen aus der Sammlung, und keineswegs waren nur Einbrecher die Täter, sondern auch Institutsangestellte selbst. Besonders begehrt waren Genussmittel wie Alkoholika, Tabakwaren, Kaffee- und Kakaobohnen, Tee und Gewürze, aber auch Kleidungsstücke und militärische Exponate – in erster Linie Waffen. Diese Objekte hatten einen hohen Schwarzmarktwert, und dabei war es durchaus nachrangig, ob die teilweise Jahrzehnte alten „Genussmittel" aus heutiger Sicht überhaupt noch genießbar waren. Mit Sicherheit sind sie verwendet worden, denn in der herrschenden Notsituation hatten die alten Wertmaßstäbe längst keine Gültigkeit mehr. Das galt auch für den Kettenraucher Neumann, der mangels Tabak auf Huflattichblätter auswich – von da ist der Weg zu vierzig Jahre alten Kaffeebohnen sehr kurz.

Der Grund für Neumanns Ärger über die Diebstähle war jedoch nicht in erster Linie der eher geringe materielle Wert, sondern der ideelle und Seltenheitswert der gestohlenen Objekte, die – unter großen Mühen zusammengetragen – nun unwiederbringlich verloren waren. So wurde zum Beispiel aus der Sammlung auch eine Zigarre gestohlen, die Neumann während seines Ägyptenaufenthalts 1909 vom ägyptischen Vizekönig Abbas II. Hilmi geschenkt worden war.

Neumann brachte zwar alle Diebstähle sofort zur Anzeige, aber die Strafverfolgung lief in den meisten Fällen ins Leere. Im Januar 1947 wurde dann eine Alarmanlage in die Türen und Fenster der Sammlung eingebaut, die zumindest einen gewissen Schutz vor Diebstählen gewährleistete.

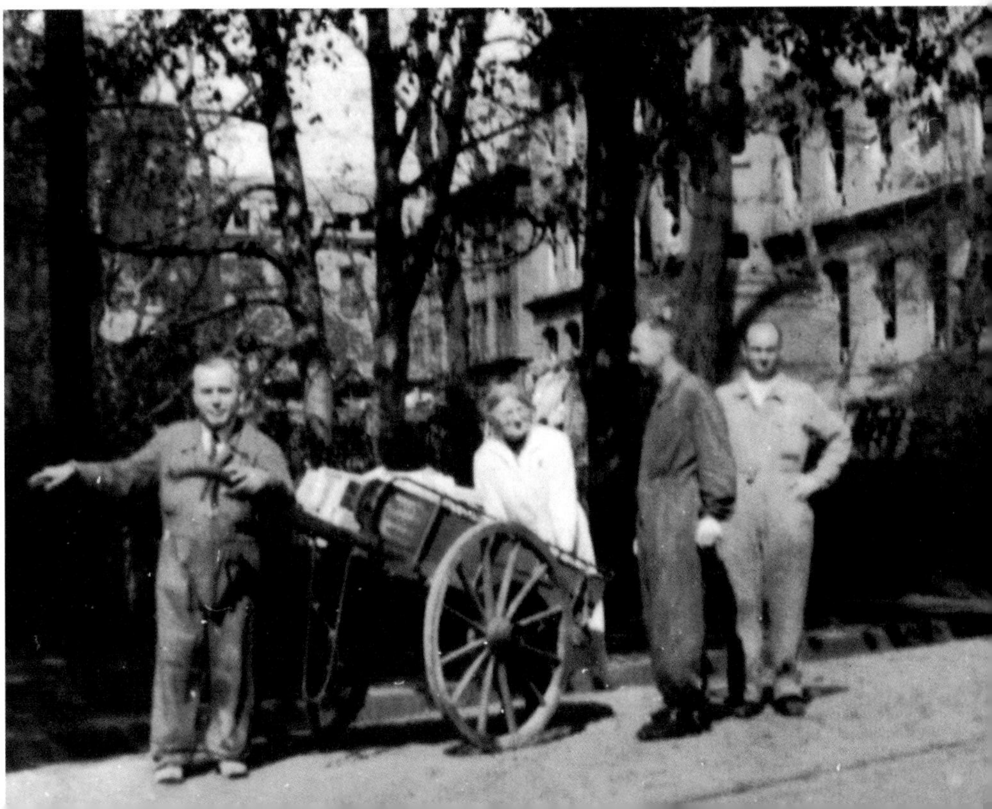

Mitarbeiter vor dem zerstörten Institut an der Jungiusstraße, 1944. Sie überführten Teile der geretteten Bibliothek in das neue Institut am Gorch-Fock-Wall, 2. von rechts ist der Direktor Horst Habs

Das Zollgebäude[2] war ganz zerstört, als wenn ein Cyklon gehaust hätte. Die Luftminen hatten die Bäume von der Jungiusstraße ausgerissen. Sie lagen über den Gorch Fock Wall. 900 Scheiben aus der Post kaputt. Valentinskamp brannten viele Häuser, auch auf der Kaffamacherreihe.

In Barmbek brannte es, in St. Pauli. Im Bunker viele Tote, z. T. erdrückt. Die Rinderhalle auf dem Schlachthof. Auf dem alten Steinweg etc. Furchtbare Nacht.

Die Nothilfe[3] schaffte Nachts die Baumstämme von der Straße weg.

Um 2 Uhr waren wir zu Hause.

Im September war der tollste Fliegermonat mit 71 Alarmen. Täglich 1-2 mal im Bunker. Eine fürchterliche Zeit. Täglich im Institut, um zu räumen.

2. 10. 44

Ganzen Tag im Institut. Trostlos. Im Gedinge das Fenster kaputt. Millionen Splitter in der Stube. Den Arbeitern, Proleten und Kommunisten im Institut war die Zerstörung ganz Wurscht. Sie schimpften nur über die Arbeit.

6. 10. 44

Elly hat geschwollene Knie und kann nur unter großen Schmerzen laufen. Trotzdem geht sie täglich in den Bunker. Prof. Trepler sagt, es sei Rheumatismus. Aspirin und Wärme.

Dr. Vogelsang von der Ärztekammer will die Wohnung sehen. Das Wohnungsamt hat dort angefragt, ob ich Praxis treibe und die Zimmer brauche. Er will seinen Bericht so machen, daß wir die untere Etage behalten und dort alles unterbringen. Alle anderen Zimmer fallen für uns weg! Eine sehr üble Aussicht! Aus der Malstube mußten alle Bücher etc. in den Salon.

30. 10. 44

Terror. 200 Kampfflugzeuge über der Stadt und Umgebung. Hamburg, Altona und Waltershof. Electricitätswerk, Wilhelmsburg, Tiefstack, Billstorf [Billstedt?], Flottbek, Niendorf, Ottensen, Hamm, Marienfelde. Viele Hundert Tote. Zollamt total zerstört (Luftmine). Dammtorwall, Heilwigstraße. Institut. In der U-Bahn Nachts. Elly kam aus dem Bunker gar nicht mehr heraus. Ich blieb mehrfach zu Hause. Im Institut sah es fürchterlich aus, 3x so schlimm wie damals. Alle unsre Arbeit war umsonst. Fenster, Schränke kaputt, Borde herausgebrochen. Bei Schwarz und Gaethgens Wände, Türen und Fenster zerstört. Millionen Splitter.

Der Oktober war ein furchtbarer Monat. 92x Alarm. Keinen Tag Ruhe. Viele Hundert Tote und grenzenlose Zerstörungen. Die Feinde haben es darauf abgesehen, uns mürbe zu machen und gänzlich zu vernichten. Das ist kein Krieg mehr, sondern eine Vernichtungspsychose gegen die Zivilbevölkerung. Immer Spreng- und Brandbomben und Minen.

9. 11. 44

Diebstahl im Institut aus der Sammlung: 12 Sorten Tee, 5 Gewürze, 5 Pfeffer, Alkohole, Japanschnäpse, 13 Tabak. Keiner will es gewesen sein. Aber Kaiser[4] ist es sicher gewesen.

Keine Hilfe bei Habs und Rückert. Habs, der Direktor, sagt zu Rückert, wenn mir etwas daran läge, könnte ich ja zur Geheimpolizei gehen.

11.11.44

Wegen des Diebstahls kam auf die Anzeige hin ein Geheimpolizist und nahm die Sachlage auf – Erfolg Null! Wie bei allen Diebstählen im Institut. Kaiser stiehlt weiter!

28.11.44

Der Senator schickt einen Studenten, Prüther, zu mir. Er soll mir in der Sammlung helfen.

3.12.44

Im Institut bin ich täglich. Ein Schrank nach dem anderen wird vorgenommen und in Ordnung gebracht. Fast jeder Schrank hat gelitten. Leguminosenschrank[5] *kaputt und alle Bohnen durcheinander. Ebenso der Kakaoschrank und Ölschrank. […]*

8.12.44

Es gibt nur noch 70% Kohlen. Jede Woche fällt ein Milchtag aus. Kein Käse mehr. Kein Pansen. Nur Gefrierfleisch. Es wird nicht mehr geschlachtet. Bei Tietz die Weihnachtsausstellung höchst ärmlich. Ein Paar Glaskoffer. Ein paar Schiffchen und Flieger aus Holz, primitiv. Keine Bücher. Keine Blumenzwiebeln. Kein Kalender, keine [unleserl.]gläser, kein Tabak. Ich rauche Huflattich. Keine Hefe.

20.12.44

In der Sammlung sind 8 volle Gläser mit Kakaobohnen gestohlen.

22.12.44

Unfall auf der Elektrischen. Ich werde an der Oberstraße aus der Elektrischen herausgedrängt, falle auf die Straße: Gehirnerschütterung, Armbruch, Nase gebrochen. Erst auf der Wache, dann zu Hause, später im Krankenhaus Barmbeck. 61 Tage krank, 49 Tage im Krankenhaus.

Beim Besuch der Elly bei mir, fällt sie um und muß sofort 12 Tage im Krankenhaus bleiben. Schreckliche Situation.

---

[1] Dabei handelte es sich um Markierungsbomben – sogenannte „Tannenbäume" – der angreifenden Luftwaffe, die oft minutenlang hell zu Boden fielen. Damit wurde zunächst das Zielgebiet abgesteckt, erst die nachfolgenden Maschinen begannen dann mit der eigentlichen, zerstörerischen Bombardierung.

[2] Am Gorch-Fock-Wall, nahe beim Hygienischen Institut, lag das Gebäude der General-Zoll-Direktion.

[3] Gemeint ist die Technische Nothilfe (TeNo), die 1919 als „Einrichtung zur Verrichtung von Notstandsarbeiten in lebenswichtigen Betrieben" gegründet worden war und zunächst hauptsächlich zur Brechung von Streiks in Staatsbetrieben eingesetzt wurde. Ab 1925 widmete sie sich verstärkt dem Zivilschutz, insbesondere dem Katastrophen- und dem Luftschutz, 1931 kam ein Freiwilliger Arbeitsdienst hinzu. 1936 wurde die TeNo zu einer technischen Hilfspolizeitruppe ausgebaut. 1945 aufgelöst, wurde die TeNo 1950 als Technisches Hilfswerk wiedergegründet.

[4] Karl Kaiser war Mitarbeiter der Abteilung für Wasserversorgung.

[5] Leguminosen sind Hülsenfrüchtler, z. B. Erbsen, Bohnen, Erdnüsse.

25. 2. 45

Sonntags fährt keine Eisenbahn mehr. In der Stadt übler Verkehr, da viele Haltestellen ausfallen: Rothenbaum nur noch Hallerstraße, Dammtor, Rathausplatz. Elektrische fährt nur 6–9. Von 9–2 keine! Sie fährt nur alle halbe Stunde. Heute Nachricht, daß 1 Woche lang überhaupt keine Elektrische fährt. Es gibt kein Licht und kein Strom, weil die Flieger alles zerschlagen haben. Das Electricitätswerk Unterelbe ist kaputt. 10 Tage ohne Licht.

7. 4. 45

Das Gas wird ganz abgestellt. Strom gibt es nur noch 3 Tage in der Woche wegen Kohlenmangel.

12. 4. 45

Alle Formulare und Anträge des Luftschutzes müssen vernichtet werden. Wir verbrennen alle Akten über Politik, Krieg, Soziale Einrichtungen, Parteiakten, Winterhilfe, Lehrerbund, Volkswohlfahrt, auch die Zeitungsausschnitte über den Krieg 1918–1945.[1]

15. 4. 45

Institutsakten von Süpfle und Zeiß[2] *werden z.T. verbrannt.*

Illustrierte Zeitungen werden nachgeprüft, ob etwas belastendes für die Feinde drin ist.

20. 4. 45

Die Elbe ist bei Lauenburg überschritten. Wir hören Kanonendonner vor Harburg.

21. 4. 45

Hamburg wird zur offenen Stadt[3] *erklärt im Rundfunk.*

26. 4. 45

Die Kaufleute sind selbstherrlich und halten sich an keine Vorschrift. Jeder macht den Laden auf wann er will, um 10 oder um 11, oder überhaupt nicht. Zweimal in der Woche machen nur die Schuster, die Uhrmacher und die Klempner auf. Donnerstag wird erst um drei aufgemacht. Sie sind auch sehr unhöflich gegen das Publikum, und es ist eine Gnade, wenn man etwas bekommt. Es stehen 50–100–200 Menschen vor dem Pferdeschlachterläden. Die besten Sachen tauschen sie gegenseitig aus und das Publikum bekommt nichts. Der Fischhändler tauscht mit dem Bäcker, der Fleischer mit dem Stiefelhändler. Das ist schon die reine Corruption.

Dabei wird außerdem Schwarzhandel betrieben. Heute kostet 1 Pfd. Zucker 80 M., 1 Pfd. Kaffee mehrere 1000 Mk.!

▸ Rathausmarkt nach Kriegsende, Sommer 1945. Das Rathaus war nur unwesentlich beschädigt worden

Der Krieg ist vorbei

Bei einem der letzten schweren Angriffe auf Hamburg im März 1945 wurde auch das Kirchenschiff des „Michel" schwer beschädigt – der Turm der St. Michaeliskirche aber blieb äußerlich unversehrt, und das Wahrzeichen Hamburgs ragte bei Kriegsende weithin sichtbar aus den Ruinen.

Die letzten Bomben fielen am 29. April 1945. Am 3. Mai kapitulierte Hamburg, um 18 Uhr besetzten britische Truppen die Stadt. Am 8. Mai 1945 endete der zweite Weltkrieg in Europa mit der bedingungslosen Kapitulation des Deutschen Reiches.

Bis Kriegsende starben in Hamburg noch 1.719 Menschen bei Luftangriffen, 1.697 wurden verletzt.

Die Einwohnerzahl Hamburgs war von rund 1,7 Millionen im Mai 1939 auf 1,1 Millionen im Mai 1945 gesunken. Bis zu 55.000 Menschen waren bei Luftangriffen ums Leben gekommen, etwa 63.000 fielen als Soldaten an der Front, viele Ausgebombte waren außerhalb der Stadt untergekommen.

Im Jahr 1933 hatten rund 19.400 Juden in Hamburg gelebt – überwiegend in den Stadtteilen Harvestehude und Rotherbaum –, im April 1945 wurden noch 647 Juden gezählt. Die Zahl der deportierten, ermordeten und in den Tod getriebenen Hamburger Juden wird auf annähernd 10.000 geschätzt.

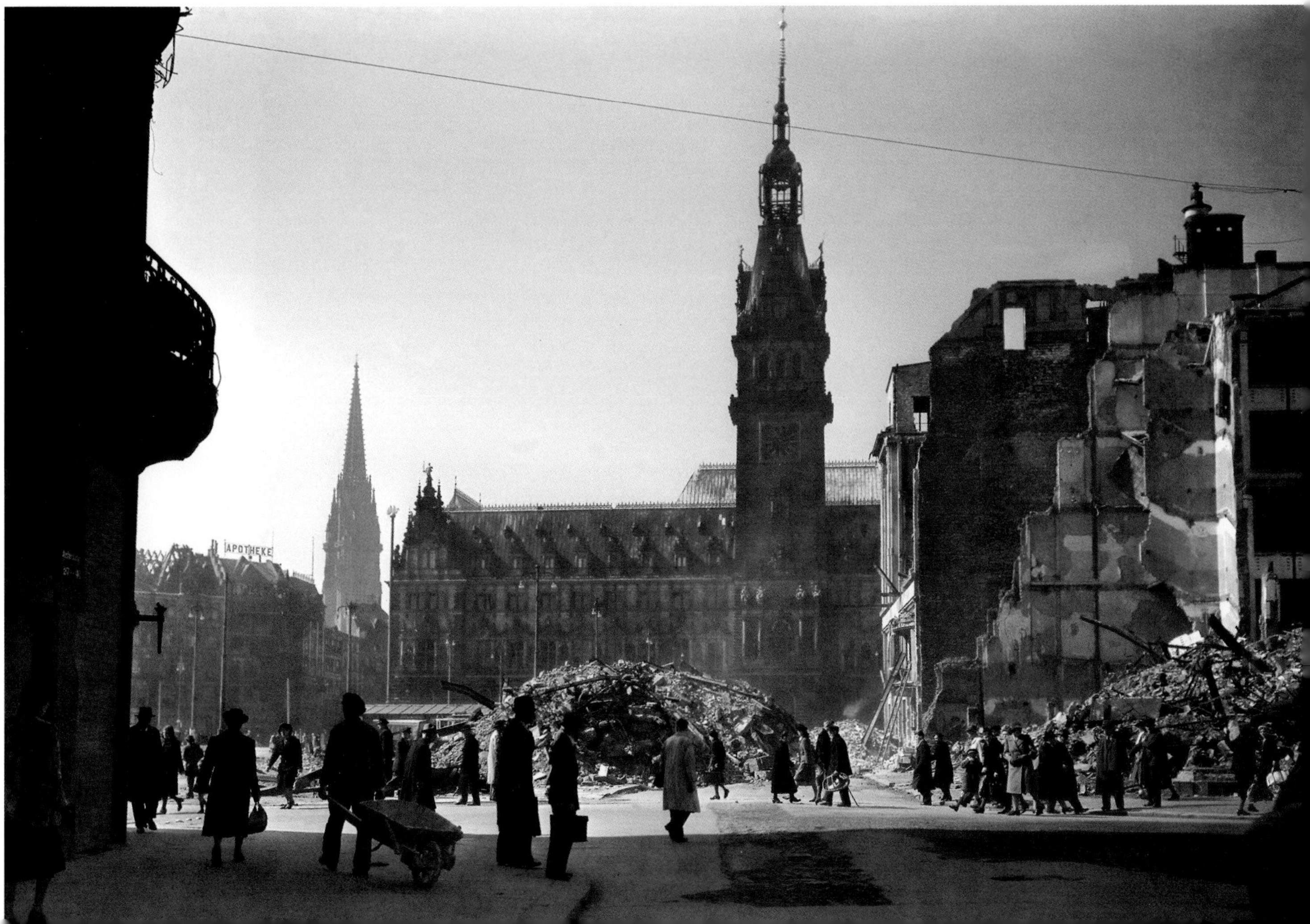

2.5.45

Berlin wird übergeben!

Die Feinde sind in Wismar und Schwerin und vereinigen sich mit den Russen in Rostock. Engländer befinden sich in Lübeck.

Übergabe unserer Truppen in Oberitalien.

2.5.45 Abends 10 Uhr.

Der neue Außenminister Krosik spricht am Telefon: Morgen am 3. Mai werden Feindtruppen in Hamburg einziehen. Große Bestürzung überall.

Es gibt keine frischen Fische mehr, weil unsere Fischer nicht mehr hinaus fahren können. Nur saure Heringe, die in Tonnen lagerten. Matschige Ware!

Nach dem Tode Hitlers am 1. Mai[4] *sagt kein Mensch mehr: Heil Hitler, auch nicht im Institut.*

3.5.45

Mittags ziehen englische Truppen in Hamburg ein! Englische Tiefflieger überfliegen den ganzen Tag die Stadt.

Staatssekretair Ahrens und der Reichssenderedner verabschiedeten sich im Radio, da sie nicht mehr sprechen durften.

Als die englischen Truppen Mittags in Hamburg eingezogen waren, zeigte die Stadt ein total verwüstetes Bild.

Ab 12 Uhr mußte jeder Verkehr (durch Radio angekündigt) aufhören. Keine Wagen, keine Autos, keine Electrische Bahnen, kein Publikumsverkehr. Nur die Arbeiter für die Gas-, Wasser-, und Elektrizitätswerke durften arbeiten, ebenso durfte in den Behörden und in den lebenswichtigen Betrieben gearbeitet werden (nur mit Ausweisen). Die Hamburger Polizei soll Ordnung halten. Übertretungen werden mit Waffengewalt erwidert.

Das Ausgehverbot dauerte von 1 Uhr – 6 Uhr Abends. Niemand den ganzen Nachmittag auf den Straßen zu sehen. Keine Katze! So leer ist die Stadt noch nie gewesen. Nun wenn man zum Fenster heraussah, zogen deutsche Soldaten mit Sack und Pack, Feldwagen mit Gepäck durch die Straßen. 30 Soldaten hatten Patronen um den Hals und Handgranaten auf dem Rücken. Sie waren auf dem Ausmarsch aus Hamburg.

Die Läden waren geschloßen.

Abends 10 Uhr ratterten zahlreiche Feindautos durch die Stadt (Russen). Die Flieger und die Bomben hatten aufgehört. Wir konnten zum 1. Mal seit 6 Jahren (1939 – 45) mit Ruhe um 11 Uhr ins Bett gehen.

4.5.45

Auf dem Reichstagsgebäude weht die Sowjetflagge. […]

Der englische Sender bringt von jetzt an sensationelle Berichte über Grausamkeiten von Deutschen Konzentrationslagern. Offenbar um Glauben zu machen, wie fürchterlich das Hitlerregiment gewesen sei.

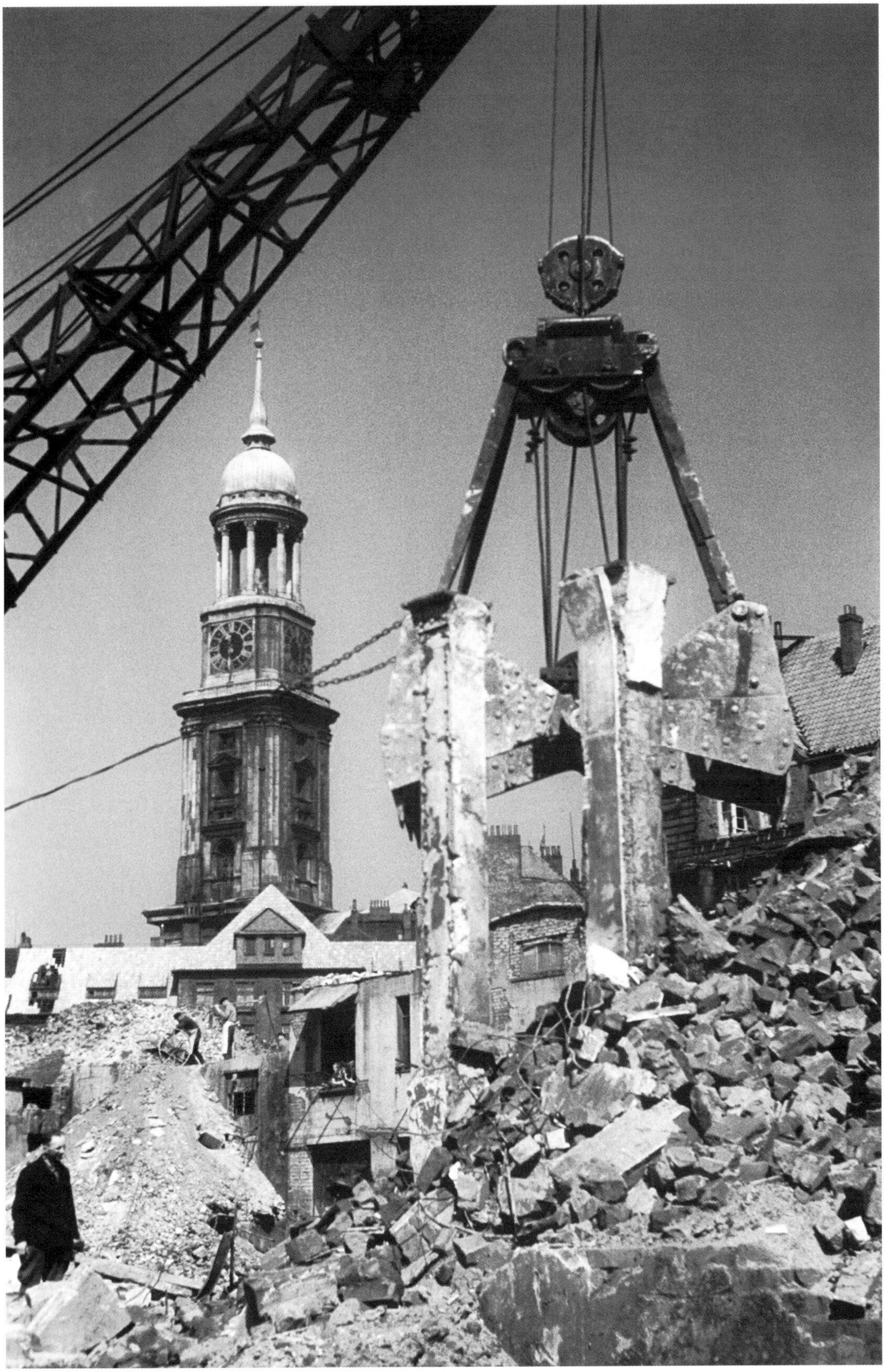

Kirchturm
von St. Michaelis,
nach 1945.
Das Kirchenschiff selbst
und die umliegenden
Gebiete waren völlig zerstört

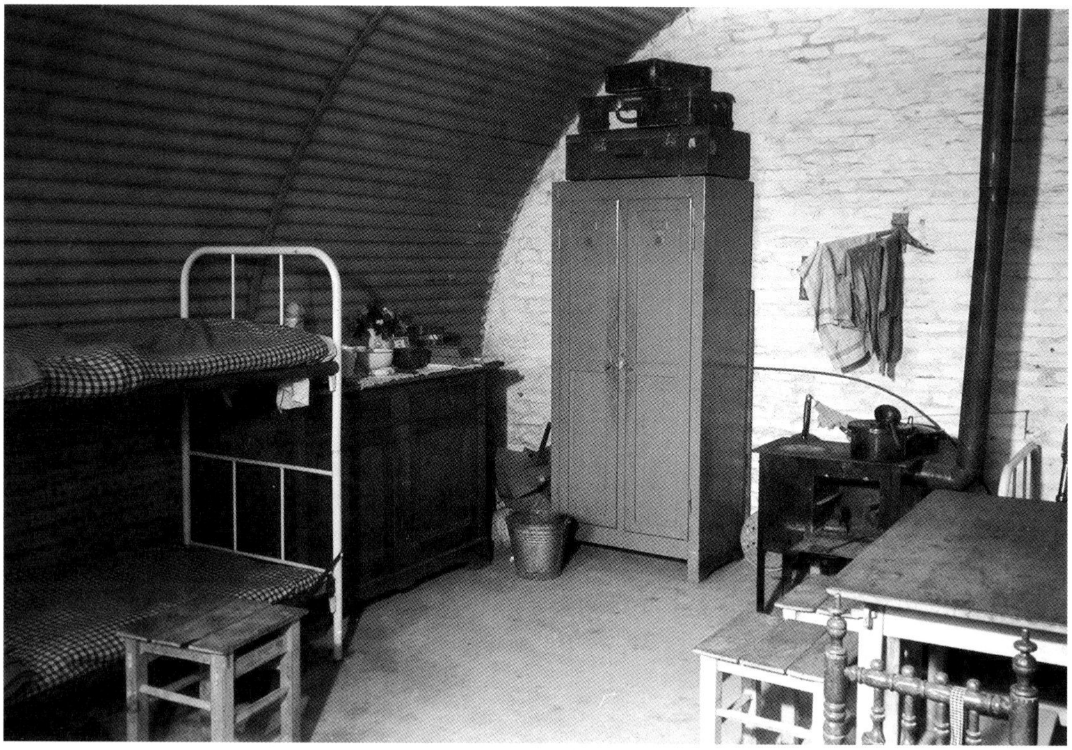

◄
Innenansicht einer Nissenhütte im Stadtpark, ca. 1946. Nissenhütten, benannt nach dem Konstrukteur, waren Behelfswohnheime mit einem halbtonnenförmigen Wellblechdach auf einem Steinsockel. Bis zu 42.000 Hamburgern boten diese Notunterkünfte, die Ende 1945 auf freigeräumten Straßen oder in Grünanlagen errichtet wurden, vorübergehend ein Obdach

5.5.45

Nach der Besetzung Hamburgs am 3. V. 45 ziehen seit dem 4.5. englische Truppen ein. Sie besetzen in der 2. Etage den „Nahverkehr", legen Verwundete in den Hörsaal. Mein „Gedinge" und Sammlungszimmer wird beschlagnahmt und es werden Betten hineingelegt.

Beim Verlassen eines Zimmers zertrümmern sie ein Hitlerbild und nehmen meine Privatwanduhr über der Türe mit.

6.5.45

[...] Das Ausgehverbot gilt heute für den ganzen Tag. Abends 7 Uhr kommen 2 englische Officiere und besichtigen das Haus (1. und 2. Etage). Ich muß englisch reden, weil sie nicht deutsch konnten. Nach 20 Min. gingen sie wieder, ohne sich über etwas zu äußern.

Sie fragten, wie lange wir das Haus bewohnten. Denn wer bis vor 3 Jahren ein Haus von Juden gekauft hat, muß aus dem Haus heraus! Aha!

8.5.45

[...] Abends 8 Uhr Radio: Ganz Deutschland hat gestern Nacht kapituliert! Fürchterlich traurig! Der Waffenstillstand wird vom Generalfeldmarschall Jodl[5] unterzeichnet.

Die kämpfenden Deutschen in der Tschechoslowakei werden dort als Freischärler behandelt.

Dönitz ruft alle Schlachtschiffe zurück.

►
Eilbek, Luftaufnahme, ca. 1946. Entlang der sich im Vordergrund kreuzenden Max- und Auenstraße wurden Nissenhütten errichtet

Wohnen in Trümmern

Nur ein Fünftel der vor Kriegsbeginn 556.000 Wohnungen in Hamburg hatte die Luftangriffe ohne Schäden überstanden. 50% des Wohnraums war völlig zerstört, 10% schwer bis mittelschwer beschädigt und knapp 20% galten als leicht beschädigt; damit war Hamburg die Stadt mit den stärksten Kriegsschäden im gesamten Gebiet der späteren BRD. Vor allem die einst dicht besiedelten Arbeiterviertel zwischen Barmbek und Rothenburgsort, Horn und St. Georg waren praktisch ausradiert und blieben zum Teil noch jahrelang Sperrgebiet.

Die Wohnungsnot war nach Kriegsende kaum zu bewältigen. 1946 lebten im Durchschnitt 6,5 Menschen in einer Wohnung, mehr als doppelt so viele wie in der Vorkriegszeit. In aller Eile wurden Behelfsunterkünfte errichtet und in den Nissenhütten, Barackenlagern, ausgebauten Schrebergartenlauben oder sonstigen Provisorien lebten etwa 230.000 Menschen über viele Jahre.

Die Registrierung von Wohnraum durch die britische Besatzungsmacht brachte weitere Härten, die auch Neumann und seine Frau betrafen.

Denn die bürgerlichen Viertel westlich und nordöstlich der Alster mit ihrem überdurchschnittlich hohen Anteil an Großwohnungen hatten vergleichsweise geringe Zerstörungen erlitten, so dass hier bevorzugt Wohnungen beschlagnahmt und Einquartierungen vorgenommen wurden; dies galt auch für Neumanns Haus an der Rothenbaumchaussee, das den Krieg nahezu unbeschädigt überstanden hatte.

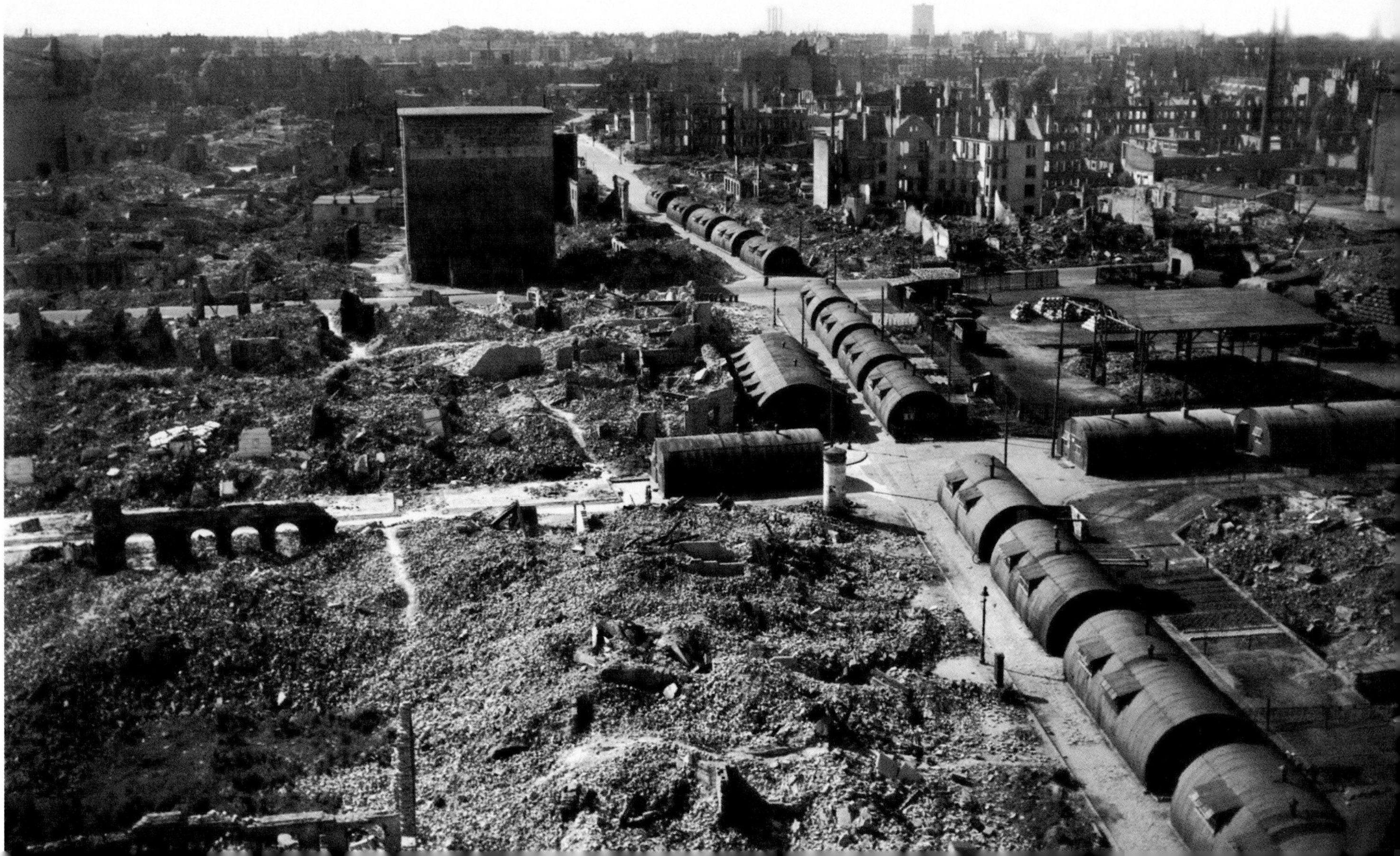

Ein Schlachtschiff und ein Kreuzer werden in Dänemark interniert.

Die Deutschen Streitkräfte zu Wasser, in der Luft und auf dem Lande ergeben sich. Es ist aus mit Deutschlands Herrlichkeit! Jammervoll!

Die Gestapo sitzt in Fuhlsbüttel gefangen.

Mit Rußland haben wir bedingungslos kapituliert.

11. 5. 45

Vor dem Institut haben die Engländer Bilder aufgestellt von Koncentrationslagern, wo politische „Verbrecher" und Juden drin waren mit massenhaft Toten! Um zu zeigen, was die Deutschen für gemeine Menschen seien.

Am Hauptbahnhof wurden alle Leute abgefangen, die zufällig sich dort befanden. Sie wurden auf Lastwagen geladen und nach Curslack gebracht, wo die Männer die Closetts putzen und die Frauen die schmutzige Wäsche waschen mußten.

Es mußte 7 Uhr Abends bis 6 Uhr früh verdunkelt werden.

20. 5. 45 Pfingstsonntag

Wir hungern! Seit 14 Tagen wird nicht mehr geschlachtet. 1 Pfd. Fleisch pro Woche für uns beide. Heute zu Mittag zu Pfingsten saure Heringe und Kartoffeln. Kartoffeln gibt es seit 3 Wochen keine mehr. Milch ist sehr unregelmäßig und knapp. Gemüse ganz rar. Alle 3 Wochen 1 Kopf Salat und einige Rhabarberstengel, kein Kraut, keine Zwiebel. ... [unleserl.] nur einmal Spinat. Brot ist sehr knapp. Pro Tag nur 3 dünne Schnitten.

27. 5. 45

Im Briefkasten liegt ein Zettel (auch täglich im Rundfunk): Abgabe für ausländische Gefangene: 1 Anzug, 1 Unterhose, 2 Strümpfe, 1 Schlafdecke, 1 Kopfkissen, 1 Taschentuch, 1 Bluse, 1 Taschentuch für Frauen. Eine Unverschämtheit für das Gesindel zu sammeln. Abgegeben 1. VI.

Die Zeitungen wüten gegen die Generäle als „Kriegsverbrecher".

28. 5. 45

Die englischen Soldaten kriegen 4000 Kalorien pro Tag, wir nur 1500!

30. 5. 45

Haussuchung durch Englische Polizei. Abends ½ 9 2 englische Policisten in roten Mützen: im Auto und zwei Soldaten. Alle Hausbewohner mußten sich (aber schnell!) in der Halle unten aufstellen und Personalausweis zeigen. Niemand durfte von seinem Platz. Ein Polizist und ein Soldat gingen herauf. Erst bei Markus Koffer, Betten etc. durchwühlt. Auf dem Boden meine Pappkästen durchwühlt. Sie fanden kleine Hakenkreuzfähnchen. Sie wurden zerrissen und auf die Erde geworfen. Bei Nölke durchstocherten sie die Papiere, bei Becker die Schränke. Auf dem Gang rollten sie die Soenneckenschränke auf und suchten offenbar Waffen. Im Parterre: Buffet mit Porzellan, im Schreibtisch

▸
Einfahrt der 7. britischen Panzerdivision nach der Kapitulation Hamburgs, 3. Mai 1945. Im Hintergrund die Norderelbbrücken

„Englische Besatzung im Hause…"

Am 3. Mai 1945 war die Stadt den britischen Truppen übergeben worden, denn Hamburg lag in der Britischen Besatzungszone. Die vordringlichste Aufgabe der Besatzungsbehörde war die Entnazifizierung des öffentlichen Lebens und die Wiederherstellung einer funktionierenden Verwaltung. So wurden in der Folge u. a. rund 60% der Polizeibeamten, ca. 16% aller Schullehrer und etwa 30% des universitären Lehrkörpers aufgrund ihrer Parteimitgliedschaft oder ihrer Ämter in NS-Institutionen fristlos entlassen. Viele der Suspendierten kehrten allerdings später durch wohlwollende Berufungsverfahren wieder in ihre Ämter zurück.

Die britische Besatzungsbehörde bemühte sich auch um Aufklärung der Bevölkerung über die Kriegsgreuel der Deutschen, die viele – auch Neumann – nicht glauben konnten oder wollten.

Das Verhältnis zwischen Besatzern und Besetzten war naturgemäß angespannt, insbesondere wenn sie, wie bei den Neumanns, gemeinsam unter einem Dach leben mussten. Immer wieder empörte sich Neumann über *„die Herren Sieger"*, die Nahrungsmittel als Reparationsleistungen außer Landes schafften, aber die tägliche Kalorienration für die

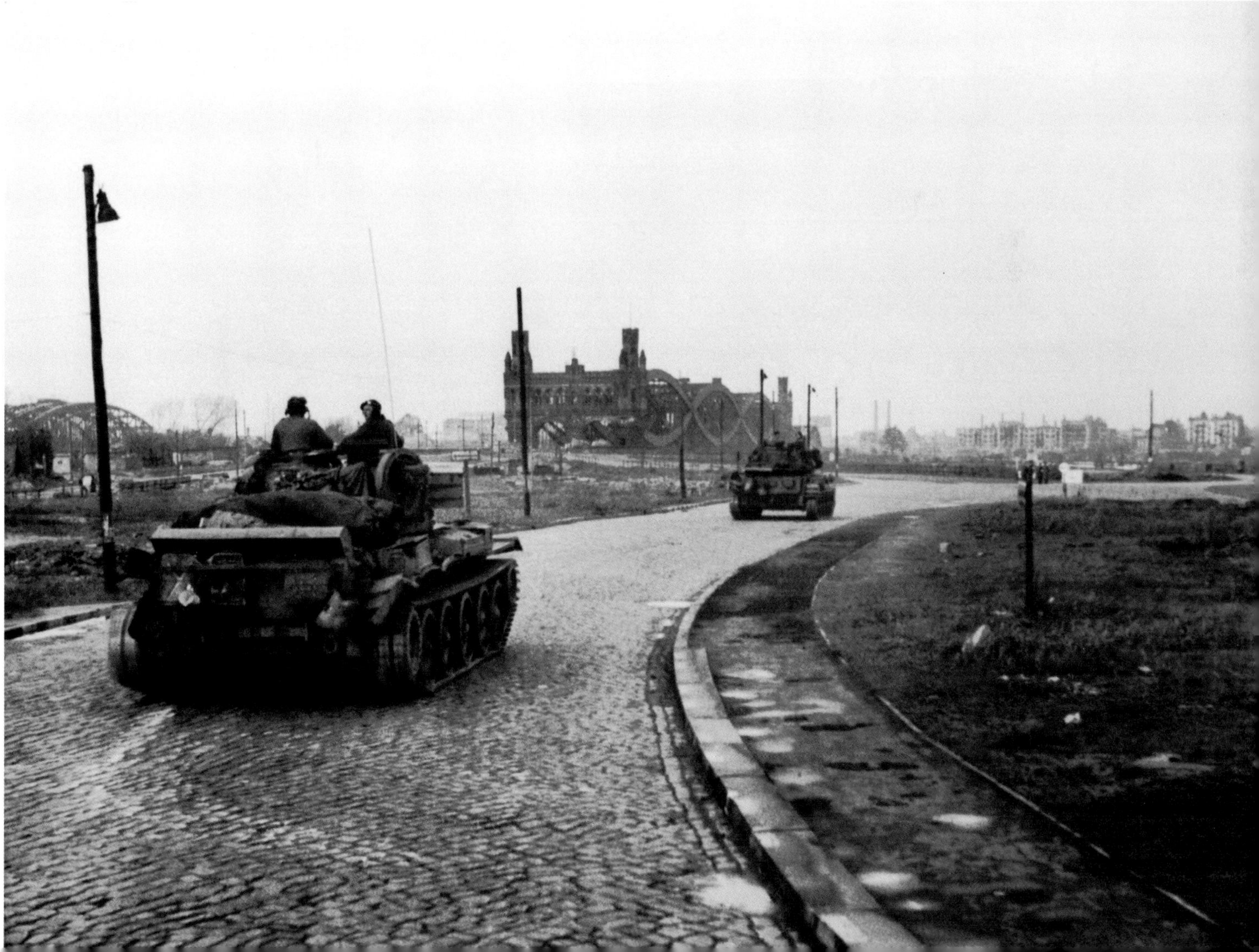

alle Fächer, Verandazimmer und Malstube sahen sie nicht, auch die Küche nicht. Im Kohlenkeller wühlten sie die Papierkästen durch.

Ohne sich zu verabschieden verschwanden sie „als Sieger". Schnöde und unhöflich. Bei Waffenbefund: 10 Jahr Gefängnis! Wir hatten keine.

2.6.45

Die Diskriminierung der Deutschen geht weiter. In einer englischen Zeitung wird wieder von Konzentrationslagern geredet. Es werden genannt: Meidenck [gemeint ist: Maidanek, Dorf bei Lublin in Polen], Ebensee, Theresienstadt, Belsen, Auschwitz, Dachau, Nordhausen, Mauthausen, Kiel, Neuengamme, Buchenwald und Oranienburg.

4.6.45

Einbruch in die Sammlung 9–10 Abends von 8–13 jährigen Jungens vom Valentinskamp und Fürstenstraße.

Sie stahlen: Revolver, Seitengewehr, Alte Flinten, Handgranaten. Aus den Kästen Galalith, Celloidin, ... [unleserl.] und andere Werkstoffe. Alles war durcheinander geworfen.

Um 7 Uhr erwischte Kaiser einen 13jährigen Jungen und brachte ihn zur Wache. Am nächsten Morgen 9 Uhr sollten die Bengels die Sachen wiederbringen, kamen aber nicht. Die Polizei versagte. Wir waren die Sachen los!

18.6.45

Prof. Habs wird von einem Kriminal im Institut verhaftet und gleich mitgenommen, da er S.S. Mann war. Mir wurde ganz übel.

21.6.45

Neue Lebensmittelkarten. Die Rationen sind herabgesetzt. 50g Fleisch weniger, 300g Zucker weniger, 400 Marmelade weniger, Kaffeeersatz weniger. Es gibt nur für die ganze Periode: 800 Fleisch, 250 Margarine, 250 Butter, 6800 Brot, 300 Nährmittel, 400 Zucker, 62,5 Käse, 125 Quark, 125 Kaffeeersatz = ca. 1500 Kalorien.

Dafür sind die englischen Soldaten feist und dick.

80.000 Schweine werden nach England gebracht. Und 10 Lastwagen voll Rhabarber, Erdbeeren und Spargel.[6]

28.6.45

Prof. Nocht und Frau haben sich in Wiesbaden vergiftet, weil ihnen die Amerikaner das Haus weggenommen hatten und ihn in eine Dachkammer verpflanzt [hatten].[7]

29.6.45

Die Engländer haben im alten Lande alle Kirschen und neuen Kartoffeln beschlagnahmt. In Gemüseläden ist nichts zu haben.

Bevölkerung herabsetzten oder Kleidersammlungen für – wie er sich ausdrückte – *„herumlaufendes Pack"* veranlassten. Neumann konnte sich mit der veränderten Lage nur schwer abfinden, empfand die Kapitulation als Demütigung und stellte die als ungerecht empfundene Behandlung und die Maßnahmen der britischen Besatzungsmacht nicht in einen ursächlichen Zusammenhang mit der neuen Situation Deutschlands nach einem verlorenen Krieg und den Verbrechen, die im Namen des deutschen Volkes begangen worden waren.

Zusätzlich belastet waren die Neumanns durch die Pläne zur Ausquartierung von rund 40.000 Mietern und Grundeigentümern westlich und nördlich der Außenalster, insbesondere in Harvestehude. Hier sollte das Kontrollzentrum der britischen Besatzungsbehörde entstehen, und die Briten benötigten Unterkünfte für ihre Offiziere und Mitarbeiter. Aufgrund der massiven Proteste wurde jedoch am 19. August 1946 die Requirierung von Wohnraum in Harvestehude gestoppt und stattdessen mit dem Bau der Grindelhochhäuser begonnen, die für 900 Offizierswohnungen angelegt waren.

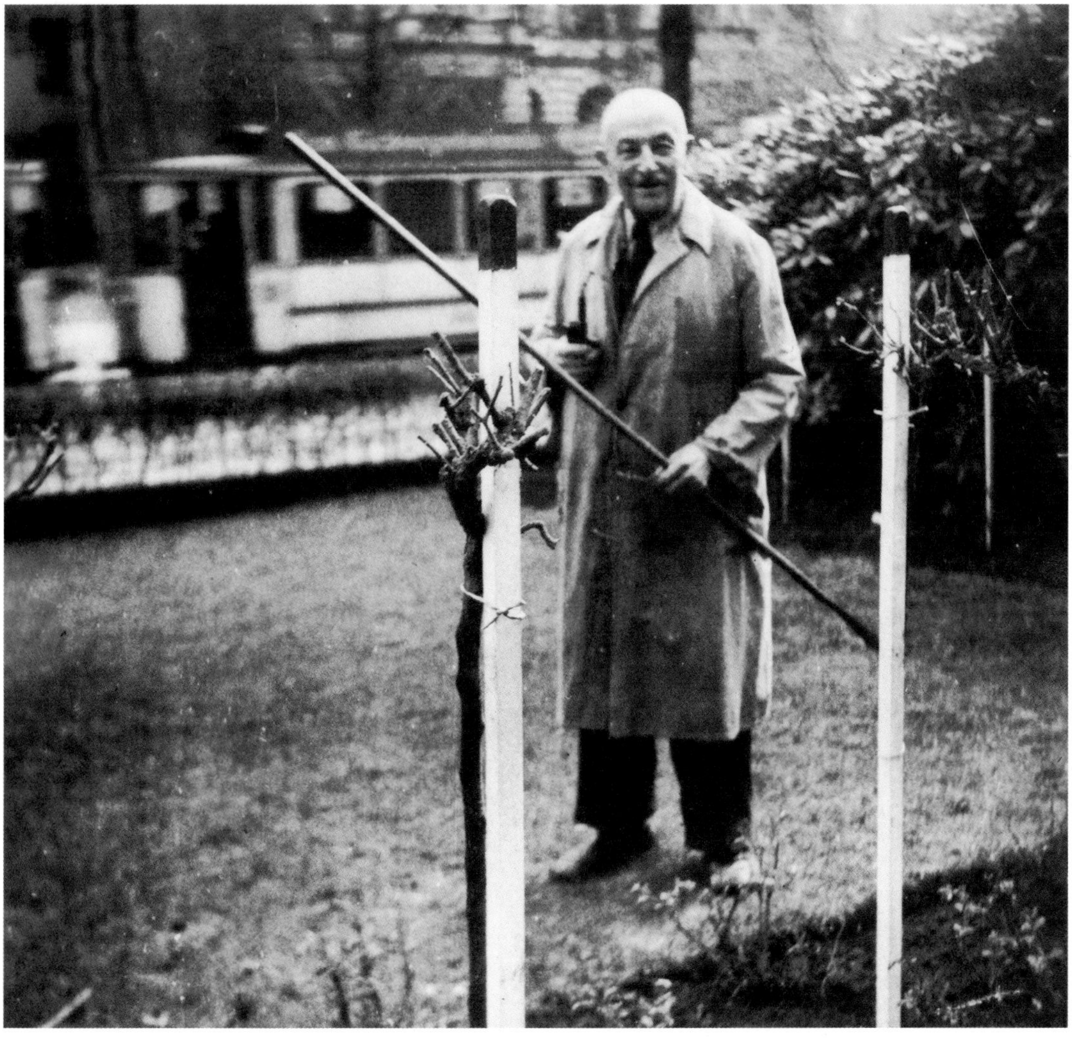

R. O. Neumann beim Rosenschneiden in seinem Garten, 23.4.1946. Aufnahme von Mr. Brown, Bewohner von Neumanns Haus während der englischen Besatzung

Es gibt kein Mehl, kein Salz, keine Streichhölzer. Da die Zeitungen keine Annoncen mehr bringen, so sind jetzt die Straßenbäume mit weißen Zetteln behaftet, die Empfehlungen, Anpreisungen, Gesuche enthalten.

Besonders blühen jetzt Tauschgeschäfte. Zahlreiche Läden tun sich auf.

11.7.45
Der alte Senator Eisenbarth[8]*, der Sozi, ist wieder am Ruder. Alle Sozis und Juden kommen wieder.*

5.8.45
Wir aßen z. ersten Mal Katzenflocke! aus Not. Seit 3 Monaten keine Eier mehr gesehen. Es gibt aber wieder Brötchen, auf die sich die Leute stürzen.

30.8.45
2 Engländer kommen und besichtigen das Haus, da 20 englische Soldaten untergebracht werden sollen. Wir dürften im Hause bleiben!

Vorbemerkung zu den Einträgen WS 1945/46
Englische Besatzung im Hause. Diese Einrichtung ist ein Kapitel für sich und glücklich ist der, der keine Besatzung im Hause hat. Weil die „Herren Sieger" meinen, sie seien die Herren im Hause, so tun sie was sie wollen, ohne jede Rücksicht auf uns. Die „benehmen" sich, räumen die Zimmer und bringen auch jeder seine Dulcinea mit, so daß das Haus häufig einem Bordell glich. Ganz besonders übel war Kalder aus Canada, der sich bald als Dieb, Einbrecher, Gauner, Gangster und Lügner und Schieber herausstellte, und uns schließlich einen Koffer aufbrach und 2 Anzüge stahl, außerdem eine mexikanische Decke und viele andere Sachen.

Alsbald wurde auch eine „Messe" [undeutlich] für die Engländer in unsre Verandastube eingerichtet und mit ihr zogen zuerst eine Köchin aus dem Sudetenland und später ein Koch ein. Gleichzeitig brachte auch Mr. Bell seine Dulcinea, ein 17jähriges Mädchen, die im Gestapo gearbeitet hatte, als Zimmermädchen ins Haus, was geradezu zu einem Verhängnis geworden ist. Unter dem Schutz Mr. Bells entwickelte sich „Ursula" zu einem wahren Haus ... [unleserl.], der sich alles erlaubte und uns das Leben schwer machte. Sie war hochnäsig, niederträchtig und gemein und rücksichtslos. Es ließ nicht lange auf sich warten, bis sie mit der Köchin Streit bekam. Sie befeindeten sich nun beide und intriguierten gegeneinander, gemeinsam waren aber sie darin einig, uns bei den Engländern in ein schlechtes Licht zu setzen. Ich wurde eines Tages sogar vor einen englischen Major geladen, um mich gegen die Anklagen zu verteidigen. Kelter [Kalder] wurde plötzlich entlassen und am 21. II. 46 nach Kanada geschickt. Frau Röder, die Köchin, erreichte das gleiche Schicksal am 7. März 46. Es war eine rabiate, scrupellose Frau, die auch mein und dein nicht unterscheiden konnte. Während des ganzen Semesters blühte bei den Engländern der Schwarzhandel mit deutschen Complicen. Unzählige „Gelage" störten bis Nachts die Hausruhe.

1.9.45

Dr. Grunske[9] ist kommissarischer Direktor des Institutes.

Löschke wollte wieder Hausmeister werden.

12.9.45

Mein Gedinge ist absorbiert von den Waschweibern und der Wäsche. Ich appelliere an Grunske, daß das Gedinge frei wird.

12.10.45

Es blüht die Tauscherei. In den Läden ist nichts mehr zu kaufen. Alles wird getauscht. Jeder Laden ist ein Tauschgeschäft geworden und Centralen, d.h. Tauschcentralen schießen wie Pilze aus der Erde. Es ist eine vollkommene Korruption. Es werden Stoffe, Kleider, Schuhe, Möbel und andres getauscht, wobei man immer hereinfällt. Auch Radios, Musikinstrumente, Tafelservice, Haushaltsgegenstände etc. Englische Cigaretten werden mit 2,50 pro Stück verkauft und mit 6 Mk.! bezahlt. Ein Brot kostet im Schwarzhandel 60 Mk., ein Pfd. Fett 200 M.

23.10.45

Große Kleiderablieferung für alliierte Gefangene, Arbeiter aus dem Auslande, Flüchtlinge und Herumlaufendes Pack:

6 Handtücher, 3 Kissenbezüge, 2 Frauenhemden, 2 Betttücher, 1 Schlüpfer, 1 Paar Frauenstrümpfe, 1 Bluse, 1 Busenhalter, 1 Kleid, 1 Kleiderschürze, 1 Kleiderrock, 1 Unterhemd, 1 Oberhemd, 1 Paar Stiefel.

Alle Zimmer des Lebensmittelbüros waren vollgestopft. Wer das alles kriegt, weiß keiner. Da wird natürlich viel gestohlen. Das Publikum wird für das Gesindel ganz ausgeplündert.

19.11.45

Im Institut wird wieder eingebrochen. Halbstarke stiegen in die Gewerbehygiene ein. Die ganze Sammlung wird durchwühlt. Desinfektionsschrank, Hosenträger und Pinsel, Spielsachen, Bleihaltige, Stiefel, Handschuhe, Bürsten, Schwämme, Handwärmer, Kisiak, Kästen mit sämtlichen Giftpfeilen, Gebrauchsgegenstände, Militairsäbel, Säbel von 1870, Dum Dum Geschosse, Stahlhelm etc.

Die Geheimpolizei versagt wieder! Wir haben nichts wiederbekommen.

---

[1] Als im Frühjahr 1945 die bedingungslose Kapitulation des Deutschen Reiches absehbar war, vernichteten viele staatliche und private Institutionen und Personen Aktenmaterial, das über eine Nähe zum Regime Aufschluss geben oder die eigene Tätigkeit in ein schlechtes Licht rücken konnte. Auch im Hygienischen Institut wurden Akten vernichtet, so dass es heute sehr schwer ist, die Geschichte des Instituts in der NS-Zeit vollständig aufzuklären.

[2] Heinz Zeiss (1888–1949), Hygieniker und Tropenmediziner, war in der NS-Zeit einer der führenden Vertreter der so genannten Geomedizin, die sich mit der „Erschließung des Lebensraumes im Osten" beschäftigte. Er war maßgeblich daran beteiligt, die Vorstellungen vom „Volk ohne Raum" und von „Blut und Boden" zu prägen und vertrat rassenhygienische Standpunkte. 1924 hatte sich Zeiss in Hamburg in Tropenmedizin habilitiert, im Herbst 1933 wurde ihm die bedeutende Professur für Hygiene an der Friedrich-Wilhelms-Universität in Berlin übertragen.

¬ Seite 196

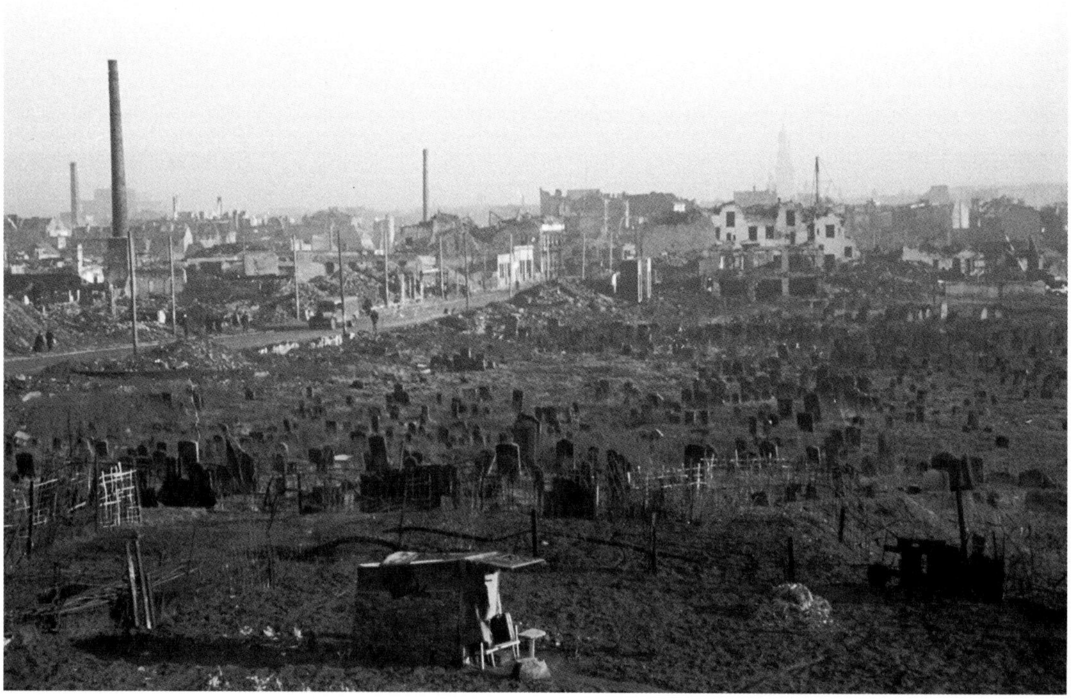

◄
Zerstörter jüdischer Friedhof in der Großen Bergstraße in Altona, 1946. Blick Richtung Reeperbahn

3 Am 3. Mai 1945 wurde Hamburg zur „offenen Stadt“ erklärt, d. h. einem Einzug der Alliierten Truppen wurde kein bewaffneter Widerstand mehr entgegengesetzt.

4 Tatsächlich starb Adolf Hitler (geb. 20. 4. 1889) durch Selbstmord am 30. 4. 1945, zusammen mit seiner Frau Eva, geb. Braun.

5 Alfred Jodl (1890 – 1946), Offizierslaufbahn, Teilnahme am Ersten Weltkrieg. 1925 in den Generalstab übernommen, in der Wehrmacht Aufstieg zum Chef des Wehrmachtsführungsamtes (1939). Jodl wurde Hitlers engster Berater in Fragen der Gesamtkriegsführung, 1940 Beförderung zum Generalleutnant, 1944 zum Generaloberst. Am 7. Mai 1945 unterzeichnete er als Bevollmächtigter von Dönitz, Hitlers Nachfolger nach dessen Selbstmord, die bedingungslose Kapitulation. 1946 wurde er vom Internationalen Militärgericht in Nürnberg zum Tode verurteilt und am 16. Oktober durch den Strang hingerichtet.

6 Die Vereinbarungen der Alliierten sahen hohe Reparationszahlungen und eine weitgehende Demontage der deutschen Industrie vor, die jedoch vor allem in der britischen und amerikanischen Zone bald spürbar verringert wurde. Endgültig endeten die Demontagen und Reparationsleistungen erst mit dem Petersberger Abkommen vom 22. November 1949.

7 Bernhard Nocht und seine Frau nahmen sich gemeinsam am 5. 6. 1945 in ihrem Haus in Wiesbaden das Leben. Auslöser war möglicherweise die verzweifelte Lage, in die das Ehepaar geraten war, da sie ihr Haus hätten verlassen müssen.

8 Heinrich Eisenbarth (7. 7. 1884 – 1. 8. 1950), Tischler, Politiker. Früh Mitglied der SPD und politisch aktiv; 1925 wurde er Leiter des Hamburger Landesamtes für Arbeitsvermittlung und Senator für Jugend, von 1928-33 Senator für Jugend und Gesundheit. In der NS-Zeit zweimal in Haft, bei Kriegsende war er im KZ Fuhlsbüttel inhaftiert. 1945 – 1950 hatte Eisenbarth in verschiedenen Dienststellen Leitungsfunktionen inne, u.a. war er Leiter der Sozialbehörde.

9 Nach der Entlassung von Horst Habs trat zum 1. August 1945 kommissarisch der Flottenarzt Dr. Friedrich Grunske, ein Tropenmediziner und Hygieniker, als Direktor des Hygienischen Instituts an. Er hatte von 1929 – 1932 die Malariastation in Emden geleitet, war am Münchener Hygiene Institut tätig gewesen und während des Krieges bei der Marine eingesetzt. Als Hans Harmsen im Jahr darauf berufen wurde, trat Grunske von dem kommissarischen Direktorat zurück und war bis zu seinem Tode 1949 Leiter der Abteilung für Gewerbehygiene.

►
Bei der Trostbrücke, Innenstadt, 1946. Im Hintergrund das ausgebrannte Patriotische Gebäude, rechts die Commerzbank. Für die Aufräumarbeiten wurden vielfach Frauen eingesetzt, die als so genannte „Trümmerfrauen“ in die Geschichte eingingen

In Schutt und Asche

Bei Kriegsende war die Hälfte des Hamburger Wohnraums und rund 80% des Hafens zerstört. Die Jahre zwischen 1945 und 1948 galten deshalb zunächst der Enttrümmerung der Stadt, denn an eine umfangreiche praktische Bautätigkeit war wegen des Baustoffmangels vorerst nicht zu denken.

Hamburg war bedeckt von 43 Millionen Kubikmetern Schutt. Ganze Stadtteile bestanden nur noch aus Häuserfassaden, ausgebrannten Ruinen und unabsehbaren Trümmerfeldern. Jeder musste mithelfen bei der Trümmerbeseitigung und -verwertung, und so konnten alle Männer zwischen 17 und 65 Jahren von der Militärregierung zu Aufräumarbeiten befohlen werden. Die noch gebrauchsfähigen Ziegelsteine wurden für den Bau neuer Häuser aussortiert, ein Teil des Schutts fand als so genannter Trümmersplitt Verwendung und wurde als Zuschlagstoff im Betonbau benutzt, ungeheure Mengen dienten aber auch beispielsweise zum Verfüllen von Fleeten und Gräben.

Durch eine planmäßige Flächenräumung wurde bis 1948 zunächst die Innenstadt freigelegt, dann stieß man von dort in die zerstörten Wohngebiete vor. Gleichzeitig begann der beschleunigte Bau neuer Wohnhäuser. Bereits am 15. Dezember 1952 konnte Hamburg die einhunderttausendste Wohnung nach der Kapitulation 1945 fertigstellen. Damit war bereits ein Drittel des zerstörten Wohnraums wieder aufgebaut, und die Nissenhütten und provisorischen Unterkünfte verschwanden nach und nach aus dem Stadtbild.

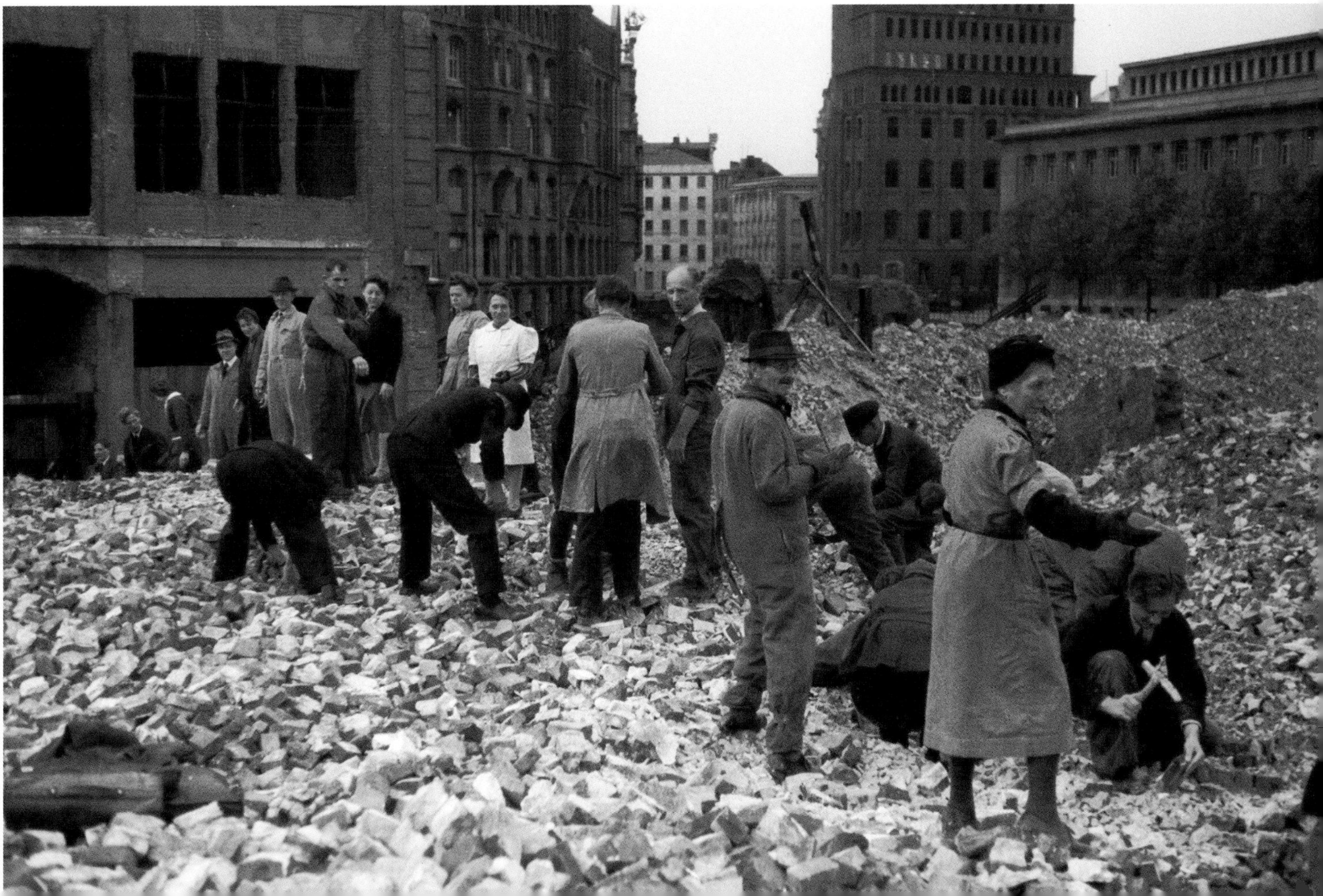

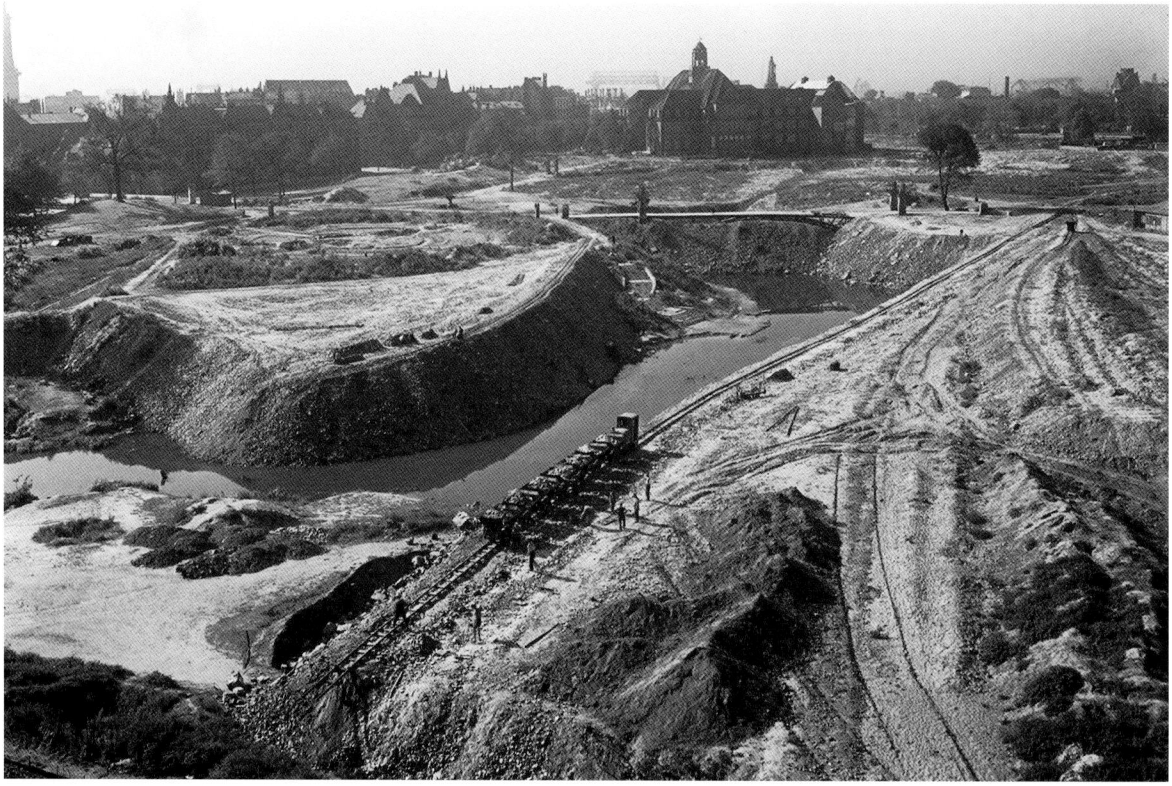

Trümmerbeseitigung in den Wallanlagen, um 1946.
Von den Loren der kleinen Trümmerbahn wurde der Schutt in die Gräben der Wallanlagen gekippt, im Hintergrund das Museum für Hamburgische Geschichte

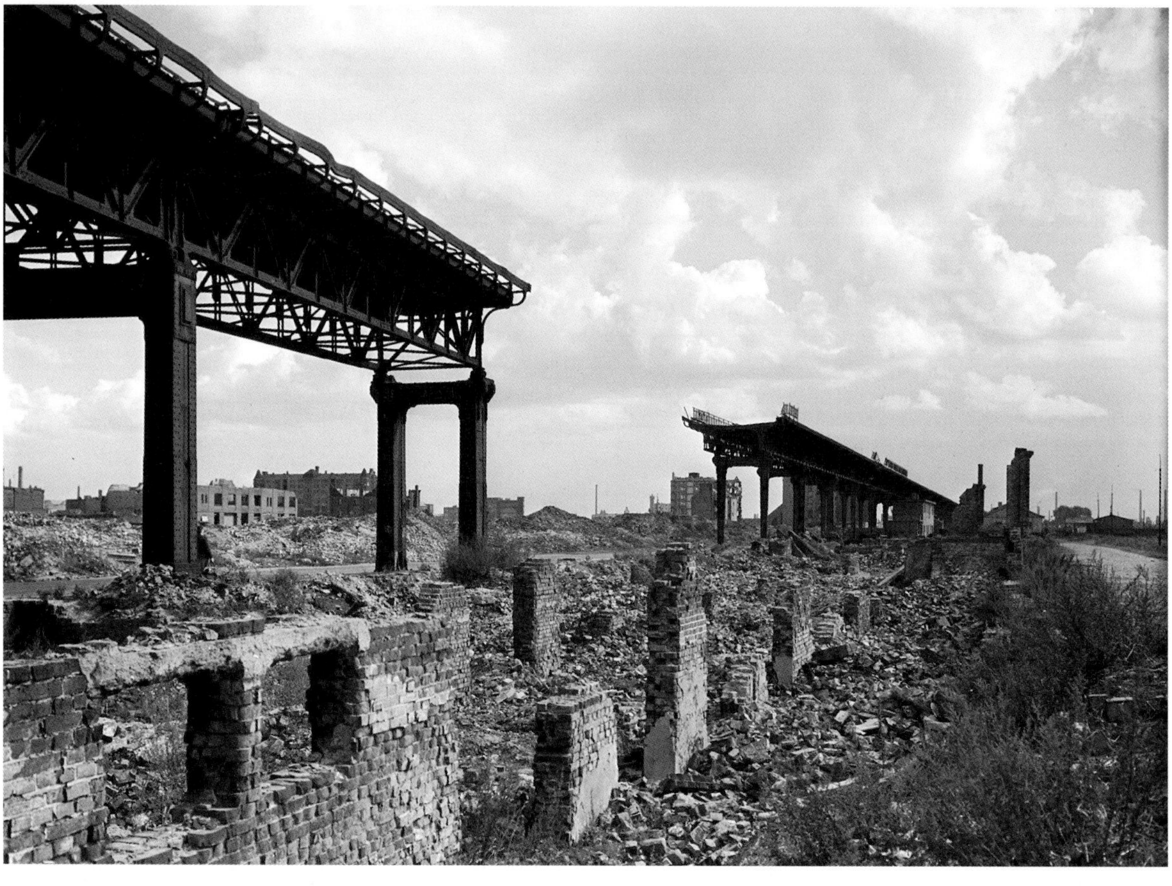

Hammerbrook mit zerstörtem Viadukt der Hochbahnstrecke vom Hauptbahnhof nach Rothenburgsort, um 1946

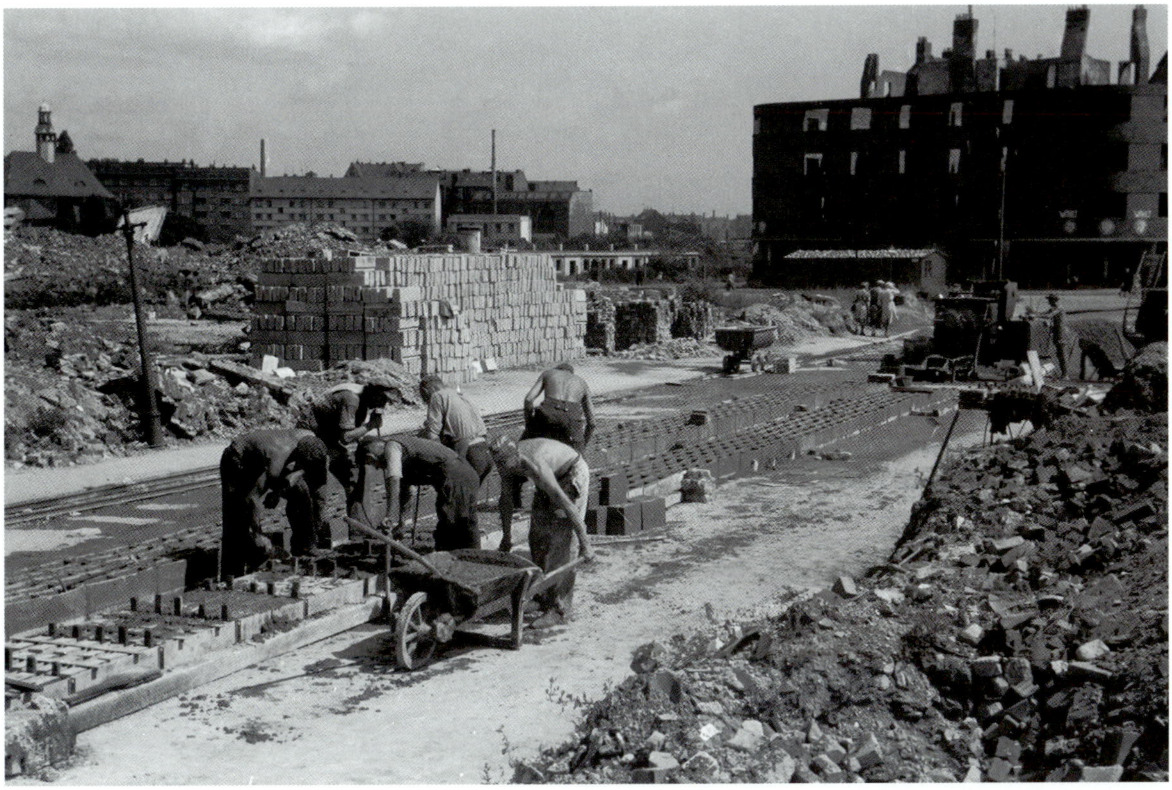

Wie hier zwischen Alsen- und Koldingstraße wurde Trümmersplitt direkt zu Ziegeln verarbeitet, 1946

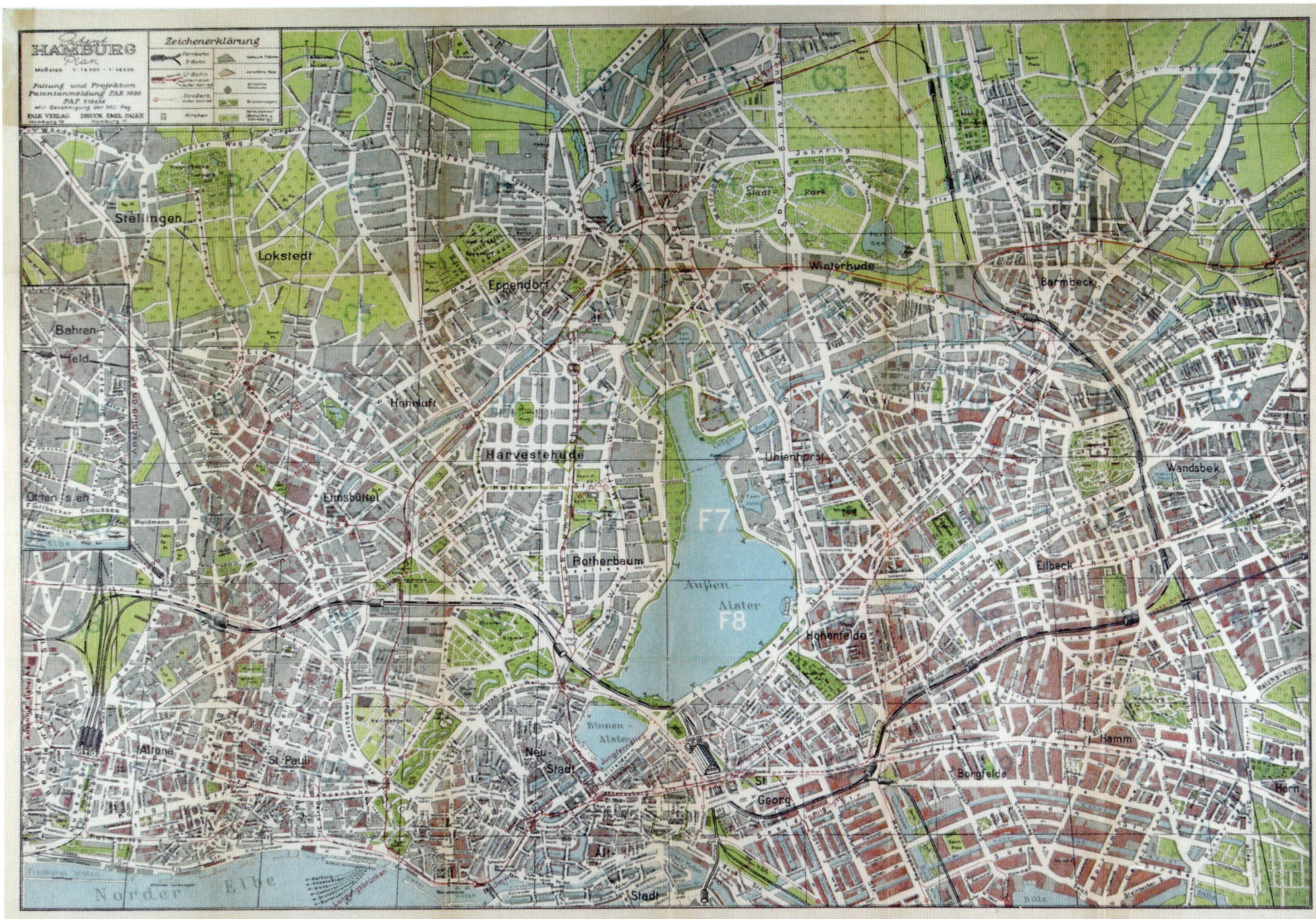

Sonderausgabe des Hamburger Falkplans von 1946, 1996. Die rot markierten Flächen bezeichnen die im Krieg vollkommen zerstörten Stadtgebiete

7.2.46
Ganze Straßenzüge und Straßenviertel, die durch Bomben zerstört wurden, werden abgeräumt und planiert.

1.3.46
Auf Nahrungsmittelkarten gibt es nur noch 800–900 Kal. pro Tag!
Seit November wurden die Ernährungsverhältnisse immer ärmlicher. Die Arbeiter schnitten sich die Steckrüben in Scheiben und rösteten sie nebst trockenem Brot. Überall große Aufregung und Depression.

15.3.46
Der Feuerungsmangel wird immer größer. Beim Nachbar Welker hat man die Gartenbank auf der Straße gestohlen. Griese hat den wunderschönen Magnolienbaum in seinem Garten als Feuerholz abgehauen.

10.4. & 23.4.46
Die Sammlung wird unerhört bestohlen. 227 Stück fehlen.

16.4.46
Degkwitz stellt mir Harmsen vor. Er soll Direktor des Instituts werden, ein Sozialhygieniker. Welches Unglück!!

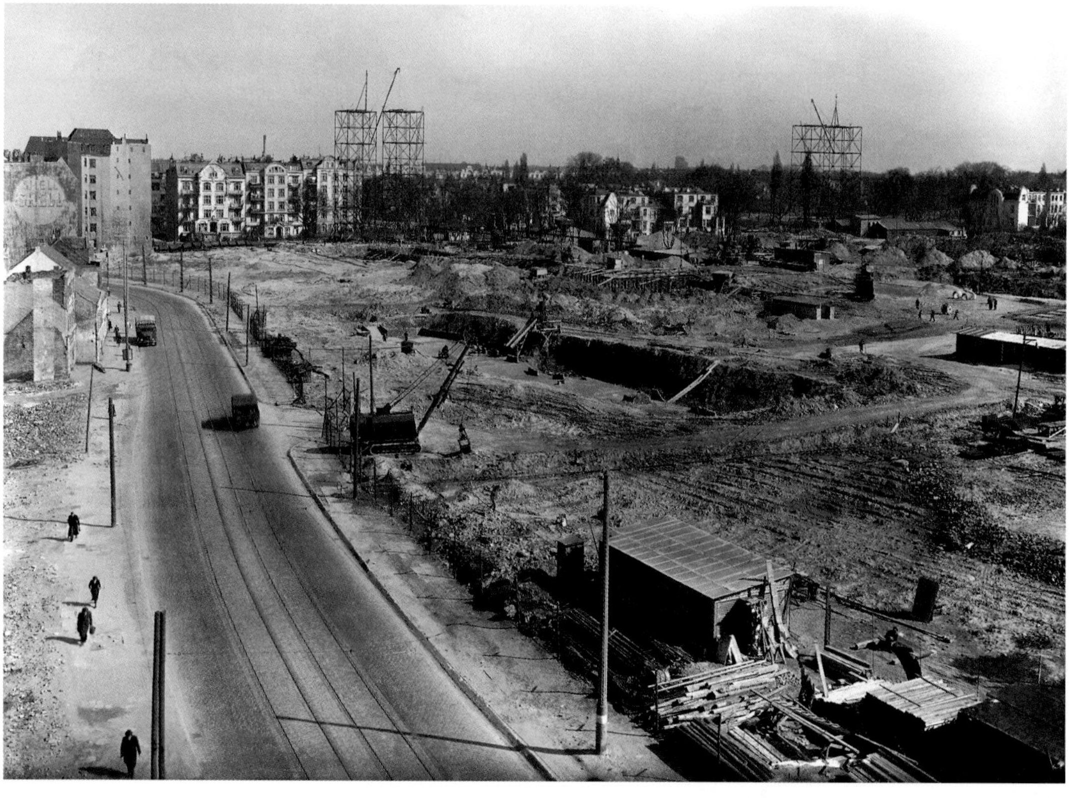

Baugrundstück der Grindelhochhäuser, um 1947

Neues Wohnen am Grindel

Die Grindelhochhäuser setzten im architektonischen Neubeginn Hamburgs ein Zeichen. Das Siedlungsprojekt war von der britischen Besatzung initiiert worden, die in den geplanten zwölf Wohn- und Bürohochhäusern ursprünglich die Zonenverwaltung sowie Wohnungen für die Besatzungsangehörigen unterbringen wollte. Nachdem der Verwaltungshauptsitz jedoch nach Frankfurt verlagert worden war, entstanden hier Wohnungen für rund 3.000 Menschen, konzipiert nach den damals modernsten Erkenntnissen der Grundrissentwicklung.

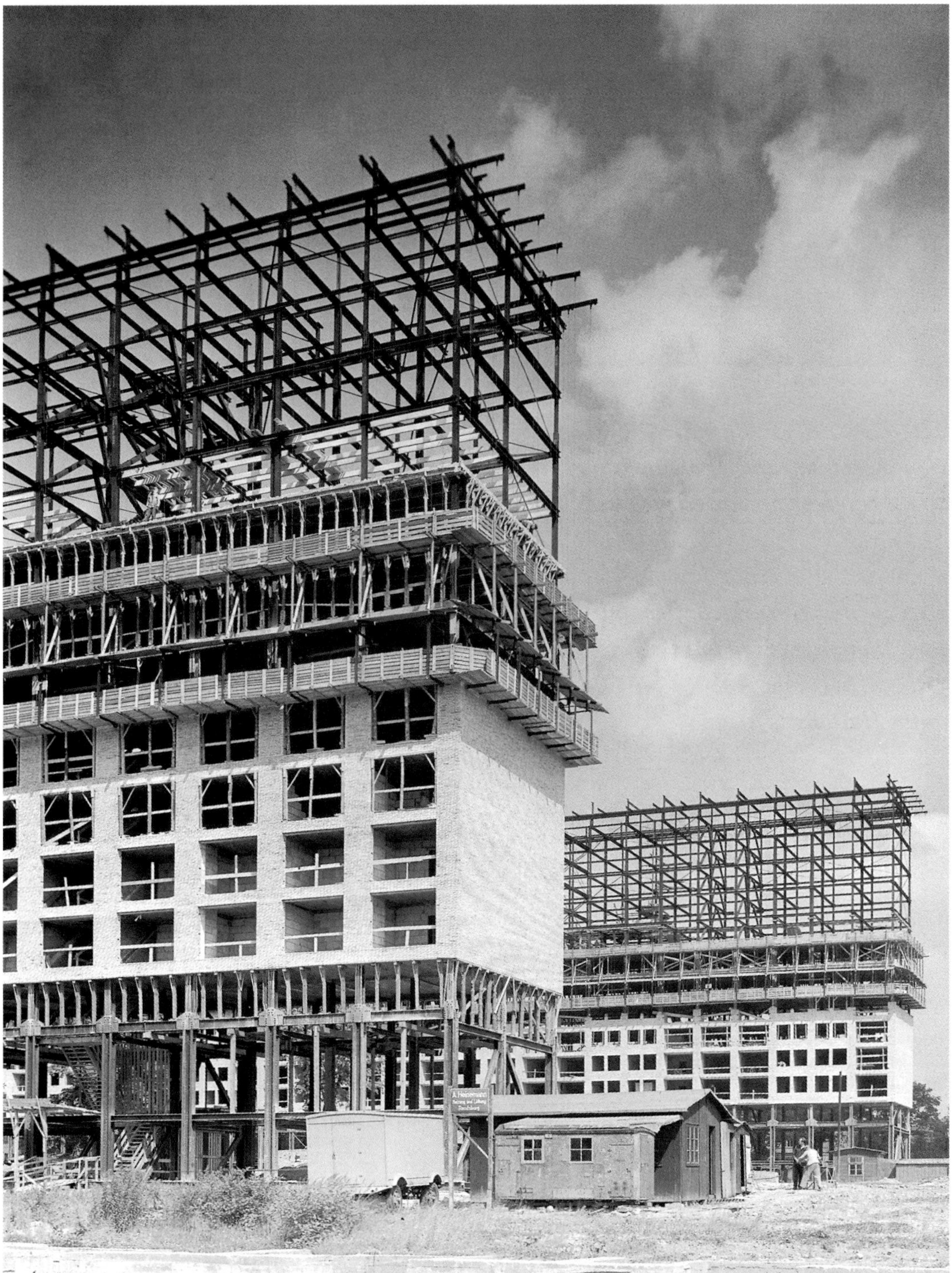

Grindelhochhäuser im Bau, 1949

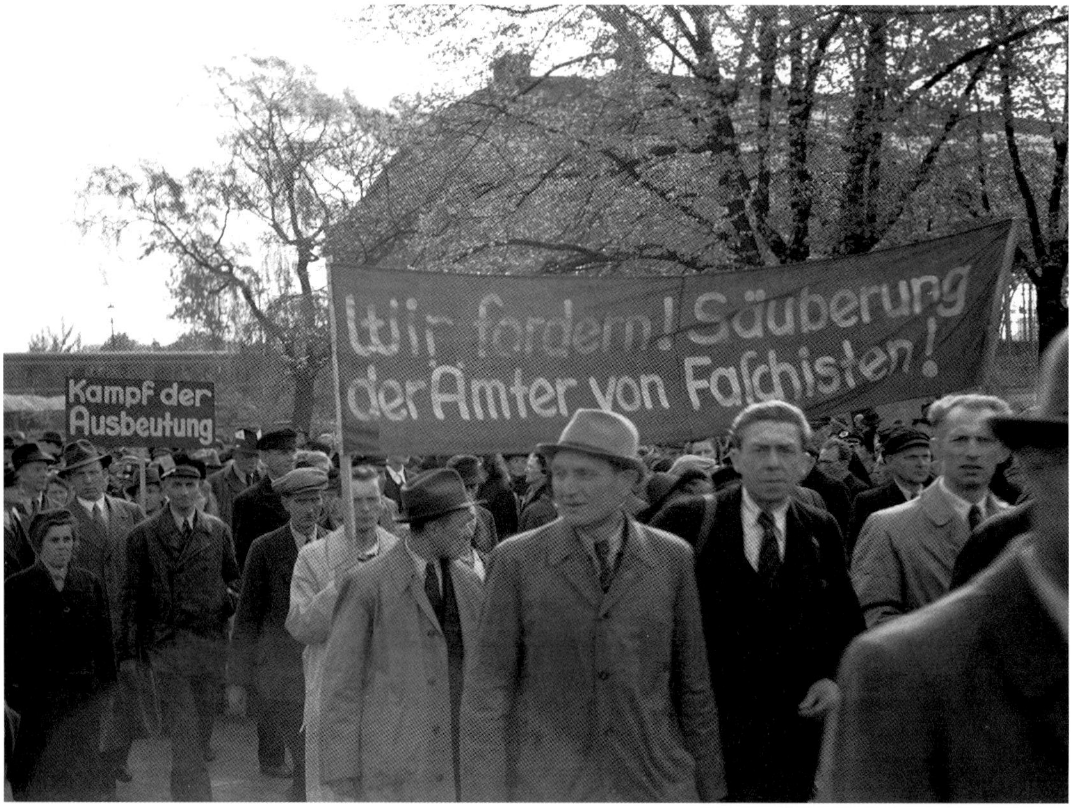

◄
Aufmarsch zur Mai-Kundgebung in Planten un Blomen, 1946

18.4.46
Die Zimmer für Wasser, Kleidung und Wohnungshygiene müssen geräumt werden, weil Harmsen seine Soziale Hygiene hineinverlegen will. Ich bin wüthend.

1.5.46 Maifeier
Es ziehen selbstverständlich die Gewerkschaften mit 100 roten Fahnen. Die ganze Rothenbaumchaussee vom Dammtor bis zu uns ist bedeckt mit der öden Herde von Männern und Frauen. Es war ein trostloser Anblick im Gegensatz zu den Aufzügen der AS und S.S. in ihrer strammen Haltung.

20.5.46
Die Sammlung ist ganz verdreckt. Ich schaffe Ordnung.

31.5.46
Jammervolle Zustände! Es gibt zu wenig Brot, kaum Fett, kein Gemüse, keine Kartoffeln. Das Fett soll trotzdem noch reduziert werden. Es gibt keinen Essig, keine Nährmittel, nur etwas Grütze. Kein Porzellan, keinen Teller, die Tüppel sind alle kaputt, keine Kleider, keine Hüte, keinen Schirm, keine Bendel, keine Eisenwaren, keine Tinte. Tüten müssen mitgebracht werden, ebenso das Einwickelpapier. Papiermangel, kaum Zeitungen. Nur die Parteimitglieder kriegen eine! Eisenbahnen sind stark redu-

►
Grindelhochhäuser im Bau, 1949. Die Häuser wurden überwiegend im Stahlskelettbau errichtet, d. h. der Ausbau der Geschosse erfolgte erst nach Errichtung des stählernen Skeletts

Zwischen 1949 und 1956 wurde die Hochhaussiedlung auf dem Gelände zwischen Grindelberg, Hallerstraße, Brahmsallee und Oberstraße als Musterbeispiel des sozialen Wohnungsbaus fertiggestellt; sie umfasste sechs Gebäude mit 15 Geschossen und weitere sechs mit 10 Geschossen. Der Entwurf stammte von einer achtköpfigen Hamburger Architekten-Arbeitsgemeinschaft, die Durchführung oblag der SAGA (Gemeinnützige Siedlungs-AG).

Der soziale Gegensatz zwischen durchgrünten Villenkolonien, wie es sie in der unmittelbaren Umgebung gab, und rein zweckmäßigen Mietskasernenvierteln sollte hier aufgehoben werden. Mit der Gewinnung von Freiraum – es wurden nur 9% der Grundfläche überbaut statt wie früher 41% – folgten die Architekten dem neuen Leitbild der „aufgelockerten Stadt". Die unterschiedlich großen und verschieden ausgestatteten Wohnungen sorgten für eine soziale Durchmischung des Komplexes, wenn sich auch anfangs nur die Mittelschicht den gehobenen Standard leisten konnte: Einbauküchen, gekachelte Vollbäder und Müllschlucker sowie Gemeinschaftseinrichtungen wie Dachterrassen oder eine zentrale Wäscherei gehörten zur damals vorbildlichen Ausstattung der Gebäude.

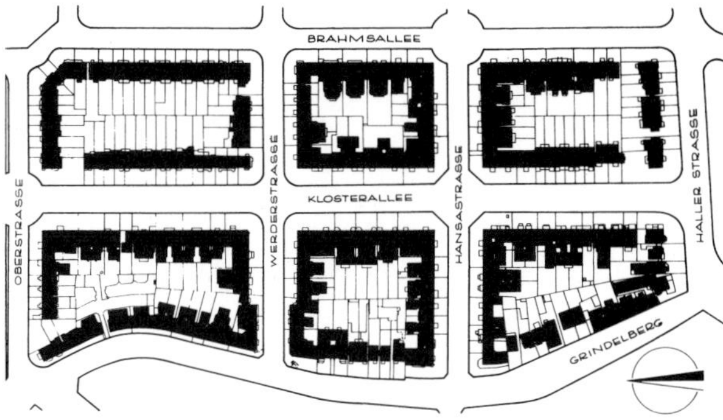

Baugelände der Grindelhochhäuser vor der Zerstörung

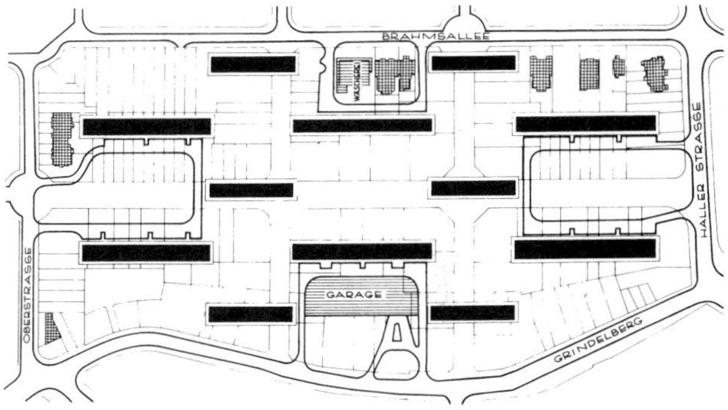

Baugelände der Grindelhochhäuser nach der Neuordnung

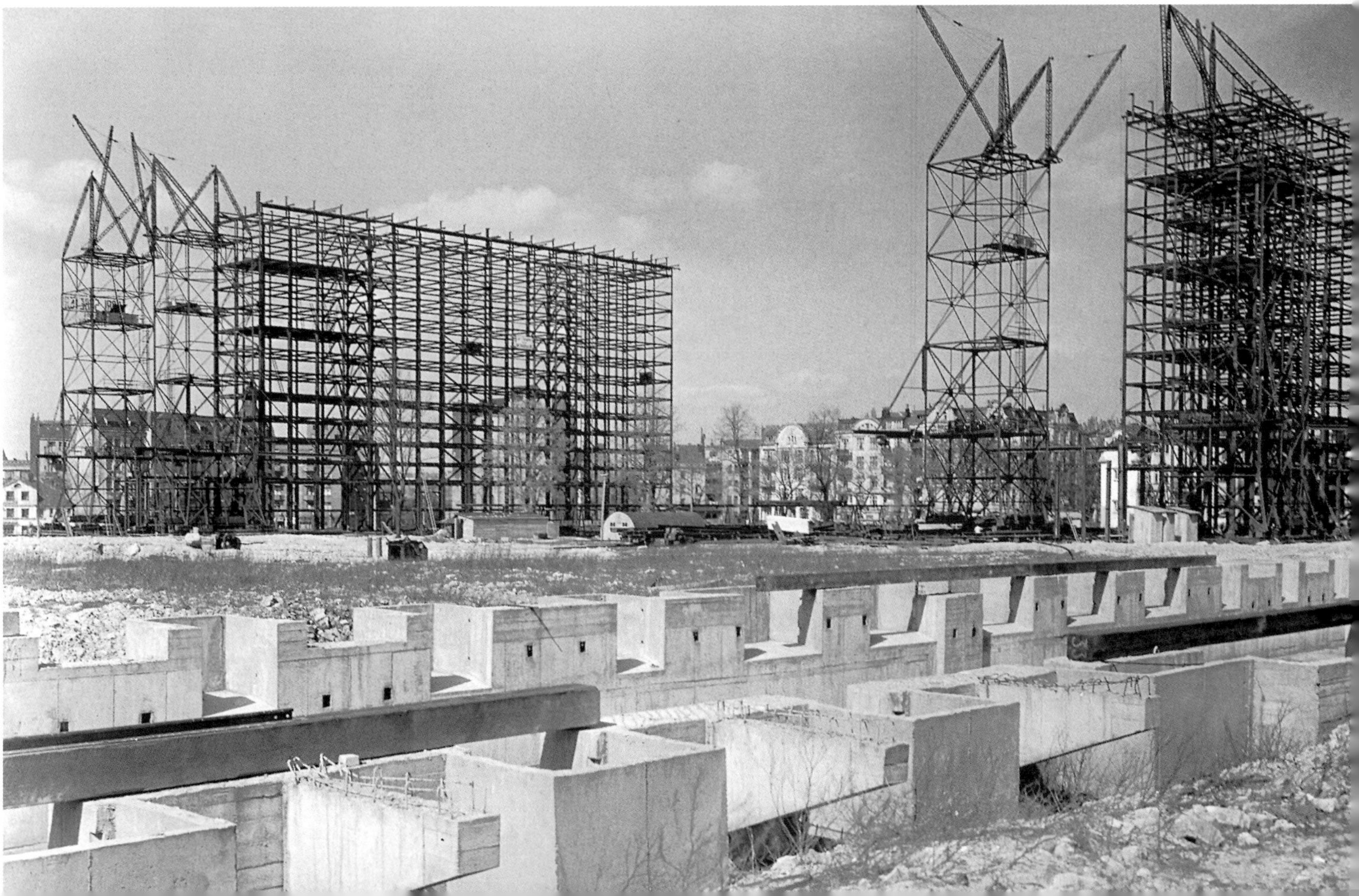

ziert. Große Belästigung beim Reisen. Überall muß man Ausweise haben und mitbringen und stundenlang an den Schaltern warten. Koffer von Kiel nach Hamburg gehen 8 Tage auf der Bahn. Bei der Bahnausgabe steht man 1–2 Std., ehe man den Koffer herausbekommt.

Der Schwarzmarkt blüht weiter: 1 Brot 80 Mk., 1 Ctr. Kartoffel 800 Mk., 1 Pfd. Zucker 80 Mk., 1 Pfd. Butter 260 Mk.

Die Schieberei ist auf der Höhe, auch im Hause. Es schieben die Soldaten, der Koch, das Küchenmädchen mit Uhren, Schmucksachen, Photoapparaten, Löffeln, Armbanduhren etc. Überall ist große Corruption. Gestohlen wird alles, was brauchbar ist. Die Hamsterei ist stark im Gange. Ganze Karawanen fahren nach Lüneburg nach Kartoffeln zu den Bauern und können dort bei der säuischen Gesellschaft etwa 20, 30, 40 Pfd. gegen Bezahlung plus 20–30 Cigaretten ergattern. Ohne Cigaretten gibt es keine Kartoffel, wie auch kein Handwerker, kein Büroarbeiter ohne Cigaretten etwas tut. In den Läden kann man nur mit Cigarettenbestechung weiter kommen. Auf der Nachhausefahrt hängen die Hamsterer wie die Trauben auf den Wagen, sitzen auf den Puffern und auf dem Dach, wobei einige den Tod gefunden haben.

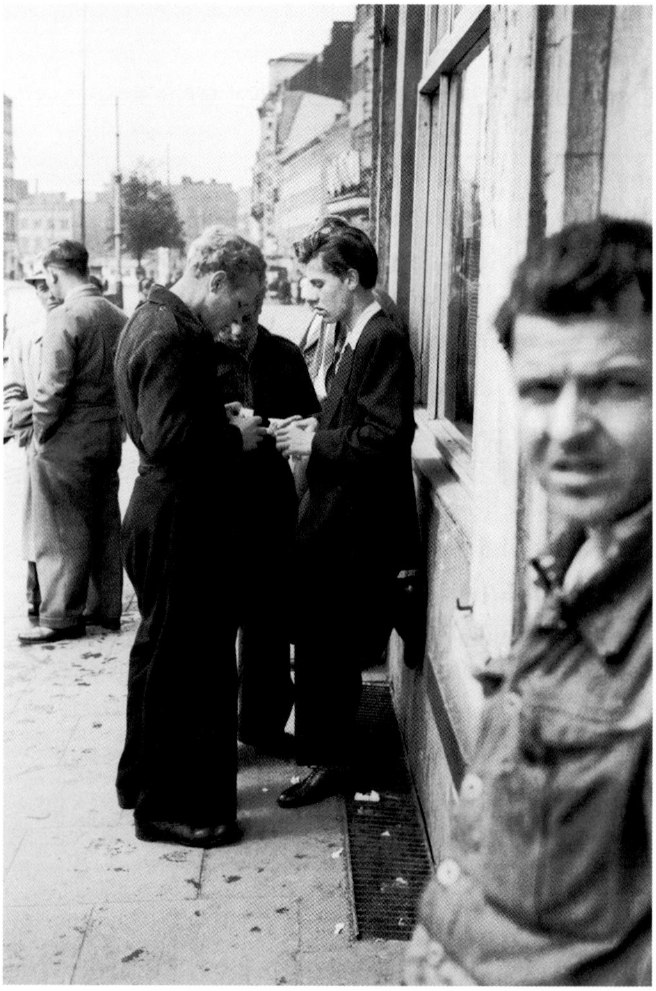

◂ Schwarzmarkthändler, 1948

An der Hamburger Grenze wird vielen der Raub wieder von der Polizei abgenommen. Cigaretten gibt es jetzt nur 40 St. für 45 Tage, also pro Tag 1 Stück. Alle 3 Tage 1 Cigarre!

18. 6. 46

Es werden von den Engländern viele Häuser niedergerissen, auch die noch gut erhalten sind, besonders an der Grindel, wo die Engländer ein englisches Viertel aufbauen wollen.

22. 6. 46

Es wird berichtet, daß wir Ende September das Haus räumen müßten. Ein schwerer Schlag! Wir wissen nicht wohin mit all unseren Schränken, Regalen, Kisten und Kästen. Es bleibt nichts übrig als die Sachen ins Institut zu bringen.

Den ganzen Juni und Juli wird geräumt und gepackt.

▸ Direktor Hans Harmsen, 1950er Jahre

Hans Harmsen – „welches Unglück!"

Wie fast überall war auch im Hygienischen Institut die Arbeitssituation in den unmittelbaren Nachkriegsjahren sehr schwierig. Das neue Institutsgebäude am Gorch-Fock-Wall hatte zwar nur leichte Schäden erlitten, aber es waren mehrere ausgebombte Behörden hier einquartiert – u. a. der Nahverkehr, die Straßen- und Verkehrsdirektion und die Hochbauabteilung –, die rund ein Viertel des Gebäudes belegten. Vom Kriegsende bis zum Herbst 1945 war zudem eine britische Sanitätseinheit in dem Gebäude stationiert gewesen. Zu den räumlichen Problemen kamen materielle Engpässe: Nährböden und Glasgeräte zum Beispiel waren kaum zu beschaffen, darüber hinaus war die Strom- und Gasversorgung limitiert und fiel häufig ganz aus. Nur mit erheblicher Improvisation konnte die Arbeit Schritt für Schritt wieder aufgenommen werden.

Außerdem fehlte nach der Suspendierung von Horst Habs wieder einmal ein Leiter. Die vakante Direktorenstelle des Hygienischen Instituts jedoch mit Hans Harmsen zu besetzen, war gewiss kein Glücksgriff – und zwar aus anderen als den von Neumann beklagten Gründen.

Hans Harmsen wurde am 5. 5. 1899 in Berlin geboren, und noch als Schüler meldete er sich 1916 als Freiwilliger für den Ersten Weltkrieg. Von 1919 bis 1925 absolvierte Harmsen ein Medizinstudium in Berlin und Marburg. Bereits in den 1920er Jahren vertrat er völkische und nationalkonservative Ansichten. Harmsen spezialisierte sich auf die „Sozialhygiene", wo er sich insbesondere mit Fragen der Bevölkerungspolitik beschäftigte. 1927 übernahm Harmsen die Leitung des Referats Gesundheitsfürsorge im „Centralausschuß für die Innere Mission" (heute: Diakonisches Werk) und propagierte in dieser Funktion dezidiert eine „qualitative Bevölkerungspolitik", die eugenische Maßnahmen wie Zwangssterilisationen befürwortete, gleichzeitig trat er für ein Verbot von Abtreibungen ein.

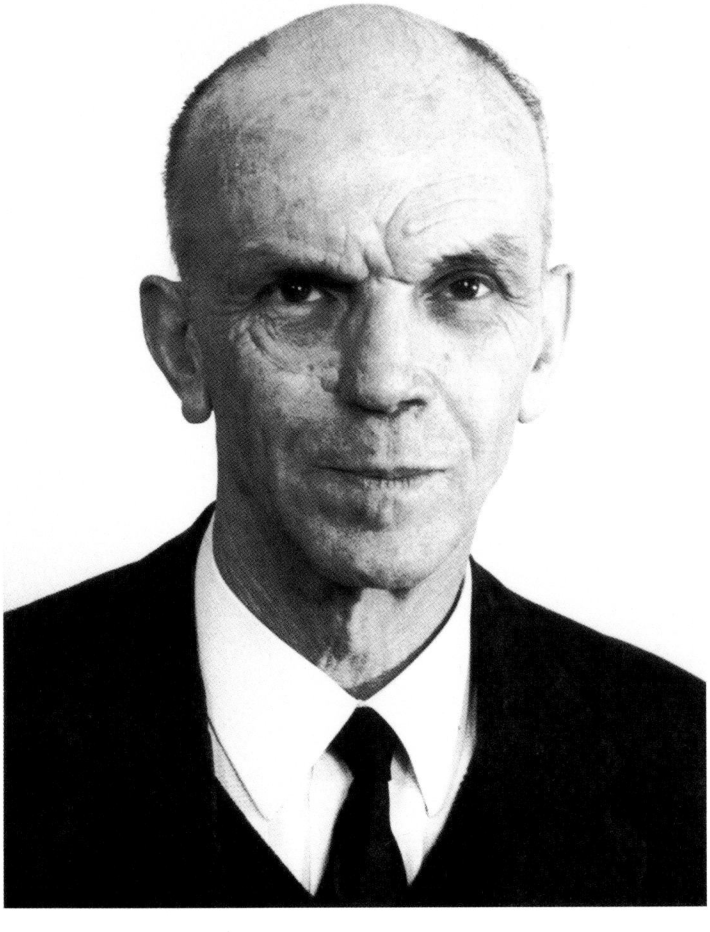

Harmsen nahm als Leiter der „Fachkonferenz für Eugenik" an den Beratungen zum „Gesetz zur Verhütung erbkranken Nachwuchses" teil, das mit Beginn des Jahres 1934 in Kraft trat. Er profilierte sich in der Folgezeit als Vertreter einer so genannten Volksbiologie und sah in der „Vermischung verschie-

29.7.46
Die Angestellten und Arbeiter des Hygiene Instituts mußten von 2 Uhr ab bis 6 Uhr Ziegel aus den Ruinen herausheben und aufsetzen. Eine reine Sklavenarbeit!

1.10.46
Urteil im Nürnberger Prozeß.[1] *12 Generäle etc. werden gehängt. Andere lebenslängliches Zuchthaus. Schamlos!*

13.10.46
Wahl. Man konnte wählen: CDU, SPD, KPD und freie Sozialpartei. Wir wählten Niemand.[2]

24.10.46
Harmsen wurde als Direktor des Instituts eingewiesen.
Grunske ist zum Stellvertreter ernannt, nicht Dr. Kröger, was die Chemiker ärgert.

7.11.46
Harmsen bezieht sein neues Büro: Schwarze Möbel, großer Schrank, Roßhaarstühle.
Die 3 Bilder von Dunbar, Süpfle und mir müssen heraus! Unerhört!

14.12.46
Kein elektrisches Licht bis Abends 9 Uhr.

Vom 15.–24. Dezember dauernd 15–18° Kälte! Keine Kohlen!
Wir frieren. In der Veranda erfroren die Pflanzen (85), darunter sämtliche Kakteen und die Agave.

---

[1] Nach dem 2. Weltkrieg wurden von den Siegermächten Prozesse gegen Deutsche wegen Kriegsverbrechen geführt, so z. B. 1945/46 vor dem Internationalen Militärgerichtshof in Nürnberg. Die Anklage richtete sich gegen 24 führende Angehörige der NSDAP, des Staates und der Wehrmacht und gegen 6 als verbrecherisch bezeichnete Organisationen. Von 12 Todesurteilen wurden 10 vollstreckt; Robert Ley und Hermann Göring verübten vor bzw. nach dem Urteil Selbstmord.

[2] Aus der Hamburger Bürgerschaftswahl ging die SPD mit überwältigender Mehrheit als Sieger hervor. Die Ergebnisse: SPD 43,1%, CDU 26,7%, FDP 18,1%, Sonstige, darunter KPD, 8,6%. Die Wahlbeteiligung lag bei 79%. Erster Bürgermeister wurde Max Brauer.

▶
Hans Harmsen
mit Besuchergruppe,
1960er Jahre

dener Rassen" die Gefahr einer „Volkszersetzung". Harmsen, der zu einem der führenden NS-Rassenhygieniker avancierte, habilitierte 1938 in Berlin, 1942 wurde er als beratender Hygieniker eingezogen und nahm am Nordafrika-Feldzug teil.

Da Harmsen trotz seines Werdeganges nie Mitglied der NSDAP oder einer ihrer Gliederungen gewesen war, konnte er seine Karriere nach 1945 ungebrochen fortsetzen, denn während der Entnazifizierung wurden Wissenschaftler, die nicht Parteimitglied gewesen waren, nur selten überprüft.

Im Dezember 1945 beauftragten die britischen Besatzungsbehörden Harmsen mit der Gründung einer „Akademie für Staatsmedizin". Hier sollten Ärzte für den öffentlichen Gesundheitsdienst ausgebildet werden, denn der Bedarf an „unbelasteten" Medizinern war groß. Diese Akademie wurde im Hygienischen Institut untergebracht, und am 1. Juli 1946 wurde Harmsen auch der Lehrstuhl für Hygiene und die Leitung des Hygienischen Instituts in Hamburg übertragen.

Neumann stand Harmsen von Beginn an ablehnend gegenüber. Er hielt den Sozialhygieniker für *„ein Unglück"* für das Institut, denn dessen wissenschaftlicher Schwerpunkt bedeutete das Ende der Ära der universalhygienischen Ausrichtung des Instituts, wie sie Neumann und auch Süpfle gewährleistet hatten. Auch persönlich war das Verhältnis der beiden durch Differenzen gekennzeichnet. Harmsen lag nichts an Neumanns Sammlung, er war nicht sonderlich beliebt bei seinen Mitarbeitern und zeigte auch nicht viel Fingerspitzengefühl, als er als eine der ersten Amtshandlungen die Porträts seiner Vorgänger – u. a. das von Neumann – aus seinem Büro entfernen ließ.

Dennoch leitete Harmsen das Hygienische Institut bis zum 30. April 1969. Er konzentrierte sich in seinen Forschungsarbeiten auf Fragen der Sozial-, Arbeits- und Städtehygiene sowie auf Sexualhygiene. Hans Harmsen starb im Jahr 1989.

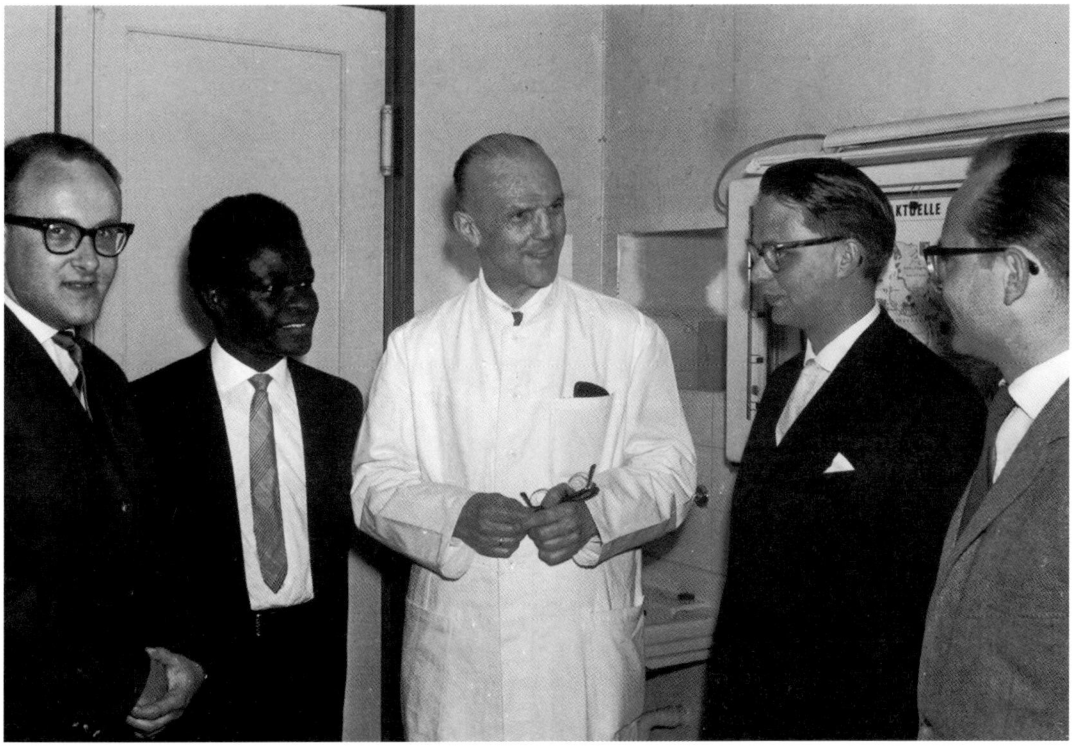

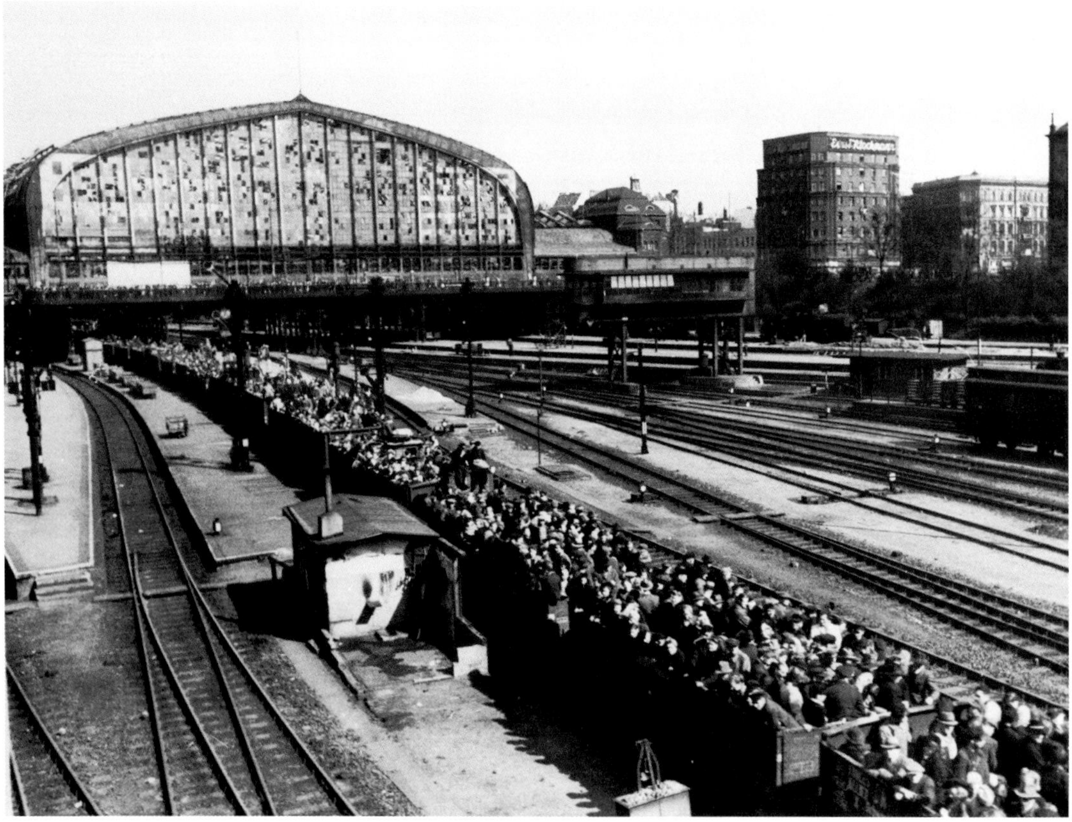

Hamburger Hauptbahnhof, um 1946

1. 1. 47

Electricitätswerk kann kein Strom liefern. Flüße vereist. Daher keine Kohlen. Früh ½7 bis Abends 10 Uhr kein Licht, ohne Kerzen und ohne Petroleum. Sonntags keine Kohlen. Im Hause wurde nicht geheizt, 5 ° Kälte.

2.1.47

Gratulationen. Harmsen kümmert sich nicht um mich, daher nicht gratuliert.

7. 1. 47

20 ° Kälte. 37 Leute sind erfroren. In den Nissenhütten sollen 800 erfroren sein!

9. 1. 47

Es schneit. 17 ° K. Eisiger Wind. Nicht im Institut. Kein Licht 8 – 10, 3 – 8. Schauderhaft ohne Licht zu dösen. Wir hatten keine Kerzen mehr.

Küchenpetroleumlampe an Sievertsen geborgt!

Schneewehen, Wind kalt.

14. 2. 47

Der Verkehr stockt vollkommen. Die Untergrundbahn fährt nicht. Die Elektrische nur bis 8 Uhr. Sie bleibt oft stehen, weil der Strom nicht langt. Die Wagen kleben voller

Der alltägliche Kampf

1947

Die Lebensmittelversorgung war katastrophal, von der genehmigten Zuteilung zu leben war unmöglich. Entsprechend florierten Tauschhandel und Schwarzmarkt. Vor allem während der ersten Nachkriegswinter wurde auch der Mangel an Brennstoff zum Problem, denn die Temperaturen sanken bis auf minus 28°.

Strom gab es nur stundenweise, so dass nicht nur viele Unternehmen reduziert arbeiten mussten, sondern auch die öffentlichen Verkehrsmittel nur wenige Stunden am Tag fahren konnten.

Treibeis im Hafen, Kältewinter 1946/47. Seit Mitte Dezember herrschte ein fast 90tägiger Dauerfrost. Die Transportsysteme brachen zusammen und die Wasserwege froren zu; rasch wurde Heizmaterial knapp, denn die Kohle aus dem Ruhrgebiet konnte nicht nach Hamburg gelangen

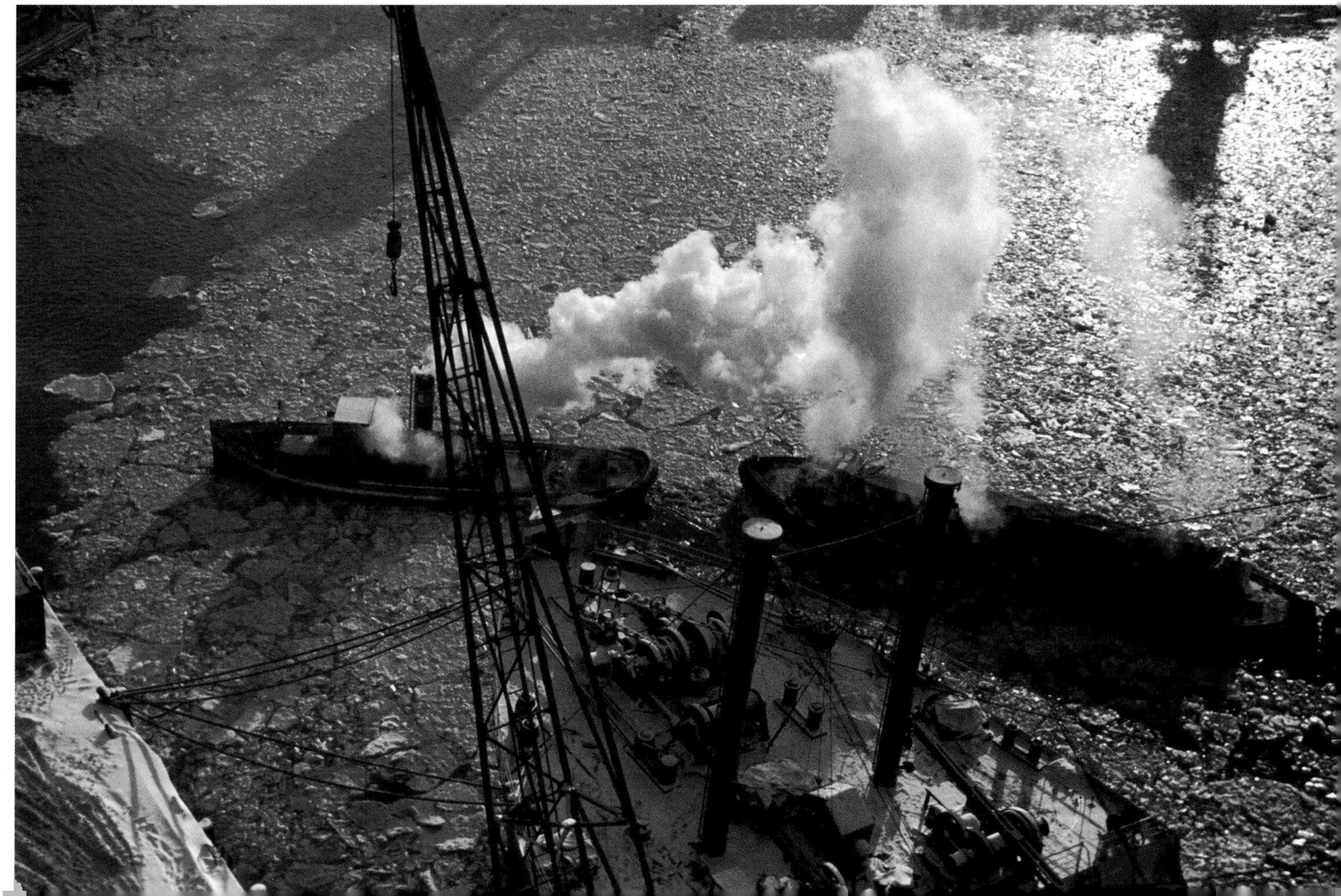

Menschen. Um 9 Uhr mußten alle zu Fuß in die Stadt, weil die Bahn nicht über die Oberstraße heraus konnte.

Eine Tüte kostet in den Läden 20 Pf.

Es gibt kein Holz für Särge. Ein Tischler macht Särge aus Munitionskisten. 200 Stück im Monat. Die Leichen werden in Klappsärgen beerdigt. Der Sarg wieder herausgehoben und von neuem benutzt, wenn die Leiche im Boden liegt. Oder man muß einen Schrank zu einem Sarg hergeben.

Es sind keine Kohlen im Haus, weil die Engländer jetzt fort sind. Daher furchtbare Kälte. Alle Pflanzen in der Veranda erfrieren. Nur 3 ° in der Wohnung. Das elektrische Licht fehlt. Es gibt keine Straßenbeleuchtung mehr. Die Läden sind nur von 9 – 12 offen. Im Institut wird nicht geheizt. Es gibt nur ca. 800 Kalorien. Immer Hunger! Alle Flüsse sind gefroren, keine Zufuhren. Die Eisenbahnen fahren nicht oder mit stundenlangen Verspätungen. Dabei dauernde Kälte und Schnee.

Jetzt wollen die Engländer auch noch ein Electricitätswerk abbauen! Alle guten Lokomotiven und Wagen haben sie nach England geschleppt. Hier fahren nur noch alte Rumpelkisten. Alles geschlagene Holz kommt nach England. Wir haben kein Brennholz mehr.

17. 2. 47

Seit Wochen 12 – 20 ° Kälte.

24. 2. 47

In der Wexpassage brennt es. Die Feuerwehr kann nicht löschen, weil das Wasser in den Schläuchen gefriert.

2. 3. 47

Von heute an keine Elektrische und keine Untergrundbahn mehr, weil keine Kohlen. Bäcker können nicht backen. Kein Brot! Keine Milch, weil die Milchwagen auf der Peute stecken bleiben!

17. 5. 47

Die Franzosen (Gendarmerie) ziehen ein.[1] Lastauto mit 50 Kanister Benzin, 3 Autoreifen, 3 Schreibtische, 6 Polsterstühle, 2 Schränke bringen sie mit.

Man verlangt 2 Betttücher, 1 Kopfkissen und für den Chauffeur Hammer, Zange, Nägel, Säge, Besen, Schaufel, Borstbesen.

Engländer holen ihre Sachen aus der Küche.

Nach[her] kommen mit Lamargen [undeutlich] 2 Deutsche ... [unleserl.] und bleiben über Nacht da. Wünschen 4 Schnapsgläser.

½12 Nachts wird noch telephoniert.

Schöner Anfang mit Schweinerei!

18. 5. 47
Wir haben nichts zu essen! Es fehlt Fleisch, Nährmittel, Gemüse, Käse, Quark, Margarine. Nur trockenes Brot und Thee.

21. 8. 47
Unzufriedenheit im Institut mit Harmsen. Man nennt ihn oben nur den Lümmel, weil er die Leute so schlecht behandelt.

9. 10. 47
Festkaffee, da ich 25 Jahre im Institut war.

Brügmann, Tichazek, Meyer, Kracht und Sorbe. Gestiftet wurde Kaffee, Zucker, Brotmarken, Pflaumen, Bier.

Ich brachte Birnen mit. Sehr gemütlich.

15. 12. 47
½5 – ½10 kein Licht. Es gibt keinen Strom 10 Tage lang.

21. 12. 47
Großer Rummel bis Nachts, Weibereinladungen. Suff, Tanz, alle betrunken. Es sah nun Mitternachts aus wie eine Kaschemme. Ein Kerl mit Schifferklavier war auch da. Alles blieb hier übernacht. Das ist französische Kultur!

25. 12. 47
Regentag. Elly hatte Mohn- und Schokoladenkuchen gebacken. Das war ein sehr festlicher Kaffee. Mittag Wurstl mit Rotkraut.

Wir hatten keine Ruhe an Weihnachten, denn oben in den Stuben und der Veranda war den ganzen Tag bis in die Nacht Weiberbetrieb. Sie sangen, pfiffen und tobten und rasten durch das Haus. Am nächsten Morgen fanden wir im Kohlenkasten in der Küche 3 Condome. Also wieder Bordellwirtschaft. […]

31. 12. 47
Das Jahresende war traurig. Es scheint, der Schnee bleibt liegen.

Wir hatten nichts zu essen und nichts zu trinken. Kein Glühwein, keine Pflaumensuppe, kein Fischsalat, nur am Mittag etwas Kartoffelmansche und eine Fettschnitte von angelassenem Speck von der Carla und eine Tasse Tee mit einem Schuß Rum. Wir hörten um 12 2x Schießerei und dann schlummerten wir ins neue Jahr hinein. Hoffentlich in ein besseres, wie das Verflossene.

---

[1] Die Franzosen gehörten zu einer kleinen Gruppe der französischen Gendarmerie, die offenbar in Hamburg zur Unterstützung der britischen Militärregierung eingesetzt war.

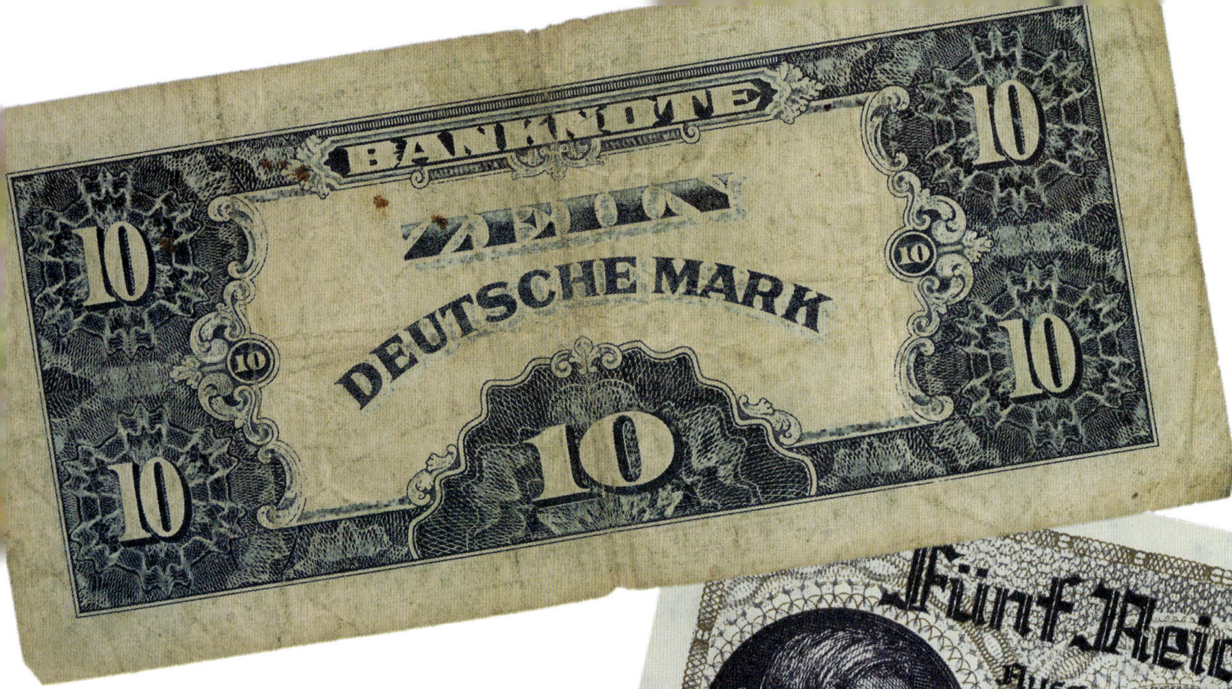

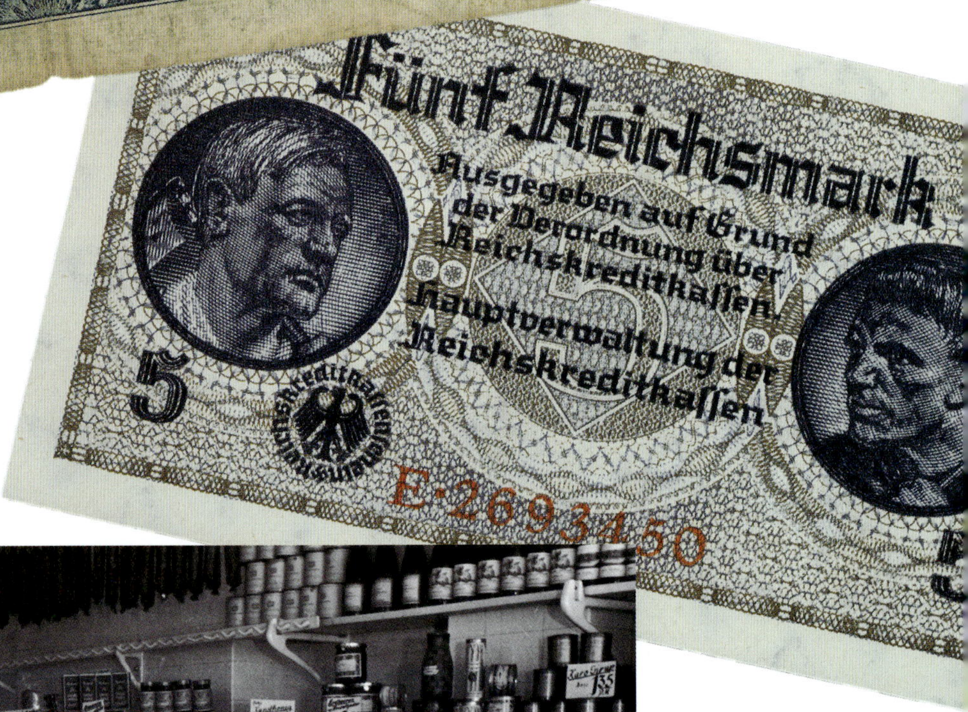

Geldschein nach und vor der Währungsreform

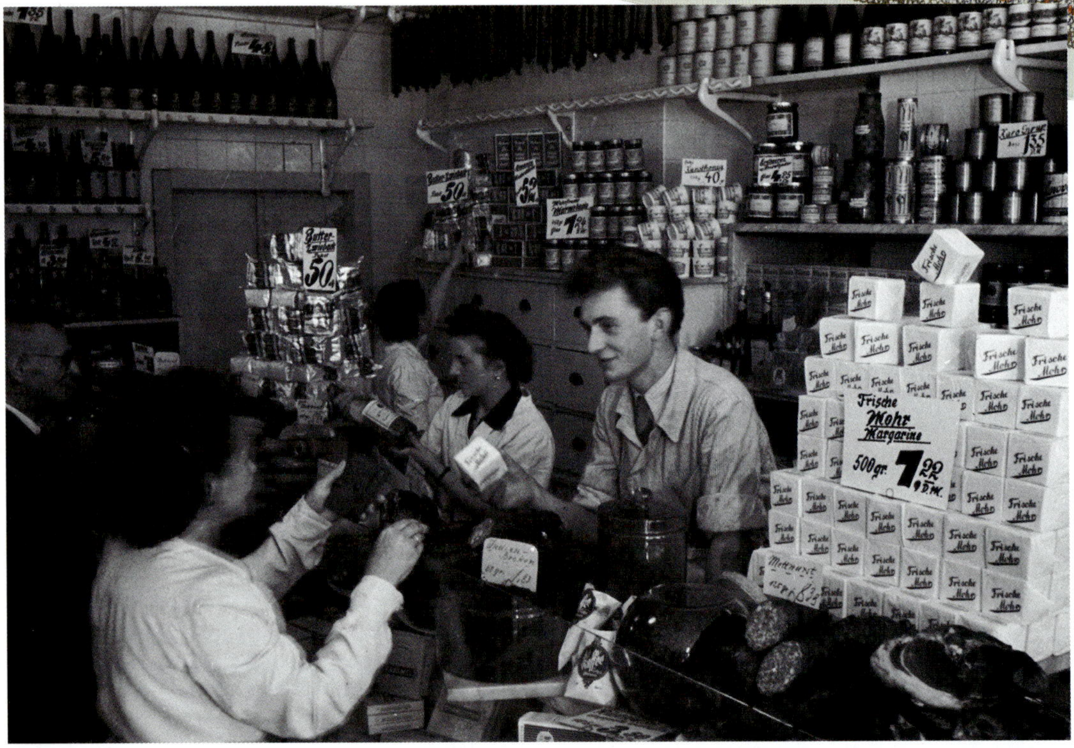

Gefüllte Regale in den Geschäften nach der Währungsreform, 1948. Viele Läden hatten bis zu diesem Tag ihre Ware zurückgehalten, um sie gegen die neue Währung verkaufen zu können

Neues Geld über Nacht

1948

Nach dem Krieg war die deutsche Wirtschaft vollständig zusammengebrochen, dafür blühte der Schwarzmarkt. Ein wirtschaftlicher Wiederaufbau Deutschlands konnte nur gelingen, wenn gleichzeitig eine Währungsreform durchgeführt wurde. Allerdings konnte sich der Alliierte Kontrollrat, der aus den vier Oberbefehlshabern der Siegermächte bestand, darüber nicht einigen. Nachdem der Vertreter der UDSSR dieses Gremium im März 1948 unter Protest verlassen hatte, führten die drei westlichen Besatzungszonen am 20. Juni 1948 gemeinsam eine Währungsreform durch, während die sowjetische Zone drei Tage später ihre eigene Währungsreform vollzog.

Am 20. Juni, einem Sonntag, wurde die Deutsche Mark eingeführt. Zunächst konnten pro Kopf 60 Reichsmark gegen 40 Deutsche Mark eingetauscht werden, dann noch einmal 20 Reichsmark; anschließend wurde Bargeld nur noch im Verhältnis 100 RM gegen 6,50 DM ausgegeben. Löhne, Gehälter und Mieten wurden 1:1 umgestellt, Sparguthaben dagegen nur 10:1, Schulden allerdings auch. Gewinner der Reform waren – neben den Schuldnern – dadurch alle, die Sachwerte besaßen, dazu gehörten auch die Geschäfte, die bis zum Stichtag ihre Waren zurückgehalten hatten.

Die Folge der Währungsreform war, dass nahezu über Nacht der Schwarzmarkt zusammenbrach und die regulären Läden plötzlich wieder eine breite Produktpalette anbieten konnten. *„Auf einmal ist wieder alles da!“* Dieser Effekt, den auch Neumann beschrieb, war wohl das im positiven Sinne markanteste kollektive Erlebnis der westdeutschen Nachkriegszeit.

Vor der Emilie-Wüstenfeld-Schule in Eimsbüttel am Tag der Währungsreform, 20. Juni 1948. Vor den Ausgabestellen gab es überall lange Schlangen von Menschen, die ihr Geld umtauschen wollten

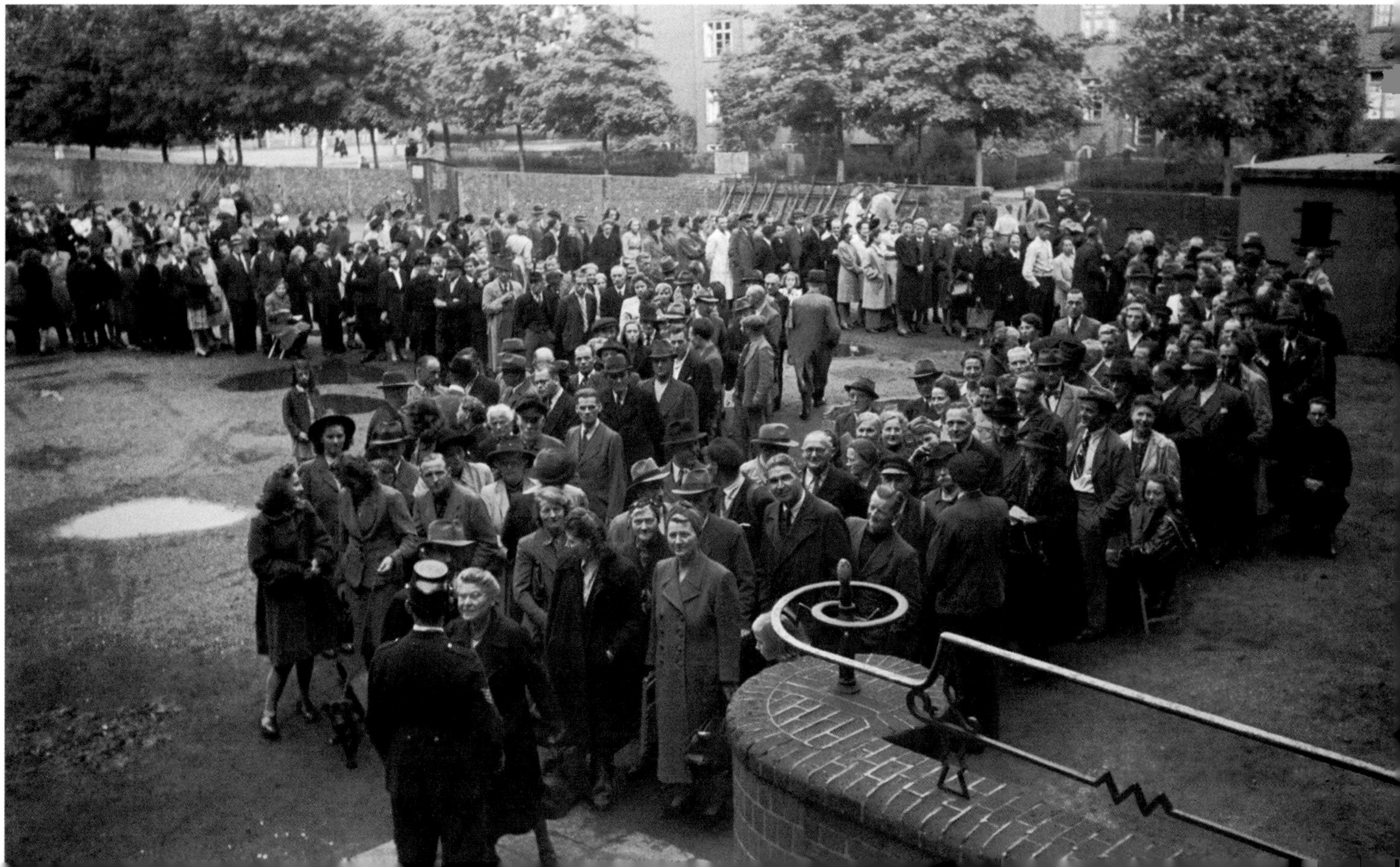

11.4.48
Abends nichts zu essen. Trockenes Brot und Kaffee. Überhaupt steht es faul mit der Ernährung. Man weiß nicht was man kochen soll. Kein Gemüse, kein Fisch. In den Läden kann man jetzt schon schwarz kaufen, ganz offiziell. [...]

28.4.48
Abbaukommission will die Sammlung sehen. Es war für 1 Uhr vorgesehen, aber sie kamen schon ½10. Harmsen „führte", d.h. er jagte mit ihnen durch und sie sahen gar nichts. In 5 Minuten durchgejagt. Mir sehr fatal, weil ich alles schön zeigen wollte.

Es war verunglückt und bei dieser Gelegenheit hätte man schön renommieren können. Aber Harmsen wollte sich zeigen.

3.6.48
[...] Den ausgefüllten Nazibogen bringt Dr. Kröger zur Universität, wo man mich in Gruppe IV einreihen wollte. Er bittet um Gruppe V, was auch genehmigt wird. Er muß aber noch schriftlich mit Kaiser niederlegen, daß ich kein Nazi bin. Es ist unglaublich, daß ein Nazi nicht einmal eine wissenschaftliche Arbeit schreiben darf!

8.6.48
[...] Entnazifizierung in Gr. V erledigt. Gott sei Dank! Nun bin ich officiell kein Hitlermann. [...]

17.6.48
Die Währungsreform in Sicht.

Die Leute kaufen wie verrückt. Das nutzloseste Zeug, um das Geld los zu werden. Ein Betrunkener warf 100 Mk. Schein auf die Straße. Preise steigen unerhört. 1 Pfd. Butter 500 Mk., 1 Brot 80. In den Läden wird alles zurückgehalten und es gibt nichts zu kaufen. 1 amerikanische Cigarette 18 Mk. 1 Decke = 100 Mk.

20.6.48
Sonntag. Tag des Geldwechsels. Währungsreform. [...]

Elly wäscht große Wäsche im Wecktopf. Das Waschen in der Maschine ging nicht, weil das Rad eingeklemmt war. Elly ging zum Wirtschaftsamt und wollte Geld holen, aber sie wurde an die Bank bei der Untergrundbahn verwiesen. Ich ging gegen 5 Uhr dahin. Viele Hunderte Menschen warteten auf der Straße. Ich wurde aber mit 80 Jahren gleich vorgelassen. Für uns beide 120 Mark altes Geld eingezahlt, dafür erhielt ich 1 Schein 50 M., 1 à 20, 1 à 5, 1 à 2 und 1 à 1 M. = 80 Mk. Das war alles. Nun sind wir alle arme Leute geworden.

War Neumann ein Nazi?

Neumann war am 26. April 1933 Mitglied der NSDAP geworden und befand sich damit in Gesellschaft der meisten Abteilungsleiter und vieler Mitarbeiter des Hygienischen Instituts. Soweit wir heute wissen übernahm er keine Parteiämter und versicherte später stets, kein überzeugter Nationalsozialist gewesen zu sein. Neumanns Aussage scheint auch glaubwürdig, doch wirklich überprüfen lässt sie sich letztlich nicht, weil er die wichtigste Quelle – seine Tagebücher – nach seiner Emeritierung komplett überarbeitet und vermutlich auch „entschärft" hat.

Dass Neumann sehr deutschnational dachte und dass er latent antisemitisch war, wird jedoch deutlich und die Tatsache, dass derartige Äußerungen gewissermaßen unzensiert überliefert sind, lässt den Schluss zu, dass er diese Positionen auch später noch überzeugt vertrat. Ihn deshalb als aktiven Nationalsozialisten zu bezeichnen, ist aber sicher unzulässig. Seine Anschauungen und sein Verhalten unterscheiden ihn nicht von der Mehrheit der deutschen Bevölkerung, den „Mitläufern", die die *„schneidigen Reden"* Hitlers und die neue innen- und außenpolitische Aufbruchstimmung durchaus hoffnungsvoll beobachteten und sich von der geschickten Propagandamaschinerie des neuen Regimes mitreißen ließen.

Andererseits zeugen viele der Tagebucheinträge auch von ehrlicher Missbilligung und Ablehnung der vielen neuen NS-Gesetze, insbesondere der Ariernachweise, die er als *„widerliche Naziriecherei"* bezeichnete. Und wenn es um Neumanns Geldbeutel oder sein privates Umfeld ging, war seine Empörung sicher echt – nicht von ungefähr gibt es seitenlange Einträge zur staatlich verordneten Demontage seines eisernen Gartenzauns. Auch innerhalb des Hygienischen Instituts riefen viele der bürokratischen Neuerungen Neumanns Protest hervor, was aber vermutlich auch damit zusammenhing, dass seine eigenen Machtbefugnisse infolge der neuen politischen Machthaber empfindlich eingeschränkt wurden. Die Zwänge, als altehrwürdiger Institutsleiter etwa an Schulungsabenden, Aufmärschen oder politischen Versammlungen teilnehmen zu müssen, widerstrebten ihm ebenso wie die Unterordnung unter plötzlich einflussreich gewordene Parteigenossen, wie zum Beispiel Friedrich Lorentz.

„... officiell kein Hitlermann"

Im Sommer 1945 begannen in der britischen Besatzungszone die Entnazifizierungsverfahren. An erster Stelle waren es die Mitarbeiter des Öffentlichen Dienstes, die mittels Fragebögen erfasst und auf ihre NS-Vergangenheit überprüft wurden. Auf der Grundlage der Ergebnisse wurden dann Entlassungen und Suspendierungen vorgenommen, doch möglichst ohne dass die Arbeitsfähigkeit der Verwaltungen allzu sehr beeinträchtigt wurde. Gegen Ende des Jahres 1945 wurden Entnazifi-

21.6.48
Der schwarze Markt war sehr belebt, aber die Preise sanken rapid. 1 Butter 10,– Speck 12, Kaffee roh 12, Kaffee geröstet 15,– 50g Tabak 3, 1 amerikanische Cigarette 50 Pf. 1 Pfd. Kirschen 1 M. 1 Tafel Schokolade 5, Zwiebeln 1 M. 1 Deutsche Cigarette 20 Pf.

3.7.48
In den Läden ist auf einmal wieder alles da!

18.7.48
Kriegsgefahr. Russen hatten die Zufahrt nach Berlin gesperrt.[1] *Versorgung nur durch Luftschiffe. Man verlangte Freiheit der Luftfahrt, aber die Russen machten nicht mit. Was wird nun. Konferenzen hin und her und jetzt am 9.9.48 immer noch auf demselben Fleck. Die Russen ziehen alles hinaus und die Alliierten wagen kein energisches Mittel.*

1.12.48
Bei Tietz. Läden vollgestopft mit Weihnachtssachen. Viel Publikum. Nicht zum Durchkommen. Sie haben viel Geld nach dem 1. und kaufen, obwohl alles sehr teuer ist.

---

[1] Wenige Tage nach der Währungsreform wurde die DM auch in den Westsektoren Berlins eingeführt. Die Sowjets sperrten daraufhin in der Nacht zum 24. Juni 1948 die Zufahrtswege nach West-Berlin und schränkten die Gas- und Stromversorgung der Westsektoren drastisch ein, kurz darauf wurden die Beschränkungen zu einer vollständigen Blockade. Die Sowjets wollten damit den geplanten Zusammenschluss der drei Westsektoren zu einem gemeinsamen Bundesstaat verhindern. Auf Initiative des US-Militärgouverneurs Lucius D. Clay versorgten die West-Alliierten Westberlin über eine Luftbrücke. Mit rund 200.000 Flügen von „Rosinenbombern" wurden etwa 1,5 Millionen Tonnen lebenswichtiger Güter in den Westteil Berlins transportiert. Im Mai 1949 schließlich gaben die Sowjets die Berlin-Blockade auf, die für sie zu einem wachsenden Prestige-Verlust geführt hatte und die antikommunistische Stimmung im Westen verschärfte. Die Berlin-Blockade war ein erster Höhepunkt des Kalten Krieges und führte zur Teilung Berlins.

▸
Erster Selbstbedienungsladen der Bundesrepublik: „Produktion"-Filiale am Berliner Tor, 1949

zierungs-Ausschüsse eingerichtet – so genannte Spruchkammern – die über die Einzelfälle entschieden. 1946 wurden die Kategorisierungen von Stufe I bis V eingeführt; Kategorie I bedeutete: Hauptschuldige, II: Belastete, III: Minderbelastete, IV: Mitläufer, V: Entlastete. Die Einstufung richtete sich vor allem nach der Dauer und Art der Parteimitgliedschaft, den übernommenen Ämtern und – soweit nachprüfbar – den individuellen Handlungen. Mit Sanktionen hatten in der Regel nur jene zu rechnen, die in Stufe III oder höher eingestuft wurden.

Da Neumann zu dem Zeitpunkt bereits pensioniert war, stellte sich die Frage einer Suspendierung nicht, allerdings drohte ihm im schlimmsten Fall die Streichung der Pension oder die Entziehung der Lehrbefugnis. Beides wurde aber nicht verfügt, wohl weil Neumann keine Ämter in der Partei übernommen hatte und auch nicht als enthusiastischer Aktivist aufgetreten war.

Neumann wurde zunächst in die Stufe IV: Mitläufer eingeteilt, im Berufungsverfahren wurde er 1948, wie auch viele andere in der britischen und amerikanischen Zone, zurückgestuft auf V: Entlastete. *„Gott sei Dank! Nun bin ich officiell kein Hitlermann"* – Neumanns Stoßseufzer kam aus vollem Herzen. Ob er mit diesem Schiedsspruch zutreffend beurteilt worden ist, können wir heute letztlich nicht mehr klären.

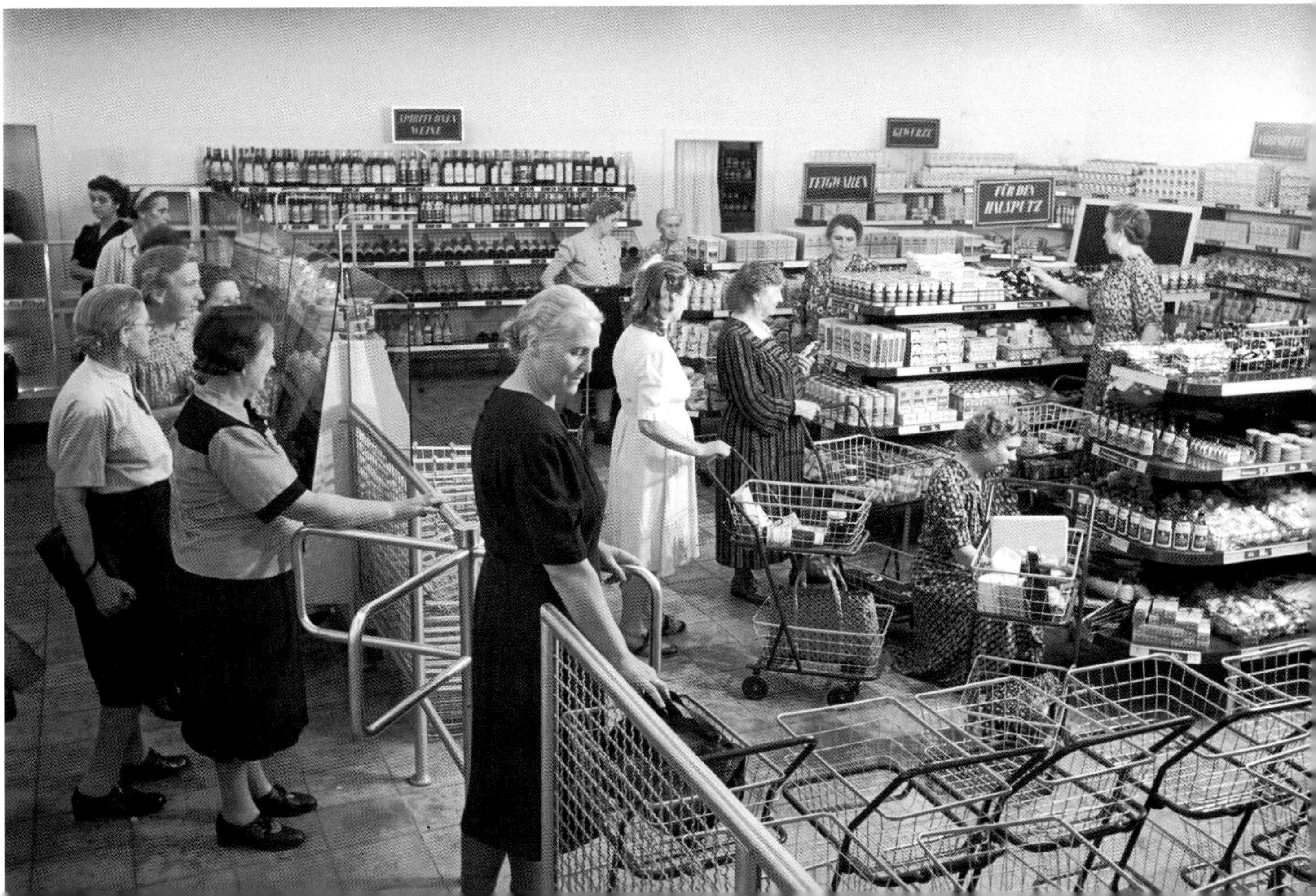

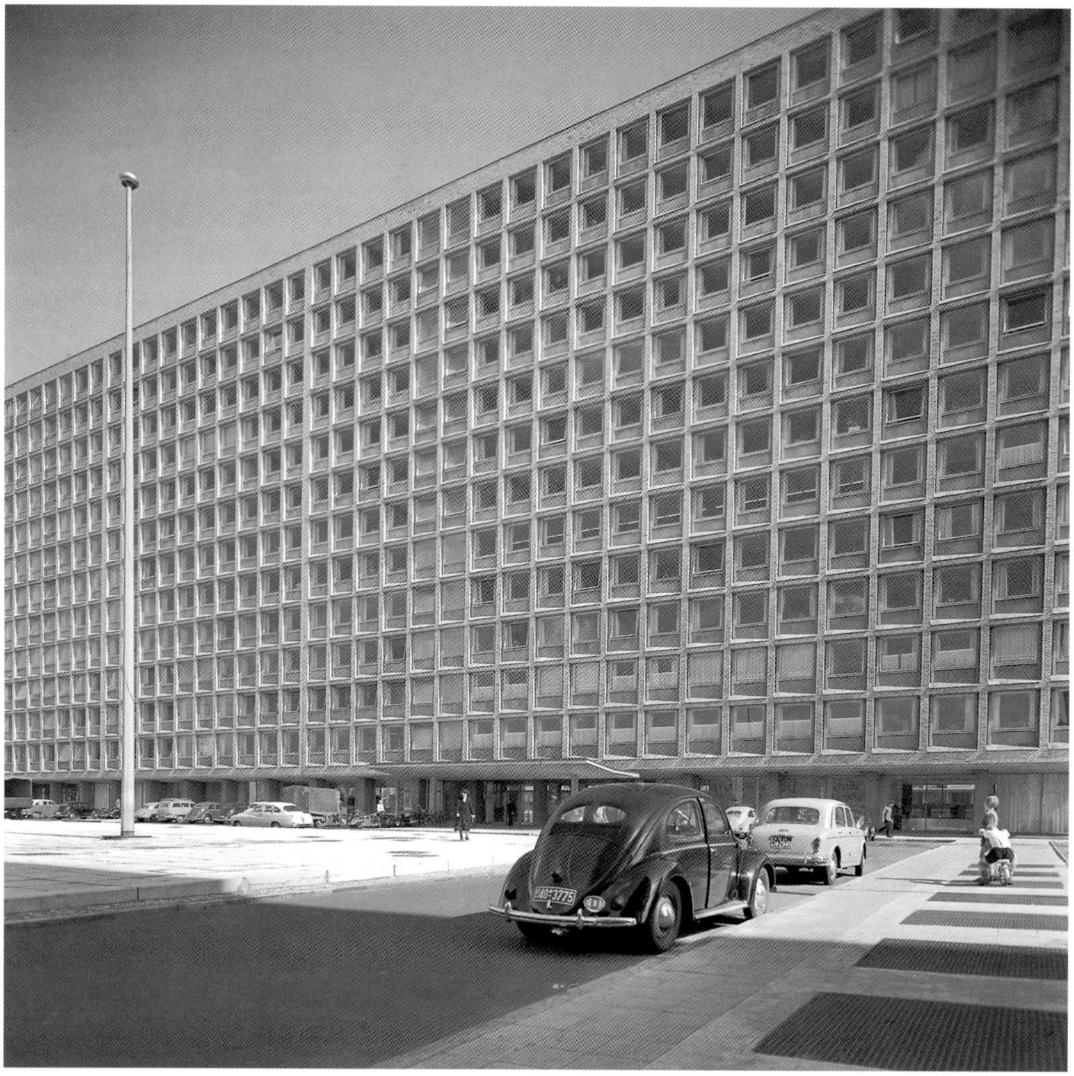

◄ Grindelhochhäuser nach Fertigstellung, 1954

14.4.49

An der Grindel werden 14stöckige Häuser gebaut. Es gibt wieder Fische im freien Handel. Die Bautätigkeit nimmt überall zu. Wer hat das Geld dazu? An den zerstörten Straßenecken entstehen überall Holzbuden und 1stöckige Gebäude für Läden, wodurch das Stadtbild nicht verschönert wird. Der Autoverkehr nimmt zu, alle Plätze sind besetzt. Der Straßenhandel, besonders mit Zuckersachen und Schokolade, blüht.

8.6.49

Am Hauptbahnhof, wo früher der Berliner Hof stand, etabliert sich ein ganzer großer Markt mit ca. 150 Buden. Man kann dort alles kriegen, was man für den Haushalt braucht, aber auch eine Menge Würstelbuden, Pfannkuchenbuden, Zuckerzeug und Obst.

Die Markthalle resp. Blumenhalle blüht wieder auf. Es gibt Brot, geräucherte Fische, Nahrungsmittel, Gemüse, Butter, Wurst, Fleisch etc.

► Verkaufsbuden beim Hauptbahnhof am Beginn der Mönckebergstraße, 1949. Das Dach des Hauptbahnhofes ist noch nicht wieder verglast

Der Weg in die Demokratie

In der Nachkriegszeit dominierten in allen vier Besatzungszonen zunächst vier Parteien die politische Landschaft: SPD, KPD, CDU (in Bayern die CSU) und die Liberalen. Auf massiven Druck der Besatzungsmacht mussten sich in der Sowjetischen Besatzungszone die Kommunistische Partei und die Sozialdemokraten zur SED, der Sozialistischen Einheitspartei, zusammenschließen. Die bürgerlichen Parteien blieben dort zwar noch bestehen und waren auch weiterhin in vielen Gremien vertreten, verloren faktisch jedoch ihre Bedeutung.

Diese Zweiteilung Deutschlands hatte sich bereits bald nach Ende des Krieges abgezeichnet, endgültig zerbrach die Allianz der Westalliierten mit der Sowjetunion 1946/47. Eine gemeinsame Viermächte-Regierung über Deutschland scheiterte. Mit der Gründung der so genannten Bizone der USA und Großbritanniens am 1. Januar 1947 wurde eine getrennte staatliche Entwicklung im Westen und Osten Deutschlands eingeleitet, die durch die Berlin-Blockade 1948 noch beschleunigt wurde. Mit dem vom Parlamentarischen Rat erarbeiteten „Grundgesetz für die Bundesrepublik Deutschland", das von den Militärgouverneuren genehmigt und am 23. Mai 1949 verkündet wurde, war die Gründung der Bundesrepublik Deutschland vollzogen.

Etwa zeitgleich wurde in der Sowjetischen Besatzungszone die Verfassung der Deutschen Demokratischen Republik ausgearbeitet. Die am 7. Oktober 1949 über Einheitslisten gewählte „Provisorische Volkskammer" wählte Wilhelm Pieck zum Staatspräsidenten und setzte die beschlossene Verfassung in Kraft.

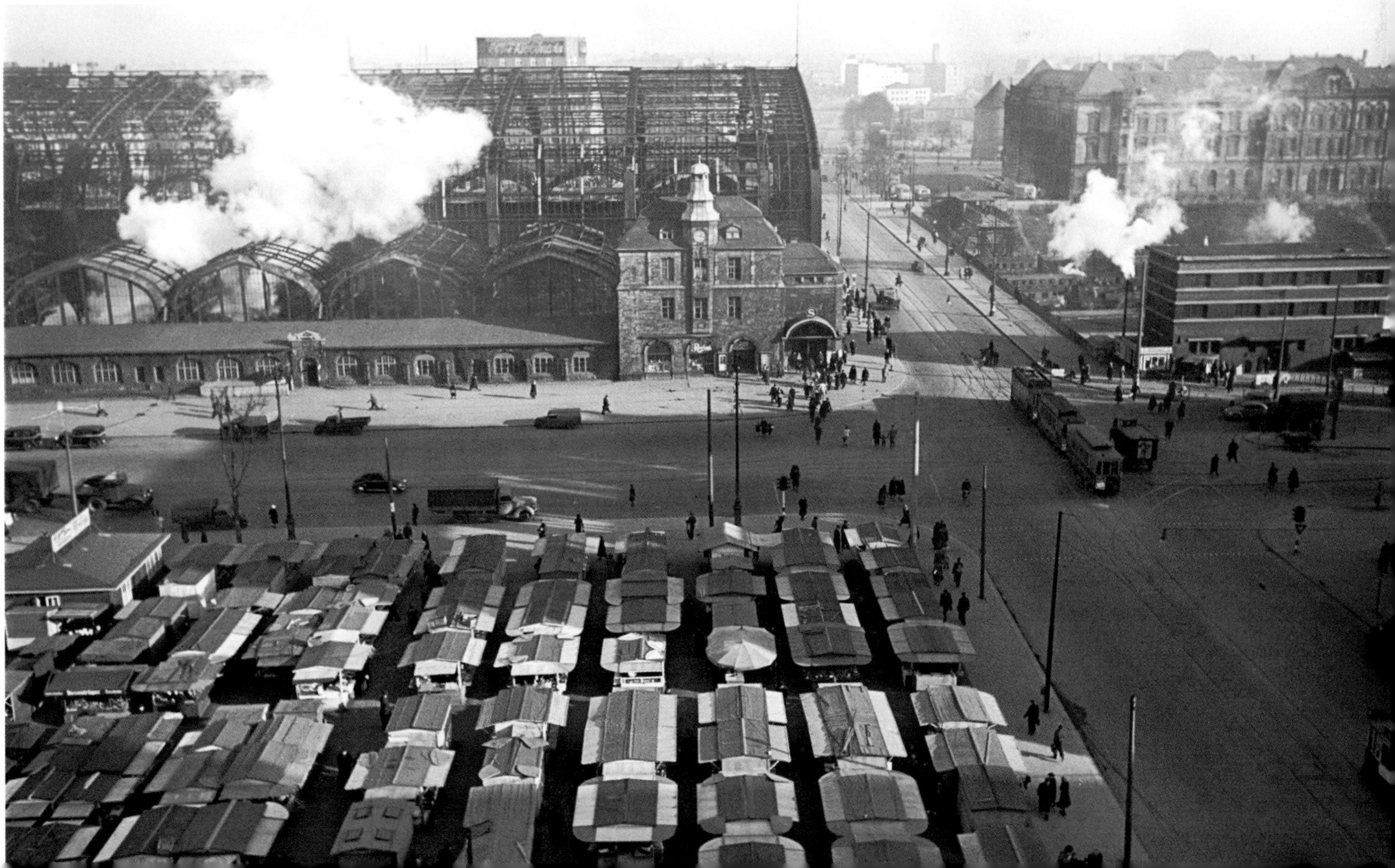

Vorbemerkung zu den Einträgen SS 1949

Am 21. VI. 49 wurde die Wohnung von den Engländern dem Wohnungsamt[1] übergeben, das nun über das ganze Haus verfügte. Es handelte sich jetzt darum, wieviel Zimmer man uns läßt und wer in die 1. und 2. Etage hereinkommt. Wir beanspruchten das Wohnzimmer, Schreibzimmer und Schlafzimmer (und anbei Hundelstube als Chemieraum, und das Verandazimmer (als Mädchenraum)). Über die Besetzung der 1. und 2. Etage haben wir nichts mehr mitzureden, weil man im Schooße des Wohnungsamtes längst festgelegt hatte, wer da hineinkommen sollte. In verschiedenen Sitzungen auf dem Wohnungsamt (Bartels und Asbek) wurde mir in sehr rigoroser Weise, besonders von Asbek! klargemacht, daß ich mit meiner Frau nur 1 Zimmer zu beanspruchen hatte und das Schlafzimmer abgeben müßte. Alle meine Einwendungen, Berichte und die Unterstützung von Seiten der Universität, Landahl, Harmsen, Brunnerd nützten nichts. Da wandte ich mich an Saß, der den Senator Schmedemann bat, direkt bei Fürst und Schulze Bischoff, dem Präsidenten des Wohnungsamtes zu intervenieren. Der neue Vorstoß hatte Erfolg. Am 12. VIII. wurde uns das 3. Zimmer nach 4 wöchentlichen Verhandlungen zugebilligt.

Die erste Etage hatte man einer Frau Schmitz (Schwester von Blohm) mit 2 Söhnen und zwei Töchtern zugedacht, die auch am 29. VI. die Wohnung ansahen und am 12. VII. einzogen, nachdem 10 Tage lang im Hause wegen ihr bauliche Veränderungen vorgenommen waren.

Unterdessen hatten sich auch viele Andere für die Wohnung interessiert, die aber alle abgewiesen werden mußten.

Die Möbel aus unseren Zimmern mußten wir traurigerweise verkaufen. Aber da sich keine Käufer fanden zur Auktion bringen und für ein Butterbrot losschlagen. [...]

14. 8. 49

Wahltag in der Jahnschule, Bogenstraße. Wir wählten natürlich Rechtspartei Liste 7.[2] SPD führt aber wieder. Dann fuhren wir zum Dammtorbahnhof und gingen an das Alsterufer, um Frau Schmitz Villa anzusehen. Ein schönes Haus, das tief im Garten liegt. Dann den Harvestehuderweg nach Hause. Die großen Villen sind vielfach zerstört und die großen Gärten verwildert.

7. 10. 49

Neben uns auf dem Roten Baum entstehen immer mehr Buden. Neben der Cigarrenbude und der Nahrungsmittelbude, baute sich eine Hutmacherin eine neue große Bude auf. Das ist schon die reine Ladenstraße. Später folgt noch ein Papierladen, eine Gemüsebude, ein Blumenladen. Und gegenüber auf der anderen Ecke der Oberstraße steht auch ein Gemüseladen, ein Obstladen, ein Zeitungsladen und ein Seifenladen. Auf unserer Seite ist neben dem Cigarrenladen noch ein Zeitungsladen aufgemacht.

¬ Seite 222

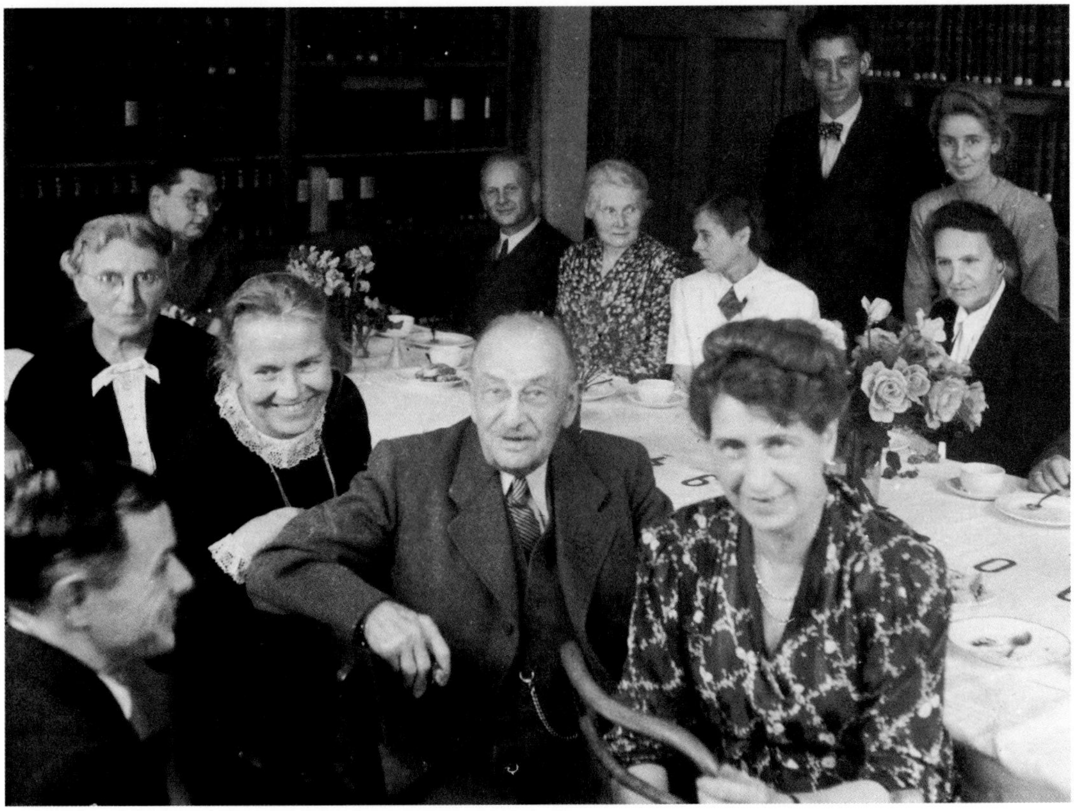

40jähriges Dienstjubiläum von Frl. Brügmann im Lesesaal des Instituts, 15. 7. 1949. Links neben Neumann Frau Harmsen, Ehefrau des Direktors

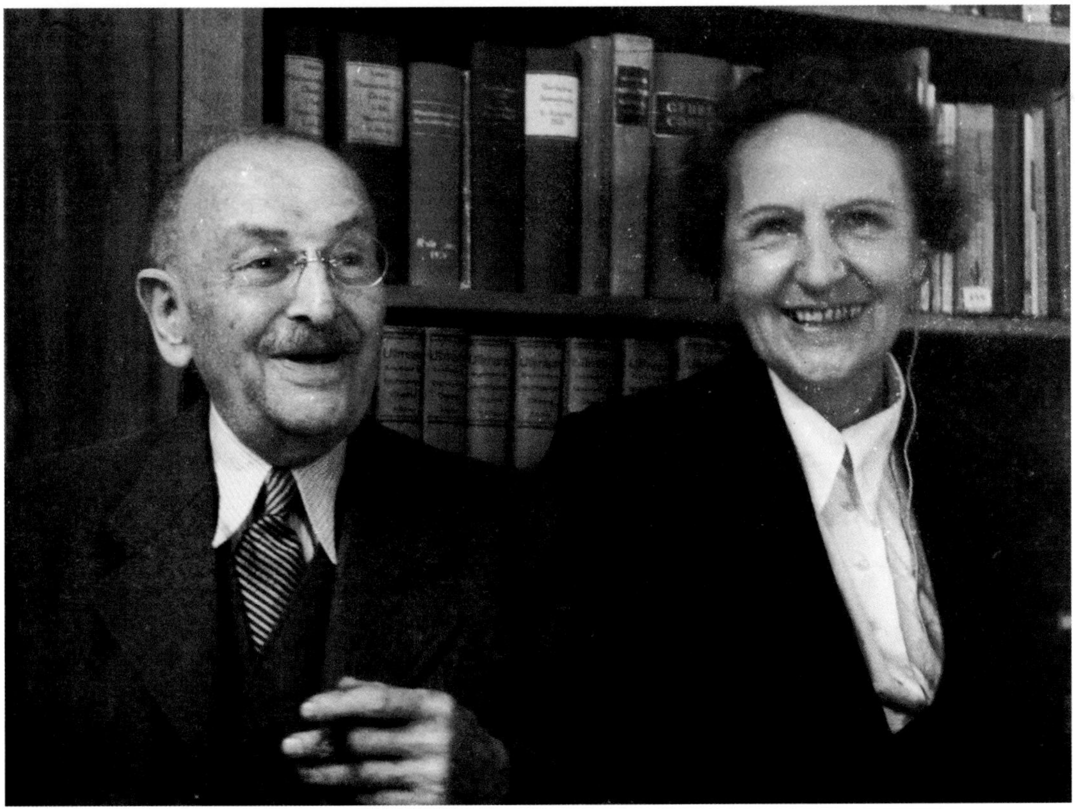

40jähriges Dienstjubiläum von Frl. Brügmann, Neumanns ehemaliger Sekretärin, 15. 7. 1949

8. 10. 49

Von den Russen wird die Ost-Republik erklärt. Wir kriegen unser Ost-Deutschland nie wieder. Die Engländer bombardieren Helgoland weiter.

10. 10. 49

Das Institut auf der Jungiusstraße wird ganz heruntergerissen. Die Steine kommen nach Cuxhaven zum Dünenbau.

28. 10. 49

Die 1. Etage wird jetzt zur Serologie umgebaut. Die Handwerker sind wochenlang im Gange. Oben werden Türen zugemauert und Wände gebaut. In der Sammlung, in meinem Gedinge, das ausgeräumt werden muß, werden die Decken durchgebrochen für die Zuleitung von Wasser und Gas und Strom. Überall große Schweinerei und Dreck.

4. 12. 49

Prof. Winkle[3] *führt sich bei mir ein. Hat Harmsen schon erkannt.*

---

[1] Aufgrund des katastrophalen Wohnraummangels wurden die instandgesetzten und noch intakten Wohnungen von den Behörden nach Größe und Belegung erfasst, um die Zuweisung zusätzlicher Bewohner anordnen zu können. Bereits mit dem Kontrollratsgesetz vom 8. März 1946 hatten die westlichen Besatzungsmächte die Zwangsbewirtschaftung des Wohnraums verfügt.

[2] Die Deutsche Reichspartei (DRP), die 1949 noch Deutsche *Rechts*partei hieß und erst 1950 mit der Deutschen Konservativen Partei zur „Deutschen Reichspartei" verschmolz, war eine rechtsgerichtete Partei, die von ehemaligen Nationalsozialisten dominiert wurde. Sie vertrat u. a. die Forderung der Wiederherstellung des Deutschen Reiches in seinen „historischen Grenzen" und lehnte die Gleichstellung der Frau ab. Bei der ersten Bundestagswahl am 14. 8. 1949 erhielt die Partei 1,6% der Stimmen und 5 Mandate (die Fünfprozentklausel gab es noch nicht auf Bundesebene). Die DRP verlor aber in der Folgezeit immer mehr an Bedeutung.

[3] Stefan Winkle wurde am 4. 11. 1911 in Munkács in der Theiß-Ebene (heute Ukraine) geboren. Er studierte Medizin in Belgrad, war dort am Zentralhygienischen und Bakteriologischen Institut tätig, bevor er an das Robert-Koch-Institut in Berlin wechselte, wo er sich weiter auf das Gebiet der Bakteriologie und Epidemiologie spezialisierte. Winkle, der nicht Mitglied der NSDAP gewesen war, wurde nach Kriegsende Professor und Leiter des Hygiene Instituts in Jena. Aufgrund der sich verschärfenden politischen Verhältnisse in der SBZ flüchtete er gemeinsam mit Mitarbeitern in den Westen und fand 1949 am Hygienischen Institut in Hamburg eine neue wissenschaftliche Wirkungsstätte. Hier übernahm er die Leitung der bakteriologischen und der serologischen Abteilung und wurde nach der Umstrukturierung des Hygienischen Instituts 1951 Leiter der Medizinaluntersuchungsanstalt (MUA). Gemeinsam mit seinem Mitarbeiter Rolf Rohde baute Winkle ab 1957 die Salmonella-Zentrale als nationales Referenzzentrum am Hygienischen Institut auf.
Neben umfangreicher wissenschaftlicher Forschung auf dem Gebiet der Bakteriologie und Epidemiologie beschäftigte sich Winkle auch intensiv mit der Medizingeschichte. Er legte unter anderem ein bahnbrechendes biographisches Werk zu dem Arzt und Politiker Johann Friedrich Struensee sowie eine groß angelegte Arbeit über die „Kulturgeschichte der Seuchen" vor. Seine Werke basieren auf einer umfassenden humanistischen Bildung, einem intensiven Quellenstudium, einem enzyklopädischem Wissen und einer scharfsinnigen Analyse.

▸
Heiligengeistfeld mit dem ersten Dom nach Ende des Krieges, Sommer 1947. Weite Teile des Geländes waren noch mit Behelfsunterkünften bebaut

Der „Dom" kehrt zurück

Das größte Hamburger Volksvergnügen – der „Dom" – hat eine lange Tradition. 1337 gestattete der damals für Hamburg zuständige Bremer Erzbischof den Hamburger Händlern schriftlich, dass sie bei schlechtem Wetter mit ihrem vorweihnachtlichen Christmarkt Zuflucht in der Kirche – dem Mariendom – suchen durften. Der „Dom", wie dieser Weihnachtsmarkt nach seinem Standort kurz genannt wurde, war somit der Vorläufer des heutigen „Hamburger Doms". Die breite Warenpalette der Handwerker und Kaufleute bot für jeden etwas, und sogar der Domfriedhof wurde von den Händlern vereinnahmt. Bald gesellten sich auch Schausteller und Gaukler zu dem bunten Treiben.

1804 wurde der „Dom" auf den Gänsemarkt verlegt, weil die Kirche zum Abbruch bestimmt worden war, ab 1881 fand er am Holstenwall statt und seit 1893 auf dem Heiligengeistfeld, wo er noch heute seinen Standort hat.

Markt wurde hier traditionell nur im Winter abgehalten, immer vom 1. Dezember bis Weihnachten, in den 1930er Jahren wurde dann ein zusätzlicher Termin im Sommer eingeführt. Während des Zweiten Weltkrieges fiel dieses Volksvergnügen aus. Nach dem Krieg diente das Heiligengeistfeld dann als Grundstück für Nissenhütten und Notbehausungen, aber inmitten der Behelfsquartiere erhoben sich schon 1947 wieder eine Achterbahn und Karussells – der „Dom" hatte sich seinen alten Stammplatz zurückerobert.

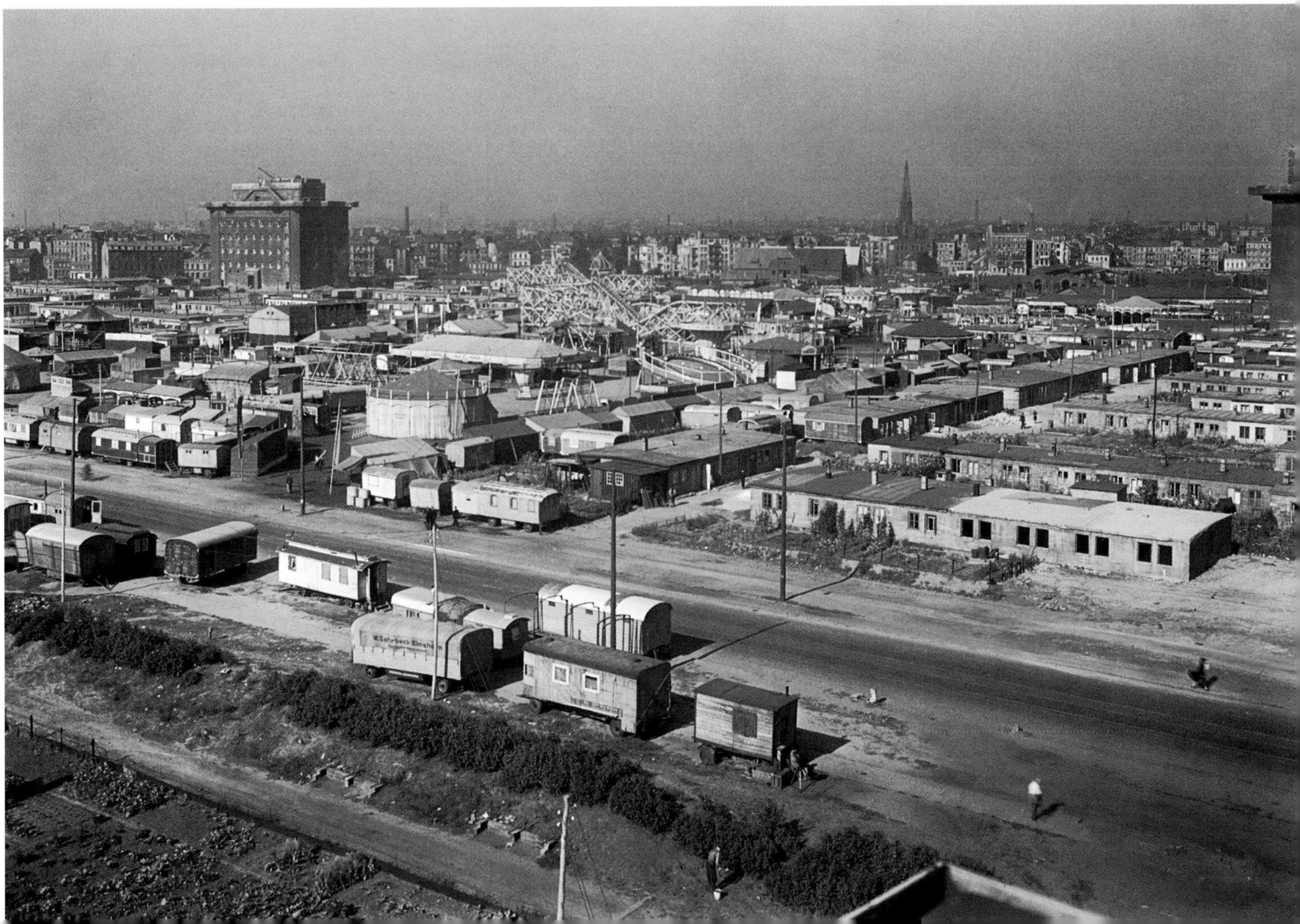

21. 2. 50
Mit Saß[1] und Prof. Winkle Probleme wegen Harmsen besprochen. Will die Sammlung übernehmen.

14. 4. 50
Da ich in der Sammlung auf mich allein angewiesen war und mir Niemand half, denn ich hatte nur eine Putzfrau, Frau Pennzig, zur Verfügung, sollte ich angeblich eine Hilfe, einen Präparator, haben. Als ich Chef war, half der ganz geschickte Diener Hessel, der Zeichner und Photograph Semmler und beim Etiquettieren Frl. Brügmann. Nachdem Hessel ausgeschieden war und Semmler starb, hatte ich nur noch den Nachfolger Hessels, den Diener Tichazek und Frl. Brügmann zur Verfügung. Mein Nachfolger absorbierte aber die beiden so vollkommen, daß sie für mich keine Zeit mehr aufbringen konnten und ich mit meiner Sammlung allein stand. Ein geschickter Kerl, der zeichnen, malen, photographieren und basteln kann, ist daher dringend von Nöten. Von dem Büro (Herrn Saß) wird das anerkannt (Der Chef Harmsen kümmert sich leider um die Sammlung nicht), aber im Hause findet sich kein passender Mann und eine neue Kraft wird nicht eingestellt. Die Sammlung schreitet daher nicht, wie ich es wünschte, vorwärts, weil es viel aufzuarbeiten und zu erneuern gibt, seitdem der Terror und die Einbrüche vieles vernichtet haben. Ich bin noch täglich im Institut und bemühe mich, die Sammlung auf der Höhe zu halten, weiß allerdings nicht, wie lange ich noch dazu im Stande bin.

2. 6. 50
Der Spuk einer Hausordnung für das Institut geht um.[2] Angeblich will die Gesundheitsbehörde eine solche haben. Harmsen entwirft eine. Sie geht über das Gesundheitsamt zurück an Saß, den Büroleiter, an Dr. Kröger, an Prof. Winkle und an den Betriebsrat. Harmsen interpelliert auch mich. Ich halte die Sache für höchst überflüssig, weil wir innerhalb 25 Jahren auch keine gebraucht haben. An den verschiedenen Berichten konstruiert das Gesundheitsamt eine endgültige Hausordnung, die aber Harmsen auch nicht gefällt. Sie wird vorläufig auf Eis gelegt.

9. 6. 50
Dr. Jäger teilt mit, daß die neue Institutsbarkasse den Namen R. O. Neumann erhalten soll. Es ist alles bloß Geschwätz. Bis Dezember 50 hat sich noch nichts gerührt.

2. 7. 50
Elly Geburtstag. Da der Festtag auf einen Sonntag fiel, gab es einen seltenen Schweinsbraten mit Gurkensalat und Früchtenachtisch.

Nachmittag gingen wir nach „Planten & Blomen“, der für den Sommer herrlich vorgerichtet war. Tausende Rosen und Blumenbeete. Die Lauben hatten sich in 6 Jahren schön entwickelt und das ganze machte gärtnerisch einen imposanten Eindruck. Der alte Kirchhof ist ganz verschwunden und hat neue Anlagen und Wege erhalten. Auf der

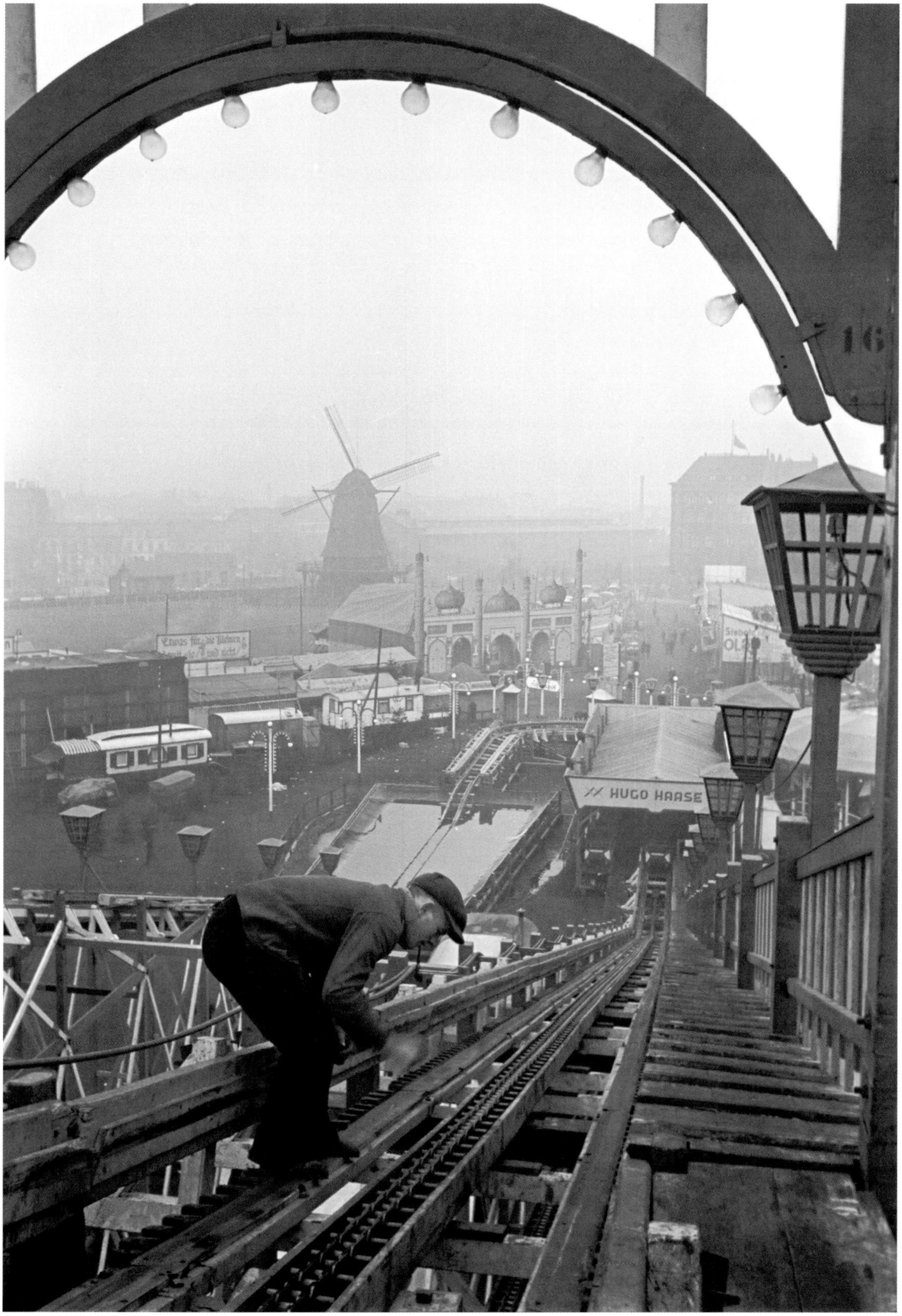

Volksfest „Hamburger Dom" auf dem Heiligengeistfeld, 1938. Im Hintergrund die Mühle an der Feldstraße, die 1939 abgerissen wurde, und das Gelände des Schlachthofes *anderen Seite der Jungiusstraße werden große Ausstellungshallen gebaut. Es war bei dem schönen Wetter Concert und Tausende Menschen waren im Garten. Auch ein Photograph machte eine gut gelungene Aufnahme von uns in den Rosenlauben.*

14.7.50

Ich war zufällig auf dem Hauptbahnhof, wo ich lange nicht gewesen war. Aber wie hatte sich das in ½ Jahr in der Durchgangshalle verändert. Zu beiden Seiten der Halle ist kaum ein Platz frei. Alles ist besetzt mit Verkaufsständen, Zeitungsläden, Zuckerzeug und Schokolade, Würstel und Fleischwaren, Schlipsen, Hemden und Wäsche, Cigarren, Blumen, Erfrischungen, Reisekleinigkeiten etc. Es sieht nicht wie Bahnhof aus, sondern wie eine Marktstraße. Billetschalter muß man fast suchen.

Vor dem Bahnhof, wo die Hotels Berlinerhof etc. standen, ist eine Budenstadt entstanden, in der man alles erdenkliche kaufen kann. Der Markt ist jedenfalls für den ankommenden Reisenden keine Freude.

Daneben wird das ausgebombte schöne Zoologische Museum niedergerissen.[3]

26.9.50

Das Tropeninstitut feiert sein 50jähriges Bestehen. Viel Reklame in der freien Presse, in der „Welt" und in der Hamb. Med. Zeitung.

Um 3 Uhr im Tropeninstitut Empfang der Gäste, wozu viele auch von auswärts kamen. Ca. 300 Anwesende. Ansprachen: Der Direktor des Instituts, Brauer, Schmedemann, ein Engländer, einer aus Tunis, Barcelona und Türkei. Viel Neues wurde nicht gebracht. Immer die alte Lobhudelei, die wir schon kennen. Die Garderobe und die Räume sind zu klein. Es dauerte ½ Std., ehe wir die Mäntel herauskriegen konnten. Dr. Fromm fuhr mich um 6 im Auto nach Hause. Harmsen trat nicht hervor.

27.9.50

Hygienikerkongreß. Begrüßung in Universität. 4–500 Leute. Ich kam 10 Min. zu spät, aber der Vorsitzende Prof. Bürgers hatte auf mich gewartet und begrüßte mich zuerst als das einzige Ehrenmitglied und den Gründer der größten und schönsten Hygienischen Sammlung. Das war sehr vornehm. Dann sprach Dekan Pette. Es folgten Vorträge von Reichmann über Malaria und von Kikert über Malaria Heilmittel. Meist bekannte Tatsachen. Nach 2½ Std. verschwand ich, weil es zu kalt im Hörsaal war. Um 1 im Institut. Kaffee zur Stärkung. Harmsen hatte sich Wehrmachtsangehörige (?) zum Kaffee in der Bibliothek eingeladen.

1.10.50

Mit Elly das erste Mal in der Sammlung. Nachmittag 3–5 Sonntags. Sie hat sich dafür sehr interessiert.

Das alte Institut in der Jungiusstraße ist jetzt vollständig heruntergerissen und dem Erdboden gleichgemacht. ... [unleserl.]. Unser altes Wohnhaus steht noch als Ruine. Am Botanischen Institut entlang bis zum Bahnhof hat man eine breite Straße gebaut mit Autoparkplätzen.

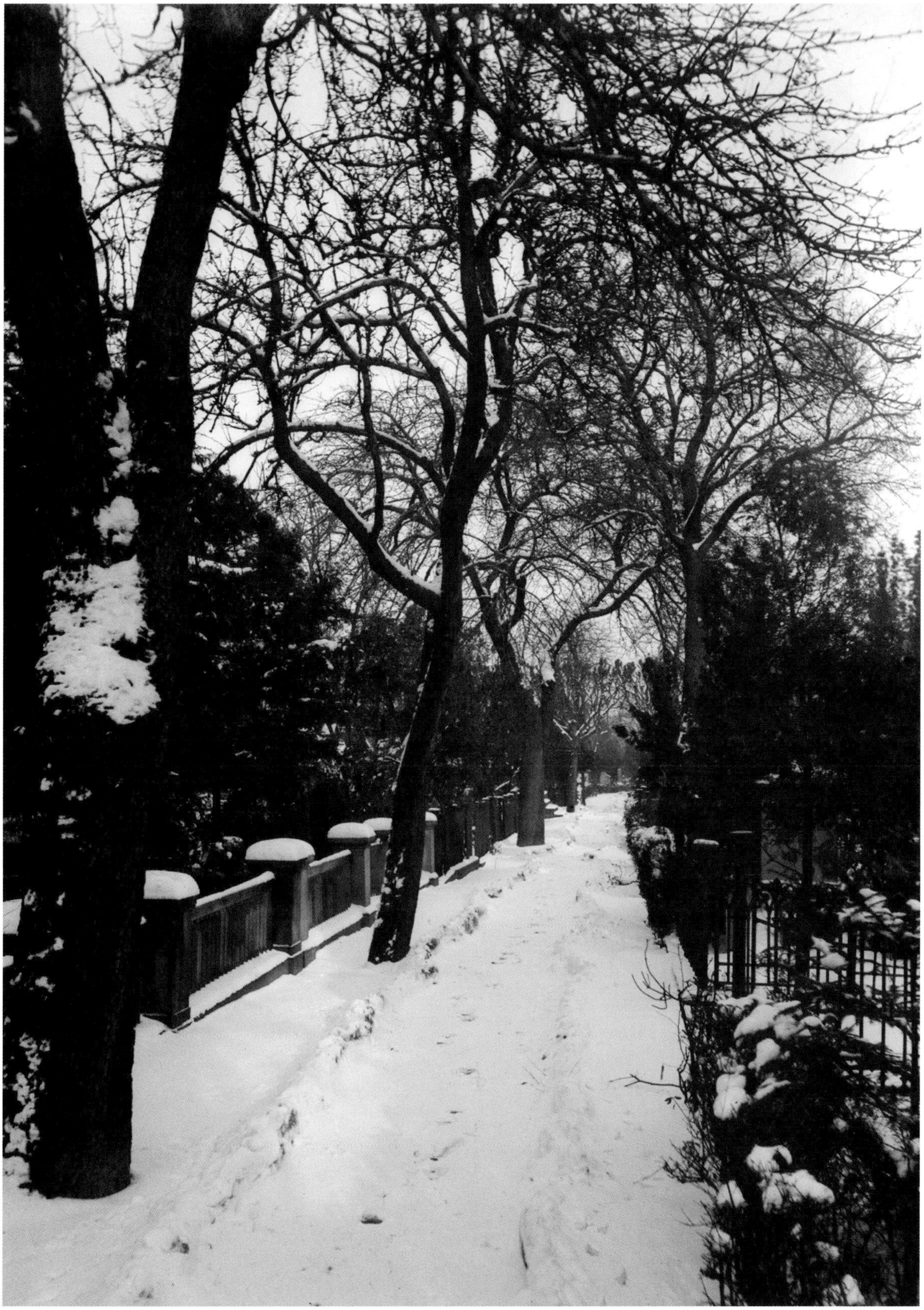

Der 1798 angelegte Begräbnisplatz St. Katharinen, 1908. Anfang der 1950er Jahre wurde, unmittelbar neben Planten un Blomen, mit dem Bau der Messehallen ein Ausstellungsgelände mitten in der Stadt errichtet. Es liegt größtenteils auf den ehemaligen Begräbnisplätzen vor dem Dammtor, die von den Kirchspielen St. Petri, St. Katharinen, St. Michaelis, St. Maria Magdalena, St. Gertruden, St. Pauli und St. Nikolai genutzt wurden. Die Friedhöfe wurden 1900 geschlossen und waren bis zum Bau der Messehallen nicht überbaut gewesen

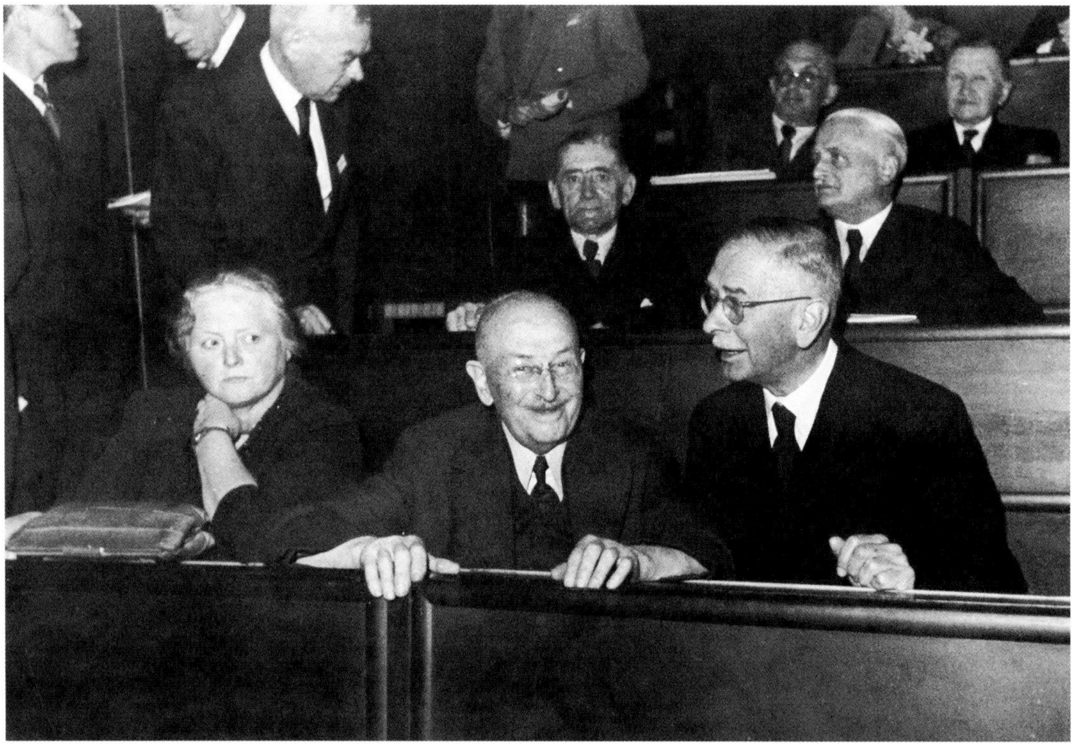

◄
Feier anlässlich des 50jährigen Bestehens des Hamburger Tropeninstituts, 26.9.1950. Aufnahme im Hörsaal des Tropeninstituts, neben Neumann Prof. Gaethgens, Leiter der bakteriologisch-serologischen Abteilung am Hygienischen Institut

11.10.50
Die Feststellungsbehörde[4] *teilt mit, daß wir für die gestohlenen, abhanden gekommenen und zu Bruch gegangenen Sachen an Stelle von 667 Mk., wie berechnet, nur 1/10 = 6,67 [eigentlich 67,7] ausgezahlt werden. Dabei waren uns allein 3 Anzüge von den Engländern gestohlen worden. Und für 6,67 kann man sich nun höchstens ein Paar gute Hosenträger kaufen. Ich halte diese Maßnahme für unwürdig und für einen gemeinen Raub. Ein Mikroskop und eine Schreibmaschine, die die Franzosen gestohlen haben, sind gar nicht berücksichtigt.*

19.–29.11.50
Der übliche „Dom“ ist wieder eröffnet. Ein richtiger Unsinn, denn bei dem schlechten Novemberwetter macht das keinen Spaß.

6.12.50
Große Kohlennot. Es gibt pro Monat nur 1 Ctr. Kohle. Gott sei Dank haben wir noch genug eingelagert für die Centralheizung.

In der Stadt und in den Warenhäusern sind schon schrecklich viele Leute zum Weihnachtseinkauf. Es ist schon kaum mehr durchzukommen. Wo nehmen sie bloß das Geld her? Und eine wundervolle Lichtreklame. Überall rote, gelbe, weiße, grüne Schaufensterbeleuchtung. Große Bleichen, Neuer Wall, Burstah, Mönckebergstraße, Spitalerstraße voll Querlichter über die Straße gespannt.

►
R.O. Neumann demonstriert Besuchern eine Dornenkrone, 1950

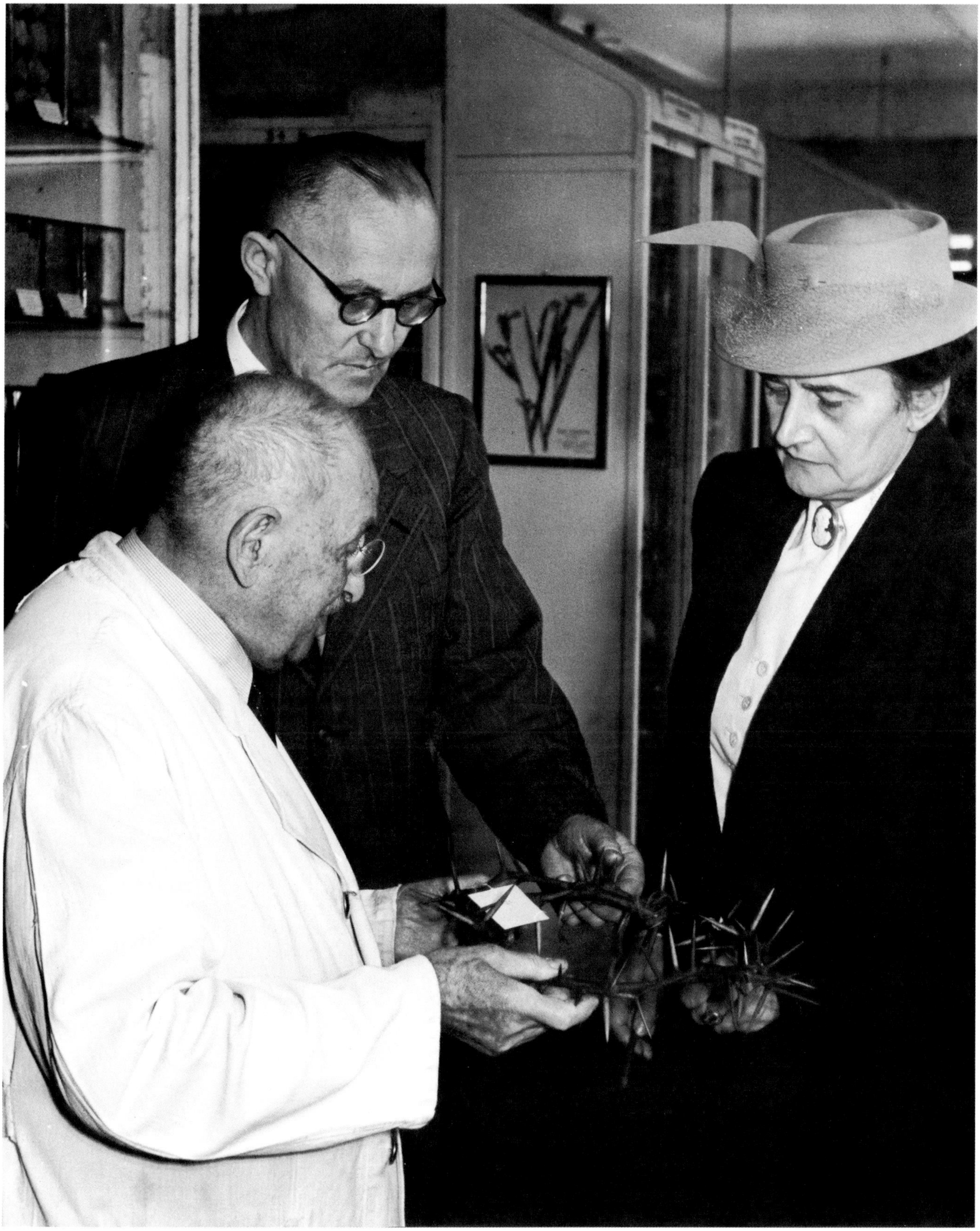

[1] Saß war der Verwaltungsleiter (früher: Büroleiter) des Hygienischen Instituts.

[2] Durch eine Geschäftsordnung, die Neumann „Hausordnung" nennt, wurde dem Hygienischen Institut mit Wirkung zum 1. 6. 1951 von der Gesundheitsbehörde eine neue Struktur auferlegt, mit der die bislang sieben Abteilungen in vier weitgehend selbständige Anstalten zusammengeschlossen wurden: Lehranstalt für Allgemeine und Soziale Hygiene (Leitung: Prof. Harmsen), Medizinaluntersuchungsanstalt (Leitung: Prof. Winkle), Chemische- und Lebensmitteluntersuchungsanstalt (Leitung: Prof. Werner), Untersuchungsanstalt für Städtehygiene (Leitung: Prof. Hettche). Alle Abteilungen waren im Institutsgebäude am Gorch-Fock-Wall untergebracht.

[3] Gemeint ist das 1843 gegründete Naturhistorische Museum, das seit 1891 in einem Museumsgebäude an der Ecke Steintorwall und späterer Mönckebergsstraße untergebracht war (heute: „Saturn"-Geschäft). Hauptattraktion des Museums waren riesige Walskelette. Das Naturhistorische Museum wurde 1943 durch Bomben vollständig zerstört und musste später abgerissen werden. Der Schädel eines Walskeletts, das 1684 von dem Walfänger Dirk Petersen nach Hamburg mitgebracht worden war, war das einzige Exponat, das aus den Trümmern des Museums geborgen werden konnte.

[4] Die Feststellungsbehörden waren für Schadenfeststellungen und Entschädigungen zuständig. Die Feststellungsbehörde in Hamburg war dem Senat unterstellt.

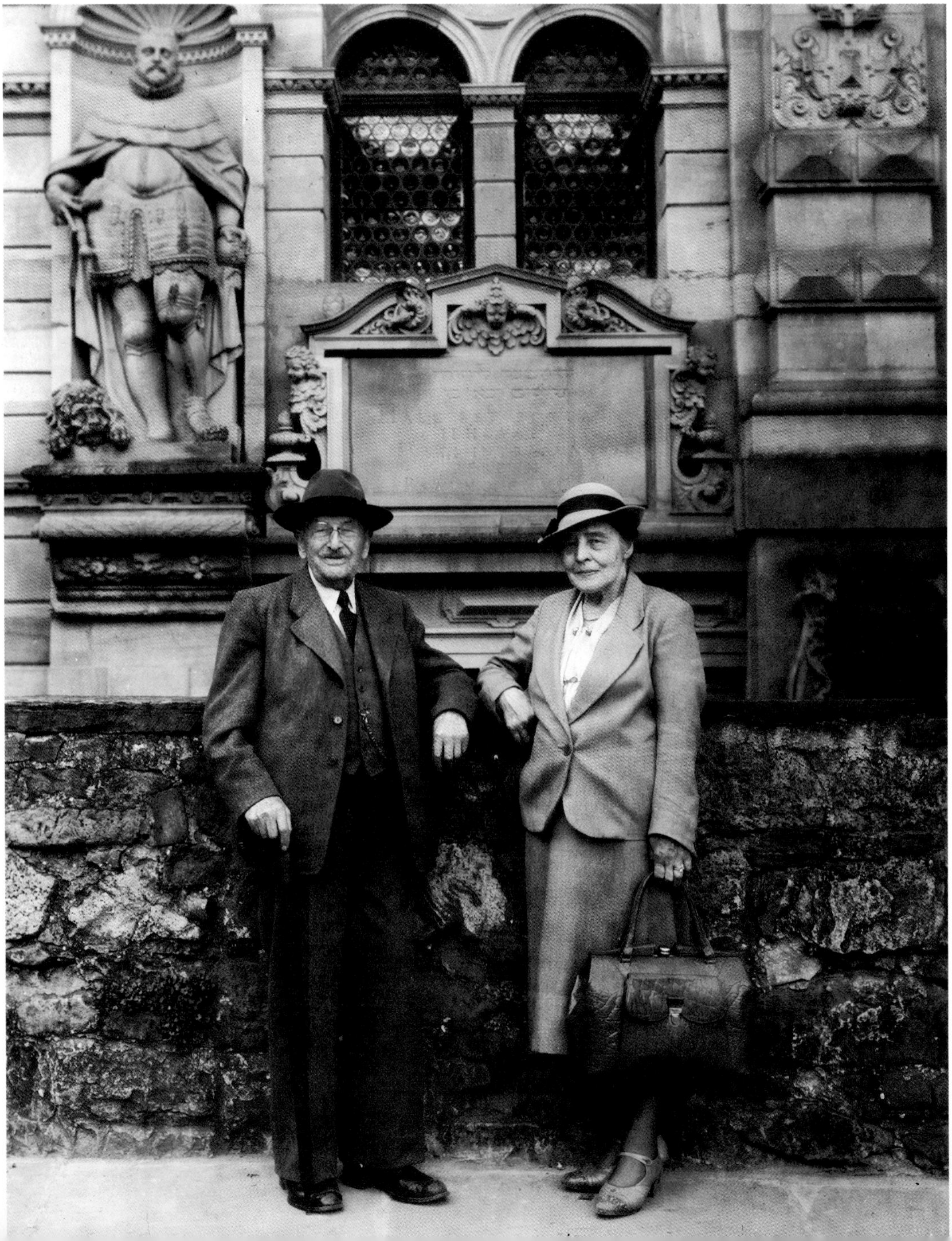

Das Ehepaar Neumann im Schlosshof des Heidelberger Schlosses, 25. 8. 1950

2.4.51

Nachdem am 13.II.51 die „Jewish Corporation of Germany“ unser Haus als „Wiedergutmachung“ für sich beschlagnahmen wollte und ich mich dieserhalb mit dem Rechtsanwalt Dr. Krüger-Spitta in Verbindung gesetzt hatte, hat er sich viel Mühe gegeben, den Prozeß für uns zu gewinnen. Es kam auf 3 wesentliche Punkte an:

1.) Ist das Haus unter Druck verkauft. 2.) Hat die Frau Seckel die Devisen mitbekommen. 3.) Ist das Haus zu billig verkauft? No. 1 und 3 sind widerlegt worden, No. 2 konnte bejaht werden.[1] Damit hatten wir am 14.4. gewonnen. Leider kostete der Rechtsanwalt 600 Mk., aber das Haus ist nun unser und Niemand kann mehr Ansprüche stellen.

Ich hatte unterdessen noch viel Mühe und Schreiberei mit Zusammenstellung von dem Briefwechsel mit Frau Seckel, mit der Zusammenstellung der Reparaturrechnungen 1934/35 und von 1937–1950 und dem Verkauf von 1934. Am 2.4. kam auch ein Beauftragter der Corporation, ein „Baurat“ D. Halle, der 2. Std. lang mich ausquetschte über den Verlauf des Kaufes des Hauses, über die damaligen Verhältnisse von 1934, über Mieten, jetzige Mieter etc. Er kam am 3.4. nochmals ins Institut und war nicht mehr wegzukriegen. Rauchte viele Cigarren und deutete an, daß er ¼ Jude sei. Da ging mir ein Licht auf. Unsre Grundstücke sind jetzt 18.000 Mk. wert.

Er hat sich daraufhin auch mit dem Rechtsanwalt ausgesprochen, aber schließlich doch nichts erreicht.

14.4.1951

Glücklicher Tag. Der Rechtsanwalt teilt mit, daß der Judenprozeß gewonnen ist.

12.6.51

Neue Geschäftsordnung im Institut. Die Verwaltung erhält viele Rechte. Neue Einteilung: 1 Bakteriologie (Prof. Winkle), 2 Hygiene (Prof. Hetcke[2]), 3 Nahrungsmittelchemie (   ). Saß wird Verwaltungsoberinspektor (Sozi).

20.6.51

Große Ehrung: Die neue Staatsbarkasse für das Hygiene Institut wird auf den Namen „Rudolf Otto Neumann“ getauft.

Um 9 Uhr beginnt die Bootsfahrt auf der Elbe bei Stade, unterwegs werden Navigationsmanöver gemacht und um 2 in Schulau gelandet. Es fahren 12 prominente Leute mit. Oberregierungsrat Schmidt von der Gesundheitsbehörde, Saß, Baurat vom Strom und Hafenbau, 2 Ingenieure, Harmsen, Dr. Jägers und der Erbauer des Schiffes. Unterwegs geht es mit Cognak und Bier sehr lustig und feucht zu. Nach der Rückkehr um 5 in St. Pauli Landungsbrücken gab es noch Kaffee. Ich hielt eine Dankesansprache.

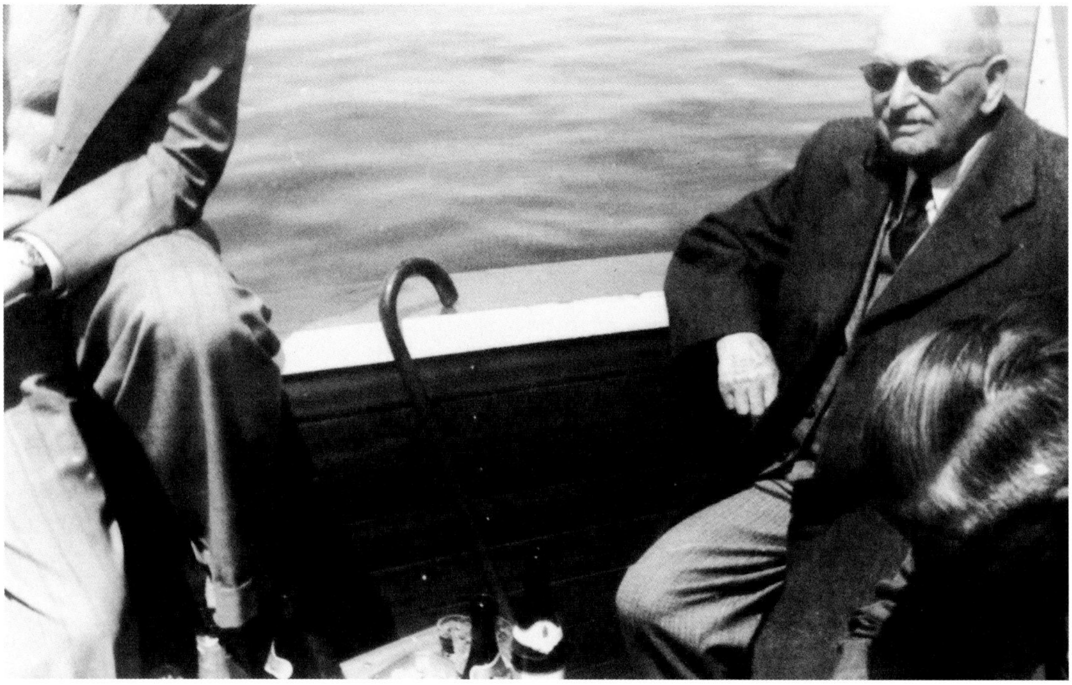

◄
Einweihung der Instituts-Barkasse „R. O. Neumann", Juni 1951. Die alte Dampfbarkasse „Gaffky" war nach über 50 Jahren Dienst nach Ende des Zweiten Weltkriegs ausgemustert worden. Die neue Barkasse wurde zu Ehren des langjährigen Direktors „Rudolf Otto Neumann" getauft

4.9.51
Harmsen ist bei mir und erläutert seine Baupläne. Die Sammlung soll auf den Boden kommen! Ich bin ganz bestürzt und bin dagegen. Auch Pläne will ich nicht machen. Dann gehe ich weg. Da das Projekt 1 Million kosten wird, kann man unter 2 Jahren nicht daran denken.

2.10.51
Ich suche alle Bilder und Photographien zusammen von mir, der Kantorfamilie, von Bekannten, von Elly und deren Bekannten, vom Institut, dem Hause, der Inneneinrichtung, vom Tropeninstitut und bringe sie alle (ca. 400) in 2 große Albums. Es dauert bis zum 24.10. Die Albums sind mit weißer Beschriftung sehr schön geworden und eine schöne Erinnerung.[3]

19.10.51
Der „Kriegszustand" zwischen Amerika und Deutschland ist jetzt beendet, aber es ist noch kein Friede und alles bleibt beim Alten.

6.12.51
Es wird fortwährend gebaut. Winkle bekommt für seine Bakteriologie die ganze Seitenfront im Parterre gegenüber dem Versicherungsgebäude. Alles mit Kacheln ausgesetzt. Auch die Hinterfront wird ganz umgemodelt. Kostet sündhaftes Geld. Man schlägt auch eine Tür von der Eingangstreppe in den Telex durch! Angeblich zur Kontrolle, wer ein und ausgeht!

►
Instituts-Barkasse „R. O. Neumann", um 1960. Die Barkasse diente der Kontrolle der Qualität des Elbwassers. Sie machte monatliche Streckenuntersuchungen zwischen Zollenspieker und Schulau

10. 12. 51

Im Institut ist ziemlich zerfahrene Wirtschaft, seitdem die neue „Geschäftsordnung“ da ist und jeder „Abteilungsvorstand“ der 3 Abteilungen: Bakteriologie, Städtebau und Nahrungsmittelchemie und der „Regierungsoberinspektor“ Saß machen können, was sie wollen. Der Direktor des Instituts, Harmsen, ist vollständig ausgeschaltet.

Harmsen, der sich sonst um mich und die Sammlung nicht kümmert, kommt nun zu mir, wenn ihn der Schuh drückt und holt sich meine Meinung. Er ist im Gesundheitsamt nicht gut ange ... [unleserl.], da Prof. Winkle und Sass immer hinlaufen und offenbar gegen ihn arbeiten. Nach einem Zusammenstoß Winkles mit Dr. Führer ging Winkle ins Gesundheitsamt und zeigte Führer (es war höchst uncollegial) an. Das Gesundheitsamt stellte sich auf die Seite Winkles und schickte an Harmsen einen ziemlich unhöflichen Brief, den mir Harmsen zeigte, mit dem Hinweis, er solle mehr auf Ordnung im Institut halten.

In der Hamburger Presse steht, daß die Hochschulbehörde unter 14 neuen Professuren auch eine für Bakteriologie haben will. Etwas, das bisher noch an keiner Universität für angebracht gehalten wurde, da sie sich von der Hygiene nicht trennen läßt. Ich beriet Harmsen dahin, dagegen Front zu machen.

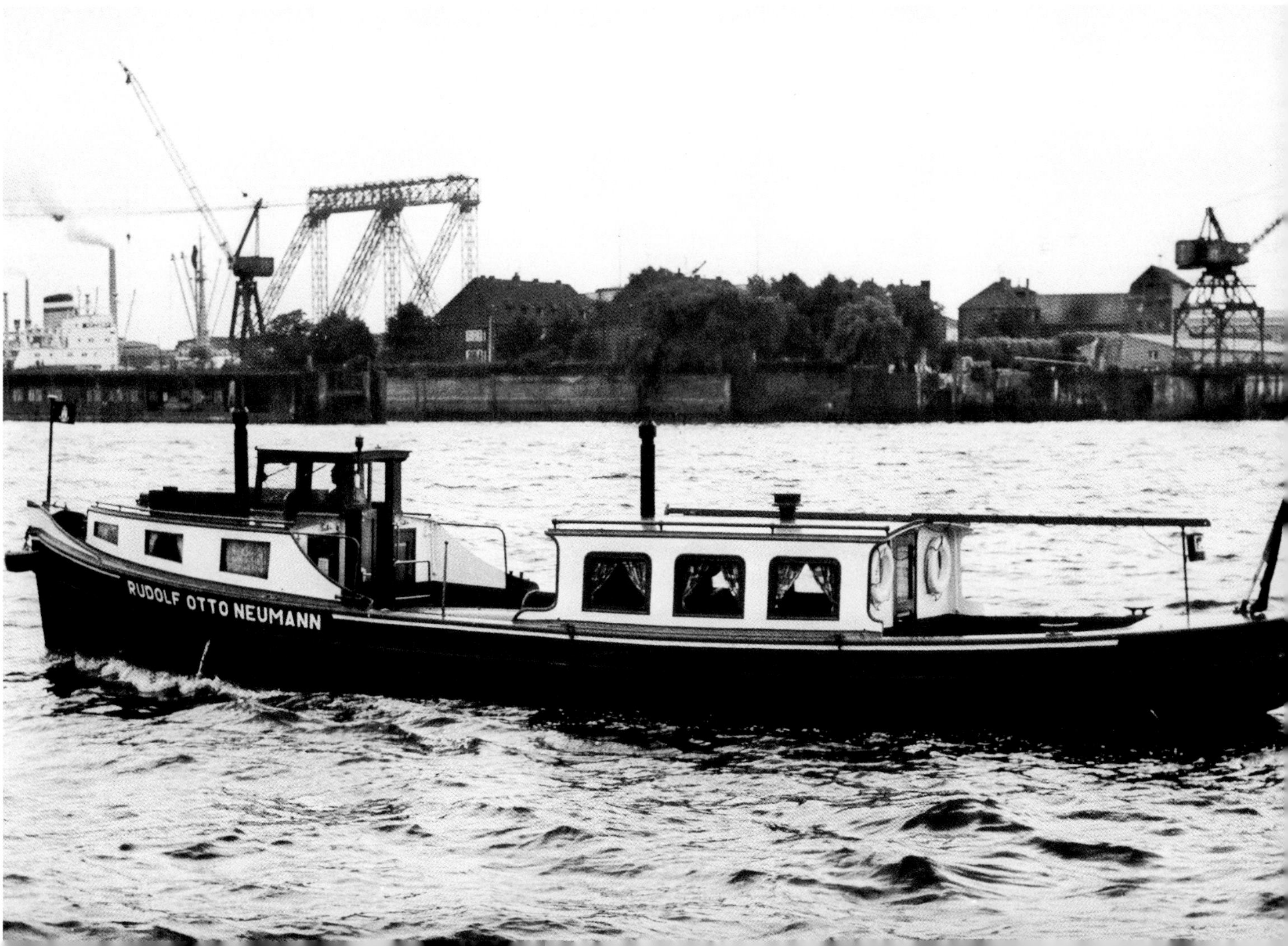

[1] Der angestrengte Prozess der vormaligen Besitzer des Hauses auf Entschädigung verlief für die Kläger erfolglos. Dies war häufig der Fall, wenn die ehemaligen Eigentümer recht früh emigriert waren, denn dann wurde argumentiert, dass sie zu diesem Zeitpunkt noch einen Verkaufspreis auf dem „freien Markt" erzielt hätten. Doch lag dieser Preis meist weit unter Wert, und der Druck zur Emigration führte zu Zwangsverkäufen. Dies war Neumann beim Kauf der Immobilie vermutlich auch bewusst gewesen, zumal im Grindelviertel, zu dem die Rothenbaumchaussee gehört, die meisten der Hamburger Juden gelebt hatten.

[2] Gemeint ist Prof. Dr. Hans Otto Hettche, geb. 1902. Der 1951 als Leiter der neu eingerichteten „Untersuchungsanstalt für Städtehygiene" eingestellte Hettche hatte vor dem Krieg die Medizinaluntersuchungsanstalt in Königsberg geleitet. 1964 wechselte er auf ein Ordinariat für Lufthygiene an die Ruhr-Universität Bochum.

[3] Die Alben sind erhalten geblieben.

„Panzerfriedhof" im Freihafen, vermutlich Waltershof, 1957

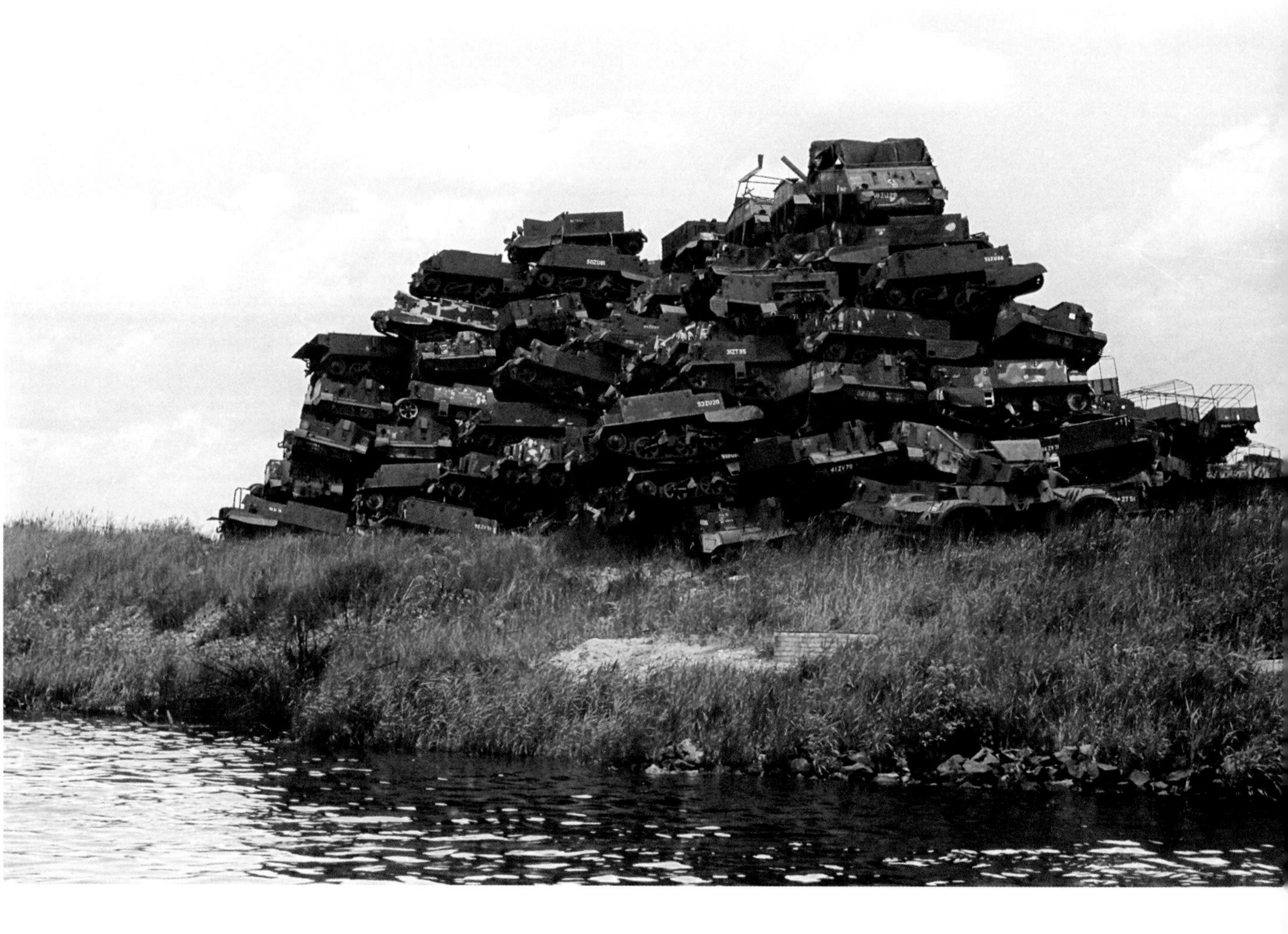

Geschichtliche Entwicklung des Instituts von 1892 bis heute

Das Institut für Hygiene und Umwelt hat in den nunmehr 113 Jahren seines Bestehens eine sehr wechselvolle Geschichte erlebt. Während die ersten vier Jahrzehnte durch eine permanente Auf- und Ausbauphase geprägt waren, ist die Entwicklung des Instituts ab 1934 eher durch Wellenbewegungen gekennzeichnet. Räumliche Probleme, schwierige finanzielle Rahmenbedingungen und diverse Aus- und Eingliederungen von Aufgaben mit den entsprechenden personellen und organisatorischen Veränderungen haben das Institut nur selten zur Ruhe kommen lassen.

Die bewegte Geschichte des Instituts skizziert die folgende Darstellung. Sie baut in wesentlichen Teilen auf den Veröffentlichungen „100 Jahre Hygienisches Institut der Freien und Hansestadt Hamburg" von Ralph Bojar und Jochen Bockemühl (1992) und dem „Abschlußbericht zur Reorganisation des Hygiene Instituts 1993–1997" von Jochen Breetz et. al. (1998) auf.

1892

Am 14.8.1892 brach in Hamburg wegen mangelnder Trinkwasserhygiene eine Cholera-Epidemie aus; rund 17.000 Menschen erkrankten, 8.605 starben.

Am 20.9.1892 ersuchte der Hamburger Senat den Bakteriologen Prof. Dr. Georg Theodor Gaffky, sich als Berater in hygienischen Fragen und zur Leitung von bakteriologischen Untersuchungen zur Verfügung zu stellen.

Am 23.9.1892 bauten Gaffky und sein Assistent William Phillipps Dunbar die notwendigen Untersuchungsgeräte in dem Büro- und Geschäftshaus Stadthausbrücke 15 auf.

Am 8.10.1892 beschloss das Hamburger Medizinalkollegium, dem Hamburger Senat die Gründung eines Hygienischen Instituts vorzuschlagen.

Am 14.12.1892 stimmte die Bürgerschaft einem entsprechenden Antrag des Senats zu. Darin hieß es wörtlich, *„... daß es jetzt zur unabweisbaren Notwendigkeit geworden ist, dem Medizinalrath ein von einem Fachmann geleitetes Institut für wissenschaftliche Arbeiten an die Seite zu geben – eine Einrichtung, wie andere große Städte sie schon seit 10-15 Jahren in Gestalt der Hygienischen Institute der Universitäten in ihren Mauern oder in ihrer Nachbarschaft besitzen ... Der Senat beantragt demnach, die Bürgerschaft wolle es mitgenehmigen*

1. daß ein dem Medicinal-Collegium unterstelltes Hygienisches Institut begründet werde, welchem auch die bisher dem Chemischen Staatslaboratorium obliegenden Arbeiten übertragen werden ... und daß bei dem Hygiene-Institut die nachfolgenden Beamten angestellt werden:

a) ein Director mit dem Titel „Professor", der auf Vorschlag des Medicinal-Collegiums vom Senat erwählt wird.

b) zwei Assistenten, die vom Medicinal-Collegium auf Vorschlag des Directors des Hygienischen Instituts ernannt werden.

c) ein Schreiber 4. Gehaltsclasse und ein Bureaudiener 1. Gehaltsclasse

2. daß für die Kosten der ersten Einrichtung des Hygienischen Instituts Mk 3000 bewilligt werden."

Am 28.12.1892 wurde die provisorische Anstalt an der Stadthausbrücke per Senatsbeschluss in ein staatliches Institut mit einer bakteriologischen und einer hygienisch-chemischen Abteilung umgewandelt.

1893

Am 6.2.1893 erhielt Prof. Dr. William Phillipps Dunbar, erst 29 Jahre alt, die Ernennung zum Direktor des Hygienischen Instituts.

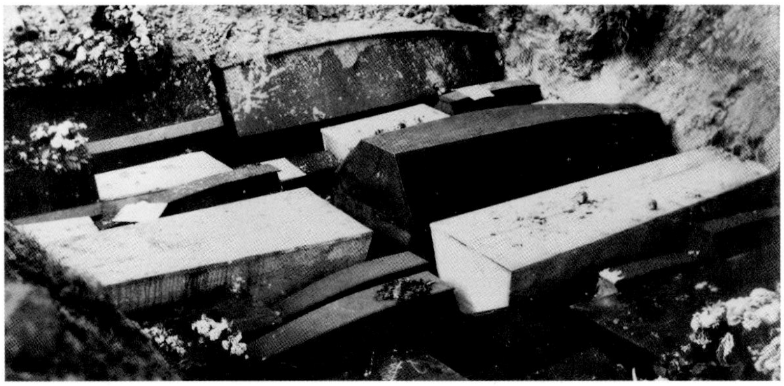

Massengräber für Cholera-Opfer, Friedhof Ohlsdorf, 1892

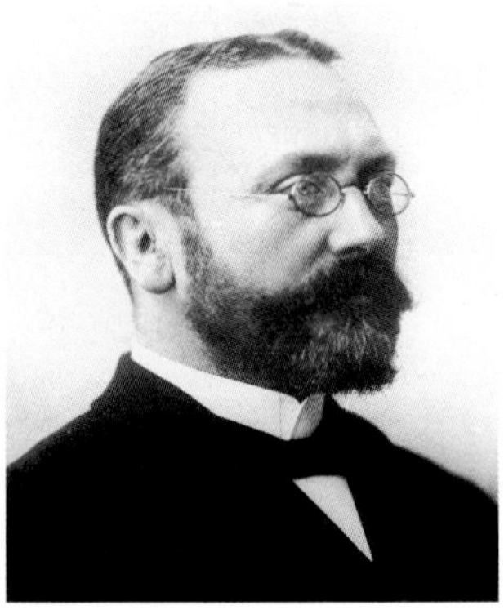

Georg A. Th. Gaffky, um 1900

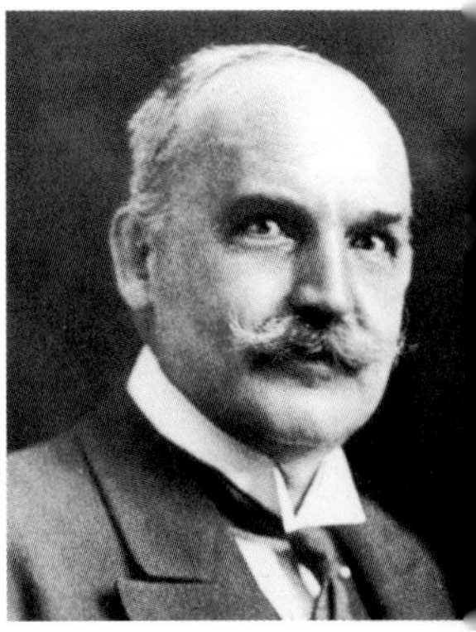

William Phillipps Dunbar, um 1900

Am 24.3.1893 beschloss der Senat, alle allgemeinen Untersuchungen von Wasser, Luft, Boden, Schul- und Fabrikhygiene sowie die Untersuchungen der Nahrungsmittel und Gebrauchsgegenstände künftig vom Hygienischen Institut vornehmen zu lassen.

1894

übernahm das Institut die technische Aufsicht über eine Sielwasser-Versuchskläranlage für das Eppendorfer Krankenhaus. Auf der Insel Kaltehofe wurde ein Laboratorium zur hygienischen Überwachung des zentralen Elbwasserfilterwerks in Betrieb genommen.

1894 wurde eine „Polizeistation zur Untersuchung von Nahrungsmitteln" im Stadthaus, der damaligen Polizeizentrale Hamburgs, mit fachlicher Zuordnung zum Hygienischen Institut gegründet.

1895

Mitte 1895 beschlossen Senat und Bürgerschaft den Neubau eines Institutsgebäudes in der Jungiusstraße, weil das Gebäude an der Stadthausbrücke zu klein geworden war. Hierfür wurden zunächst 106.000 Mark bewilligt; letztlich musste jedoch für Bau und Innenausstattung das Vierfache gezahlt werden.

1899

Im Frühjahr 1899 konnte die neue Dienststelle bezogen werden. Sie entsprach in jeder Hinsicht den damaligen Anforderungen.

1903

wurden 35.000 Untersuchungen durchgeführt. Die Ausweitung der Nahrungsmittelkontrolle erforderte den Bau einer Laboraußenstelle auf dem Amerikahöft; die „Polizeistation zur Untersuchung von Nahrungsmitteln" wurde als „Abteilung für Nahrungsmittel" von der Polizeibehörde in das Hygienische Institut überführt.

1904

nahm eine weitere Außenstelle im Kuhwerder Hafen für Untersuchungen von Importfleisch ihren Betrieb auf.

1909

Mit Wirkung vom 16.12.1909 wurde das Institut um eine Direktorialabteilung erweitert. Gleichzeitig wurde das Gebiet der serobiologischen Untersuchungen von der hygienisch-bakteriologischen Abteilung abgetrennt und zu einer eigenen Abteilung erklärt, so dass jetzt vier Fachabteilungen und eine Direktorialabteilung existierten.

1914–1918

mussten von den 101 männlichen Mitarbeitern des Instituts 80 zum Heeresdienst.

1919

wurde eine fünfte Fachabteilung „Flusswasserverunreinigung, Abwasserbeseitigung und -verwertung" gegründet, aus der später die „Abteilung für Städtehygiene" entstand.

Am 31.3.1919 wurde das „Gesetz betreffend die Gründung der Hamburger Universität" verabschiedet. In der Folge wurde dem Hygienischen Institut die Ausbildung von Medizinstudenten und Nahrungsmittelchemikern in Fragen der Hygiene übertragen.

1920

wurde das Medizinalkollegium aufgelöst. Das Institut wurde der neu gegründeten Gesundheitsbehörde unterstellt.

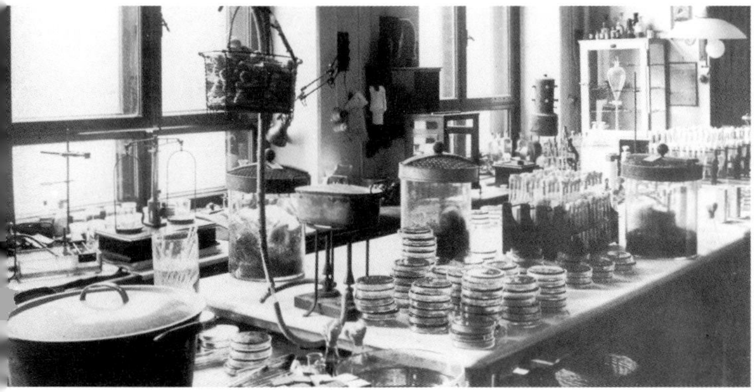

Bakteriologisches Labor, Institut Jungiusstraße, 1920er Jahre

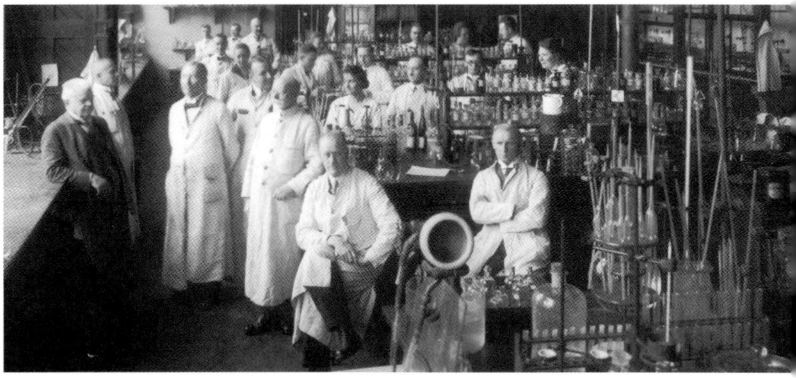

Mitarbeiter im nahrungsmittelchemischen Labor Kuhwerder, 1923

1922

starb William Phillipps Dunbar nach dreißigjähriger Tätigkeit als Direktor des Hygienischen Instituts im Alter von 59 Jahren; sein Nachfolger wurde der Bonner Ordinarius für Hygiene, der Geheime Medizinalrat Prof. Dr. Rudolf Otto Neumann.

1923

wurde das Hygienische Institut in „Hygienisches Staatsinstitut" umbenannt.

1925

bilanzierte das Hygienische Institut fast eine Viertelmillion Untersuchungen; mittlerweile war das Hamburger Institut das größte deutsche Hygiene-Institut, und die Zahl seiner Mitarbeiter überstieg die des Reichsgesundheitsamtes. Es stand ein jährlicher Etat von 650.000 Mark zur Verfügung.

1927

kamen zwei Abteilungen hinzu, so dass im Institut nun neben einer Direktorialabteilung sieben Fachabteilungen existierten. Die Abteilung für Lebensmitteluntersuchung umfasste mehr als die Hälfte aller wissenschaftlichen Mitarbeiter im Institut (24 Chemiker); 73.000 Proben pro Jahr wurden hier untersucht. 1927 waren im Hygienischen Institut 139 Personen beschäftigt, davon 46 Wissenschaftler, 40 technische Mitarbeiter, 25 Verwaltungskräfte und 28 Hilfskräfte.

1930

wurden die Räumlichkeiten in der Jungiusstraße endgültig zu eng. Die Abteilungen für Serologie und Gewerbehygiene mussten in ein Verwaltungsgebäude am Gorch-Fock-Wall (bis 1933 Friedrich-Ebert-Straße) umziehen. Ein Jahr später konnten dort nach entsprechenden Umbauarbeiten auch die studentischen Kurse durchgeführt werden.

1934

wurde das Gesetz zur Vereinheitlichung des Gesundheitswesens erlassen. Neue Gesundheitsämter übernahmen eine Reihe der ursprünglichen Institutsaufgaben. Dazu gehörten die Überwachung der Trinkwasserversorgungsanlagen, die Kontrolle der Abfallbeseitigung, der Gewässerreinhaltung und des öffentlichen Badewesens sowie die Bearbeitung von Fragen zur Reinhaltung von Boden und Luft. Im November 1937 übernahm der Mediziner und Hygieniker Prof. Dr. Karl Süpfle als Nachfolger Neumanns die Leitung des Hygienischen Staatsinstituts.

1938

brachte das so genannte „Groß-Hamburg-Gesetz" die Integration der Untersuchungsanstalten von Altona (seit 1893) und Harburg-Wilhelmsburg mit sich. Im selben Jahr wurde das Gebäude am Gorch-Fock-Wall noch einmal umgebaut, um die Lebensmitteluntersuchungsabteilung aus dem Kuhwerder Hafen aufnehmen zu können. Das Institut erhielt wieder die Bezeichnung „Hygienisches Institut der Hansestadt Hamburg".

1941

verfasste die Gesundheitsbehörde eine „Dienstanweisung über die Zusammenarbeit der Gesundheitsämter und des Hauptgesundheitsamtes mit dem Hygienischen Institut", um aufgekommene Rechtsunsicherheiten zu beseitigen. Hierdurch wurde dem Institut die Federführung bei der Bearbeitung von Fragen der Wasserversorgung, Abfallbeseitigung, Gewässerreinhaltung und des öffentlichen Badewesens zugestanden, während es an Maßnahmen zur

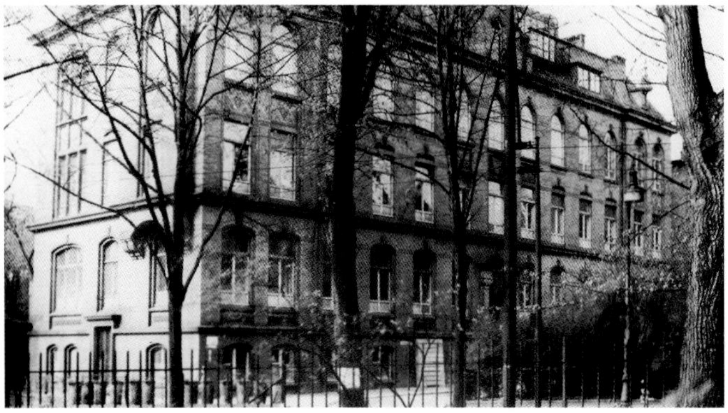

Institutsgebäude Jungiusstraße, um 1925

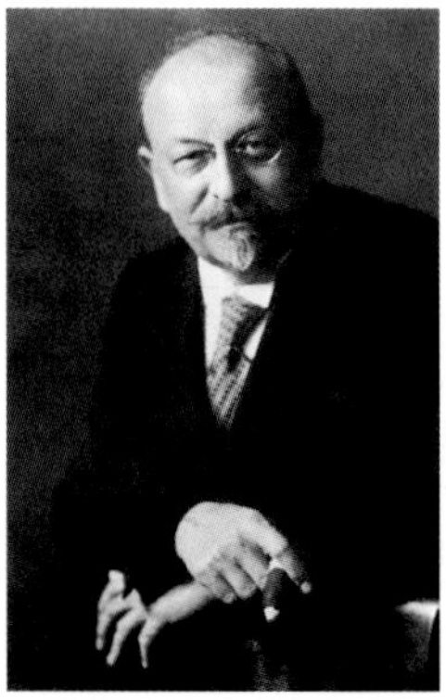

Rudolf Otto Neumann, 1920er Jahre

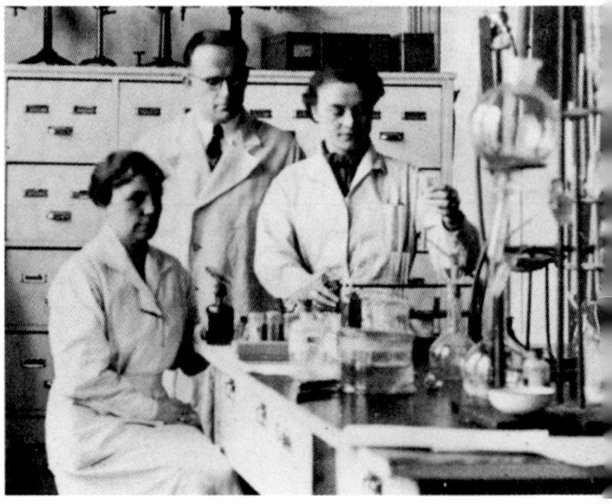

Labor Institut Jungiusstraße, 1924

Reinhaltung von Boden und Luft sowie im Hinblick auf die Wohnungs- und Gewerbehygiene forschend und beratend beteiligt werden sollte.

1942

Am 26.9.1942 kam Karl Süpfle bei einem Fliegerangriff in der Nähe von Stalingrad ums Leben; die Führung der Geschäfte des Hygienischen Instituts übernahmen, wie schon während der kriegsbedingten Abwesenheit Süpfles, Neumann und verschiedene Abteilungsleiter.

1943

Zum 1.10.1943 übernahm der Hygieniker und Bakteriologe Prof. Dr. Horst Habs die Direktion.

1944

Am 29.7.1944 zerstörte eine Bombe das Gebäude in der Jungiusstraße.

1945

räumte Habs seine Stelle im Hygienischen Institut aufgrund einer zunächst verschwiegenen Mitgliedschaft in der SS; kommissarischer Nachfolger wurde zum 1.8.1945 der Flottenarzt Dr. Friedrich Grunske.

1946

Zum 1.7.1946 wurde der Mediziner und Sozialhygieniker Prof. Dr. Dr. Hans Harmsen an die Medizinischen Fakultät als Ordinaruis für Allgemeine und Sozialhygiene berufen; gleichzeitig wurde ihm die Leitung des Hygienischen Instituts übertragen.

1949

Im Oktober 1949 wurde das Dienstgebäude in der Jungiusstraße abgerissen. Notgedrungen mussten alle Abteilungen des Hygienischen Instituts in dem Gebäude am Gorch-Fock-Wall zusammengefasst werden.

1949 war das Institut wie folgt gegliedert:

- Direktorialabteilung mit Geschäftsstelle der Akademie für Staatsmedizin,
- Zentrale bakteriologisch-serologische Untersuchungsstelle zur Seuchenbekämpfung (Abt. I + II),
- Abteilung für Lebensmittelhygiene und Nahrungsmittelchemie (Abt. III),
- Abteilung für Wasserhygiene (Abt. IV),
- Abteilung für Städtereinigung (Abt. V),
- Abteilung für Bau-, Wohnungs- und Gewerbehygiene und Schädlingsbekämpfung (Abt. VI).

1951

Am 1.6.1951 veranlasste die Gesundheitsbehörde wegen der zunehmenden Spezialisierung der Fachgebiete die Zusammenführung der sechs Abteilungen in vier Anstalten:

1. Lehranstalt für Allgemeine und Soziale Hygiene (zuvor Direktorialabteilung)
2. Medizinaluntersuchungsanstalt (Bakteriologie und Serologie)
3. Chemische und Lebensmitteluntersuchungsanstalt (sechs Abteilungen und ein Weinsachverständiger)
4. Untersuchungsanstalt für Städtehygiene (Wasserhygiene, Abwasserhygiene und Abwasserverwertung, Gewerbehygiene, Bau- und Wohnungshygiene).

Jede Anstalt wurde von einem Direktor geleitet.

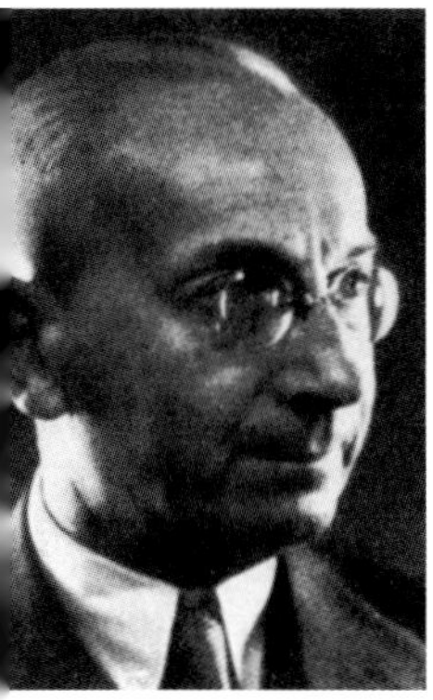

'arl Süpfle, um 1940

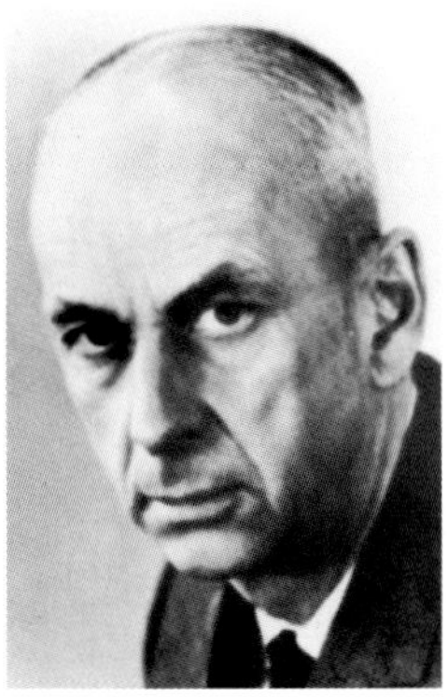

Horst Habs, 1940er Jahre

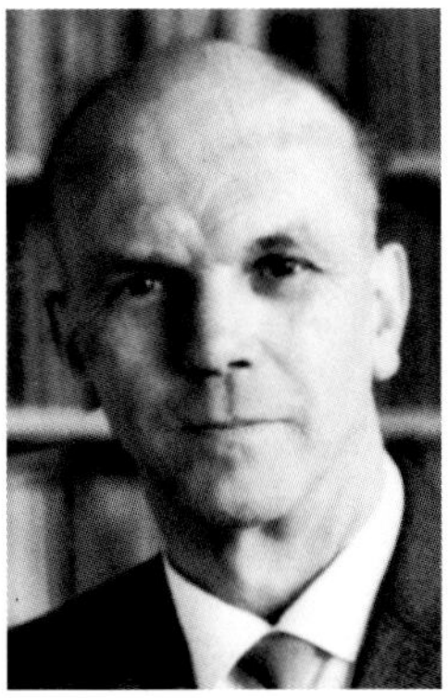

Hans Harmsen, 1950er Jahre

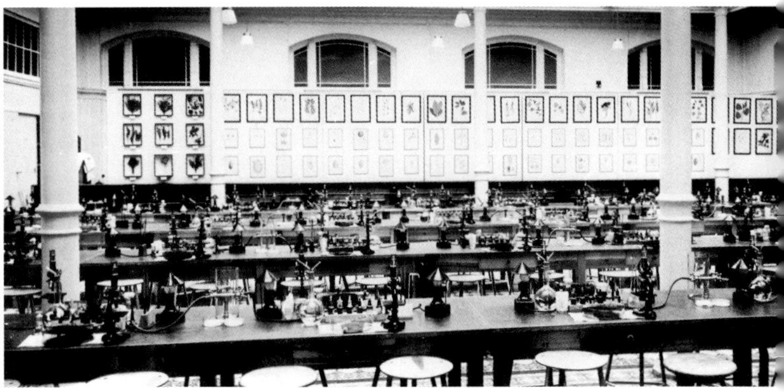

Hörsaal Institut Gorch-Fock-Wall, 1933

1952

Am 5. 4. 1952 verstarb Rudolf Otto Neumann 84-jährig. Bis zu seinem Tode hatte er den Mitarbeitern im Hygienischen Institut beratend zur Seite gestanden.

1953

Anfang 1953 einigte man sich zur Lösung der Unterbringungsprobleme des Instituts auf einen Stufenplan, nachdem Pläne zur Aufstockung des Gebäudes am Gorch-Fock-Wall gescheitert waren.

1955

Im Dezember 1955 wurden im Rahmen der ersten Bauplanungsstufe alle bis dahin noch von fremden Dienststellen belegten Räume dem Institut zugesprochen. Jede Anstalt sollte möglichst geschlossen in einem Stockwerk untergebracht werden. Mitte der fünfziger Jahre gab es infolge von Sparmaßnahmen erhebliche Schwierigkeiten, die vakanten Stellen des Instituts zu besetzen; 15 Prozent des akademischen Nachwuchses der Chemischen und Lebensmitteluntersuchungsanstalt wanderte in industrielle Bereiche ab.

1960

Ab 1. 4. 1960 wurde an der Universität ein Extraordinariat für Lebensmittelchemie geschaffen. Prof. Dr. Hans Werner, Leiter der Chemischen und Lebensmitteluntersuchungsanstalt, bekleidete in Personalunion auch das Amt des Lehrstuhlinhabers.

1962

Im Spätherbst 1962 beschlossen Senat und Bürgerschaft die Bewilligung eines Extraordinariats für Arbeitsmedizin und Industriehygiene. Der Lehrstuhl wurde zunächst in Personalunion mit der Leitung der Anstalt für Städtehygiene verknüpft.

1965

begann der Aufbau einer virusdiagnostischen Abteilung der Medizinaluntersuchungsanstalt in dem neuen Gebäude der Impfanstalt in der Hinrichsenstraße. Im selben Jahr wurde nach der ersten Bauplanungsstufe im Jahr 1955 (siehe oben) die zweite Planungsstufe in Angriff genommen: Die Untersuchungsabteilung für Städtehygiene lagerte zwei Abteilungen in ein modernes Bürohochhaus am Neuen Kamp aus.

1969

Das neue Universitätsgesetz vom 25. 4. 1969 hob die fünfzig Jahre alte Bindung der Leitung des Hygienischen Instituts an das Ordinariat für Hygiene auf.

Am 30. 4. 1969 wurde der bereits zwei Jahre zuvor emeritierte Harmsen nach fast 33 Jahren als Direktor des Hygienischen Instituts verabschiedet.

1970

Für 1970 war die Herauslösung der Chemischen und Lebensmitteluntersuchungsanstalt aus dem Institut geplant. Im Rahmen des Neubaus der Chemischen Institute an der Universität sollte die Chemische und Lebensmitteluntersuchungsanstalt räumlich und organisatorisch dorthin verlagert werden. Die Pläne, denen die Gesundheitsbehörde bereits 1965 zugestimmt hatte, wurden jedoch nie realisiert.

Mit Wirkung zum 1. 4. 1970 verabschiedete die Gesundheitsbehörde eine neue Geschäftsordnung für das Hygienische Institut. Die Leitung des Instituts wurde einem Direktorium, bestehend aus den Anstaltsleitern und dem

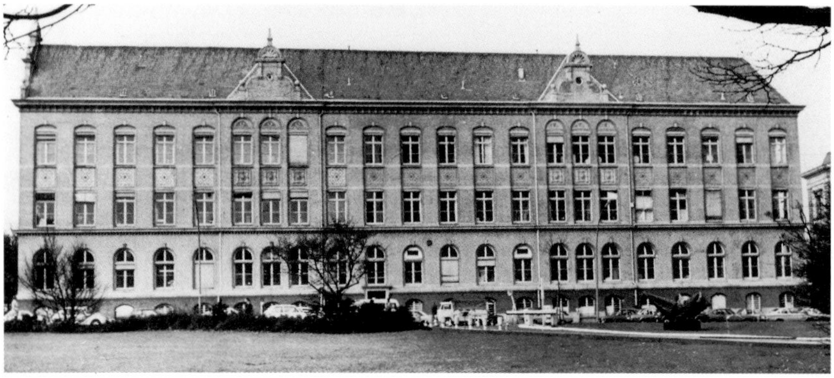

Institutsgebäude Gorch-Fock-Wall, 1960er Jahre

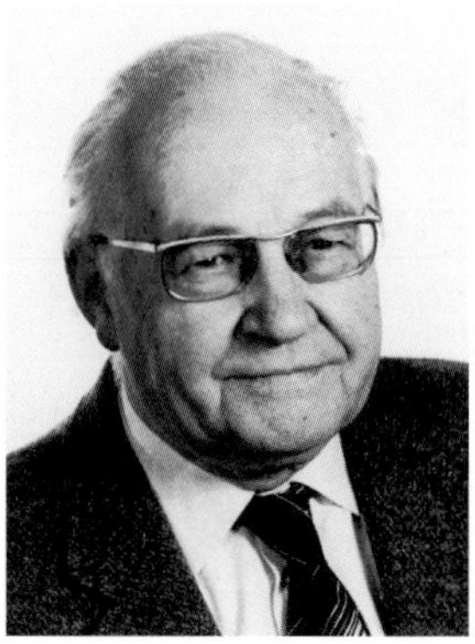

Erich Schneider, 1967 – 1980
Leiter der CLUA

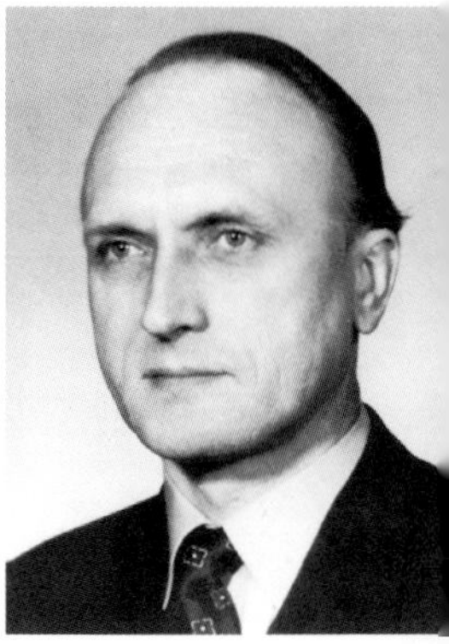

Stefan Winkle, 1949 – 1978
Leiter der MUA

Leiter der gemeinsamen Verwaltung, übertragen. Die Anstaltsleiter wechselten sich alle zwei Jahre in der Führung der Geschäfte ab.

Per Organisationsverfügung vom 5.6.1970 wurde das Hygienische Institut in vier neue Anstalten gegliedert:

1. Anstalt für Hygiene (Leiter: Prof. Dr. Dr. Effenberger)
2. Medizinaluntersuchungsanstalt (Leiter: Prof. Dr. Winkle)
3. Chemische und Lebensmitteluntersuchungsanstalt (Leiter: Prof. Dr. Schneider)
4. Zentralinstitut für Arbeitsmedizin (komm. Leiter: Prof. Dr. Dr. Effenberger), das aus der Abteilung für Gewerbehygiene, der ehemaligen Anstalt für Städtehygiene sowie dem Lehrstuhl für Arbeitsmedizin und Industriehygiene entstand und seinen Sitz im Verwaltungszentrum Hamburger Straße hatte.

1971

übernahm Prof. Dr. Lehnert die Leitung des Zentralinstituts für Arbeitsmedizin.

1978

Im April 1978 lagerte das Hygienische Institut einige Abteilungen der Anstalt für Hygiene in ein Gebäude am Gazellenkamp aus.

1980

Am 1.5.1980 verlor das Hygienische Institut eine der vier Säulen – die Anstalt für Hygiene – an die neu gegründete Behörde für Bezirksangelegenheiten, Naturschutz und Umweltgestaltung (BBNU), heute Behörde für Stadtentwicklung und Umwelt (BSU).

1981

wurde ein neues Konzept entworfen, das eine Integration des Instituts für Impfwesen und Virologie und die Abteilung für Schifffahrtsmedizin (damals am Bernhard-Nocht-Institut) vorsah. Die Überlegungen wurden zunächst verworfen, stattdessen plante man auf Anregung des Rechnungshofes die Integration der Desinfektionsanstalt.

1983

stimmte die Bürgerschaft dem Umbau des ehemaligen Kinderkrankenhauses Rothenburgsort für die Zwecke des Hygienischen Instituts zu. Die vom Organisationsamt für das Institut erforderlich erachteten 7.000 qm standen auf einer Nutzfläche von 6.750 qm zur Verfügung. Die Kosten des Umbaus einschließlich der Laborausstattung beliefen sich auf rund 58 Millionen DM.

1984

erfolgte die Eingliederung der 1893 gegründeten Desinfektionsanstalt in das Hygienische Institut.

1986

Am 28.2.1986 wurde dem Institut das neue Dienstgebäude in Rothenburgsort übergeben.

1990

Am 4.7.1990 formulierte das Hamburger Senatsamt für den Verwaltungsdienst insbesondere vor dem Hintergrund knapper werdender Haushaltsmittel, aber auch in Kenntnis organisatorischer und kommunikativer Änderungsnotwendigkeiten, eine Leistungsbeschreibung für eine „Organisationsuntersuchung des Hygienischen Instituts".

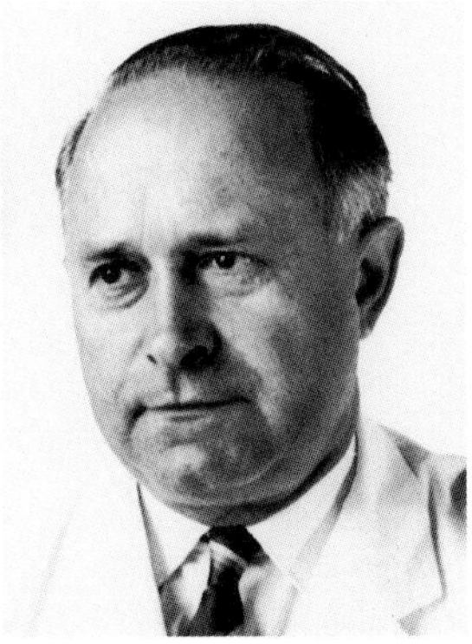

Ernst Effenberger, 1964–1980 Leiter der Anstalt für Hygiene

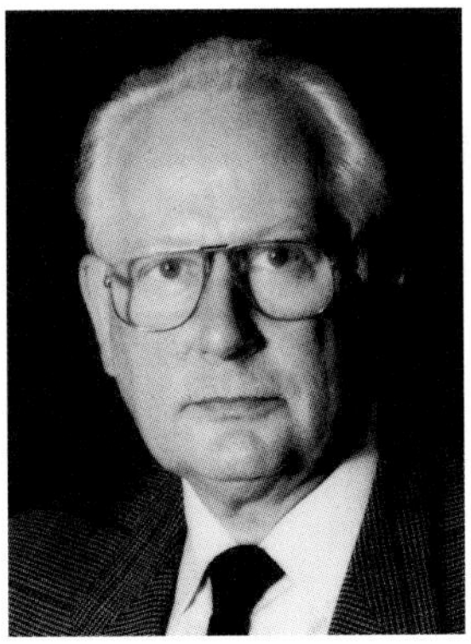

Alfred Montag, Leiter der CLUA bis 1995

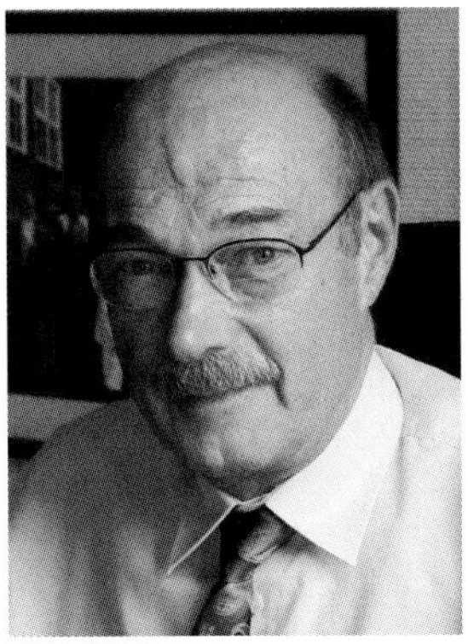

Jochen Bockemühl, Leiter der MUA bis 1995

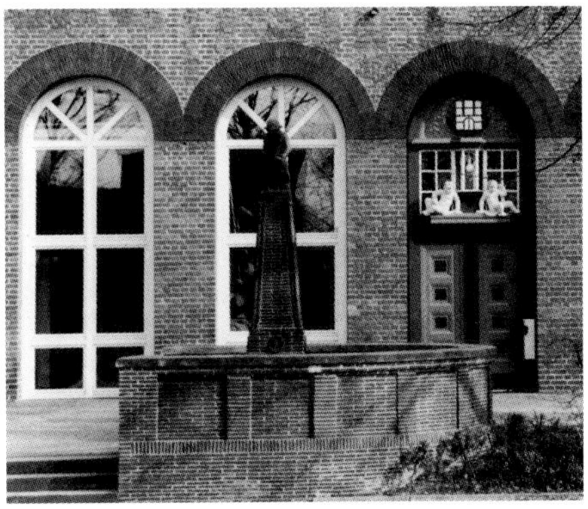

Haupteingang des Institutsgebäudes in der Marckmannstraße, 1991

Eine externe Unternehmensberatungsgesellschaft wurde mit der Erstellung eines Gutachtens zur Reorganisation des Hygienischen Institutes beauftragt.

1993

Am 15.1.1993, kurz nach Vorlage des Organisationsgutachtens, wurde das Institut für Impfwesen und Virologie mit rund 25 Beschäftigten in das Hygienische Institut eingegliedert. Dabei wurden aus drei kleineren Abteilungen und einem Institut zwei große Abteilungen für Bakteriologie sowie für Immunologie, Virologie und Impfwesen geschaffen.

1994

Im April 1994 nahm die Projektgruppe Reorganisation ihre Arbeit auf mit dem Ziel, die Vorschläge und Anregungen des Organisationsgutachtens zu prüfen und gegebenenfalls umzusetzen.

Am 1.8.1994 wurde die bis dahin innerhalb des Instituts eigenständige Desinfektionsanstalt in die Abteilung für Hygiene integriert.

Ende 1994 erfolgte die Auflösung der Arzneimitteluntersuchungsstelle des Hygienischen Instituts. Der Aufgabenbereich „Arzneimitteluntersuchung" wurde im Rahmen der Norddeutschen Kooperation nach Bremen verlagert.

Ab 15.12.1994 trat eine Veränderung der Leitungsstruktur des Hygienischen Instituts in Kraft. Es wurde eine Leitungskonferenz gegründet, die aus allen Abteilungsleitern, dem Verwaltungsleiter und dem Leiter der Projektgruppe Reorganisation bestand. Die neue Regelung löste per Verfügung die bis dahin geltende Direktoriumsregelung ab.

1995

Mit Wirkung vom 1.1.1995 wurde die Chemische und Lebensmitteluntersuchungsanstalt im Zuge organisatorischer Straffungen von sieben auf drei Abteilungen reduziert.

Ebenfalls am 1.1.1995 wurde das Zentralinstitut für Arbeitsmedizin (ZfA) wegen seiner wissenschaftlichen Orientierung mit 40 Stellen aus dem überwiegend dienstleistungsorientierten Institut ausgegliedert und in die damalige Ministerialabteilung Gesundheitsschutz und Gesundheitssicherung des Amtes für Gesundheit in der Behörde für Arbeit, Gesundheit und Soziales (BAGS) integriert.

Ab 1.8.1995 trat für das Hygienische Institut eine neue Geschäftsordnung in Kraft; Kernstück war eine neue kollegiale Leitungsstruktur unter dem Vorsitz eines kaufmännischen Geschäftsführers.

Infolge der neuen Geschäftsordnung wurden mit Wirkung vom 1.8.1995 die „imaginären Mauern" zwischen der Medizinaluntersuchungsanstalt und der Chemischen und Lebensmitteluntersuchungsanstalt durch Auflösung der Anstalten symbolisch entfernt. Unter Abbau jeweils einer Hierarchiestufe entstanden somit neben drei Medizinaluntersuchungsabteilungen drei lebensmittelchemische Abteilungen.

1997

Am 1.1.1997 wurde die Veterinäruntersuchungsanstalt organisatorisch als siebte Fachabteilung mit der Bezeichnung „Abteilung Lebensmittelhygiene und Veterinärmedizinische Diagnostik" in das Hygienische Institut integriert; die räumliche Integration erfolgte Ende Juli 1997.

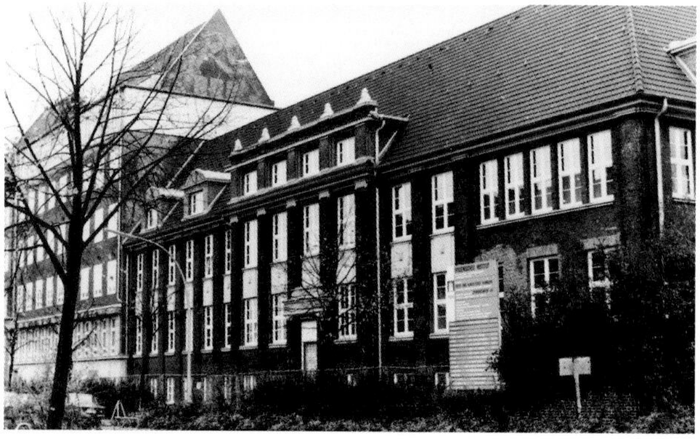

Das neue Institutsgebäude in der Marckmannstraße, 1986

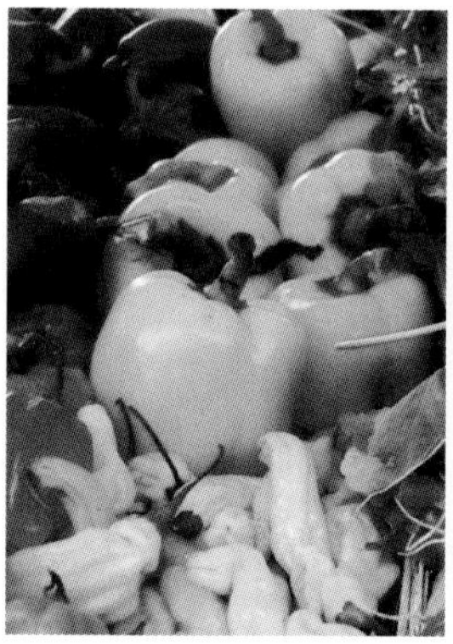

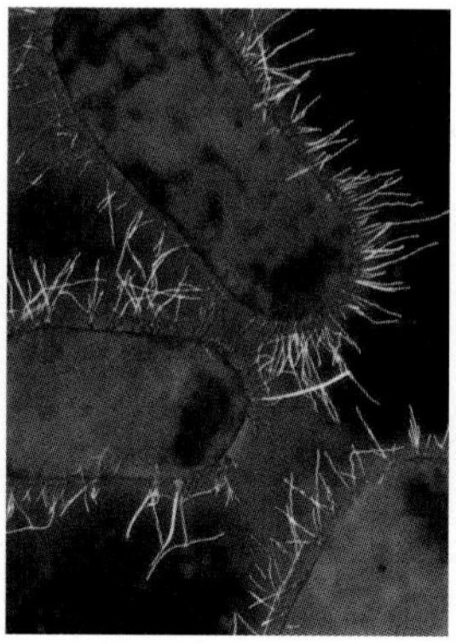

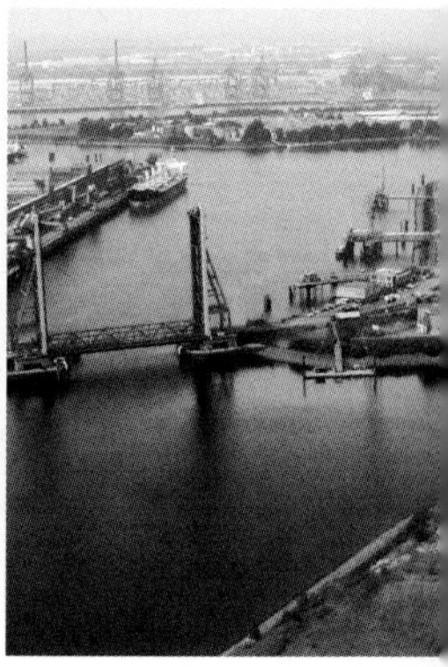

Lebensmittel, Medizin, Umwelt – die aktuellen Fachbereiche des Instituts für Hygiene und Umwelt

Damit war der Grundstein gelegt für eine interdisziplinäre Kooperation von Lebensmittelchemikern, Humanmedizinern und Veterinären unter einem gemeinsamen Dach.

Im April 1997 wurde die Geschäftsordnung des Instituts novelliert. Damit wurde unter anderem der Umbenennung von „Hygienisches Institut" in „Hygiene Institut Hamburg" Rechnung getragen.

Ende 1997 wurde die Reorganisation des Hygiene Instituts mit einem umfangreichen Bericht abgeschlossen. Resümierend konnte festgehalten werden, dass durch Reorganisation und Haushaltskonsolidierung ab 1994 insgesamt 48 Stellen abgebaut worden waren; das entsprach einem Einsparvolumen in Höhe von knapp 3 Millionen DM.

2000

Zum 1.7.2000 wurde die Abteilung für Immunologie, Virologie und Impfwesen umstrukturiert. Die Serologie ging zur neu benannten „Abteilung für Klinische Mikrobiologie und Hygiene"; die Virologie wurde der ebenfalls neu benannten „Abteilung Bakteriologie und Virologie" zugeordnet.

Ebenfalls zum 1.7.2000 wurde das Impfzentrum eine eigenständige Abteilung des Instituts und erhielt als quasi ministerielle Aufgabe das wichtige Themenfeld „Infektionsepidemiologie" hinzu. Gleichzeitig konnte das „Impfzentrum Hamburg" ein neues verkehrsgünstig gelegenes Domizil in der Straße Beltgens Garten im Stadtteil Hamm beziehen; der Standort Hinrichsenstraße wurde nach gut 35 Jahren aufgegeben.

2001

Am 1.8.2001 wurde die Abteilung Lebensmittelhygiene und Veterinärmedizinische Diagnostik auf das Themenfeld „Milchhygiene" reduziert. Das Aufgabengebiet „Lebensmittelhygiene" wechselte zur Abteilung Lebensmittel; das Aufgabengebiet „Veterinärmedizinische Diagnostik" wurde zusammen mit der Bakteriologie und Virologie zur „Abteilung Mikrobiologischer Verbraucherschutz" zusammengefasst.

2002

Mit Wirkung vom 1.1.2002 wurde das Amt für Gesundheit und Verbraucherschutz – und damit das Hygiene Institut – zunächst unverändert von der aufgelösten Behörde für Arbeit, Gesundheit und Soziales (BAGS) in die zum selben Zeitpunkt neu eingerichtete Behörde für Umwelt und Gesundheit (BUG) verlagert.

2003

Auf der Grundlage der so genannten „Jesteburg-Beschlüsse" des Hamburger Senats wurde mit Wirkung vom 1.1.2003 das bis dahin unmittelbar zur Ministeriumsebene der Behörde für Umwelt und Gesundheit zugehörige Fachamt Umweltuntersuchungen mit dem Hygiene Institut zusammengeführt. Damit war die am 1.5.1980 ausgegliederte „Anstalt für Hygiene" mit rund 120 Beschäftigten wieder in das Institut integriert. Unter dem neuen Namen „Institut für Hygiene und Umwelt – Hamburger Landesinstitut für Lebensmittelsicherheit, Gesundheitsschutz und Umweltuntersuchungen" (HU) hatte das Institut nun 367 Beschäftigte. Mit den Themenfeldern Wasser-, Luft- und Bodenuntersuchungen einschließlich dem Betrieb des Hamburger Wassergüte- und Luftmessnetzes wurden weitere wichtige Aufgaben übernommen. Trotz der mit der Zusammenführung einhergehenden Einsparverpflichtung war das Institut durch die Zusammenlegung der Laborbereiche gestärkt. Im Zuge der Zusammenlegung wurden ein Verwaltungsbereich und drei große Fachbereiche mit den Bezeichnungen Lebensmitteluntersuchungen (HU 2), Human- und veterinärmedizinische Untersuchungen (HU 3) und Umweltuntersuchungen (HU 4) gebildet. Die Institutsleitung bestand somit aus dem Kollegium Geschäftsführer, Verwaltungsleiter und den drei Bereichsleitungen.

2004

Aufgrund der per 1.4.2004 veränderten Behördenstruktur wurde die Behörde für Umwelt und Gesundheit aufgelöst und das HU zusammen mit dem Amt für Gesundheit und Verbraucherschutz in die neu gegründete Behörde für Wissenschaft und Gesundheit (BWG) integriert. Die Fachaufsicht über die Umweltuntersuchungen im HU ging auf die neu gegründete Behörde für Stadtentwicklung und Umwelt (BSU) über.

Mit Wirkung vom 1.5.2004 wechselte die Abteilung Mikrobiologischer Verbraucherschutz von den Medizinal- zu den Lebensmitteluntersuchungen. Der Bereich HU 2 erhielt in diesem Zusammenhang die neue Bezeichnung Lebensmittelsicherheit und Zoonosen, der Bereich HU 3 wurde in Hygiene und Infektionsmedizin umbenannt.

Editorische Hinweise

Die ausgewählten Tagebucheinträge zu den einzelnen Tagen wurden jeweils vollständig übernommen. Auslassungen sind durch eckige Klammern [...] angezeigt. Fehlende Jahresangaben im Datum wurden durchgehend ergänzt.

Grundsätzlich wurde die Schreibweise des Originals übernommen, offensichtliche Rechtschreib- und Flüchtigkeitsfehler jedoch nach alter Orthographie korrigiert, wenn sie eindeutig waren. Zur besseren Lesbarkeit wurden Abkürzungen ausgeschrieben, wenn sie eindeutig waren, z. B. „bakt. Abtl." In „bakteriologische Abteilung". Dasselbe gilt für das häufig verwendete kaufmännische „&", das durch das ausgeschriebene „und" ersetzt wurde.

Die Zeichensetzung wurde in der Regel aus dem Original übernommen, z. T. jedoch wurden Satzzeichen eingefügt, wenn sie zum Verständnis unabdingbar waren.

Literaturhinweise

Bajohr, Frank: „Arisierung" in Hamburg. Die Verdrängung der jüdischen Unternehmer 1933–1945, Hamburg 1997.

Bockemühl, Jochen/Bojar, Ralph: 100 Jahre Hygienisches Institut der Freien und Hansestadt Hamburg, Hamburg 1992.

Bojar, Ralph: Das Hygienische Institut der Freien und Hansestadt Hamburg. Entwicklung, Aufgaben und Tätigkeiten für die Bevölkerung in Hamburg 1892–1986, Diss. Med. dent., Hamburg 1987.

Brahm, Felix: Rudolf Otto Neumann. Hygieniker, Zeichner, Sammler und Reisender 1868–1952, Hamburg 2003. Archiv Institut für Hygiene und Umwelt.

Breetz, Jochen et. al.: Abschlußbericht zur Reorganisation des Hygiene Instituts 1993–1997.

Brunswig, Hans: Feuersturm über Hamburg. Die Luftangriffe auf Hamburg im 2. Weltkrieg und ihre Folgen, Stuttgart 2003.

Bussche, Hendrik van den (Hg.): Medizinische Wissenschaft im „Dritten Reich". Kontinuität, Anpassung und Opposition an der Hamburger Medizinischen Fakultät, Berlin/Hamburg 1989.

Dunbar, William Phillipps: Das Hygienische Institut der Freien und Hansestadt Hamburg, Hamburg 1901. Archiv Institut für Hygiene und Umwelt.

Ebbinghaus, Angelika/Linne, Karsten (Hg.): Kein abgeschlossenes Kapitel: Hamburg im „Dritten Reich", Hamburg 1997.

Evans, Richard J.: Tod in Hamburg. Stadt, Gesellschaft und Politik in den Cholera-Jahren 1830–1910, Reinbek b. Hamburg 1990.

Flughafen Hamburg GmbH (Hg.): Chronik Flughafen Hamburg 1911–1986, Hamburg 1986.

Klessmann, Eckart: Geschichte der Stadt Hamburg, Hamburg 2002.

Lange, Ralf: Hamburg. Wiederaufbau und Neuplanung 1943–1963, Königstein im Taunus 1994.

Lohalm, Uwe: Die nationalsozialistische Judenverfolgung in Hamburg 1933–1945, Hamburg 1999.

Ders.: „... anständig und aufopferungsbereit". Öffentlicher Dienst und Nationalsozialismus in Hamburg 1933–1945, Hamburg 2001.

Neumann, Rudolf Otto: Tagebücher 1885–1952, unveröffentlichtes Typoskript, Archiv Institut für Hygiene und Umwelt.

Ders.: Die Sammlung des Hygienischen Instituts in Hamburg, Hamburg 1948. Archiv Institut für Hygiene und Umwelt.

Ders.: Das Hygienische Staatsinstitut in Hamburg. Hamburg o.J. (1928). Archiv Institut für Hygiene und Umwelt.

Plagemann, Volker: „Vaterstadt, Vaterland, schütz Dich Gott mit starker Hand." Denkmäler in Hamburg, Hamburg 1986.

Schleiermacher, Sabine: Der Bevölkerungspolitiker Hans Harmsen im Wandel der politischen Systeme. Vortrag im Rahmen der Wissenschaftlichen Seminarreihe am 25. September 2001 im Hygiene Institut Hamburg, Hamburg 2001.

Schmidt, Jens U.: Wassertürme in Hamburg, Berlin 2003.

Schroeter, Ute/Timoschenko, Tatjana/Brahm, Felix: Hygieia in Hamburg. Die R.O. Neumann'sche Sammlung in der Geschichte des Hygiene Instituts Hamburg. CD-ROM zur Ausstellung, hrsg. vom Hygiene Institut Hamburg, Hamburg 2001.

Schütt, Ernst Christian u.a.: Die Chronik Hamburgs, Dortmund 1991.

Winkle, Stefan: Kulturgeschichte der Seuchen, Düsseldorf u. Zürich 1997.

Wulf, Stefan: Das Hamburger Tropeninstitut 1919–1945. Auswärtige Kulturpolitik und Kolonialrevisionismus nach Versailles, Berlin/Hamburg 1994.

Bildnachweis

Archiv für Hygiene und Umwelt Hamburg:

14, 17, 18, 19, 20, 22, 23, 24, 25, 29, 31, 32, 33, 35, 36, 37 o. re., mitte li., mitte re. + u., 39, 43, 44, 45, 47, 48, 50, 51, 55, 56, 57, 58, 60 o., 64, 65, 66, 67, 68, 69, 70 o., 74, 75, 77, 78 u., 79, 81, 85, 90, 93, 94, 95, 96, 97, 107, 116, 119, 124, 134, 139, 141, 165, 166, 172, 178, 181, 193, 205, 207, 221, 228, 229, 230, 232, 233, 238, 239, 240, 241, 242, 243, 244

Denkmalschutzamt Hamburg Bildarchiv:

9, 11, 15, 37 o. li., 49, 60 u., 61, 62, 73, 78 o., 83, 86, 91, 99, 101, 102, 103, 105, 109, 111, 112, 113, 114, 115, 125, 127, 129, 131, 135, 136, 137, 143, 144, 145, 147, 148, 149, 151, 153, 154, 155, 156, 158, 159, 160, 161, 163, 167, 169, 171, 173, 175, 177, 179, 185, 187, 188, 189, 191, 197, 198, 199 o., 200, 201, 202, 203, 204, 208, 209, 212 u., 213, 218, 219, 223, 227

Foto Germin, Museum der Arbeit Hamburg:

157, 196, 217, 225, 234

Hamburger Wasserwerke:

10, 12, 13

Staats- und Universitätsbibliothek Hamburg Carl von Ossietzky:

72, 89, 121

Archiv Flughafen Hamburg:

70 u., 71, 162

Otto-von-Bismarck-Stiftung Friedrichsruh:

63

J. J. Darboven GmbH & Co.:

82